运动防护指南
运动损伤的预防、评估与恢复

[美] 洛林· A.卡特赖特（Lorin A. Cartwright）威廉· A.皮特尼（William A. Pitney） 著 郑尉 译

（第3版）

人民邮电出版社

北　京

图书在版编目（CIP）数据

运动防护指南：运动损伤的预防、评估与恢复：第3版 /（美）洛林·A.卡特赖特（Lorin A. Cartwright），（美）威廉·A.皮特尼（William A. Pitney）著；郑尉译. -- 北京：人民邮电出版社，2019.6
ISBN 978-7-115-50086-1

Ⅰ. ①运… Ⅱ. ①洛… ②威… ③郑… Ⅲ. ①运动性疾病－损伤－防治②运动性疾病－损伤－康复 Ⅳ.①R873

中国版本图书馆CIP数据核字(2018)第275993号

版权声明

免责声明

本书内容旨在为大众提供有用的信息。所有材料（包括文本、图形和图像）仅供参考，不能用于对特定疾病或症状的医疗诊断、建议或治疗。所有读者在针对任何一般性或特定的健康问题开始某项锻炼之前，均应向专业的医疗保健机构或医生进行咨询。作者和出版商都已尽可能确保本书技术上的准确性以及合理性，且并不特别推崇任何治疗方法、方案、建议或本书中的其他信息，并特别声明，不会承担由于使用本出版物中的材料而遭受的任何损伤所直接或间接产生的与个人或团体相关的一切责任、损失或风险。

内 容 提 要

本书是由美国国家运动防护师协会的专家联合编写的运动防护指南。书中不仅讲述了运动防护的基础知识，包括运动防护的基本概念与职业发展，人体解剖学与生理学相关内容，以及身体各部位常见损伤和运动教练经常遇到的伤情与疾病等，而且还介绍了运动防护领域的治疗、护理、管理的新发展和认证，包括运动损伤的预防、评估、急救处理与康复等内容，最后还讨论了其他常见疾病和传染病、药物使用、营养以及残疾运动员的运动防护等相关信息。本书为运动防护师、运动康复师、教练员、运动员、健身人士，以及未来考虑从事运动训练、运动医学、康复保健等相关职业的人士提供了重要参考。

◆ 著　　　[美] 洛林·A. 卡特赖特（Lorin A. Cartwright）
　　　　　威廉·A. 皮特尼（William A. Pitney）
　　译　　　郑　尉
　　责任编辑　寇佳音
　　责任印制　周昇亮

◆ 人民邮电出版社出版发行　　北京市丰台区成寿寺路 11 号
　　邮编　100164　　电子邮件　315@ptpress.com.cn
　　网址　http://www.ptpress.com.cn
　　北京七彩京通数码快印有限公司印刷

◆ 开本：700×1000　1/16
　　印张：25.5　　　　　　　　　2019 年 6 月第 1 版
　　字数：544 千字　　　　　　　2024 年 11 月北京第 11 次印刷
　　　著作权合同登记号　图字：01-2016-6556 号

定价：198.00 元

读者服务热线：(010)81055296　印装质量热线：(010)81055316
反盗版热线：(010)81055315
广告经营许可证：京东市监广登字20170147号

献给世界各地向学生介绍运动防护职业时让他们获益匪浅的教育工作者。你们拓展了未来合格运动防护师的知识领域和视野。

目录

第一单元　运动防护职业与管理   1

第二单元　人体解剖学与生理学基础   29

第三单元　了解中轴部位运动损伤   53

解剖图列表

前言

运动防护的世界在不断发展和变化着。撰写本书第3版为我们提供了一个机会，可将近年的变化融入本书中，让读者了解运动防护领域的最新信息。

设计这本独一无二的书是为了引导初涉该行业的学生进入运动防护天地。我们为探索运动防护领域的人提供了关于运动防护的基本信息，为希望了解运动防护室情形或希望成为注册运动防护师（AT）的实习生提供了详细的运动防护知识。这本教材会帮助学生熟悉AT实践并了解运动防护师的角色与作用。

实习生最重要的任务是尽可能多地学习。尽管他们不能完成很多AT任务，但本书可以帮助他们了解在运动防护室实习期间会看到什么，同时可以帮助他们向AT提出比较有见地的问题。

本书提出了作为注册AT在高中工作时需要掌握的概念以及需要应对的损伤和病症。我们希望书中的这些内容可以鼓励学生考虑将运动防护或其他医疗领域工作作为自己一生从事的职业。

本书如何编排设计

本书分成多个独立的单元，每个单元可以单独阅读，不需要阅读前面章节也可以完全理解其中的内容。但是我们建议在阅读学习具体损伤之前，首先读完第二至第六单元的内容，建立坚实的解剖学和生理学基础。同样，身体可能出现的各种损伤以及相关的解剖学知识是学习康复和治疗之前必须掌握的知识。

本书分成九个单元：

• 第一单元综述运动防护职业以及对在该领域获得成功十分重要的管理工作。
• 第二单元讨论人体解剖学知识以及损伤和组织愈合的生理学知识。
• 第三、第四和第五单元阐述受伤运动员特定的解剖、损伤和治疗相关内容。
• 第六单元讨论康复和让运动员重返赛场的基本原则，包括回到赛场的心理变化。
• 第七单元讨论如何制定预案和处理紧急情况。
• 第八单元阐述如何利用贴扎和护具预防运动员受伤。
• 第九单元涵盖影响运动员的各种身体状况、慢性病、残疾、传染病、常用药物及营养学知识。

章节特别元素

本书包含一些特殊知识板块。前面有一系列解剖图列表及其所在页码，供读者快速参考。每一章首先列出一系列的目标，读者阅读完该章的内容后应该能够完成这些目标。设定目标有助于读者在阅读时集中注意力。"真实案例"部分分享了AT的真实经历。"如果……，你应该怎么做"部分是一个开题讨论部分，允许学生根据不同情况把想法按照优先程度进行排列；种种困境表明，作为一名 AT，不仅面临着各种医学挑战，还面临着承担各种责任的挑战。FYI（For Your Information，参考信息）部分提供了这些挑战中某一主题的更多信息。我们加入了关于目前 NATA（美国国家运动防护师协会）立场声明的内容，同时加入了"了解多样性"板块，用来促进学生思考 AT 可能会面对的不同文化。

　　每章末尾有一个回顾，包括小结、关键术语、复习题、强化活动及延伸与拓展。文中涉及的关键术语在文中出现时给出了定义，同时也在每章的回顾部分中列出。复习题反映了该章的主题与目标。读者可以通过定义术语和回答问题来检查自己对章节知识的掌握程度。强化活动是为了让学生可以将章节理论知识应用于实践中。强化活动澄清并强化了书中所呈现的事实和方法。我们在延伸与拓展部分为希望深入挖掘更多知识的学生推荐了扩展阅读资料。

本版新增内容

　　本版新增了一些主题，包括与有特殊身体状况或残疾的运动员共事、运动防护设施设计、理疗安全、平衡活动、与不同文化背景的运动员共事以及校园紧急突发事件中 AT 的作用等内容。新增内容分布在行业及就业准备、康复、主要护理、环境条件、防护设备、药物使用以及营养章节中。我们还更新了附录。

教师注意事项

　　本书是为那些首次接触运动防护行业知识的人设计的，因此书中提供的都是基础知识。每章最后都有练习题，希望可以帮助学生在必要时更深入地探讨该章的主题。

　　本书及其特色部分使读者能够成为最好的、能支持 AT 工作的实习生。这开启了学生被运动防护领域吸引并将为运动员服务作为目标的可能性。

致谢

感谢朋友和家人的爱护、支持和鼓励。感谢我的搭档比尔（Bill）提供的好想法和常识。感谢巴布·汉森（Barb Hansen）的耐心、建议、才智、协调和支持。你们是最棒的。

洛林·A.卡特赖特
（Lorin A. Cartwright）

谢谢利亚姆（Liam）和昆兰（Quinlan）促使我明白自己的生活重心所在。谢谢北伊利诺伊大学的学生，你们也许永远不知道自己教给了我多少东西！谢谢洛林（Lorin），你是我所知道的最敬业的专业人员，与你共事总是那么快乐。感谢我最好的朋友、我的灵魂伴侣、我的一切——丽莎（Lisa），感谢她的爱和奉献。我无疑是这个世界上最幸运的男人。（我有没有告诉过你，你有多么了不起？）

威廉·A.皮特尼
（William A. Pitney）

第一单元

运动防护职业与管理

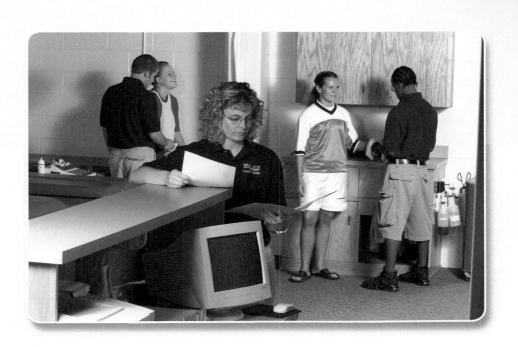

第 1 章

将运动防护作为一种职业

学习目标

学生完成本章的学习后可以：

- 定义运动防护。
- 描述注册运动防护师的作用。
- 描述其他医疗服务人员和运动医疗团队的作用。
- 列出成为一名合格注册运动防护师的从业要求。
- 描述为注册运动防护师提供的工作机会。

运动防护（Athletic Training）是一个致力于维持和增进体育活动人群的身体和心理健康，并预防运动损伤和疾病的行业。注册运动防护师（Athletic Trainer, AT）所持的证书称为ATC（Certified Athletic Trainer）。如果一个人名后面带有ATC认证，表明此人已经接受了适当的教育和培训，可以作为注册运动防护师进行工作。尽管为受伤运动员提供医疗服务的历史长达几世纪，但直至1991年，美国医疗协会才将运动防护正式认定为医疗的相关行业。负责制定行业标准的美国国家运动防护师协会（National Athletic Trainers' Association, NATA）成立于1950年。NATA认证委员会（Board of Certification, BOC）负责开展美国的职业认证工作。

运动防护师的作用

BOC研究并制定了AT的各种作用，具体包括以下执业领域。

- **预防损伤**。预防运动损伤，包括赛前体检，适当的力量和体能训练，适当的装备和配套装备，贴布、包扎、支撑夹板以及充足的营养。
- **临床评价与诊断**。AT必须能够判断损伤类型及其严重程度，这样他才能知晓该如何治疗或何时将运动员转诊给医生。
- **运动损伤即时护理**。运动员受伤时，AT必须准备好进行处理。AT必须通过美国红十字会和美国国家安全委员会等类似机构获得急救和心肺复苏（Cardiopulmonary Resuscitation, CPR）证书。

●**运动损伤的治疗、康复和恢复**。初步治疗后，AT 指导运动员通过运动和治疗来帮助恢复正常功能，这个过程叫作康复。恢复是指让运动员为了能够重新参与体育运动而恢复身体形态。

●**组织与管理**。AT 通常负责管理最先进的设施，因此他们必须掌握各种准备工作、制定采购单和调度人员所必需的管理技巧。此外，AT 必须准确地记录损伤、治疗和康复过程。

●**职业发展与责任**。AT 技术的革新速度非常快，AT 必须接受继续教育才能掌握最新的医疗发展知识。接受继续教育的方式包括参加讲座、阅读期刊、写书写文章以及开展科学研究。AT 必须保证自己的专业性和所掌握专业知识的完整性。没有人喜欢接受不专业 AT 的医疗服务。专业人员明白自己一个人无法完成所有的工作，因此他只能是运动医疗团队的一分子。

运动医疗团队

本书的运动医学是指为受到运动损伤或疾病困扰的体育活动人群提供服务。运动医学从业人员包括 AT、医生、物理治疗师、牙医、脊柱推拿师、教练、运动心理学家、力量和体能教练、学校护士、运动营养学家和实习生（见图 1.1）。一个运动医疗团队可能包括若干上述人员或者所有上述人员。

与其他团队一样，运动医疗团队的成员也必须协同工作。如果一名美式橄榄球跑卫不考虑阻挡队员的位置而随意带球跑动，那么这支球队就很难赢得比赛。若想获得成功，球队必须将所有队员进行整合。一个有效的运动医疗团队也应如此。

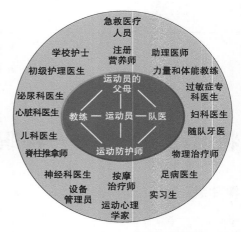

图1.1　运动医疗团队由核心成员和外围成员组成。团队中的每个成员都有具体的职责和专业领域分工

核心团队

理想的核心团队由受伤的运动员、运动员的父母、AT、队医和教练组成。核心团队共同就损伤、疾病甚至运动表现做出初步的结论。

●**运动员**。运动员是团队的核心。他为团队其他成员提供关于损伤的关键信息。

●**运动员的父母或监护人**。因为运动医疗团队考虑的是制定最有利于运动员的决策，因此核心团队必须包括运动员及其父母或监护人。

●**队医**。队医是监督运动医疗团队工作的医学权威。医生为运动员检查损伤和疾病，进行 X 射线检查（利用电磁波形成身体局部的图片）或血液检查以帮助确定运动员的具体问题。AT 依据队医的指导开展工作，队医通常为骨科专家。骨科医生主要处理肌肉骨骼系统的损伤。

●**执业 AT**。AT 与受伤的运动员、运动员的父母或监护人、队医以及教练沟通。AT 在运动员比赛或训练时在场,通常初步评估损伤,进行紧急处理,实施后续治疗并根据需要将运动员转诊给运动医疗团队的其他成员。由于 AT 具有以上多重身份,他们是运动医疗团队专业人员链中的关键一环。

●**教练**。由于教练每天都和运动员打交道,与运动医疗团队的其他成员相比,他可能更了解运动员。教练也会经常与运动员的父母或监护人保持密切的联系。这使教练在与受伤运动员及其父母沟通的过程中起到关键的作用。运动员康复后回到赛场时,教练在咨询 AT 的同时可以修改运动员的训练方案,使运动员能够安全地恢复到最佳运动水平。

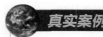
真实案例

我们遇到一名总是接不住球的橄榄球外接新手。他速度很快,但就是接不住球。他的教练建议他进行眼科检查,并认为检查结果肯定低于平均值且需要我们推荐眼镜或隐形眼镜来帮助他改善运动表现。检查结果表明这名球员的视力为 20/10,明显优于平均视力(20/10 表示这名球员站在 20 英尺处能看到东西的能力与正常视力的人站在 10 英尺处看到东西的能力相同)。我建议教练与这名年轻人训练在该位置所需要的技能。最后这名球员成为学校里技术统计数据靠前的几名球员之一,并且作为外接手在 NFL(美国职业橄榄球大联盟)度过了很长且成功的职业生涯。

保罗·W. 施密特(Paul W. Schmidt),MS, PT, ATC

外围团队

尽管运动医疗团队的核心成员共同处理运动损伤,但他们通常需要依赖外围团队成员进行具体的护理和辅助工作。

医学伦理原则

医生为 AT 提供监督与指导,是运动医疗团队中关键的核心成员。而医生又在医学伦理的指导下工作(American Medical Association, 2001):
1. 医生应致力于提供适当的医疗服务,应富于同情心、维护人的尊严、尊重人权。
2. 医生应遵循职业准则,诚实对待所有专业交流活动,努力向适当的监管机构汇报各位医生在性格或能力方面的不足,或从事的欺诈或欺骗活动。
3. 医生应尊重法律,同时要意识到对于那些不利于患者获取最大利益的条款,自己有责任从中寻求改变。
4. 医生应尊重患者、同事以及其他医疗专业人员的权利,应在法律约束范围内保护患者的秘密和隐私。
5. 医生应持续学习、应用和推进科学知识;践行医学教育承诺;为患者、同事和公众提供最新的医学信息;接受咨询;并在需要时运用其他医疗人员的才能。
6. 除紧急情况外,医生为患者提供医疗服务时可以自由选择服务对象、同事和提供医疗服务的环境。
7. 医生应意识到自己有责任参与致力于改善社区和公众健康的活动。
8. 为患者提供医疗服务时,医生对患者负责是最主要的。
9. 任何人需要医疗服务时,医生都应该给予支持。

● 很多受伤运动员都有一名**初级护理医生**。因为这名医生曾为这名运动员提供过治疗，所以运动医疗团队必须把初级护理医生列为决策成员之一。初级护理医生可能会将运动员转诊给足病医生、过敏症专科医生、泌尿科医生、妇科医生、心脏科医生、神经科医生、儿科医生等专科医生。

● **足病医生**检查、诊断膝关节以下的病症并实施足部手术。他们可以开具矫正装置（如鞋垫）的处方。

● **过敏症专科医生**确定患者是否有过敏史，如果有，应该如何治疗。过敏是一种对正常情况下可耐受的物质产生的免疫反应，症状包括组织红肿或流鼻涕。

● **泌尿科医生**治疗泌尿道疾病。

● **妇科医生**治疗和处理女性生殖系统疾病。

● **心脏科医生**治疗心脏病和心脏异常。

● **儿科医生**专门治疗儿科疾病。

● 如果运动损伤发生在面部，则可能需要**牙医**进行处理。随队牙医可以提供合适的护口器以保护运动员的牙齿免受损伤。

● **物理治疗师**提供骨骼和关节损伤、头部损伤、肌肉损伤及肌肉失衡的康复治疗，从而使运动员恢复正常的生理功能和日常活动能力。

● **助理医师**在医生监督下工作，进行检查，申请诊断性检查，开具处方，诊断、治疗损伤和疾病。助理医师通常擅长某一具体的医学门类。他们可以让医生有时间处理更多重症患者。

● **神经科医生**是专门处理神经系统病症并检查运动员有无头部损伤的医生。

● **实习生**帮助 AT 完成许多日常工作。例如，实习生可以将治疗数据输入计算机程序中，在训练和比赛开始前为运动员进行贴扎、储存医药箱和医药包、在赛前组织场外区域、在高温天气训练过程中为运动员补水以及为康复治疗做准备工作（如准备重量训练器材、水疗设备和仪器）。同时由于实习生与运动员年龄相仿，运动员更容易对他们产生认同感并同他们建立紧密的联系。这样运动员在向实习生问问题或弄清楚某些信息时会感觉很舒服，因此这一点特别有用。要牢记实习生只有在 AT 的直接监督下才能开展工作。美国有些州规定实习生也叫作运动防护师助手。实习生也不可以违反州立执业法案以及试图以 AT 的名义执业。

● **脊柱推拿师**是对患者进行整体治疗，侧重于解决脊柱错位问题的保健专业人员。尽管脊柱推拿师不是传统意义上的医生，但是他们可以通过手法矫正骨骼（尤其是脊柱）、治疗肌肉骨骼疾病以及恢复肌肉骨骼的正常功能。

● **学校护士**是经过培训可甄别和护理病症的医疗专业人员。学校护士是 AT 宝贵的教育资源，可以帮助运动防护团队完成安全有效的保健护理工作。

● **注册营养师**是营养专家，可以根据活动水平和膳食需求帮助运动员乃至（有时候）整个运动队制订合理的膳食计划，也可以为有特殊问题（如糖尿病）的运动员制定饮食方案。

● **急救医疗人员**（Emergency Medical Technician, EMT）是经过认证的能够为重度损伤或危重疾病患者进行紧急处理的急救医疗服务（Emergency Medical Service, EMS）专家。EMT 的作用在于进行急救并将患者转移到附近医院。美国急救医疗人员注册局的认证分为不同等级，包括初级 EMT、中级 EMT 和辅助

EMT。

●**按摩治疗师**是专门对肌肉和肌腱进行按摩治疗的保健专业人员。按摩治疗师的作用很重要，因为通过按摩技术可以提高痉挛组织的温度或促进血液循环。

●**运动心理学家**为可能在以下方面需要帮助的运动员提供服务：目标设定困难、焦虑、受挫、自负、有家庭问题或其他。这项工作对于帮助运动员做好发挥最佳水平的心理准备至关重要。

●**力量和体能教练**确保运动员在各方面符合竞技运动要求。针对具体的运动项目为运动员制订训练计划以改善运动员的弱点。

●**设备管理员**采购并维护合适的护具和支具。设备管理员的作用非常重要，这是因为很多运动损伤都可以通过恰当的装备进行预防。设备管理员应及时了解最新和最好的垫子、头盔和服装种类。

成为一名注册运动防护师

要想成为一名 AT，必须通过运动防护教育认证委员会（Commission on Accreditation of Athletic Training Education, CAATE）认可的大学或学院所开设的运动防护教育项目取得学士学位或达到硕士录取水平。运动防护教育项目必须开设运动防护专业。该专业本科生应进行老师监督下的临床实践及运动防护相关的具体课程。学生毕业后必须通过 BOC 认证考试，获得 ATC 证书后方可作为注册 AT 执业。除国家认证外，美国很多州还设有取得州内执业资格的法律。在没有执照或证书的情况下执业会受到包括监禁在内的法律诉讼。各州有关运动防护的立法差别很大。证书的 3 种常见形式包括执照、认证和注册。

如果……，你应该怎么做

一名运动员在训练时被击中头部。AT 和团队医师对其进行评估后都认为还需要进一步检查。这名运动员向你抱怨说："真不明白为什么我还要去看神经科医师。我已经看过团队医师了。"

有执照要求的州通常对允许运动防护执业的人员及其职责进行详细说明。证书确保此人已掌握运动防护执业的基本知识和技能。要求个人在开展运动防护工作前在州内进行注册。

学生参加运动防护教育项目时，必须在具体科目中接受正规的指导。需要的科目内容由 NATA 在《运动防护教育能力》（*Athletic Training Educational Competencies*）中指定。它的第 4 版包含了最新的必备内容，具体包括以下 12 个领域。

1. 风险管理与损伤预防
2. 损伤与疾病病理学
3. 骨科临床检查与诊断
4. 身体状况与残疾
5. 损伤与疾病的急救
6. 治疗方法
7. 体能与康复训练
8. 药理学
9. 心理–社会干预与转诊
10. 损伤与疾病营养学
11. 医疗保健管理
12. 职业发展与职责

下面进一步说明每个领域。

●**风险管理与损伤预防**是指将损伤风险及法律责任风险最小化的原则与策略。

●**损伤与疾病病理学**研究出现损伤或疾病的原因及其导致的身体功能变化。

●**骨科临床检查与诊断**是指弄清并识别运动员骨骼肌肉损伤情况以及确定运动员参与体育活动的准备情况。这部分内容还涉及识别运动损伤及评估运动员在运动损伤康复过程中的进展。

●**身体状况与残疾**包括由运动损伤引起的疾病过程和残疾，还包括运动员身上已经存在的残疾。在处理此类运动员前必须先充分了解其身体残疾情况。

●**损伤与疾病的急救**涉及在紧急情况下系统性地处理急性损伤和疾病。

●**治疗方法**是指促进康复过程的方法。AT 必须明白能量以各种形式进入人体后吸收、消耗和传输的物理学原理。

●**体能与康复训练**是指通过帮助运动员达到适宜水平的技能素质，使其满足运动或活动需求。AT 必须了解训练的原则和方法。

●**药理学**研究用药科学以及药物在体内的相互作用。尽管 AT 不能为运动员开药，但他们必须清楚哪些是处方药、哪些是非处方药。例如，如果运动员在服用某些药物后不能晒太阳，AT 可以建议其在阴影处进行练习，或者令运动员穿着适宜的防晒衣物。

●**心理-社会干预与转诊**包括了解损伤或疾病的心理学和社会学影响，知道如何进行干预和将运动员转诊到适宜的科室。学生从心理学角度研究影响人类行为的各种变量。对于投入大量时间训练的运动员来说，运动损伤不仅仅是身体上的灾难，更是巨大的心灵冲击。AT 可以利用自己学到的心理学知识解读运动员受伤后的行为，区分由情绪问题导致的损伤或疾病的各种症状。不仅如此，AT 需要明白如何帮助运动员在严重损伤后完成康复的艰巨任务。此外，AT 必须掌握转诊的时机和地点以及如何制定酒精和药物滥用的预防方案。

●**损伤与疾病营养学**研究食物满足人体代谢需求的方式。运动员的营养需求与不运动的人群略有不同。AT 必须具备基本的营养学知识才能向运动员提供准确建议以及将运动员转诊至营养专家（如需高级营养学指导）。

●**医疗保健管理**是指运动防护和竞技运动管理。很多 AT 为各种设施制定了使用政策和程序。同时，他们还需要了解 AT 在竞技运动中经常面临的法律问题。

●**职业发展与职责**是指 AT 继续学习和以专业态度从事工作。

 真实案例

　　尽管最初我去上大学是想做一名体育老师，但我一直对保健非常感兴趣。因此，我选择运动防护这一保健专业，因为这与体育有关，而且这是经过训练后能够预防损伤、对损伤进行急救和康复的几个保健专业之一。我们有机会在人们受伤的第一时间与运动员一起处理损伤，直到他们回到赛场。这是为数不多的保健专业能够做到的。

比尔·皮特尼（Bill Pitney），EdD, ATC

　　除了在运动防护总课程中必须囊括的学习内容外，学生还必须学习专业实践的基本行为。NATA 在 2006 年的《运动防护教育能力》中所记录的基本行为是指会影响患者治疗各个方面的基本行为以及价值观（见表1.1）。成为一名 AT 后，必须每 3 年完成 1 次心脏急救

表1.1　专业实践基本概念

基本概念	解读
患者至上	把照顾患者放在第一位，尽可能为患者提供最好的医疗服务
保持合作	理解在为患者提供高品质的医疗服务时，核心和外围运动医疗团队都起着非常重要的作用；明白各自的工作范畴并具备与其他团队成员进行协作的能力
合法执业	遵守各种指导执业实践的法律，明白哪些属于非法执业行为
伦理操守	作为医疗专业人员，任何时候都要遵循NATA道德规范，根据实践指南的指导开展工作
拓展知识领域	用研究证据指导自己的AT实践，参加继续教育以提高医疗服务质量
文化素质	理解并尊重患者间的差异，负责任地为各种患者提供服务
专业化	表现出同情心，行为诚信；促进AT职业发展

认证和参加至少75小时的继续教育学习，才能重新申请执照认证。继续教育的形式不限，常见的继续教育方法有参加提供教育内容的研讨会或会议。

运动防护职业

AT有很多就业机会。以下是多种工作岗位的描述，包括在有组织的体育活动、诊所和工业场所工作，同时提供了来自NATA的薪酬信息。

有组织的体育活动

有组织的体育活动包括高中、大学或学院、职业或半职业运动队以及青年体育联盟。

●**中学就业环境。** 考虑到许多中学的体育项目多达10～28个，因此中学AT岗位工作充满挑战性。有些中学有全职AT，不过还有很多AT通过给中学生上理论课并在课后为他们提供运动防护服务以获取薪水。大多数在中学就业

的AT一年工作10个月。有些AT在初中从事类似工作。根据2009年9月对NATA成员的统计数据，大约16.5%的AT在中学就职。2008年NATA薪资调查显示，这些学校的AT岗位平均薪资水平为44 811美元（私立高中）至47 822（公立高中）。

●**大学和学院。** 几乎每所大学的运动队都会聘请AT为运动员提供健康保健服务。AT与大学签订的运动防护劳动合同一般规定他们每年工作9～12个月，一些大学的AT同时兼任运动防护教育项目的授课教师。不同学校的运动队规模不同，有些大学有非常多的运动项目，还有些学院只有为数不多的几个运动项目，因此不同大学的AT在职位上差别很大。NATA于2009年9月发布的会员统计数据表明，有22.7%的AT在大学工作。2008年NATA薪资调查显示，大学或学院AT的平均薪水为39 285美元。

●**职业与半职业运动队。** 尽管有很多学生想成为职业运动队的AT，但是这个目标并不是那么容易实现。与大学、中

医学伦理与法律问题

医疗和法律制度的道德层面规定了作为职业 AT 的行为规范。

人体解剖学

研究人体是如何构成的，骨骼、关节、肌肉和器官及其结构与位置。如果没有人体解剖学知识，AT 无法甄别损伤。

人体生理学

人体的身体功能。AT 为运动员实施的治疗必须基于正确的生理学原理。例如运动员受伤后，组织愈合分为几个不同阶段。AT 必须了解每一阶段的变化以制定合理的运动方案，从而不会引起组织的二次损伤。

运动生理学

人体在活动时的生理过程。人在运动时要求身体配合，同时身体也会适应运动需求。人在运动时的心率和呼吸频率都比安静时快。了解运动引起的身体变化对甄别疾病或损伤的体征和症状非常重要。

急救与紧急处理

在紧急情况下系统性地处理急性损伤与疾病。

力量训练与恢复

帮助运动员的力量、耐力、柔韧性和心肺适能达到适宜水平，以满足运动或活动所需。AT 必须熟知力量训练与恢复的原理和方法。

生物力学

运动力学的科学解析。运动生物力学也称为运动机能学。AT 负责指导运动员如何正确地运动，帮助他们在受伤后恢复。此外，运动员在做某些可能会导致损伤的动作时，AT 通常进行贴扎，从而预防运动员在进行某些运动时出现损伤。只有在了解生物力学的基础上，才能有效应用上述治疗手段。

统计与研究设计

数据收集与分析方法。AT 必须了解这些知识才能获取有关损伤治疗策略、损伤预防方案等方面的确切依据。

学和诊所的职位数量相比，职业运动队中的 AT 职位并不多。2009 年 9 月来自 NATA 会员的统计数据显示，只有 3% 的 AT 就职于职业运动队。此外，职业运动队 AT 的行程满满。作为回报，他们有机会在极具竞争性的环境中与优秀运动员和教练密切合作。2008 年 NATA 薪资调查仅限于几个有代表性的专业运动队伍，但整个行业总体的平均薪资范围应为 36 858 美元至 73 423 美元。职业足球 AT 平均年薪为 64 266 美元。

●**青年体育联盟**。一些有组织的青年体育联盟已经开始主动聘请全职 AT 为运动员服务。在青年体育联盟中工作的 AT，主要职责是预防与处理运动损伤。对于 AT 来说，回报是与年轻运动员一起工作的同时，他们的运动能力得到发展。2008 年 NATA 薪资调查显示，在青年运动队、业余和娱乐性质的运动队工作的 AT 平均年薪为 42 887 美元。

诊所与医院

诊所包括门诊康复或运动医疗中心、诊所外联单位。AT 通过这些机构以非全时的形式为运动医疗中心和中学工作，同时为医生的私人诊所工作。医院包括急救室、骨科甚至管理部门。

●**运动医疗中心**。尽管绝大多数 AT 扮演着从急救到保健管理等多种不同的角色，但诊所 AT 的任务侧重于康复。很多诊所 AT 非常享受在康复过程中与

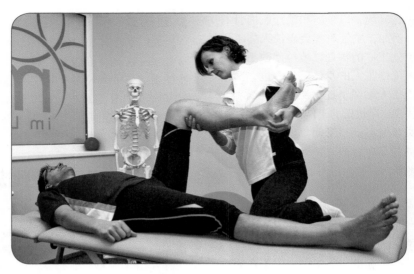

AT 也可以在诊所（如运动医学诊所）工作

患者建立的一对一关系。

●**诊所外联单位**。很多项目将传统岗位和诊所职位结合起来，为 AT 设立了很多新的职位和工作机会。例如，有不少运动医疗中心的 AT 在中心工作半天（一般是上午），下午去当地高中进行实践活动。

●**医生私人诊所**。很多医生发现聘请 AT 来诊所工作是一件很划算的事情，AT 可以为诊所患者做检查、帮助引导患者就医和治疗运动损伤。很多受雇于医生的 AT 能够提供持久高质量的服务，比如帮助患者适应步行靴、夹板、支具等。

根据 2008 年 NATA 的薪资调查结果，在诊所和医院工作的 AT 平均薪资为 37 052 美元（诊所外联单位）至 73 366 美元（医院管理层）。

工业和专业机构

AT 可就职的工业和专业机构包括保健和健身中心，也包括工业和制造业。

●**保健和健身中心**。很多公司和保健中心开始意识到 AT 是一种商业资产。并非所有来保健中心或参与健身计划的顾客都是完全健康的。有些顾客甚至有特定部位的损伤且接受医生的治疗，因此需要 AT 为此类顾客制订安全、不会加剧损伤的健身计划。2008 年 NATA 薪资调查显示，在保健和健身中心工作的 AT 平均薪资为 50 503 美元。

●**工业和制造业**。企业每年的医疗花费高达数十亿美元。为缩减医疗开支，很多公司开始意识到聘请全职 AT 帮助预防和治疗现场损伤的好处。AT 通常可以在医生的监督下治疗上述损伤，减少"工厂运动员"的误工时间。

在工厂，管理人员相当于教练，雇员相当于运动员。外围团队可能会在其他医学相关专业人员的基础上增加人体工程学专家。人体工程学专家测量和调节工作环境，以预防和治疗肌肉骨骼病症。例如，主管可能会聘请人体工程学专家就工厂的物理环境给出改造建议，从而降低工人的身体劳累程度，而不是强迫工人站在坚硬的混凝土地面上，弯腰伏在一个过低的工作台上工作8小时。这类改造可能相当简单，仅仅只是准备更高的工作台面、特制的椅子和带衬垫的地毯。

军事和执法机关单位

AT在军事和执法机关单位中工作属于一种新兴的职位。

一个新的AT工作岗位正在军事和执法机关出现。这些单位的管理层认识到很多在搏斗中的受伤类似于运动员损伤。此外，战士和执法人员必须快速从受伤中恢复并以最佳的身体状态回到工作岗位；再者，他们的工作危险系数高。根据2008年NATA薪资调查，在军事单位工作的AT平均薪资为54 494美元。

就业环境

根据NATA的调查，40%的AT在非校园运动机构工作。一些AT在不同领域创业，包括拥有体育健身设施、开设咨询公司、发明制造并出售体育医疗设备。AT将继续拓展自己的职能，他们甚至会有比医疗设施或企业老板更好的机会，其角色拓展的可能性没有止境。根据2008年NATA薪资调查，在诊所工作的AT平均薪资在44 811美元和52 742美元之间。在诊所和高中身兼两职的AT大约薪资为31 790美元。在保健和健身中心工作的AT平均薪资为37 411美元，在工业环境中工作的AT平均薪资为43 451美元。

就业前景

美国劳工部（United States Department of Labor, USDL）的文件中提到，运动防护的就业增加率较为乐观，自2006年至2016年预期增长24%。USDL估计就业增加将集中出现在医院机构和保健医生的办公场所。

美国国家运动防护师协会

运动防护行业由专业协会NATA管理。NATA由会员志愿组成，志愿成员包括AT、运动防护专业的学生和附属会员。

NATA引导行业发展并资助出版影响运动员治疗方式的重要信息。这类重要出版物包括《运动防护杂志》《运动防护教育杂志》以及各种提供有关损伤、疾病等重要适时信息的专业声明。此外，NATA与BOC对伦理准则进行规定，指导AT执业。具体内容见本书第2章。

NATA声明是重要的行业信息，因为它们为AT提供患者治疗标准和指南。NATA的立场声明包括以下几个方面。

- 颈椎损伤运动员的紧急处理
- 环境引起的冻伤
- 运动应急预案
- 运动型热病
- 运动员补液
- 冲撞式橄榄球球员头部接触性倒地和使用头盔撞人
- 体育运动和娱乐活动的雷电安全防护
- 运动员哮喘的处理
- 运动相关脑震荡的处理
- I型糖尿病运动员的管理
- 运动员饮食障碍的预防、监测与管理

每年 3 月是美国运动防护月。设立运动防护月是为了让公众了解运动防护行业。NATA 鼓励所有 AT 参与基层工作，可以赞助比赛或为父母、教育局和立法团队进行运动防护。很多学生制作标语和广告推动该行业进入大众的视野，其他学生则创建网站向公众进一步描述运动防护行业。

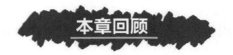

小结

AT 在为体育运动人群提供医疗保健服务方面起着重要的作用。一名成功的 AT 通过团队协作为运动员提供最好的医疗保健服务，AT 所在团队凝聚了不同专业人士的力量。AT 可在很多场所提供医疗保健服务，包括高中、大学、职业运动队、运动医学诊所和工业场所。

要想成为一名 AT，必须完成学士学历教育或通过硕士入学考试并学习具体的科目，包括人体解剖学和生理学、运动损伤评估、药理学、康复和复健以及生物力学。

关键术语

定义以下在本章中出现的术语：

过敏症专科医生	执照
过敏	按摩治疗师
美国红十字会	美国国家运动防护师协会（NATA）
ATC	美国国家安全委员会
运动防护	神经科医生
生物力学	营养
认证委员会（BOC）	骨科医生
心脏科医生	儿科医生
认证	药理学
注册运动防护师（AT）	物理治疗师
脊柱推拿师	助理医师
牙医	物理学
营养师（注册）	足病医生
急救医疗人员（EMT）	初级护理医生
设备管理员	复健
人体工程学专家	注册
妇科医生	康复
运动机能学	学校护士

运动医学

运动心理学家

力量和体能教练

实习生

泌尿科医生

X 射线

复习题

1. 什么是运动防护？
2. 说出运动医疗团队的核心成员，描述各成员的作用和职责。在什么情况下需要外围团队参与？举例说明。
3. 描述成为一名注册运动防护师（AT）的方式。阐述每种方式的优缺点。
4. 说明 AT 负责的工作范畴。
5. 思考 AT 现有的工作机会。你认为每种工作若想获得成功，需要具备哪些个人品质？提供论据。

强化活动

1. 邀请一名 AT 来到课堂并就他的工作地点进行讨论。
2. 邀请在不同地点工作的 AT 来到课堂并进行小组讨论。
3. 讨论你最感兴趣的运动防护工作机会是什么并说明原因。
4. 访问相关网站并阅读 NATA 伦理规范。该规范如何指导 AT 执业？该规范在哪些方面约束 AT 的执业行为？

延伸与拓展

1. 访问 NATA 网站寻找有关运动防护的最新信息。撰写一份关于运动防护行业组织结构的书面报告。
2. 查阅相关网站中 NATA 的立场声明、官方声明、共识声明和支持声明。你认为这几种声明的主要区别是什么？
3. 访问 BOC 网站，浏览 ATC 认证和继续教育的最新信息。
4. 访问相关网站，选择认证项目，查看美国联合健康教育专业认证委员会（Commission on Accreditation of Allied Health Education Programs, CAAHEP）的认证项目。
5. 访问美国助理医师学会（American Academy of Physician Assistants, AAPA）网站，了解更多助理医师的职能。
6. 访问美国急救医疗人员注册局网站，了解更多关于 EMS 行业的学历要求。
7. 访问 USDL 网站，了解关于 AT 工作的更多信息。
8. 找一份现代版的医生用《希波克拉底誓言》。这份誓言如何指导医生的执业行为？誓言能否约束医生可以或不可以做哪些事情？
9. 调查各岗位 AT 的薪资水平。除薪水外，在每个岗位工作的益处是什么？为了保证调查的有效性，必须对每个岗位的 AT 进行采访。

第 2 章

职业发展与管理

学习目标

学生完成本章的学习后可以：

- 描述过失的概念，并能阐明避免过失出现的各种方法。
- 了解基于组织和管理目的的各类医疗文书及就诊记录的保存。
- 阐明要求必须有保险的原因。
- 说明预防损伤是免于承担法律责任的最好防御措施。
- 描述可进行赛前体检的典型机构。
- 理解运动防护领域中专业实践的概念。
- 描述运动防护领域中专业实践的标准。
- 阐明继续教育的重要性和 NATA 关于继续教育的相关要求。
- 阐明实现领导力的要素。
- 描述有助于未来成为专业运动防护从业人员的人格特征。
- 描述一项运动防护设施的主要构成。

除了处理和预防运动损伤，AT 还必须履行各种管理职责。此外，他们还必须知道一些在很大程度上影响其运动防护项目管理方式的法律问题。

法律问题

运动员选择参与运动，那么就同时面临着受伤甚至终身残疾的风险。如果运动员受伤或生病，AT 有可能要承担一定的法律责任，因此有些法律术语是他们必须了解的。

注意义务

注意义务是指 AT 具有实施与运动员健康相关的治疗和过程的官方工作职责。一般在正式工作描述中会列出 AT 的注意义务。如果 AT 有注意义务但没有履行，将会导致过失。

过失

过失是作为一个合理谨慎的人在类似情况下应该能够采取相应合理的措施而实际上未能采取，由此造成的违法行为。例如，一名在法律标准下为运动员提供服务的 AT，在某些情况下可能会犯过失错误。想象一名 AT 在曲棍球比赛开始前几小时发现场地上有一个特别大的洞。合理谨慎的人应该会考虑到这个洞有可能会导致运动员受伤，他就会采取合理的措施。例如，这名 AT 可以联系相关工作人员，比如地勤或体育指导员，或者告知维修部在比赛开始前把洞填上，或者还可以在洞边放置黄色锥桶，提醒运动员此处有危险。

重大过失

重大过失是超越一般过失的更严重的过失；在运动防护领域，重大过失也指 AT 在有患者需求时并未提供哪怕一丁点儿的服务。为了区分过失与重大过失，来看一个示例。如果对运动员严重出血的手指进行基本急救，应进行合理的处理，包括直接按压法控制出血、抬高患肢，如果需要，还可以加压包扎，在加压止血点施加一定的压力。

如果 AT 只是告诉患者抬高手臂，最后由于手指一直流血才决定包扎手指，那么这种行为构成过失。而如果 AT 完全没有对正在流血的运动员做任何指示，则此种行为构成重大过失。即使 AT 可能会因为害怕感染疾病而不想接触血液，但他至少可以指导患者自行处理，或者寻求他人帮助。

自担风险

未提前告知运动员运动可能带来的危害会让 AT 受到过失指控。这是自担风险概念的一部分。运动员必须充分了解运动时可能会受伤；也就是说，在告知运动员所有可能存在的危险之后，由运动员自己承担受伤风险。因此，有体育项目的组织（如高中）必须告诉运动员及其父母关于运动员所参与体育项目的常见危险。为了确保运动员和父母了解各种危险，许多体育活动会要求运动员阅读并签署风险自担承诺表（见附录 A）。很多教练和 AT 还会让运动队观看说明比赛规则和参与比赛潜在后果（如受伤或死亡）的影片。此外，他们还会用有序的训练计划记录运动员接受具体运动规则和技巧指导的具体日期、时间和姓名。

知情同意书

AT 在采取任何医疗措施前，必须获得运动员（如果运动员是未成年人，则为其父母）的知情同意。未能获得知情同意可能会使 AT 承担过失责任。因此，运动员或其父母必须获取足够的信息，才能做出有关准许实施治疗的明智决定。很多学校就该问题制定了具体的规章制度。附录 B 提供了准许治疗表的样例。样例中还包括一张医疗信息卡。很多 AT 会将治疗许可和医疗信息卡分别放在索引卡的两面。如果所有信息按照上述形式进行整理，就可以很容易装在文件夹或医用袋中运送。医院工作人员通常也会很感激这种形式的信息。

直接原因

直接原因是指在 AT 的行为和运动员出现的损伤之间存在紧密的联系。注意到某种行为会导致一定的结果并潜在地对某人造成伤害这一事实就是一种直接原因。例如，假设 AT 评估运动员受伤的颈部，确定其颈部力量非常弱，运动员屈伸颈椎时关节活动度较小。同时，运动员主诉颈部疼痛。如果在这种情况下，AT 允许运动员继续运动并引发颈部进一步的损伤或永久性伤害，则直接原因成立。也就是说，AT 的行为（让运动员继续运动）与进一步损伤（永久性颈部损伤）有直接联系。

因为 AT 在预防和处理损伤时会用到很多产品，所以他们必须了解指定的某些产品的使用指南。例如，运动医疗团队应只采购经美国国家运动装备标准执行委员会（National Operating Committee on Standards for Athletic Equipment, NOCSAE）认可的橄榄球头盔。如果不这么做，可能会导致运动员受伤甚至死亡。我们建议 AT 或运动队采购最好的产品并关注已有的相关研究，确保购买的是高质量产品。

避免法律问题

一些运动防护领域的学者在其文献中提出了大量关于如何避免法律责任的建议。我们将这些建议总结如下。

●**签署书面合同**。AT、教练和其他相关人员应与雇用方签订包括工作描述在内的详细合同。在合同或独立文件中应阐明首席 AT 和学生或助理之间的关系。高中或大学里的实习生在 AT 的直接监督下工作，这意味着实习生在运动防护室内的所有行为都受到监控。学生可以观察和学习，这对他们来说是宝贵的经历。如果 AT 认为合适，学生也可以帮助 AT 完成医疗过程。

●**使用装备符合已制定的安全标准**。使用装备仅限于其预期使用目的，确保装备佩戴正确。

●**要求进行赛前体检**。赛前检查可以帮助发现可能引起损伤的现有身体问题。如果发现了身体问题，则有可能防止损伤，降低引发法律责任的概率。

●**要求所有运动员及其父母或监护人签署风险自担承诺表**。参与者必须了解运动相关风险和存在产生损伤或疾病的可能。

●**保持 CPR（心脏复苏术）证书和急救证书有效**。AT 应定期练习这些技巧。

●**制定危机预案**。AT 必须为国内外比赛分别制定有效的危机预案。危机预案应阐明操作流程，相关人员必须人手一份并且明确自己的职能。

●**记录所有损伤和医疗程序**。AT 不仅应记录受伤详情，还应按照恰当的管理形式记录所有的康复程序、治疗及后续处理。记录日常程序的治疗记录样例见附录 D。

●**保持机密性**。根据法律规定，AT 必须保持医疗信息的机密性。美国 1996 年健康保险流通与责任法（Health Insurance Portability and Accountability Act, HIPAA）要求必须对个人健康相关信息进行保护和保密。换句话说，AT 只能在获取授权后分享信息。如果运动员不满 18 岁，其父母或监护人必须同意 AT 将健康信息分享给必要的个人，如教练。机密性的概念不仅指口头信息，还包括书面文件，如损伤报告以及运动防护室内的其他形式的书面材料。不可将医疗信息泄露给任何未获授权的个人，这一点非常重要。例如，作为实习生，可能会有记者与其接触，想找些受伤运动员的信息在报纸上报道。此时应注意避免泄露任何信息。

●**建立信任感**。运动防护团队内部有效的沟通渠道和良好的关系，有助于 AT 与每一名运动损伤患者建立信任和尊重的关系。

●**危险检查**。定期检查体育场、球场和装备以发现潜在的危险。AT 如果发现危险，应移除危险或命人将危险消除，并记录所采取的措施。

●**坚持接受继续教育**。AT 有接受继续教育，不断学习相关医学领域最新信息的义务。AT 还必须了解自己的资质和局限性。此外，因为每个地区的法律不同，AT 应了解自己所在地区的相关规定。

运动防护设施

评估运动员、实施预防措施、治疗损伤和进行急救时，AT 要在运动防护室内履行上述职责。AT 作为医疗服务人员，有义务确保运动防护室满足患者需求以及可以进行适当的医疗。

运动防护室内的设施应摆放有序、干净、照明良好。每一间运动防护室还应包括以下区域。

●**单人诊室**。队医需要安全、安静的区域检查运动员的损伤。如果没有单人诊室，至少应用帘子隔开一个区域作为治疗区。

●**治疗区**。AT 需要平凳或治疗床进行冰敷或热敷及其他处理。

●**比赛和训练准备区**。比赛和训练准备通常涉及运动员四肢的贴扎和放置护垫。很多运动员不需要其他治疗，仅使用这个区域，因此这个区域应该在运动防护室入口附近。

●**伤口处理和急救区**。当运动员受伤需要紧急处理时，需要有一个区域可以快速获取绷带、急救设备及适合放置染血物品的废物箱。最好不要让运动员在去往伤口处理区的途中经过治疗或贴扎区。伤口处理区应设有水槽，AT 可以在治疗后立即洗手。

●**水疗区**。涡流式水疗仪和制冰机应位于合适的排水区上方，与其他设施分开放置。这个区域必须避免水流至运动防护室的其他区域。

●**康复和复健区**。这个区域需要一定的空间供运动员进行康复训练，以恢复力量、柔韧性、平衡和关节活动度。康复区的空间一般较大，因为需要不同类型的仪器辅助训练。

●**AT 办公室或记录保存区**。AT 必须保存充分的损伤报告和治疗记录。这就需要一个安静、安全的区域填写各种表格并保存在带锁的柜子里。

并非每间运动防护室都有上述所有区域，为了使运动员有充足的治疗空间，运动防护室又必须进行一定程度的改造。无论运动防护室的规模和质量如何，运动防护设施都应有序摆放并进行消毒杀菌。运动员治疗结束后，AT 应清洁桌面、

真实案例

在一次校际比赛时，客队足球守门员被铲球的队友击中头部。

守门员头骨骨折，头部受到重创。主场 AT 对该运动员进行处理并立即叫救护车。守门员被带到急救室时，伤势进一步恶化，需要将其转移到另一个城市的创伤中心，医护人员随后又呼叫了直升机。不幸的是，客队没有任何该运动员的医疗信息或紧急联系人信息。运动员处于无意识状态，意味着获得了许可，因此医护人员开始了治疗。该运动员为新队员，甚至没人知道他的全名，这种情况实属罕见。经过与校方的多次电话沟通，最后医护人员才获悉这名运动员的名字，然后又通过更多侦查手段才与其父母取得联系。这个故事的启示在于，任何时候都要随队携带适当的医疗信息和紧急联系人电话。

菲尔·沃里斯（Phil Woorhis），MSEd, ATC

地面、涡流式水疗仪。每天应使用适宜的消毒液对仪器设备进行消毒。

运动防护室的设计应该为学生提供最完善的设施。很多时候 AT 会发现自己所处之地是一个改装过的小房间，而不是根据他们的工作性质所设计的。如果你有机会设计一个新的运动防护设施房，一定要多研究文献以及实地考察运动防护室，确保你了解哪些是必要的东西。对于那些勉强对付设计的人来说，添置物品只不过是基于资金到位的情况把凡是能买的都买回来而已。

位置

防护室应位于靠近更衣室和健身房的中心地带。最好有一堵外墙，外墙上有通往室外的出口。如果防护室有高尔夫球车，则应将其放置在储物室内靠近防护室的地方以方便使用。除非有电梯，否则应将防护室设在一楼（即使有电梯，也最好安排在一楼）。所有门的宽度都应该能够允许 EMS（急救医疗服务）抬入担架。外门应允许 EMS 进入并就近停车。

用电

防护室必须为每一个电源插座安装接地故障断路器。这样可以避免发生过载和触电死亡事故。电源插座应固定高于地面 3 英尺（91 厘米）以上的高度（Ray，2000）。每两张治疗床之间应该有一个电源插座供医疗仪器使用。雷（Ray，2000）同时还指出应沿墙面每4 英尺（122 厘米）安装一个电源插座。

管道系统

管道系统对涡流式水疗室来说十分关键。每台涡流式水疗仪应该安装一个混合阀和一个下水道。为了确保涡流式水疗仪能正常运行，最好能事先拿到每台仪器的使用说明书。制冰机只需要一个原有的排水口和一个下水道。为了避免制冰机发生故障，有时需将水过滤。洗手池应该配备传感器自动放水，这样不需要触碰冷水或热水手柄就可以洗手。

通风设备

通风系统必须能够有效制冷和制热。涡流式水疗区域的通风系统必须能够降低水汽蒸发产生的湿气。最后，训练室必须有独立的自动恒温器（Ray，2000）。

照明设备

雷（Ray，2000）建议运动防护室的适宜照明度为 30~50fc（英尺烛光）（323~538 lux）。如果有自然光，光线应该从头顶照入。涡流式水疗室的灯光必须密封以避免湿气进入灯具内。

办公室

办公室必须足够大，让每一名 AT 都有一张办公桌。办公桌应彼此隔开，使 AT 可以接听私人电话不被他人听到。运动员的文件、体检记录和损伤报告应锁在柜子里。办公室应该有窗户，保证 AT 既有私人空间，也可以看到整个防护室。办公室内应能够联网。

涡流式水疗室

涡流式水疗室必须有足够大的空间容纳所有水疗设备，有充足水流进入房间。必须能够从防护室内尽可能多的区域观察到涡流式水疗室。在某些情况下可安装凸面镜，利用反射原理使人更容易看到水疗区。涡流式水疗室应与防护室其他区域隔离，从而降低噪声水平，将水流控制在水疗室内。地面应有防滑表面和下水道，下水道能够在水流溢出时将水排出。

康复区

高中的运动防护训练室可能没有足够大的康复区域。有些高中的康复室同时也是健身房。如康复区在防护室内，地面最好是塑胶地面或铺有地毯。该区域应有足够大的面积以容纳所有机器、康复治疗床、镜子、重量训练器材和球，同时应该有供运动员拉伸和训练的开阔空间。

贴扎区

贴扎区的大小取决于员工数量和高峰期 AT 要指导的学生数量。因为贴扎区是最忙碌的区域，应将其安排在靠近门口的地方，使运动员可以快速出入。贴扎床之间应该设有工作台，用于放置其他物品。

治疗区

治疗区是为需要超声、肌肉刺激、间歇性加压治疗或评估的运动员设计的。治疗设备放置在治疗床之间的可移动推车上。某些治疗床可根据将运动员向上或向下移动的目的调节高度，从而从功效上适应运动员在治疗过程中的需求。

储物区

储物区的位置应靠近贴扎区。储物区的大小取决于物资的运输是一年一次还是一年多次。物资储存柜的实用性也会影响储物区的大小。如果把贴布储存在柜子里，则要求储物区干燥、阴凉。贵重物资应锁在柜子里。如果旧的损伤

文件要保存在储物区，则必须放进上锁的文件柜中。如有可能，储物区的实际规格应稍大于按必需计算的规格。

预防运动损伤

降低法律责任风险的措施包括参与综合损伤预防。综合损伤预防程序包括教育、执行规则、合理匹配参与训练人员以及体适能要素。这里就这些损伤预防要素中的一部分进行重点讲述。

如果……，你应该怎么做

如果你在运动防护室发现有些篮球运动员没有在治疗记录上填写个人姓名，该怎么做？

●**运动员教育**。教育包括告知运动员运动风险及专项运动技术。例如，AT 和教练应该告诉橄榄球运动员，头盔的作用是保护头部，不可以当武器使用。教育环节结束后，教练应记录运动员参与名单，以确保所有运动员都受到了教育。此外，橄榄球运动员应每年接受若干次技术培训。AT 未能提供合适的指导，有可能需要承担过失责任。

●**执行规则**。为预防损伤制定的规则有很多。例如，在橄榄球运动中，自1976 年开始禁止用头盔撞人。为了避免运动员把头盔当作武器，该规则的执行是非常有必要的。教练在训练时也应该贯彻执行这些规则，因为绝大多数运动损伤都发生在训练期间。

●**合理匹配**。应根据运动参与者的多方面因素合理匹配训练对手，以降低受

伤风险，特别是在摔跤、拳击、橄榄球、草地曲棍球和冰球等身体接触性运动中。这些因素包括体重、年龄、生理成熟性以及运动水平。例如，如果安排一名 132 磅（60 千克）重的摔跤选手与一名 232 磅（105 千克）重的摔跤手一起训练，体重小的选手在体型上处于绝对劣势，体重大的对手可以轻易地利用体重优势造成另一方损伤。

●**体适能**。体适能较高的运动参与者可以降低损伤风险。较高水平的体适能是指肌肉力量、柔韧性、心肺耐力、肌肉耐力和身体成分等指标已通过综合体质测试。

行政问题与文件

运动医疗团队应记录所有的治疗程序以避免法律诉讼和提供最佳治疗，这一点十分有必要。例如，AT 需要将受伤运动员当下的检查结果与之前体检或损伤报告比较。此外，参阅损伤治疗史对确定运动员的最佳治疗方式起到重要作用。

赛前体检

赛前体检是队医为确定运动员能够在不引发损伤或疾病的情况下参与运动而进行的检查。此外，赛前体检还能采集运动员的基线信息，一旦运动员出现损伤或疾病，可将信息进行对比（见下页框线内文字）。例如，AT 在治疗一名主诉头晕、低血压的运动员时，可以将其血压值与之前体检结果中记录的数值进行对比。赛前体检应记录运动员的身高、体重、血压和脉搏，还要检查运动员的耳、鼻、喉、心脏、肺部、腹部、关节稳定性和姿势。

高中的 AT 和队医会为运动员进行大型体检。这些体检通常设有一系列体检站，运动员需在每一站接受体检直至完成所有检查。运动员的体检流程如下。

1. 基本信息登记
2. 身高、体重和皮褶厚度
3. 血压
4. 柔韧性和关节稳定性
5. 姿势
6. 耳、鼻、喉
7. 心脏、肺、腹部
8. 由负责的队医进行确认
9. 获取检查结果

运动员首次进入体检区时，先登记，取体检表，接下来填写姓名、地址和医疗既往史，然后检查身高、体重、皮褶厚度和血压。当运动员来到柔韧性、关节稳定性和姿势检查站时，其中一名 AT 单独为运动员检查以前的运动损伤，确定有无可能会引起损伤的关节问题、姿势不良或柔韧性不足问题。如发现问题，AT 会在体检表上做出相应记录，由队医在最后进行确认。

随后运动员来到耳鼻喉检查站。接下来，其中一名医生会听诊运动员的心脏和肺部以确认有无异常，还要检查腹部。在这之后，运动员遇到的是队医。队医检查之前，各检查站在体检表上记录并确定运动员能否参与运动。最后运动员来到事后登记处，在这里可获取体检结果信息。

例如，假设 AT 发现某位运动员两侧下肢力量有明显差异，一侧腿部力量不足可能会导致身体问题和提高损伤风险，运动员会得到一份下肢力量训练计划以改善两侧下肢肌力不平衡的问题。

医疗信息表

赛前体检是让运动员父母填写医疗信息和医疗既往史的好时机。AT 最好随身携带运动员的知情同意书（治疗许可表）、保险信息和医疗信息。AT 想要记住每名运动员的所有情况是不可能的。因此，在医药箱中保存每名运动员的医疗信息卡，可以使 AT 或教练随时获取关键信息。例如，如果教练带领网球队去外地比赛，其中一名队员被蜜蜂蜇了之后突然开始发病，此时教练可以查看医疗数据表以确定队员是否对蜜蜂叮咬过敏。如果运动员需要到医院接受进一步治疗而其父母又不在身边，此时，医疗数据可以为医生做出恰当的治疗决策提供必要信息。如前所述，很多高中会把治疗同意许可和医疗信息放在同一张卡的正反两面（见附录 B 的治疗许可表）。

保险

大多数机构都要求运动员在参与有组织的体育活动前购买某种类型的医疗保险。很多运动项目要求将保险单和前面讨论过的知情同意书（治疗许可表）放在一起，这么做的必要性是什么？

假设一名随队外出的运动员在途中受伤，即使其父母不在身边，该运动员仍可在当地医院就诊，因为已获取医疗许可和适当的保险信息。不幸的是，保险的承保范围变得越来越复杂。问问 AT 保险相关的文书工作，然后看看他的反应就知道了。但是由于医疗费用有可能相当高，因此购买保险还是有必要的。

医疗保险是保险公司与投保人之间

赛前体检的目的和结果

赛前体检的目的如下：

1. 建立学生运动员与运动防护人员和队医之间的联系。
2. 建立学生运动员父母与运动防护人员和队医之间的联系。
3. 使 AT 了解运动员参与运动时特别需要注意的身体状况、疾病或损伤。
4. 提供增强体能的机会。
5. 身体有问题、需要进一步医疗的学生利用此机会能够在赛季前接受所需的医疗服务。
6. 遵守参与运动的相关规则。

赛前体检的结果如下：

1. 通过：运动员可以没有限制地参与运动。
2. 通过但存在身体问题：该运动员能够参与某些运动，但需要进一步跟踪。如果医生将运动员的身体问题解决，则该运动员可以没有限制地参与运动。
3. 通过但持保留意见：运动员不可以参加身体接触性或冲撞性运动。
4. 未通过但持保留意见：运动员不可以参与自己要求参加的运动项目。医生也许可以允许其参与强度较小的运动。
5. 未通过且存在身体问题：运动员必须在恢复到最佳健康水平后方可再次参与运动。参与运动前要重新评估运动员的健康水平。
6. 未通过：运动员在任何时候都不能参与任何运动。

源自：American Academy of Orthopeadic Surgeons (1991) *Athletic training and sports medicine*, 2nd ed. Park Ridge, IL:Author.

签订的书面协议。协议中说明了运动员接受治疗后医疗费用的赔偿条款。很多运动项目会购买追加保险，覆盖基本保险未覆盖的剩余医疗费用。保险一般针对由于参与运动而导致的损伤。

为了完全覆盖运动员的治疗费用，运动项目一般会购买补充保险。很多运动项目同时为运动员购买重大疾病保险，适用于损伤导致永久性残疾（如瘫痪）的运动员。

保险有很多种类型，包括管控型医疗保险、定额理赔保险和健康储蓄账户（Anderson and Swann，2009）。

管控型医疗保险公司包括健康维护组织（Health Maintenance Organizations,HMO）和优选医疗机构（Preferred Provider Organizations, PPO）。管控型医疗保险按照保险公司与医疗专业人员团体或网络签署的协议执行。该保险在本质上限制患者必须在协议规定的网络中接受基层医生的治疗。患者在治疗时需支付挂号费。挂号费通常是 20 美元，但该保险对后续治疗费用有限制。

定额理赔保险有时也被称为补偿计划。这种保险规定保险公司赔偿患者全部或部分医疗费用（Anderson and Swann，2009）。

健康储蓄账户（Health Savings Account, HSA）是由雇主或个人向基金存钱，账户内金额仅用于支付产生的医疗费用。医疗人员的选择通常来源于较为庞大的网络。从这个方面来看，这种保险与 HMO 或 PPO 有相似之处。

报告与图表

我们已经讨论过为什么 AT 需要记录运动员的治疗程序。但是具体需要记录哪些步骤目前还存在争议。AT 应记录了解到的每一个意外事件（即使这件事不是参与运动引起的）、运动员接受的每一项治疗以及运动员的康复进展。有很多计算机文档或记录保存系统供 AT 使用。这些计算机系统使损伤报告、康复进程和转诊表格的记录变得更加便捷。

运动损伤和事故报告

运动损伤和事故报告包括运动员的姓名、损伤日期、报告日期、专项、年龄及损伤部位等重要信息。此外，报告必须包括损伤或意外发生的经过，注明损伤是新发的还是陈旧伤，以及 AT 的检查、评估信息和签字。报告应包含 AT 关于损伤的意见及治疗记录，如冰敷、夹板固定或医疗转诊。损伤报告样例见附录 C。

治疗记录

运动员接受的任何治疗都应记录在案（日常治疗记录见附录 D）。冰敷、热敷、弹性绷带包扎、拉伸、力量训练等必须记录在特定的表格中。

康复图表

运动员一旦受伤，在评估损伤后要制订并实施合理的康复计划，AT 有必要记录运动员的康复进展（治疗进度表见附录 E）。AT 必须记录运动员接受的具体治疗、治疗日期、问题或主诉、治疗变化、运动员对治疗的反应及再次评估的数据。

报告的管理与使用

损伤报告中的数据不仅是为了减少法律责任而记录的，也是为跟踪伤情变化及做出最佳治疗决策而记录的。幸好市面上有很多计算机程序可供 AT 在年底输入损伤数据并生成报告。数据管理软件包括运动损伤管理（Athletic Injury Management, AIM）、SportsWare 2009和NExTT损伤解决方案管理软件，以上只列举其中部分名称作为示例。

这些程序的使用能够让AT明确最常见的损伤和恰当的预防策略，以减小损伤概率。此外，AT还可以将自己记录的损伤数据与已发表的报告进行对比。

职业发展

职业发展是指不断提高技能和知识水平从而为受伤运动员提供适当的医疗服务的责任。

如果……，你应该怎么做

你正在帮运动队进行训练前的准备工作。你到达橄榄球场地并发现训练区球场上有一个大洞。

一名成功的AT应遵守伦理道德执业、与最新的医学问题趋势保持同步、展示良好的沟通技巧，同时应是一个卓有成效的领导者。

专业实践标准

AT必须尽自己所能公平地为患者治疗，去做正确的事情。NATA为了帮助其会员，在NATA道德规范（NATA, 2005, 1998）中更新了专业实践标准。

该规范的基本原则如下：

原则1：会员必须尊重每个人的权利、福利和尊严。

原则2：会员应遵守管理运动防护实践的法律法规。

原则3：会员应保持并提升治疗服务的高标准。

原则4：会员不应从事与行业利益冲突或对行业产生负面影响的工作。

坚持教育

如果医疗人员从不学习任何新技术的使用方法或从来不应用最新的技术，那么受伤运动员就得不到最好的治疗。所以一旦某人获得ATC证书，他就必须接受继续教育。BOC要求AT必须每3年完成75小时的继续教育，即继续教育课程（Continuing Education Units, CEU）。完成CEU的方式有很多，如参加教育研讨会、撰写和发表文章、上大学课程以及完成自学课程等。除了这些专业学习活动，AT还必须持有专业救援CPR证书（AT每3年必须出具当前有效的CPR证明）。

沟通

无论AT在高中、大学还是运动医学诊所工作，都必须具备良好的沟通技能。AT每天都要与运动员、运动员父母、教练和行政人员进行各种层次的沟通，无法传达正确的信息可能会引起若干小时的焦虑或其他负面后果。杰夫·科宁（Jeff Konin）在著作《临床运动防护》（*Clinical Athletic Training*）（1997）中提出很多关于AT如何加强沟通技巧的实践性建议。他建议作为一个倾听者应该做到专注和毫无偏见；建立良好的眼神接触，因为直接的眼神接触可以传递出表明事情非常重要的信息。同时，如果你与人们有直接的眼神接触，他们通常会感觉你在他们身上花的时间比实际要多。注意自己的身体姿势，姿势会

BOC 的专业实践标准

除了 NATA 发布的道德规范，注册 AT 还必须遵守 BOC 的专业实践标准（BOC，2006）。BOC 发布的 7 条标准如下。

1. 指导：由医生指导 AT 为运动员提供医疗服务。
2. 预防：AT 必须采取有效的预防措施保护每一位患者。
3. 急救：急救程序的标准适用于所有运动防护环境。
4. 临床评估与诊断：AT 在诊断患者损伤时要采用适当的评估程序、进行临床推理并做出决策。
5. 治疗、康复与复健：为了给患者提供有效的治疗，AT 必须设定合适的目标、制定干预策略和评估方法。
6. 治疗停止：AT 与医生共同决定患者的治疗方案何时停止。
7. 组织与管理：为患者实施的任何医疗服务都应相应地记录下来并作为患者永久医学记录的一部分。会员应保持并提升治疗服务的高标准。

不经意间传达某种信息。例如，如果一个人双臂交叉，那么别人可能会认为他排斥倾听，没有认真听别人说话。

领导

运动防护领域得到蓬勃发展，毫无疑问与各会员的领导力有关。一些领导原则和素质对 AT 来说非常重要。

●**正直**是指 AT 的行为符合伦理道德，如遵守之前提到的专业实践标准。

●**洞察力**是指预期运动员需求的能力。问类似于"怎样才能让运动员避免

这种损伤"的问题可以帮助 AT 开始形成个人愿景。

●**激励**是指说服人们相信你的远见正确的能力。例如，AT 为受伤运动员做康复治疗时，激励运动员建立恢复正常功能、重新参与运动的愿景。

●**能力**是指具备有效工作的知识与技巧。

PREMIER 模型

PREMIER 模型提供了思考将来成为一名专业 AT 的简单方法。该模型是基于作者在运动防护领域的从业经历建立的。该模型首字母如图 2.1 所示。

P（Promote）提升职业形象

R（Remember）记住个人愿景

E（Engage）参与学习

M（Maximize）优势最大化

I（Innovate）创新和创造

E（Enlist）谋求他人帮助

R（Reflect）反思

图2.1　PREMIER模型概括了有助于将来成为专业AT的建议

●**提升职业形象。**作为实习生，可以通过着装树立个人职业形象。老话说得好，第一印象只有一次。尽管在天气暖和的训练或比赛时身着短裤、网球鞋和 T 恤衫也没问题，但如果有人需要你的帮助，醒目且职业的着装就显得十分有必要。

●**记住个人愿景。**你必须非常清楚自己的职业目标，以及自己努力想要成为哪种人。有些人会把自己的愿景宣言写下来，这样可以时时提醒自己并设定适

当的个人目标。

●**参与学习**。作为学生和未来的专业人员，每天主动学习新知识非常重要。

●**优势最大化**。每个人都有自己的局限性。如果你在自己不擅长的方面投入太多精力，那么你就不会有时间去学习并做那些使你成功的事情。培养自己的长处，问问自己如何利用这些长处帮助你实现个人愿景。

●**创新和创造**。技术在过去的10~20年里不断革新。昨天的方案无法解决今天的问题。作为未来的专业人士，你需要有新思路，这一点非常重要。这可以让你对工作始终富有激情。

●**谋求他人帮助**。前一章介绍了AT和运动医疗团队的职能。"团队中无自我"这句话是正确的。要具备团队意识。

●**反思**。当你已经成为专业人员后，必须不断反思个人行为并考虑后果，弄清楚自己是在为运动员进行康复还是仅仅在踝关节做贴扎。现在就要养成反思自己在运动防护室内的行为，这有助于你今后遇到类似情况时采取更好的处理方式。

汤姆·阿卜杜努尔（Tom Abdenour）是一名ATC，他提出要想成为一名注册AT必须掌握4个"C"，即尽责（Conscientiousness）、能力（Competency）、礼貌（Courtesy）和勇气（Courage）。要获得成功，就要对每件小事都尽心尽责，例如坚持完成治疗、保持设施洁净安全、为运动员提供服务。

尽责还包括高素质地展现个人、所在组织以及专业领域，忠诚于所在的组织和员工。能力是指擅长本职工作并持续学习，拓展个人视野。

礼貌包括有团队精神、积极面对工作伙伴，还要己所不欲勿施于人。最后，想要成功，就必须有接受挑战的勇气和毅力。

本章回顾

小结

AT必须遵守NATA制定的专业实践标准。这些标准为AT履行医疗服务提供指导。为保证合格的知识水平，NATA要求AT必须每3年接受75小时的继续教育。AT经常会发现自己处于领导位置，因此在工作中应贯彻正直、洞察力、激励、能力4个标准。AT需要有很多管理层面的考量，不仅要考虑恰当地记录损伤和治疗情况，还要考虑法律问题。AT应创建一种能够预防损伤的环境并采取一系列措施避免法律问题。其中一项措施就是记录所有运动和非运动损伤、疾病、运动员接受的治疗和康复。医疗信息的记录一定要清楚简洁。此外，为运动员提供合适的医疗服务还要求设施齐全，即设施中要涵盖损伤治疗和康复所需的全部要素。这些要素包括康复区、涡流式水疗室、治疗区、贴扎区、储物区和安全办公室等。

关键术语

定义以下在本章中出现的术语。

自担风险	重大过失	PREMIER 模型
道德规范	知情同意	直接原因
注意义务	过失	专业实践标准

复习题

1. 描述运动防护室必须用到的各种医疗文件表格。
2. 本章中介绍了哪些预防损伤的手段，这些手段对预防损伤有何作用？
3. 列举你所在学校的所有运动项目以及每一项运动所采取的预防损伤的方法。
4. NATA 为什么要制定专业实践标准？如果未遵守这些标准，可能会带来哪些后果？
5. 列举你认为作为领导应该具备的一般品质。你是否具备所有这些品质？如果没有，说明你将如何提升自己的领导才能。
6. 一个人应该怎么做才能提升职业形象？
7. 描述保险是如何运作的，说明购买保险的必要性。

强化活动

1. 你的优势是什么，如何最大限度地发挥你的优势？
2. 回想本周你在运动防护室所观察到的事情。你认为有哪些不同的处理方式可以得到更好的结果？
3. 制作不同的损伤报告表格、治疗记录和医疗信息表。
4. 自愿帮助进行赛前体检。
5. 制作一张海报，内容为实习生应具备的最重要的个人品质。
6. 参观运动防护室并识别各个服务区，找到你认为还可以改进的地方。
7. 描绘一张理想的运动防护室设计图。

延伸与拓展

1. 撰写一份关于体育法律问题的报告。
2. 上网并寻找根据每小时运动员就诊数量确定一间新的运动防护室面积大小的计算公式。
3. 撰写一篇有关成为一名领导意味着什么的论文。
4. 访问相关网站，搜索赛前体检手册，查阅美国运动医学会（American College of Sports Medicine, ACSM）当前发表的评论。
5. 访问相关网站，找到 NATA 道德规范。
6. 访问相关网站并查阅 BOC 专业实践标准。
7. 学习以下至少一篇推荐阅读文献：

> Colston, M.A. 2004. Professionalism and ethics. Informed consent: review and implementation. *Athletic Therapy Today* 9(1):29–31.

Dick, T. 2004. Professional etiquette: how you show your respect for people. *Emergency Medical Services* 33(4):91-96.

Glover, D.W., B.J. Maron, and G.O. Matheson. 1999. The preparticipation physical examination: steps toward consensus and uniformity. *Physician and Sportsmedicine* 27(8).

Osborne, B. 2001.Priciples of liability for athletic trainers: managing sport-related concussion. *Journal of Athletic Training* 36(3): 316-321.

8. 访问相关网站，用文章名搜索并查阅发表在网络期刊 *Pediatrics in Review* 上的一篇名为 *Epidemiological Features of High School Baseball Injuries in the United States, 2005-2007* 的流行病学研究报告。在查阅损伤率后，你能否找到减小损伤概率的方法？

9. 访问相关网站，阅读关于医疗保险如何运作的更多信息。

第二单元

人体解剖学
与生理学基础

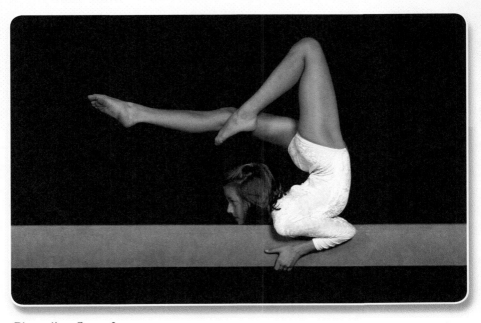

Photodisc/Getty Images

第 3 章

解剖学简介

学习目标

学生完成本章的学习后可以：

- 定义解剖平面并描述解剖学姿势。
- 标记一般肌肉和骨骼的解剖学结构。
- 描述皮肤、骨骼、肌肉、韧带、肌腱和软骨的功能。
- 描述骨骼的不同类型并举例说明。
- 描述关节的分类并说明关节产生的运动类型。

了解人体解剖学是包括注册 AT 在内的很多医疗专业人员的基础。AT 必须很好地理解人体解剖学知识才能确定损伤结构，同时必须了解正常运动的构成才能设计适宜的康复、力量与体能训练计划。

解剖学姿势

为了改善医疗专业人员之间的沟通，更好地理解人体运动，医疗专业人员公认一种特定的姿势标准——解剖学姿势。这个姿势是指身体直立，双手置于身体两侧，掌心向前。身体在 3 个平面内运动，即冠状面、矢状面和横切面。这些平面如图 3.1 所示。

你需要知道一些常用医学术语，这些术语可供医疗服务人员向他人说明具体的损伤部位。由于相关术语非常多，全部说明这些术语会超出本书范围，因此我们为大家介绍一些 AT 在防护室中使用的最常见术语。例如，你会听到前侧、后侧、内侧、外侧、近端、远端、上端、下端、背侧和腹侧这些词语。其他常见的术语还包括浅层和深层。

- **前侧**指的是身体前面。当你与运动员面对面时，你看到的就是运动员的前侧。如果损伤报告上写明一名运动员撞到前侧下肢，你就应该知道是他的腿前面受伤了。
- **后侧**指的是身体后面。当你看着运动员从旁边走开，你看到的就是运动员的后面。如果运动员主诉膝关节背面疼痛，AT 可以记录为膝关节后侧损伤。
- **内侧**和**外侧**根据与矢状面的关系定

义，如图 3.1 所示。想象一条线把人体分为左、右两半，这条线也称为人体正中线。如果身体部位挨着正中线，则该部位在内侧；如果该部位比另一身体部位更靠近正中线，则这个部位更加位于内侧。因此，当你看到运动员小腿的一侧挨着另一条腿时，你看到的是他的小腿内侧。换句话说，如果身体部位位于远离正中线的位置，该部位在身体外侧；如果该部位比另一身体部位更远离正中线，则这个部位更加位于外侧。因此，当你看到远离正中线的小腿一侧时，你看到的是小腿外侧。再举一个例子，你的左耳位于左眼外侧。

●**近端**是指靠近连接点，如四肢与身体躯干连接的地方。因此，肩关节位于肘关节近端，髋关节位于膝关节近端。

●**远端**是指远离连接点。膝关节位于髋关节远端。指尖关节位于远端；脚趾关节位于远端。

●**上端**是指一个点或结构位于另一个点或结构的上面。例如，膝关节位于踝关节上端。头部是指朝向头部，与上端为同义词。

●**下端**是指一个点或结构比另一个点或结构低。例如，骨盆位于肋骨下端。尾部与下端是同义词。

●**背侧**和**腹侧**分别是后侧和前侧的同义词，但通常用来描述手和脚。腹侧指身体结构的前面。背侧指身体结构的后面。

●**浅层**是指靠近身体表面；**深层**是指远离身体表面。

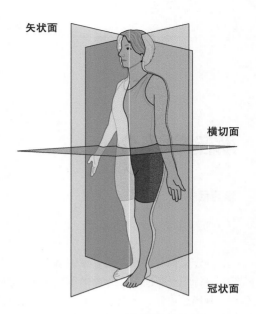

图3.1　解剖平面图。解剖学姿势是指身体直立，双手置于身体两侧，掌心向前。注意图中将人体分割的3个平面

源自：NSCA, 2008, Biomechanics of resistance exercise, by E. Harman. In *Essentials of strength training and conditioning*, 3rd ed., edited by Thomas Baechle and Roger Earle (Champaign, IL: Human Kinetics), 73.

身体组织

运动损伤通常累及皮肤、骨骼、软骨、肌肉、肌腱和韧带。在了解这些组织的具体损伤之前，首先要了解这些结构的基本功能。

皮肤

皮肤是身体的最外层表面。它是人体抵御蚊虫叮咬、空气、灰尘、细菌和外力打击等外部作用力的第一道防线。皮肤储存体液、获取感知、分泌油性物质。皮肤由好几层组成（见图 3.2）。最浅层为表皮。表皮很薄，与位于表皮下面的较厚的真皮相连。真皮下面是皮下组织。从严格意义上说，皮下组织并不属于皮肤的一部分，但皮下组织帮助皮肤与深层的骨骼和肌肉组织固定在一起。皮下组织有时也被称为皮下层，皮下层储存 50% 的身体脂肪（Seeley et al., 1992）。皮肤破损即形成伤口。

> **了解多样性**
>
> 白癜风是一种皮肤色素缺失的皮肤病，该病在非洲裔美国人人群中更为常见（Purnell and Paulanka，2005）。

皮肤有扩张力，比如皮肤会随着举重引起肌肉围度（身体部位的周长）的增加而扩张。皮纹是真皮被过度牵拉直至弹性纤维遭到破坏后形成的线。如果运动员的肌肉围度缩小，则皮肤将恢复到小幅度的扩张状态。

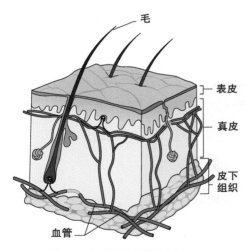

图3.2　皮肤组织横截面图

> **了解多样性**
>
> 由日光下过度暴露而导致的皮肤癌在浅肤色人群中更加高发（Purnell and Paulanka，2005）。

骨骼

骨骼有 3 个主要功能：

1. 骨骼保护身体重要脏器免于外伤。脑部被包裹在一个内含液体（脑脊液）的坚硬外壳（颅骨）中，脑脊液帮助减震并保护脑部。同样，肺和心脏被肋骨包围，肋骨起到支撑和保护作用。
2. 骨骼是肌肉作用于其上产生运动的坚硬结构。
3. 骨骼代谢活跃，即骨骼可以产生血细胞并储存钙、磷等矿物质。

骨骼同时保护着分布在骨骼周围的神经和血管。

人体约含 206 块骨骼以及数量惊人的肌肉。骨骼分为中轴骨和附属骨，中轴骨包括脊柱、胸腔和颅骨，附属骨包括四肢骨。虽然后续章节中会详细讨论具体骨骼，但在这里就骨骼解剖、骨骼类型、关节分类进行一般讨论。人体骨骼分布如图 3.3a 和 3.3b 所示。

> **了解多样性**
>
> 非洲裔美国人的骨密度较高，不容易患骨质疏松症（Purnell and Paulanka，2005）。

骨骼有不同的形状和大小，包括长骨（如股骨）、短骨（如掌骨）、扁平骨（如肩胛骨）和不规则骨（如椎骨）。长骨有一个有趣的特征。每块长骨末端有一个被称为骨骺或生长板的部位，这是主要的生长区域。该区域在青少年时期呈类似海绵状，青少年运动员的这个部位可能会出现问题。在高中工作的 AT 应该了解生长板很容易出现损伤——骨折通常发生在该处。

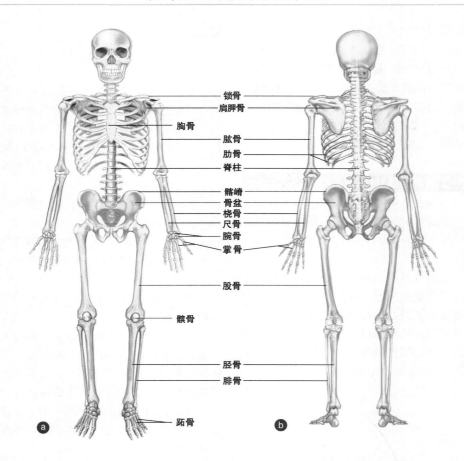

锁骨
肩胛骨
胸骨
肱骨
肋骨
脊柱
髂嵴
骨盆
桡骨
尺骨
腕骨
掌骨
股骨
髌骨
胫骨
腓骨
跖骨

图3.3　a.一般骨骼解剖前面观；b.一般骨骼解剖后面观

源自：J. Watkins. 2010. *Structure and function of the musculoskeletal system*, 2nd ed. (Champaign, IL: Human Kinetics), 33.

软骨

　　软骨覆盖长骨末端，骨与骨之间也有软骨存在。虽然软骨有很多种形式，但其典型功能为连接身体结构（如肋骨和胸骨）、减震以及允许骨骼产生平滑运动。

结缔组织

　　结缔组织由具有支撑和联结其他组织作用的梭形细胞组成。

肌肉、肌腱和韧带

　　肌肉收缩使得身体可以进行加速、减速、停止运动以及保持正常姿势。此外，肌肉还会产生热量。韧带和肌腱都由结缔组织组成。肌腱将肌肉与骨骼相连并传递肌肉收缩产生的力量。韧带与不同的骨骼相连，形成关节。

骨骼肌由肌纤维构成。当神经冲动传导至肌纤维时，每一条肌纤维都能够收缩。这些肌纤维必须在正确的化学平衡下才能适当地移动。骨骼肌与骨骼相连以产生运动。肌腱是将肌肉与骨骼相连的强韧的纤维条索状结构。骨骼肌随着年龄增长逐渐退化并被限制关节活动度的纤维结缔组织取代。

括约肌减小身体管腔开口的尺寸。括约肌位于眼睛、胃、膀胱和直肠处。

心肌位于心壁上，属于自主收缩的肌肉。平滑肌位于空腔脏器中，如胃、小肠和血管。

关节类别

人体内有 3 种不同类型的关节：

- 可动关节
- 微动关节
- 不动关节

可动关节也叫作滑液关节。这种关节的活动性极强，由关节囊（包裹整个关节的袖状韧带）、滑膜（关节囊的光滑内层）、透明软骨（骨骼末端的薄层缓冲垫）和韧带组成。可动关节又可分为多种类型，包括滑车关节和多轴关节。肘关节和膝关节属于滑车关节，前后移动类似于门上的转轴。

肩关节和髋关节属于多轴关节。这些关节可进行多个方向的运动（沿多个轴）。肩关节和髋关节也常被称为球窝关节，即长骨末端呈圆球状，刚好可以塞入其他骨骼的杯状凹槽中。与其他关节相比，这种关节的灵活性通常较大。

微动关节是由软骨将两块骨骼连接在一起形成的关节，也叫作软骨关节。肋骨与胸骨形成的关节就属于微动关节。不动关节也叫作纤维连接。这些关节由坚韧的结缔组织连接在一起，一般无法活动。颅骨间、下肢胫骨和腓骨的连接处属于不动关节。

运动

身体在没有肌肉存在的情况下无法运动。了解一般肌肉解剖对运动损伤的评估和损伤后的康复十分有必要。因此，AT 必须学习肌肉的位置和肌肉收缩产生的运动。图 3.4 为皮下肌肉的图示。后续章节将讨论有关具体肌肉的更多信息。

肌肉组织可分为随意肌和不随意肌两类。随意肌的运动由人控制，而不随意肌的运动是自主的。不随意肌包括心脏、小肠和血管处的肌肉。

如果……，你应该怎么做

你在运动防护室内，AT 走出去和教练谈话。你发现一名运动员正在看自己的医疗报告，他请你说明"前臂旋内、旋外受限，桡骨末端肿胀"是什么意思。

骨骼肌通常附着在起点和止点之间。起点是通常位于骨骼近端的连接点，止点位于关节远端。肌肉的大部分位于关节近端。

对动作起主要作用的肌肉称为原动肌。放松使原动肌产生运动的肌肉称为

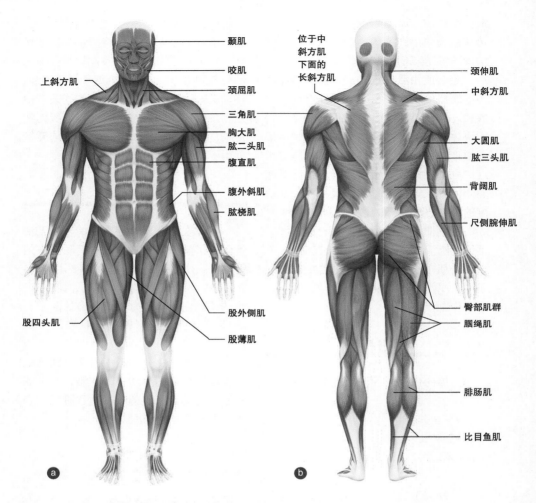

颞肌
咬肌
颈屈肌
三角肌
胸大肌
肱二头肌
腹直肌
腹外斜肌
肱桡肌
上斜方肌
股四头肌
股外侧肌
股薄肌

位于中斜方肌下面的长斜方肌
颈伸肌
中斜方肌
大圆肌
肱三头肌
背阔肌
尺侧腕伸肌
臀部肌群
腘绳肌
腓肠肌
比目鱼肌

a
b

图3.4　a.一般浅层肌肉解剖前面观；b.一般浅层肌肉解剖后面观

源自：NSCA, 2008, Biomechanics of resistance exercise, by E. Harman. In *Essentials of strength training and conditioning*, 3rd ed., edited by T. Baechle and R. Earle (Champaign, IL: Human Kinetics), 68.

主动肌。如果两块肌肉都参与了主要运动，它们通常互称为协同肌。

随着肌肉收缩和产生运动，骨骼沿具体方向移动。身体运动取决于肌肉拉动骨骼产生的角度和关节类型。AT 和其他医疗专业人员最常使用的表示方向的术语包括屈曲和伸展、外展和内收、旋内和旋外、内翻和外翻、前伸和回缩、

回旋和环转（图 3.5a~j 为这些运动的图示）。具体讨论如下。

●滑车关节的屈曲是指关节弯曲。人体处于解剖学姿势（肘关节和膝关节伸直）时，这些关节处于伸展状态。但是，能屈伸的关节不仅限于膝关节、肘关节、手指和脚趾。肩关节、颈部、躯干和腕

关节同样也可以屈曲和伸展。

●外展是身体部位远离正中线（矢状平面上的线）的运动。例如，以解剖学姿势为起始姿势，向外侧抬腿就叫作髋关节外展。随后将腿向正中线靠近，称为内收。

轴

　　轴是一根假想线，身体某个部位例如手臂和腿绕着这根线转动。

●旋内（前）和旋外（后）运动经常发生在肘关节和膝关节等处。以肘关节为例，如图 3.5 所示，如果你好像端一碗汤一样将掌心朝上，那么你的前臂在肘关节处做旋外运动；相反，如果你好像倒掉一碗汤一样将掌心朝下，那么你的前臂在肘关节处做旋内运动。人体处于解剖学姿势时，肘关节旋外（旋后）。

●踝关节内翻和外翻如图 3.5 所示。脚掌转向内侧为内翻，脚掌转向外侧为外翻。

●某个部位向前滑动称为前伸，如下颌向前推直至伸出下巴。回缩是指向后滑动，如肩胛骨被挤压在一起。

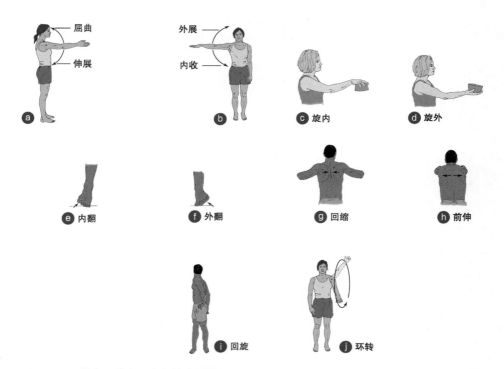

图3.5　AT最常用的表示方向的术语图示
源自：a, b, e, f, i, and j: Adapted, by permission, from J. Griffin, 2006, *Client-centered exercise prescription* 2nd ed. (Champaign, IL: Human Kinetics), 119.

●脊柱（躯干）绕垂直轴转动时，称为回旋或旋转。转动头部回头看就是回旋的例子，图 3.5 中显示的是躯干向右回旋。

●环绕是指肩关节或髋关节等球窝关节沿多个方向进行一种运动。这样做意味着关节以环形方式绕轴运动。

●上提是指身体部位向上移动。耸肩就是上提肩膀。下沉是指身体部位向下移动。耸肩后放低肩膀就是下沉。

●对指是指用拇指触碰其他手指。

●复位是指简单地使拇指和其他手指回到起始位置。

真实案例

　　作为一名 AT，我有机会与很多定期来我们学校评估受伤运动员的医生共事。为了给医生提供运动员的伤势信息、向他们简单介绍伤情，我经常在医生到来之前对运动员进行检查。有一天下午，我告诉队医一名运动员下腰部的第 4 腰椎处疼痛。队医检查后认为我们应该安排该运动员进行脊柱 X 射线检查以排除骨折的可能。但是医生认为疼痛位于第 3 腰椎处。我们就哪一块腰椎出现损伤的观点并不一致，这让我感觉很奇怪。经过 X 射线检查，我们发现两件有趣的事情：这名运动员没有骨折，但他的脊柱罕见地多出一块椎骨。鉴于这种情况，我们认同大家关于受伤腰椎的判断都是正确的。

匿名

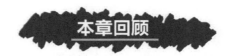

小结

　　了解人体解剖学的基本知识对了解运动损伤非常重要。AT 在谈论身体部位时应使用准确的医学术语，实习生应熟知这些医学术语才能完全理解 AT 的讨论内容。身体由皮肤、软骨、骨骼、韧带、肌腱和肌肉等几种不同类型的组织构成。骨骼的形状和大小也各有不同。关节是骨骼之间形成的连接，关节结构决定了关节的运动形式。肌肉在不同平面上移动骨骼。韧带、软骨和肌腱将关节联结在一起产生平滑运动。

关键术语

　　定义以下在本章中出现的术语：

外展	表皮	对指
内收	骨骺	后侧
微动关节	外翻	旋前
解剖学姿势	伸展	前伸
前侧	纤维连接	近端
附属骨	屈曲	复位
中轴骨	冠状面	回缩
球窝关节	围度	旋转
尾部	滑车关节	矢状面
头部	透明软骨	浅层
环绕	下侧	上侧
深层	内翻	旋后
真皮	关节囊	不动关节
下沉	侧面	滑膜
可动关节	韧带	肌腱
远端	内侧	横切面
背侧	多轴关节	腹侧
上提		

复习题

1. 人体的 3 个解剖平面分别是什么？
2. 韧带的功能与肌腱的功能有哪些不同？
3. 分别举两个长骨、不规则骨和扁平骨的例子。
4. 描述什么是滑液关节并举两个例子。
5. 描述骨骼生长板的术语是什么？

6. 皮肤的 3 层组织分别叫什么？

强化活动

1. 与搭档合作，依照各种姿势活动每个关节，并说出每种动作的正确术语。
2. 指向包括肌群和骨骼在内的某个身体部位并要求搭档说出这个部位的名字。
3. 与搭档合作，指向某个身体部位时让搭档用医学术语描述这个部位的位置。例如，你指向前臂时，你的搭档可以说前臂位于腕关节近端和肘关节远端。
4. 在解剖图上识别主要的人体骨骼。

延伸与拓展

如果有兴趣学习更多关于解剖学的知识，可以访问美国国家医学图书馆、Inner-body、Enchanted Learning、Get body smart，Primal Pictures 等网站，查询人体解剖图谱或下载相关学习工具、图表等。

第 **4** 章

组织损伤基础

学习目标

学生完成本章的学习后可以：

- 说明软组织损伤的类型。
- 说明组织修复与愈合。
- 说明不同的骨骼损伤。
- 说明骨骼修复与愈合。

身体由多种不同类型的组织组成，每一种组织都有其独有的特征和功能。本章将讨论健康状态及损伤状态时的身体组织。

软组织损伤

软组织损伤通常分为创伤、扭伤和拉伤。这几种损伤在运动中较为常见。软组织出现损伤后，可能会出血、发炎或有液体渗出。由很大的外力在短时间内作用于软组织而突然引发的损伤，通常被归类为急性损伤。

创伤是指皮肤损伤。软组织损伤图（见图 4.1）对各种创伤进行了描述。

扭伤和拉伤是内部出血、有可能导致积液的损伤。扭伤是韧带（连接相邻骨骼的强韧组织）损伤。拉伤是肌肉或肌腱损伤。肌腱连接肌肉与骨骼并传递

肌肉收缩产生的力量。

根据损伤的严重程度，可以把扭伤和拉伤分为一级、二级或三级损伤。如果组织被过度拉伸，同时身体受伤部位的活动没有受到影响，则该扭伤或拉伤属于一级或轻度损伤。如果组织部分撕裂，活动度减小和肿胀，则为二级或中度损伤。如果组织完全或近乎完全断裂（被扯断），则为三级或重度损伤。三级损伤的运动员通常无法正常活动。

三级或重度拉伤意味着肌肉无法拉动骨性杠杆，无法使受伤部位产生活动。三级或重度扭伤意味着由于关节疼痛和松弛，无法称重和活动关节。

神经是另一种可能发生损伤的软组织。神经组织将大脑和脊髓与各个身体部位相连。神经传递触觉、痛觉、温度觉（冷和热），将脑部产生的信息传递至肌肉以使肌肉收缩或放松。因此，神

切割伤

切割伤是指由手术刀等锐器造成的开放性创伤。切割伤在体育运动中较为少见。

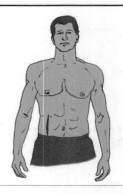

擦伤

擦伤是指皮肤剥脱。擦伤可能会也可能不会引起出血，这取决于擦伤的深度。棒垒球项目的跑垒员在滑垒时可能会产生擦伤。

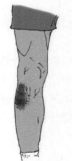

挫伤

挫伤属于闭合性损伤，常被叫作瘀伤。挫伤引起皮下出血，继而引发肿胀和变色。运动员在跑动时撞到某些物体（如另一个人的肘关节）会导致挫伤。

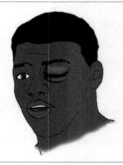

撕裂伤

撕裂伤是由钢管、墙壁等非锐器造成的锯齿状、不规则开放性创伤。例如，长曲棍球运动员在跑动时撞到球门柱，可能会导致撕裂伤。

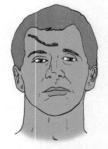

图4.1　软组织损伤

源自：Contrecoup: Adapted, by permission, from W. Whiting and R. Zernicke. 2008. *Biomechanics of musculoskeletal injury*, 2nd ed. (Champaign, IL: Human Kinetics), 250.

撕脱伤

撕脱伤是指身体部位的部分剥脱。扣篮时如果戒指勾住篮筐，可能会导致手指撕脱。

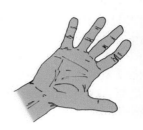

截断伤

截断伤是指身体部位完全被切除的开放性创伤。手指被冰刀切断就是截断伤的一个例子。

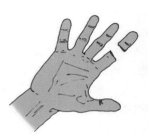

刺伤

刺伤由尖锐物体进入身体引起，如踩到钉子。刺伤出血量较小，与大量出血的创伤相比，刺伤更容易发生感染。

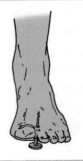

对冲伤

对冲伤是发生在最初受伤部位对侧的损伤。头部撞击到坚硬物体或表面时，通常引起脑部的对冲伤。例如，后脑勺受到撞击产生的作用力会将脑部向前侧颅骨处推动，从而导致对冲伤。

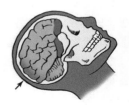

图4.1　软组织损伤（续）

经受损的运动员可能会失去知觉甚至运动能力。神经被牵拉时能够产生极度疼痛的信号。神经损伤的治愈时间较长，如伤势严重则无法治愈。

神经瘤是一种具体的神经损伤。神经瘤表现为神经组织膨大，最易发于足部。这种膨大由持续压迫和神经刺激引起。

慢性软组织损伤

软组织损伤可以是慢性的。慢性损伤是较小的作用力长期作用于身体部位导致的。例如，长跑运动员持续数月每天高强度训练且休息不足，可能会对软组织造成过大负担而引起损害。

慢性软组织损伤分为多种类型，包括滑膜炎、滑囊炎、肌炎和筋膜炎。滑膜炎是关节内滑膜的慢性损伤，可能是由于急性损伤后没有得到恰当的治疗或休息不足引起的。滑膜炎多为慢性，是关节重复损伤的结果。

滑囊炎是滑囊的慢性炎症。滑囊位于关节附近的软组织在骨骼周围摩擦的地方。滑囊在发炎时一般会肿胀，在关节处形成小肿块。

肌炎是肌肉组织的慢性炎症。肌炎表现为肌肉酸痛、压痛和轻微肿胀。肌肉收缩时损伤产生的酸痛感尤为明显。

筋膜是较厚、坚韧的结缔组织，包裹在肌肉周围，帮助将皮肤与皮下脂肪和肌肉组织松散地连接起来。

由于过度使用引起拉伤时，筋膜可能会增厚、肿胀并且有疼痛感。筋膜的慢性炎症称为筋膜炎。

软组织损伤愈合分期

软组织损伤的愈合分为3个阶段：急性炎症期、修复期和重构期。下面分别介绍这3个阶段。

●**阶段Ⅰ：急性炎症期**。当身体某部位受伤时，该部位的细胞会因为细胞分裂或缺少食物和氧气供应而死亡。在急性炎症期，受伤部位血流量增加，将细胞和化学物质输送至该部位，从而开始愈合过程。吞噬细胞专门负责吞噬死亡细胞。白细胞是抗感染的。血小板负责携带凝血物质。损伤后的急性炎症期约持续2天。

●**阶段Ⅱ：修复期**。受伤部位此时的血液、细胞和化学物质用于修复。成纤维细胞（构建纤维组织的细胞）开始在整个受伤部位制造纤维。由成纤维细胞到形成疤痕一般需要6周或长达3个月的时间，具体取决于损伤程度。

●**阶段Ⅲ：重构期**。重构需要1年或更长时间才能完成。这是身体建立肌腱、韧带和肌肉组织强韧度的自我修复方式，从而使这些组织在运动时能够承受作用于身体的压力。

> ### 了解多样性
>
> 非洲裔美国人形成瘢痕瘤的概率较高（Purnell and Paulanka，2003），同时他们更容易形成过多瘢痕组织。

虽然愈合时间取决于损伤程度、位置、损伤部位的血液供应和运动员的年龄，但通常组织损伤面积越大，需要愈合的时间越长。如果损伤部位（如眼球）供血不足，则愈合过程需要更长时间。

其他会显著减缓愈合进程的因素还有营养不良、疾病（如糖尿病）、药物（如皮质类固醇）和感染。有些运动员认为进食某种食物可以加快愈合进程，不过这并没有得到科学研究的支持。

FYI

-itis

-itis 表示炎症反应。慢性疾病的炎症反应得不到缓解，会阻碍机体进入下一个愈合阶段。

皮质类固醇

皮质类固醇是体内产生的用于减轻炎症的化学物质。发生损伤时，可以将合成类固醇作为药物使用，帮助减轻炎症反应，但这种药物同时也会延长愈合时间。

皮肤缝合胶布

皮肤缝合胶布是一种较薄、坚韧的材料，这种材料可以将创口边缘缝合，有效闭合深度创面。皮肤缝合胶布也叫作蝴蝶型封创口胶布。

瘢痕增生（瘢痕瘤）是愈合的一种并发症，这是具有修复功能的瘢痕组织在创口过度地附着造成的。过多的瘢痕组织会延迟愈合过程、降低损伤部位的功能，尤其是当瘢痕组织在关节深层形成时。在很多情况下，为了让损伤部位可以正常运动，需用手术去除瘢痕组织。

创口较大的创伤，其边缘相距较远，需要更长时间才能愈合。使用缝合线或皮肤缝合胶布将创口闭合可以促进创伤愈合。

如果受伤后很快就开始运动，愈合时间会更长，因为早期运动会引起更多的细胞损伤。尽管运动员总是急切地想要回到赛场，但 AT 一定要在创伤愈合早期利用正确的判断力确保适当的愈合。

骨骼损伤

AT 必须熟知骨骼损伤的类型及其愈合阶段。脱位和骨折是常见的运动损伤。骨骼为什么会断裂？需要施加多大的作用力才能使骨骼断裂？这些问题的答案取决于运动员自身、作用力施加的部位、骨骼类型、身体位置等因素。

脱位

骨骼在关节处连接，也可以说成是用关节连接的。脱位是指较大的作用力移动骨骼，使同一关节的两块骨骼末端不再位于一条直线上。脱位还会引起撕脱性骨折（见第 46 页）、拉伤、扭伤、血流中断和神经传导中断。脱位表现为畸形、疼痛和移动困难。脱位应由队医进行处理，不能由 AT 进行复位。

了解多样性

阿拉斯加人的长骨骨密度较低，使他们更容易发生骨折（Schrefer, 1994）。

骨折

引起骨折（骨骼断裂）需要的能量大小被称为破裂点。不同运动员、年龄和骨性结构的破裂点各有不同。例如，患骨骼退化性病症（如骨质疏松）的运动员的破裂点低于健康运动员的破裂点。

依据撞击方式和骨折的形态对骨折进行命名，如骨骼折断、破裂、缺损或骨裂。这些术语都表示骨骼受到损害、被弱化。骨折后需要夹板或石膏固定 6~8 周，这是骨折愈合所需的时间。

但是，发生某些骨折后经夹板固定运动员可以立即回到运动场上。实习生应熟知不同类型的骨折（见图 4.2）。

撕脱性骨折

撕脱性骨折是指韧带或肌腱在骨性附着点上极度牵拉导致骨质分离。撕脱性骨折通常伴有拉伤、扭伤和脱位。

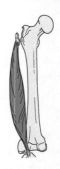

应力性骨折

应力性骨折又叫作疲劳骨折，是骨骼反复受到应力作用时发生的骨折。应力性骨折的运动员会主诉骨骼的某个地方持续性酸痛。应力性骨折的程度较为轻微，在 X 射线影像上不可见。

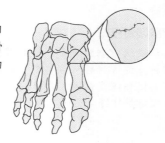

螺旋形骨折

沿骨骼径向的扭转力作用于骨骼会导致螺旋形骨折。想象你正在玩并不擅长的轮滑，如果你的脚向右侧移动的同时，身体其他部位向左移动，这时产生的应力可能会引起螺旋形骨折。螺旋形骨折在 X 射线影像上看起来就像拐杖糖的条纹。

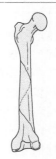

纵形骨折

纵形骨折沿骨骼径向产生，通常由撞击引起。撑竿跳运动员没有落在垫子上且双脚着地，很可能会发生纵形骨折。

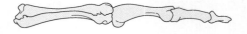

图4.2　骨折类型

源自：Spiral, oblique, and transverse: Adapted, by permission, from W. Whiting and R. Zernicke, 2008, *Biomechanics of musculoskeletal injury*, 2nd ed. (Champaign, IL: Human Kinetics), 163.

压缩性骨折

两个方向相反的作用力同时作用在骨骼两端时会产生压缩性骨折。压缩性骨折易发于脊柱。例如，当运动员从高处落下以双脚或臀部着地时，有可能导致压缩性骨折。地面产生的作用力是一种作用力，身体下落的重力是另外一种作用力，这两个方向相反的作用力引起椎骨的压缩性骨折。

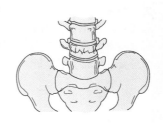

斜形骨折

想象从骨骼一侧到另一侧有一条对角线，这条对角线就是斜形骨折形成的断裂线。承重骨（如下肢骨）的斜形骨折需要较长的愈合时间，即使进行了石膏固定，因为骨末端的对角会使骨骼产生移动，从而偏移原来的位置。

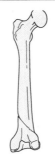

粉碎性骨折

骨骼被压碎成小块，被称为粉碎性骨折。想象棒球接球手不戴手套被球棒击中手部时会怎样。

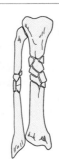

青枝骨折

青少年和儿童的骨骼较为柔软，也就是说他们的骨骼还保有一部分的软骨特性。这些骨骼容易在骨干处发生弯曲和骨折，被称为青枝骨折。

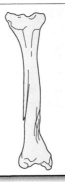

图4.2　骨折类型（续）

横形骨折

贯穿骨骼横截面且垂直于骨骼长轴的骨折被称为横形骨折。横形骨折由垂直于骨骼的冲击作用导致。长曲棍球运动员用球棍向下击打另一名运动员的整个前臂会引起横形骨折。

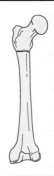

凹陷性骨折

凹陷性骨折通常由颅骨受到外力直接撞击形成缺口导致。该缺口被称为凹陷。

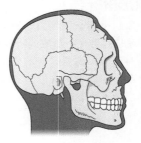

爆裂性骨折

眼球猛地被推向后下方的眼窝中会导致爆裂性骨折。眼球下端的小骨骼被压碎并嵌入眼部肌肉中。眼睛被像棒球一样的坚硬物体击中时可能会产生爆裂性骨折。

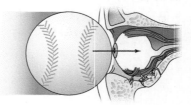

病理性骨折

病理性骨折是指疾病（如骨肿瘤）使得骨骼变得脆弱，以至于很小的应力就会引起骨折。营养不良和饮食失调是青少年运动员发生病理性骨折的最常见原因。矿物质从骨骼中流失到其他部位维持生命机能，使骨骼变得脆弱。

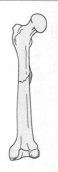

图4.2　骨折类型（续）

骨骺骨折

骨骼生长的部位——骨骺容易发生骨折，这是因为骨骺没有骨组织强韧。骨骺骨折易发于青少年和儿童，尤其易发于长骨。成年人不会发生骨骺骨折，因为他们骨骼的生长部位已经闭合，也就是说他们没有活跃的骨骼生长中心。骨骺骨折在 X 射线影像上是透明、不可见的。

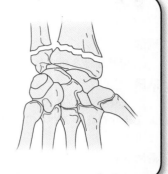

图4.2　骨折类型（续）

骨折愈合分期

与软组织损伤相似，骨折愈合也要经过急性期、修复期和重构期。

● **阶段Ⅰ：急性期。**骨骼损伤引起骨骼折断后，该部位会出血。破骨细胞开始吞噬骨骼碎片或将碎片再次吸收到人体内。成骨细胞开始在骨组织表面合成新的骨质。急性期大约持续 4 天。

● **阶段Ⅱ：修复期。**在修复期，破骨细胞和成骨细胞继续再生骨骼，形成骨性夹板或纤维性骨痂（见图 4.3）。纤维性骨痂同时向内外侧延伸，从而将骨骼两端联结在一起，随后转化为袖状硬骨痂（如骨骼）。骨痂转化成骨骼的过

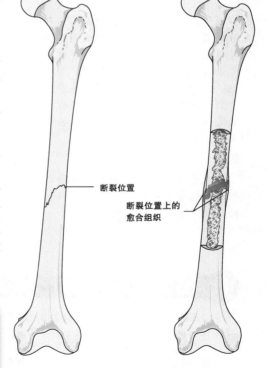

断裂位置

断裂位置上的愈合组织

图4.3　骨骼愈合时，愈伤组织形成

?

如果……，你应该怎么做

一名脚趾甲挫伤的运动员发现趾甲脱离了甲床，并且趾甲粘在了袜子上。他听说拔掉趾甲会令新的趾甲长得更快。他给你一把钳子，让你帮忙拔掉趾甲。

畸形

　　畸形是指身体部位位置发生偏离。

队医

　　队医是运动医疗团队的医学权威。医生的作用是和 AT 共同监督整个运动医疗团队。

骨质疏松

　　骨质疏松是骨质脆弱、呈多孔状的一种病症。年轻人患骨质疏松的原因是饮食中缺乏钙元素或身体无法吸收矿物质，尤其是钙。

骨生成

　　新骨骨质沉淀使骨性结构增厚的过程称为成骨作用。骨骼细胞称为骨细胞，形成骨质的细胞叫作成骨细胞，与骨质分解有关的细胞叫作破骨细胞。随着运动员生长发育，成骨细胞代替软骨，在骨骼外缘沉积一层新的骨膜，形成骨组织。破骨细胞在骨骼内层吞噬骨质。这个正常的生理过程使骨骼生长、移除旧的骨细胞，帮助控制人体内骨性结构的重量。

软骨

　　软骨是位于长骨两端和骨骼之间的组织。软骨具有缓冲和允许骨骼在关节处产生平滑运动的作用。

程大约在第 3 周开始，约持续 3 个月。大多数情况下，骨折部位在固定 6 周后已经变得足够强韧，运动员可以在有保护的条件下参与运动、回归赛场。但是运动员必须记住，康复过程还远没有结束。

　　●**阶段Ⅲ：重构期。**这一阶段需要数年才能完成。在该阶段，骨痂被再吸收并被骨折部位周围形成的纤维条索替代。如果骨骼一直不愈合，可以通过手术植入电极刺激骨骼纤维条索的生长。骨骼中含有的矿物质载有电荷，增加电刺激可以促进骨膜生长。如果骨骼一直不愈合，则被称为骨折不愈合。承重骨（如下肢骨）骨折不愈合，意味着运动员将失去行走能力。腕关节常见的骨折不愈合位于舟骨，这种骨折会产生疼痛感，有可能导致关节炎，可能无法活动腕关节。

 真实案例

　　在医生诊所工作时，我有机会接触糖尿病患者。糖尿病的常见症状是伤口的愈合时间长于非糖尿病患者。与我共事的一名医生发现使用低强度电流有助于促进伤口更快愈合。例如，他的一名患者的足部有开放性创伤（溃疡）。他控制电流并使电流通过患者足部，并在每次治疗后拍摄照片以记录愈合过程。他发现与传统治疗形式相比，电流治疗的愈合时间要快很多。

约翰·罗宾逊（John Robinson），ATC

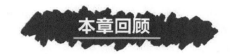

小结

　　身体会受伤，同时也会神奇地自我修复。软组织或骨组织损伤最常见的表现为疼痛、肿胀和出血。软组织损伤导致运动员退出比赛的时间长于骨折愈合的时间。出现骨折的骨骼需要形成新的骨质和纤维，同时分解损伤的骨组织。愈合时间取决于运动员在损伤时的身体状况及愈合过程中得到的护理。

关键术语

　　定义以下在本章中出现的术语：

（用关节）连接	成纤维细胞	血小板
滑囊炎	骨折	扭伤
骨痂	白细胞	拉伤
脱位	肌炎	滑膜炎
破裂点	骨折不愈合	
筋膜炎	吞噬细胞	

复习题

1. 列举骨折的不同类型，指出每种骨折的易发人群（如青少年、成人、男性、女性）并说明原因。
2. 扭伤和拉伤有何不同？
3. 如何定义一级、二级或三级扭伤和拉伤？
4. 命名软组织愈合的不同阶段并描述每个阶段产生的变化。
5. 命名骨组织愈合的不同阶段并描述每个阶段产生的变化。比较软组织和骨组织的愈合过程。
6. 骨折的愈合时间一般为多久？

强化活动

1. 收集各种创伤图片。
2. 请医生展示如何用缝合线和蝴蝶型封创口胶布闭合创口。
3. 画图说明组织修复和愈合过程。
4. 画图说明骨骼修复和愈合过程。

延伸与拓展

1. 请用以下资料，撰写一篇关于愈合过程和促进愈合的治疗手段的报告。

　　　　Bahr, R., S. Maehlum. 2004. *Clinical guide to sports injures*. Champaign, IL: Human Kinetics.

Kloth, L.C., J.M. McCulloch. *Wound healing: alternatives in management*. 3rd ed. Philadelphia: Davis.

Whiting, W., R. Zernicke. 1998. *Biomechanics of musculoskeletal injury*. Champaign, IL: Human Kinetics.

2. 采访一名医生。找到医生使用铸模材料和绷带治疗骨折和创伤的时机和原因。
3. 访问相关网站，复习扭伤和拉伤相关知识，浏览在体育运动中产生的各类骨折。

第三单元

了解中轴部位
运动损伤

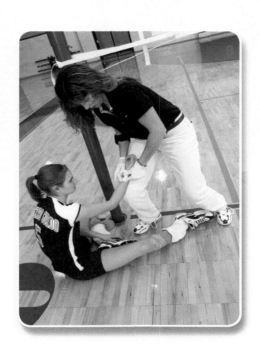

第 **5** 章

头部损伤

学习目标

学生完成本章的学习后可以：

- 描述头部解剖学结构。
- 了解头部损伤是可以预防的。
- 了解处理脑部损伤的急迫性。
- 描述头部损伤的类型。

运动员头部受伤时，AT 必须立即进行处理以降低死亡和永久性损伤的概率。本章为帮助学生了解头部损伤及其预防方法提供了相关信息。

失，然后死亡——瞳孔在 60 秒内放大（瞳孔放大提示无法控制眼部虹膜肌肉）。缺氧 4~6 分钟后会产生生物学脑死亡，也就是说大量脑细胞已经死亡。

头部解剖结构

颅骨由 28 块保护脑部的骨骼组成（见图 5.1）。骨缝是两块颅骨相连的区域。下颌骨或下颚是颅骨中唯一可以移动的骨骼。

脑

脑部由数以亿计的细胞组成。尽管脑部仅重约 3 磅（1.4 千克），但它需要消耗全身氧含量的 20% 以及全身供血量的 15%。脑细胞不断生长和发育，直至18 岁。18 岁之后，脑细胞能够被破坏，但是不能再生。大脑缺氧会引起意识丧

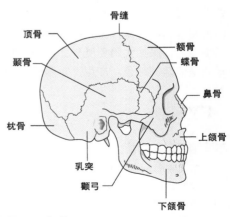

图5.1 颅骨

骨缝
顶骨
颞骨
枕骨
乳突
颧弓
额骨
蝶骨
鼻骨
上颌骨
下颌骨

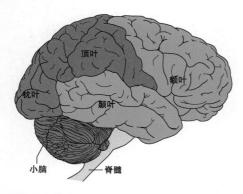

图5.2　脑区
源自：W.C. Whiting and R.F. Zernicke, 2008, *Biomechanics of musculoskeletal injury*, 2nd ed. (Champaign, IL: Human Kinetics), 243.

脑部可分为不同的脑叶，每个脑叶都以其表层的颅骨命名，包括枕叶、颞叶、顶叶及额叶（见图5.2）。每个脑叶都有特定的功能。脑部与脊髓在脑干处形成交叉，因此脑右侧控制左侧身体，反之亦然。对于受伤运动员来说，最重要的就是维持大脑功能。受伤运动员的生活质量（康复程度）取决于脑部损伤的治疗方式。

脑脊液将大脑和脊髓浸润在化学物质中，这些化学物质确保大脑和脊髓能正常发挥功能，保持大脑和脊髓周围的正常压力，保护大脑免受外力冲击。脑脊液呈清澈琥珀色。产生严重脑部损伤

不同脑区及其功能

不同部位的脑叶功能各有不同。
额叶：随意肌运动、情绪、眼部运动
顶叶：感觉
枕叶：视觉
颞叶：听觉、语言
小脑：平衡、肌肉收缩、某些反射

时，脑脊液会从颅骨开口处、鼻子或耳朵流出，此时应任由脑脊液流出。阻止脑脊液流出只会增加颅内压，对大脑造成更严重的损害。

头皮

头皮是覆盖颅骨的皮肤，头皮中包含大量的血管、肌肉和毛发。头皮保护头部不受感染，同时毛发保护头皮不受日光照射，防止灰尘和汗液进入眼部。头皮中的血管数量很多，以至于轻微的撕裂就会导致大量出血。漫画家在漫画角色撞到头部时会在其头上画一片很大的血迹。这也可能在运动员身上发生，头部受到撞击可能会引起很多血管破裂，皮下出血，形成肿块或血肿。

由于头皮的缓冲作用以及头皮和颅骨之间结缔组织张力的弹性增加，头皮可以减小撞击颅骨的作用力。通常认为，如果没有头皮，只需要40磅（18千克）的压力就可以使颅骨骨折；有头皮保护的话，则需要425磅（193千克）的压力才会使颅骨骨折。但是运动员也有可能在头皮完好无损的条件下受到严重的头部损伤，因此AT不应被头部没有出血这一表象迷惑。

预防头部损伤

通过头盔、牙套、护口器、比赛规则和个人常识可预防头部损伤。护口器是比赛时容易忘记佩戴的预防头部损伤的护具。护口器不仅能够预防牙齿损伤，还可以预防脑震荡。如果运动员没有佩戴护口器，那么下巴受到的撞击作用力会将下颌骨撞向上颌骨，引起脑干轻微扭曲，从而导致意识丧失。护口器提供了一定的空间并在上颌骨和下颌骨之间

起到缓冲作用，因此冲击力不会被传递至脑干。但是要发挥护口器的作用，就一定要让运动员佩戴护口器，并且护口器必须是完好无损的。咬坏的或断了的护口器无法抵御击打的作用力。

佩戴头盔和面罩对于预防头部损伤同样重要。在早期的橄榄球运动中，运动员是不佩戴头盔的。如今的橄榄球运动员都会佩戴适当的头盔以保护头部不受到直接撞击。头盔可以预防头部损伤，但是不能预防面部损伤，因此，引入了面罩。在保护头面部的前提下，运动员开始把头盔当作武器来惩罚对方球员。用佩戴头盔的头部触碰另一名球员的行为叫作用头盔撞人。随着用头盔撞人成为一种抢球方式，颈部损伤导致永久性损伤或死亡的人数不断增加，头盔和面罩保护头部免于受到直接撞击，但却导致了其他形式的损伤。自此，用头盔撞人被视为犯规行为，而且是一种严重到可以把运动员罚下场的行为。

运动员应学习正确的运动技术，从而预防运动损伤。教练和 AT 必须教会运动员在阻截对手时不要把头伸出去，这对于避免头部损伤非常关键。每个赛季开始时，应该为运动员放映运动安全教育影片。观影时 AT 应记录考勤、日期和讨论大纲，如果运动员在这之后受到严重的头部损伤，这份记录可以为 AT 提供法律保护。AT 同时应记录训练时传授安全技巧的天数，并且记录考勤。AT 应讲解头部损伤的症状和体征以及头盔适当的保护作用。

头部损伤机制

旋转头部会引起脑部损伤，但最常见的机制是撞击。颅骨中最容易受伤的

如果……，你应该怎么做

有人要求你搀扶一位一级脑震荡运动员到衣帽间去。另一名运动员坚持认为你可以通过快速转动伤员的脖子治好脑震荡。受脑震荡损伤的运动员说"是啊，帮我扭一下脖子吧。

部位是颞区，因为这个部位的骨骼最薄。头部在移动的过程中受到撞击会产生对冲伤。受到撞击后，脑部向着力处对侧晃动直至与该处颅骨接触，这就是损伤的具体部位。运动员可能会主诉受撞击对侧头痛，这就表明发生了对冲伤。在头部受到撞击后旋转头部会导致脑干停止正常运转。过多信息传递至大脑导致神经感受器过载，大脑过载会使人意识丧失。意识丧失状态使脑部在运动员恢复意识之前产生一定的神经冲动。

治疗头部损伤

有可能会危及生命的头部损伤包括颅骨骨折、脑震荡和颅内血肿。本节将讨论如何评估这些损伤。

颅骨骨折

较大的作用力作用于头部会产生颅骨骨折。颅骨骨折的类型包括凹陷性骨折、线性骨折、复合性骨折和穿透性骨折。凹陷性骨折是指一部分颅骨向脑部凹陷。这种骨折会伴随皮下出血甚至撕裂伤，需要采取止血措施。线性骨折穿越颅骨。虽然颅骨没有产生移位，但线性骨折会使颅骨内血管撕裂。复合性骨折导致一部分颅骨刺入头皮，引起大量出血。穿

透性骨折是指物体穿透头皮、颅骨，还可能穿过脑部。颅骨骨折使耳后区域变色，称为 Battle 征。任何颅骨骨折都非常严重，需要医生进行快速处理。

脑震荡

脑震荡是由于头部受到撞击或旋转力作用引起的暂时性脑功能损害。在头部受到撞击的同时旋转头部会导致大量神经冲动同时传递到脑部，脑部变得不知所措，不知如何处理这些神经冲动，运动员可能会感到困惑、头昏甚至失去意识。脑震荡的其他症状还包括恶心、眩晕、头痛、呕吐、说话困难、耳朵里面嗡嗡响（耳鸣）、失去平衡、无意识、记不清受到撞击前后时间段内发生的事情（失忆）、耳后可能会出现 Battle 征，以及定向障碍。

运动致脑震荡引发的潜在问题促使 NATA 制定了关于运动脑震荡处理的立场声明（Guskiewicz et al., 2004）。该立场声明为 AT 提供了处理脑震荡的指南，包括 AT 必须敏锐察觉各种引发脑震荡的原因和运动员发生脑震荡时的表现等。此外，AT 不仅必须识别脑震荡的各种常见体征（平衡问题、失去记忆、难以集中注意力），还必须识别脑震荡的各种症状（头疼、耳鸣和恶心）。

NATA 立场声明还建议 AT 收集心理功能的基线测量数据。这种伤前测试通常使用计算机评估运动员的注意力、反应时间、信息处理速度、专注度和记忆力。通过使用计算机程序，AT 可以发现非常细微的脑功能缺陷。此类信息可以帮助 AT 确定运动员在发生脑震荡后何时能够安全地回到赛场。

AT 常用的非计算机认知测试方法是脑震荡标准评估（Standardized Assessment of Concussion, SAC）（McRea, 2001）。SAC 需要 AT 从运动员获取与定向（如是否知道今天是星期几）、瞬时记忆（如记住 5 个词）、专注度（如能否将一串数字倒过来重复一遍）和延迟记忆（如能否记起瞬时记忆测试时提到的 5 个词）相关的信息。SAC 测试还包括神经筛查部分，由 AT 检查运动员有无意识丧失、失忆以及运动员的肌肉力量、感觉和协调性。

运动员如果做出正确反应可得 1 分，做错则为 0 分。SAC 测试满分为 30 分。SAC 表格可创建对运动员认知功能的记录，在创伤前后分别测试可将两次数据进行对比。SAC 得分是否达到 25 分是确定运动员能否回到赛场的标准。

脑震荡的严重程度分级与拉伤和扭伤相同，分为轻度、中度和重度。

根据美国神经学学会制定的指南，轻度或一级脑震荡的症状与体征包括无意识丧失，同时运动员的症状（如眩晕）或异常（如失去平衡）在 15 分钟之内消失。中度或二级脑震荡也不会引起意识丧失，但运动员的症状和异常会持续超过 15 分钟。如果运动员长时间处于意识丧失状态，则为重度或三级脑震荡。意识丧失的运动员，其眼球像眨眼似的快速运动，两侧瞳孔不等大。如头部损伤严重，患侧瞳孔会放大。

运动员可能会昏迷，但他能听见别人说话，在 AT 工作时应有人与受伤运动员说话，这一点十分重要。AT 需要监测血压升高、心率下降及休克体征。重度脑震荡能够导致死亡或瘫痪。AT 在处理脑震荡时一定要谨慎，因为在头部受到撞击的过程中可能会产生其他损伤。AT 还应考虑颈部损伤的可能性并固定运动员的头部。

其他分级系统也可用于脑震荡分级。Cantu 分级系统与美国神经科学学会的分级类似，也分为轻度、中度和重度。1 级是指无意识丧失，失忆短于 30 分钟，同时脑震荡后出现的症状和体征持续短于 24 小时。2 级是指意识丧失短于 1 分钟或受伤后失忆时间在 30 分钟到 24 小时之间，脑震荡后出现的症状和体征的持续时间为 1 至 7 天。3 级脑震荡是指意识丧失超过 1 分钟，失忆超过 24 小时，或脑震荡后出现的症状和体征持续超过 7 天。

受伤运动员被抬下场时，他的队友通常会拍拍他的头，对他说"坚持住"。尽管队友们的本意是想表示对受伤运动员的支持，但是事实上这么做会引起脑

头部损伤分类

重度头部损伤——GCS 得分 ≤ 8
中度头部损伤——GCS 得分范围是 9~12
轻度头部损伤——GCS 得分范围是 13~15

源自：Advanced Trauma Life Support: Course for Physicians, American College of Surgeons, 1993.

震荡。应该事先告知运动员不要触碰受伤运动员，只有 AT 才能与之接触。

评估意识水平应使用格拉斯哥昏迷量表或 GCS（Glasgow Coma Scale）（见表 5.1）评估意识水平。该量表用于确定脑损伤的严重程度，主要评估 AVPU，即意识（Alert）、语言能力（Verbal）、疼痛

表5.1　格拉斯哥昏迷量表

反应	评分量表	得分
睁眼		
自发性睁眼反应	4	
声音刺激时有睁眼反应	3	
疼痛刺激时有睁眼反应	2	
无睁眼反应	1	
言语		
对定向问题清楚	5	
对话混淆不清，能回答问题	4	
能说出不恰当的词语	3	
言语模糊不清	2	
无言语反应	1	
运动		
按照指令做动作	6	
疼痛刺激时可做出有目的性的动作	5	
疼痛刺激时有肢体退缩反应	4	
疼痛刺激时身体过屈（去皮质体位）	3	
疼痛刺激时身体过伸（去皮质体位）	2	
无反应	1	

源自：the Centers for Disease Control and Prevention.

（Pain）和无反应（Unresponsiveness）。量表分为睁眼反应、言语反应和运动反应3个部分。每一部分都有一个评分量表，将所有评分加起来得到总分。将总分与图表对比以确定运动员的预后。评分量表上的分数越高，说明运动员恢复正常的概率越大。运动员发生脑震荡的同时伴有或不伴有意识丧失，AT都应该考虑是否还存在其他损伤。针对中度或重度脑震荡运动员最好使用后挡板进行固定。意识丧失的运动员必须在受伤当日被转诊至医生处。

脑震荡的运动员需由医生对其进行监测以确定其何时可以安全回到赛场。NATA在脑震荡管理的立场声明中指出，运动员发生脑震荡之后，医生必须每5分钟检查一次运动员的身体状况，直到运动员脑震荡症状消失或被转诊接受进一步治疗。一般不允许脑震荡运动员在首次脑震荡之后回到赛场，除非他已经不存在任何症状和体征。运动员尤其不应有头痛、恶心或失忆症状，身体协调性和血压应完全恢复正常。如果在1年之内发生两次脑震荡，运动员必须在所有体征和症状消失至少1个月之后才可以重返赛场。如果运动员在1年内发生3次脑震荡，则从发生第3次脑震荡当天算起，在其后的1年时间内均不能参赛。AT应告知脑震荡运动员脑震荡的相关体征与症状以及头部反复受到撞击的后果。有脑震荡损伤史的运动员再次产生脑震荡的概率是无脑震荡病史人群的4倍。

应由AT和队医决定运动员何时回到赛场。脑震荡运动员一般应在所有脑震荡症状消失且完成连续的锻炼活动和后续评估后，才能够回到赛场(见表5.2)。评估结果应与之前SAC测试结果（如果

如果……，你应该怎么做

AT指导你每5分钟为头部受伤的运动员测量一次血压，并让AT了解运动员的血压变化。第1次血压值为160/92。运动员有反应但主诉头痛。第2次血压值为126/84。随后运动员开始呕吐。

有的话）相比较。锻炼活动包括骑动感单车、俯卧撑、仰卧起坐和慢跑。AT必须对运动员进行评估以确定脑震荡症状是否在运动过程中再次出现。如果在此期间出现了脑震荡症状，则表明运动员还不能参与其他运动，还需要继续休养。如果没有出现任何脑震荡症状，运动员就可以参与没有进一步损伤风险的体育活动，例如非接触性运动。锻炼活动应持续数天，并由AT再次评估。此时可以进行神经认知测试，以确定运动员是否恢复正常。在这种情况下，该运动员能够参与全部体育活动，也就是假定医生已经治愈了其所有的身体问题。运动员一般应该在症状完全消失至少7天之后再重新参与身体接触性活动。

了解多样性

有些墨西哥人认为触摸婴儿头部会引起疾病，尤其是脱水和呕吐，导致婴儿囟门凹陷（Downes，1997）。事实上，儿童脱水会引起严重的疾病甚至死亡，但脱水通常由腹泻引起。这种疾病被称作 caida de la mollera（Downes，1997）。

表5.2　AT脑震荡评估与劳累型测试过程日志

初步评估		
重返赛场决定		**重返赛场的判断标准**
重返赛场		运动员没有脑震荡的症状和体征
场外休息15~30分钟		症状和体征的持续时间短于5分钟，同时运动员没有其他任何症状和体征，并完成了运动测试
场外休息直到比赛结束		运动员出现了脑震荡的所有症状并曾晕厥，可以等待转诊但必须在重返赛场前去看医生
不返回赛场		如果运动员失去意识，拨打急救电话寻求帮助

活动	通过	未通过	评语
跑步			
慢跑			
短跑			
三级跳			
3组纵跳，每组10次			
绕8字			
跳箱			
平衡训练			
体育专项、跑台、椭圆机			

源自：Based on M. McCrea, 2001, "Standardized mental Status testing on the sideline after sport-related concussion," *Journal of Athletic Training* 36(3): 274-279.

颅内血肿

　　颅内血肿是头部特别是颞叶和顶叶受到撞击而引起的脑内部的严重出血。血肿会引起颅内压升高，有可能会导致伤员迅速死亡。有时AT以为运动员出现脑震荡并允许其回家休息。如果这名运动员有颅内血肿的话，他可能会在当晚死亡。如果发现运动员陷入昏迷，那么他的生还率只有40%。生还取决于医生的早期检查和迅速的手术治疗。通常医生会在颅骨上钻孔，将颅内血液引流，修复出血血管。如果运动员没有昏迷，医生必须用药使运动员昏迷。昏迷状态可以让运动员保持平静，允许其脑部在静止状态下自我恢复。

　　颅内血肿的症状包括头痛、恶心、呕吐、失去意识、受伤头部对侧四肢麻痹以及Battle征。如果疑似出现颅内血肿，应联系EMS，立即将伤员送至医院。这些症状可能会逐渐出现，因此必须持续监测运动员的症状。一定要在发现首个表明伤势加重的迹象之后就立刻将运动员送往医院。对于头部损伤的运动员至少要监测24小时，每隔几小时叫醒他一次并检查其身体状况。

　　血肿的体征包括血压升高的同时脉搏下降。受伤头部同侧的瞳孔放大。运动员可能存在说话困难、血肿对侧四肢活动困难、姿势僵硬、眼球快速运动、意识丧失或昏迷以及协调性下降等表现。

根据血肿严重程度的不同，运动员可能会完全康复，也有可能产生永久性的脑损伤或死亡。

脑震荡后综合征

脑震荡后综合征是指脑震荡发生后一直持续的症状。这些症状可能包括头痛、耳鸣、眩晕和意识混乱。应由医生对受伤运动员进行后续评估。脑震荡后过早回到赛场会增加出现脑震荡后综合征的概率。脑震荡后综合征的持续时间一般不超过2周。

二次撞击综合征

脑震荡和脑损伤产生的损害是可以累积的。因此，如果运动员在初次脑震荡症状未完全消失时就回到赛场并再一次受到头部撞击，该运动员会很快丧失脑功能，陷入昏迷状态。运动员在相对较短的时间内发生1次以上脑震荡或其脑部受到1次以上撞击，则会产生二次撞击综合征。这种外伤会扰乱大脑的供血，使运动员在出现轻微脑震荡体征后迅速陷入半昏迷状态。头部损伤的运动员必须在所有症状消失以及获得医生的书面许可之后才能重新参与运动。

裂伤

头皮撕裂会大量出血，这是因为头皮中含有很多血管。直接按压伤口可最终止血，但通常需要使用纱布垫按压。头皮撕裂、头皮裂伤可能需要缝针。

 真实案例

1993年9月20日下午2时35分，我所在的高中放假了。我和我的学生防护员到防护室工作。当天是非常忙碌的周一。当时我正在检查几名受伤的运动员，而我的学生们正在为橄榄球、足球和排球运动员做准备。大概在2时50分的时候，运动防护主管通过PA系统呼叫，让我前往停车场，那里发生了一起事故。从他说话的语气中，我听出事情非常严重。

我全速跑出训练室。当我撞开办公室外面的门时，迎面碰到了运动防护主管，我们一起跑向停车场。事故发生在停车场远远的另一侧。我在靠近事发位置的同时观察了一下事故现场。一堆学生围站在一起，看向地面。右边一个女学生在一辆车旁边急切而混乱地跟一位老师说话。我一边穿过人群，一边问他们是怎么回事。有人说一个女孩摔在正在行驶的汽车引擎盖上了。

接下来看到的情景让我无法呼吸。躺在地上的是今天早些时候来我办公室预约辅导的学生。她面色苍白，满头大汗，没有呼吸，耳朵、鼻子和嘴巴出血。在离人行道约2英尺（0.6米）、离汽车8~10英尺（2.4~3米）的地方，有一团沾满鲜血的头发。我能做的就是看向运动防护主管，他拿起对讲机告诉秘书呼叫救护车。我怀疑她的头部和颈部都受伤了，因此我首先固定她的头颈，然后立刻用托下颌手法打开她的气道，这种手法只会引起头部非常小的移动。打开气道后，她发出潺潺的声音，血液裹挟着泡沫从她的嘴角流出。我继续固定住她的头颈部，并让我身边的健康老师检查一下她的脉搏。她的脉搏很弱，呼吸不规律。她没有反应，脸上全是血。副校长也在那里，手上拿着手套和纸巾，我让副校长轻轻地把她脸上的血擦干净，以便确定主要的出血点。我告诉运动防护主管让围观的人往后退，同时派管理的领导到校门口去把救护车引到这里来。在固定伤员头颈部并保持气道畅通的同时，我试图唤起她的反应。在等待救护车前来的时候，我意识到自己竟然没有戴手套，不过现在担心这个问题为时已晚。我们等了很长时间。正当女孩开始出现窒息、我们将她翻动时，救护车终于开进了停车场。

在我继续固定她头颈部的同时，急救人员检查她的生命体征。这时她的身体突然激烈晃动起来。急救人员抓住她的衣领，我拼命地固定住她的头颈部，这才将她放到后挡板上，然后放到担架上。急救人员让我上救护车继续固定住她的头颈部。我用两侧前臂夹住她的头，另一名急救人员试图对她进行静脉注射。尽管她的身体一直在乱动，试了几次之后还是成功了。她身体的强壮已经远远超出我的想象。我们离医院还有一个街区距离的时候，她开始呕吐、吐气。此时，清理她的气道是当务之急。急救人员大声叫着让我在他打开吸入管的时候帮他抓住管子。他把伤员嘴里的带血呕吐物吸出来的时候，我正在试图不吐在他们身上。

抵达急救室时，我继续用手固定着女孩的头颈部。他们为女孩做了卧位 X 射线检查，发现颈椎没有骨折，此时我终于可以不再固定她的颈部了。我在急救室里守着她直到她的父母赶来。医生告诉我还需要继续观察女孩的状况。我走出急救室，运动防护主管还在等我，他要送我回学校。那时候我的感觉就像重新回到这个世界上一样。一路上我已经完全忘记了学校，忘记了训练。

那名年轻的女孩由于硬脑膜下血肿在 ICU 治疗了 2 周。她后来回到了学校，只看得出一点点受伤的痕迹。而我在经过这件事情之后，明白了我的工作范围远不限于在运动防护室，自此我都会在出门的时候带上一副手套。

贝基·克利夫顿（Becky Clifton），ATC

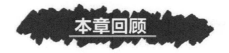

本章回顾

小结

尽管颅骨可以很好地保护脑部，但脑部还是容易受到严重损伤，运动员有可能会产生颅内出血、脑震荡、脑震荡后综合征或二次撞击综合征。脑部缺氧持续一段时间，细胞就会死亡。头部损伤的典型症状和体征包括呕吐、两侧瞳孔不等大、颅骨凹陷、血压上升和意识丧失，出现上述情况中的任何一种都应立即呼叫 EMS。头部受伤的运动员必须在所有症状或体征消失以及医生同意后才能重新参与运动。

关键术语

定义以下在本章中出现的术语：

失忆	血肿
Battle 征	颅内血肿
脑脊液	神经认知测试
脑震荡	二次撞击综合征
对冲伤	耳鸣

复习题

1. 如何预防头部损伤？
2. 发生头部损伤时，血压升高意味着什么？
3. 一级、二级和三级脑震荡有哪些不同？
4. 比较和对比本章中两种脑震荡评分量表。
5. 二级脑震荡的治疗方法是什么？
6. 如出现 Battle 征，说明产生了哪种损伤？
7. 为什么运动员在出现头部损伤后需经医生同意后才能重新参与运动？

强化活动

1. 请一名 AT 演示如何对头部受伤的运动员进行评估。
2. 说出你所在的学校开展了哪些体育项目，并列举每种体育项目中常见的头部损伤类型。
3. 请教练带来一部有关预防头部损伤的安全教育影片并在班里播放。
4. 列举运动员出现头部损伤的原因。
5. 参观头部外伤或闭合性脑损伤治疗中心。

延伸与拓展

1. 访问美国脑损伤协会网站，浏览关于健康脑部和受伤脑部功能的信息。
2. 访问美国家庭医师学会网站，撰写一份关于不同脑部和神经系统病变的报告。
3. 查阅脑损伤资源中心在网站上提供的信息，并就相关信息向你的同行做一次展示。
4. 访问 impacttest 网站，查阅脑震荡管理的 ImPACT 神经认知测试程序的相关内容。
5. 访问 headminder 网站，查阅脑损伤 HeadMinder 计算机神经认知测试程序的相关内容。
6. 访问相关网站，学习运动脑震荡的 CogState 运动神经认知测试程序的相关内容。
7. 访问活动 4 至活动 6 的每一个网站，对比不同计算机程序的特征。
8. 访问相关网站，学习更多关于神经解剖学的知识。
9. 访问 sportsdentistry 网站，阅读护口器和护口器如何帮助预防脑震荡的相关内容。
10. 可应用本节最后的参考文献完成以下项目：
    - 画出脑部侧面和正面图。标记脑部的各个部分、功能及其控制的区域；
    - 找出在文献中出现的其他脑震荡评分系统，并进行对比；
    - 撰写一篇有关脑震荡恢复时间的报告；
    - 撰写一篇有关脑震荡生理作用的报告。

Bailes, J.E., and V. Hudson. 2001. Classification of sport–related head trauma: a spectrum of mild to severe injury. *Journal of Athletic Training* 36(3): 236–243.

Broglio, S., and T. Puetz. 2008. The effect of sport concussion on neurocognitive function, self–report symptoms and postural control: a meta–analysis. *Sports Medicine* 38(1): 53–67.

Cantu, R.C. 2001. Posttraumatic retrograde and anterograde amnesia: pathophysiology and implications in grading and safe return to play. *Journal of Athletic Training* 36(3): 244–248.

Covassin, T., C.B. Swanik, and M. Sachs. 2003. Sex differences and the incidence of concussion among collegiate athletes. *Journal of Athletic Training* 38(3): 238–244.

Guskiewicz, K.M., S.L. Bruce, R.C. Cantu, M.S. Ferrara, J.P. Kelly, M. McCrea, M. Putukian, and T.C. Valovich McLeod. 2004. NATA position statement: management of sport–related concussion. *Journal of Athletic Training* 39(3): 280–297.

Giza, C.C. and D.A. Hovda. 2001. The neurometabolic cascade of concussion. *Journal of Athletic Training* 36(3): 228–235.

Guskiewicz, K., D. Perrin, and B. Gansneder. 1996. Effects of mild head injury on postural stability in athletes. *Journal of Athletic Training* 31(4):300–306.

Kaut, K.P., R. DePompei, J. Kerr, and J. Congeni. 2003. Reports of head injury and symptom knowledge among college athletes: implications for assessment and educational intervention. *Clinical Journal of Sports Medicine* 13(4): 213–221.

Kelly, J.P. 2001. Loss of consciousness: pathophysiology and implications in grading and safe return to play. *Journal of Athletic Training* 36(3): 249–252.

Mueller, F.O., R.C. Cantu, and S.P. Van Camp. 1996. *Catastrophic injuries in high school and college sports*. Champaign, IL: Human Kinetics.

Putukian, M., and R. Echemendia. 1996. Managing successive minor head injuries. *Physician and Sportsmedicine* 24(11): 25–38.

Susco, T.M. 2003. Injury management update. Establishing concussion–assessment guidelines: on–field, sideline, and off–field. *Athletic Therapy Today* 8(4): 48–50.

Tommasone, B., and T. Valovich McLeod. 2006. Contact sport concussion incidence. *Journal of Athletic Training* 41(4):470–472.

第 6 章

面部损伤

学习目标

学生完成本章的学习后可以：

- 描述面部的基本解剖结构。
- 说明面部损伤的常见类型、产生机制和预防方法。
- 说明面部损伤的常见治疗步骤。

面部损伤会导致永久性毁容或视觉障碍。AT 的快速处理可减少引发长期问题的概率，如让运动员佩戴眼罩等护具。

面部解剖结构

面部骨骼包括部分颅骨，因此前一章的知识有助于读者理解面部的解剖结构。面部共有 18 块骨骼（有些骨骼是成对的），主要的骨骼有上颌骨、下颌骨和颧骨（见图 6.1）。上颌骨是位于上颌处的两块骨骼，下颌骨是位于下颌处的骨骼。鼻骨形成鼻梁。颧骨又称颊骨。鼻窦位于蝶骨内部。病毒入侵或感染蔓延到上呼吸道时，鼻窦会堵塞。鼻窦分布在眼睛上面和下面（见图 6.2）。骨折

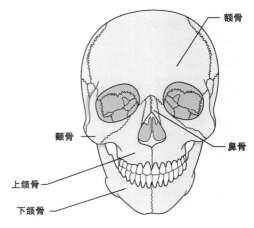

图6.1　面部骨骼

时血液会流入鼻窦而不是向外流出，因此这个部位的骨折不易被发觉。

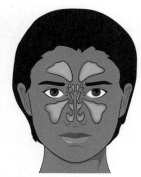

图6.2　鼻窦

眼

　　眼睛位于称为眼窝或眼眶的窝状结构中。眼睛的大部分都隐藏在眼窝内，眼窝从3个方向上保护眼睛，同时也为移动眼睛的肌肉提供附着点。眼球运动缺乏表明头部损伤或严重的眼部损伤（眼部解剖见图6.3）。

　　眼睛由前房和后房两部分组成。前后两房中充满了液体，这些液体使眼睛呈圆球状。引起液体从眼睛内流出的损伤可能会导致永久性损害，甚至失明。

　　眼睛表面有一片白色区域和一个透明的中心。白色覆盖层叫作巩膜。巩膜颜色变化表明运动员出现身体问题或者疾病，例如肝病、缺氧或中毒。眼球覆盖层中间的透明中心叫作角膜。角膜保护其他重要结构免于损伤。角膜覆盖在虹膜和瞳孔上面，允许光线进入眼内。角膜由数以千计的微小细胞组成，长时间佩戴隐形眼镜或某些与眼睛产生摩擦的异物可能会损伤角膜。

　　虹膜是眼睛中能收缩、有颜色的部分。瞳孔是虹膜的中心，也是虹膜的开口处。虹膜根据外界光的变化改变瞳孔的大小。光线充足时，瞳孔缩小，以限制进入眼内的光线数量。在黑暗房间内，

瞳孔会变大，以使所有光线进入眼内。同样位于眼前房的还有晶状体，晶状体将进入眼睛的光线聚焦在视网膜上。异物刺入眼内可能会改变晶状体的位置，使视力模糊或下降。结膜覆盖在眼睑内和眼球前部。

　　眼后房的主要结构是视网膜和视神经。视网膜位于眼球后部，包括视锥细胞和视杆细胞。视杆细胞生成黑白视觉，视锥细胞生成彩色视觉。视网膜接收由晶状体形成的图像并把图像转换成化学和神经信号，通过视神经传递给大脑，从而形成视觉。视神经损伤会引起失明。导致失明的视神经损伤同时也会抑制瞳孔发挥正常的作用。

　　眼睛的上外侧边缘处有一个分泌眼泪的腺体。眼泪经对角流向鼻子，并经泪管进入鼻孔。眼睑边缘有很多分泌滑液的小腺体，这些滑液使眼睑能够平滑地开合。

　　视力的测量没有固定的标准。起初，人们通过读出20英尺（6米）外一张表上的字母来测试视力。

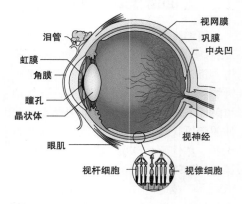

图6.3　眼部解剖

　　可以读出最小字母的人视力为20/20。如今的视力测试与该方法相关。

看近处物体比看远处物体更清晰的人属
于近视眼，而看远处物体比看近处物体
更清楚的人属于远视眼。通过佩戴矫正
眼镜或眼部运动可以治疗这两种常见的
视力问题。

　　眼部肌肉分为眼外肌和眼内肌两种。
肌肉位置及其功能见表6.1。

如果……，你应该怎么做
　　你的一个朋友把他的冰球头盔拿
给你看，头盔后部有一条裂缝，他把裂
缝粘在了一起。他说没有不允许佩戴修
好的头盔参加比赛的规则。

表6.1　眼部肌肉

眼外肌	附着点	功能
外直肌 中直肌 上直肌 下直肌 上斜肌 下斜肌	眼眶骨骼和眼球	向上侧、下侧、外侧、内侧和斜向转动眼球
眼内肌	附着点	功能
虹膜睫状	眼睛内层	瞳孔大小和晶状体形状

耳

　　耳部分为 3 个不同区域，即外耳、
中耳和内耳（见图 6.4），外耳由耳郭、
耳道和鼓膜组成。耳郭是外耳的突出部
分，是由皮肤覆盖着的软骨。耳郭的作
用是捕捉声音，并将声音收集至耳道中。

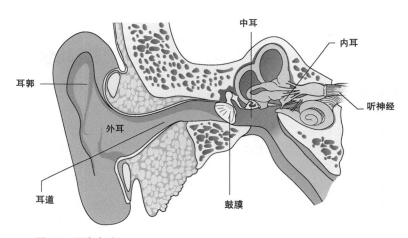

图6.4　耳部解剖

耳道将声音从耳郭传递至鼓膜或耳膜。耳道中有耳垢,耳垢的主要作用是防止灰尘接触敏感的耳膜。耳朵中过多的耳垢会阻止或延迟声音进入中耳。

了解多样性

某些美洲印第安人传统地用干树莓叶治疗耳部感染(Kennett,1976)。

鼻

两块叫作鼻骨的小骨骼与额骨相连。长度约1英寸(2.5厘米)的鼻骨形成鼻梁。鼻子的其他部分都是软骨。

鼻中隔是一块将鼻子分为左、右两部分的软骨。鼻毛过滤空气中的杂质。上颚是口腔的顶部,它将口腔与鼻子底部分隔开。

经鼻孔吸入的空气在抵达肺部之前变得温暖、湿润、洁净。冬天用鼻子呼吸可以缓解用嘴吸入冷空气引起的肺部疼痛。患哮喘或上呼吸道感染的运动员应呼吸湿润的空气。

口

口由下颌骨(下颌)、上颌骨(上颌)、颞下颌关节、舌头、上颚(口腔顶部)和牙齿组成。

下颌骨在颞下颌关节处与颅骨相连,是面部唯一可以移动的骨骼。下颌骨在说话和进食时产生活动。牙齿帮助面部塑形,用于咀嚼食物,分别与上颌骨和下颌骨相连。成人有32颗恒牙。

牙齿由牙冠(牙龈线上方的可见部分)和牙根(牙龈线下面的部分)组成(见图6.5)。牙冠被一层薄薄的牙釉质覆盖,牙釉质防止牙齿产生龋齿。牙根包括牙髓和牙本质。牙本质是牙齿坚硬的骨性

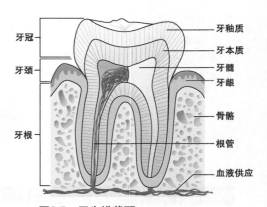

图6.5　牙齿横截面

部分。牙髓是牙齿含有神经和血液供应的柔软部分。牙神经对疼痛、压力和温度敏感,血液供应为牙齿携带氧气和养分以维持牙齿的寿命。活牙是白色的,而死牙是灰黑色的。

牙齿、舌头和唾液的共同作用使食物可吞咽。唾液腺位于舌下和口腔后侧,分泌唾液开始消化食物。唾液使牙齿咀嚼食物变得更轻松,还将食物在进入胃部之前黏合在一起。

用于咀嚼的肌肉包括咬肌、颞肌和翼状肌。具有咀嚼功能的肌肉及其附着点和功能见表6.2。

预防面部损伤

我们需要运用常识预防面部损伤。运动员如不佩戴合适的护具就会很容易发生面部损伤,一个最常见的例子就是一名接球手在与投手热身时不佩戴防护面罩而受伤。每种运动项目都有可预防损伤的护具,包括头盔、护口器、面罩、护目镜和帽子。护口器的费用相对较低,但修复牙齿和下颌损伤的费用非常高。适宜的面罩可以减少运动员眼睛、鼻子、面部和口腔损伤的发生。面罩与鼻子之

表6.2 下颌骨肌肉

肌肉	附着点	功能
咬肌	颧弓和下颌骨	闭合口腔
颞肌	颞骨和下颌骨	闭合口腔
翼状肌	颅骨和下颌骨内侧	磨牙

间的距离应大于 1 英寸（2.5 厘米）；如果距离太近，面罩受到外力撞击后会向内侧发生变形，导致面部或鼻子受伤。选择面罩时，要确保冰球、棍片等运动装备不会从面罩的缝隙处穿过而击中面部。护目镜对于预防失明非常重要。所有运动项目都有可能造成眼部损伤；球、棍、肘部和手指是常见的损害眼睛的物体。因为我们无法预知眼部损伤，因此运动员最好要佩戴专门为运动专项设计的眼部护具。护目镜与玻璃眼镜类似，一般由塑料边框和透镜组成。如果运动员没有佩戴面罩，则应佩戴护目镜（见表 6.3）。鼻骨、颅骨或下颌骨骨折的运动员应佩戴特殊的填充物、面罩或头盔，以预防再次受伤。

如果……，你应该怎么做

一名运动员跑进运动防护室。她流着泪，眼睛看不见、疼痛。她透露自己想试戴隐形眼镜，于是戴了朋友的隐形眼镜。

如果……，你应该怎么做

你找到了足球运动员丢失的隐形眼镜。此时隐形眼镜上满是杂草和泥土。

治疗眼部损伤和病症

人的双眼十分宝贵，即使眼部损伤看起来并不严重，最好也要采取谨慎的态度将运动员送到医生处，不要等到最后才发现眼部损伤非常严重，出现本来可以通过治疗避免的永久性伤害或失明。发生眼部损伤时，AT 还应该考虑是否还存在其他损伤。例如，头部损伤可能伴随眼部损伤的发生而发生，需要对此进行评估。

眼部运动是协调一致的。即使一侧眼睛受伤，它也依然趋于与健侧眼睛同步运动。因此，如果需要包扎或遮挡一只眼睛，AT 应同时覆盖两只眼睛。这么做可以减少双眼的运动，从而减小对受伤眼睛的刺激。

结膜炎

结膜炎是常见的眼部疾病。结膜炎的发病原因有很多，包括细菌感染、过敏、眼睛刺激物（如肥皂）、病毒和疾病（Vorvick, 2008）。结膜炎的症状包括眼睛发红、发炎、沿眼角和眼睑有硬皮形成、视线模糊和发痒。

医生需要检查和评估眼内的液体以确定病因。红眼通常由一种高感染性的病毒引起，因此，为了避免其他人被传染，患结膜炎的运动员应该待在家里，直到被有效治愈且不再具有传染性。眼药水是有效治疗的必需药物。

表6.3　所选体育项目推荐护目镜

运动项目	眼部护具的最低要求	注释
棒球/垒球（青年击球手和跑垒员）	ASTM F910*	面罩与头盔相连
棒球/垒球（外野手）	棒球用ASTM F803*	ASTM指定年龄范围
篮球	篮球用ASTM F803*	ASTM指定年龄范围
曲棍球（男子与女子）	女子曲棍球用ASTM F803;*守门员，全面罩	女子长曲棍球护具同样适用于曲棍球
橄榄球	聚碳酸酯护目镜与带金属面罩的头盔相连	
冰球	头盔上的ASTM F513面具；守门员，ASTM F1587*	经HECC或CSA认证；全面罩
长曲棍球（男子）	面罩与长曲棍球头盔相连	
长曲棍球（女子）	女子长曲棍球用ASTM F803*	应选择佩戴头盔
足球	所选运动项目用ASTM F803*	
田径	休闲聚碳酸酯透镜/时尚护目镜†	
水球/游泳	带聚碳酸酯透镜的游泳护目镜	
摔跤	暂无标准	可定制护目镜

ASTM=美国材料与试验协会（American Society for Testing and Materials），CSA=加拿大标准协会（Canadian Standards Association），HECC=冰球设备认证委员会（Hockey Equipment Certification Council）。

* Sports equipment; safety and traction for footwear; amusement rides; consumer products. 2003. Annual Book of ASTM Standards. Vol. 15.07. West Conshohocken, PA: ASTM International.

†通过ASTMF803认证的护目镜比适用于所有体育项目的休闲护目镜更安全，佩戴休闲护目镜有可能会碰撞眼睛。

源自：This article was published in *Ophthalmology*, Vol. 111, American Academy of Ophthalmology, pgs. 600–603, "Joint policy statement: A Joint statement of the American Academy of Pediatrics and American Academy of Ophthalmology," Copyright Elsevier 2004.

　　患过敏性结膜炎的运动员一般可以通过服用抗组胺剂或者远离过敏原（变应原）消除症状。而细菌感染结膜炎的患者则需要采用抗生素进行治疗。

异物

　　眼内异物会使眼睛流泪，试图用眼泪将异物冲洗到鼻腔。有时眼泪无法清除眼内异物，此时可以用水从鼻子向外冲洗，把眼睛内的颗粒状异物冲出去或者冲洗到眼角，然后再从眼角将异物抹去。

　　如果异物粘在眼睑内，AT或运动员应向外拉动眼睑，使下眼睫毛清除异物。如果这个办法无用，则需要翻转上眼睑。抓住上眼睑并向外拉就可以翻转眼睑；把一根棉签放在眼睑褶皱内，眼睑被棉签覆盖。这样可以使眼睑内侧暴露出来，以便清除异物。如果无法翻转眼睑，应将运动员转诊至医生处。应遮挡运动员双眼以减少眼部运动和防止刮伤角膜。

嵌入物

　　嵌入物是陷入眼睛中的异物，这有可能是风吹进眼中或被球打碎了的隐形眼镜。不管异物如何进入眼睛，治疗手段决定了运动员今后的视力。运动员自己会知道有东西在眼睛里。他会用手去揉搓眼睛，眼睛会流出眼泪，引起疼痛、视觉障碍和焦虑的情绪。

　　最好的办法是遮盖双眼并将运动员送到医生处。如果异物从眼睛里面探出来，AT不能拔出异物，而是应该通过较厚的包扎将其固定。医生会确定损伤的严重程度，并通过手术取出异物，阻止液体流出。医生会开具抗生素药方，需遮挡患者眼睛约 1 周。应进行视力测试以检查视敏度。眼罩和护目镜会帮助运动员保护眼睛以防再次受伤。

如果……，你应该怎么做

　　一名高尔夫球手在几个人的陪同下走进运动防护室。他们告诉你，有人大喊"躲开"，当这名球手转头看的时候，球击中了她的眼睛。现在她的眼睛极度疼痛，她想让你帮她取下隐形眼镜。你看到有几片隐形眼镜的碎片插在她的眼睛里。

隐形眼镜移位

　　隐形眼镜有硬性和软性之分。硬性隐形眼镜覆盖眼睛的瞳孔，而软性隐形眼镜覆盖整个角膜。硬性隐形眼镜没有放对位置就像眼里有块石头，运动员的视力会受损。位置不正的隐形眼镜会刺激眼睛。运动员一般能够根据疼痛感知到隐形眼镜在眼睛里的位置。因为隐形眼镜的颜色与巩膜不同，所以 AT 检查眼睛时能够看到隐形眼镜。有些人认为隐形眼镜会掉落到眼睛后侧，但这是不可能的。隐形眼镜会一直在眼睛里，所以 AT 必须一直寻找。如果 AT 给运动员一面镜子，运动员就可以把硬性隐形眼镜向后移动。如果运动员自己不能摘掉，AT 可以把一个小吸盘放在隐形眼镜上面将它吸出来。运动员应在再次佩戴之前清洗隐形眼镜。

　　软性隐形眼镜脱落的不适感相对要小。运动员会因为看不清而知道隐形眼镜位置不正。因为这种隐形眼镜会像浸湿的玉米片一样卷起来，所以把它放回原来的位置会更难。运动员应在净手后轻轻地捏起隐形眼镜，一定要小心，因为太过粗鲁的动作会把隐形眼镜撕破。再次佩戴前应用药水将隐形眼镜清洗干净。有时运动员认为把眼镜放在嘴里用唾液清洗也是可以的。把硬性或软性隐形眼镜放在嘴里就相当于再次佩戴前把它们放在垃圾里。一定要制止这种做法！

角膜擦伤

　　角膜擦伤或裂伤是由异物戳入眼睛或佩戴隐形眼镜时间过长所导致的。擦伤比较表浅，裂伤则在深层，同时也更为严重。运动员会出现疼痛，感觉好像有什么东西嵌入眼睛里面一样。眼睛会流泪以及对强光敏感。如果损伤没有得到治疗，眼睛会感染或出现永久性的视力问题。对于角膜擦伤，医生会涂上抗生素软膏并包扎 24 小时。

　　由于视力受限，需有人陪护运动员前往医院。如果损伤由佩戴隐形眼镜时间过长引起，应限制该运动员再次长时间佩戴隐形眼镜。在康复期间可以佩戴太阳镜。如果角膜发生变形，可以佩戴矫正视力的镜片。运动员可能会由于害怕眼睛再次受伤而不愿回到赛场，可以利用眼罩或护目镜帮助克服这种恐惧心理。

眼睑裂伤

　　想象一名摔跤运动员伸出手去抓对手的头以获得控制权把对方拉倒。对方猛地甩开头却被这名运动员的手戳中眼睛，随后立即出现疼痛，眼睛开始出血。AT 要查看伤势时，这名受伤的运动员不愿意把手拿开。当他放松下来时，AT

看到眼睑被撕裂，可能一直撕裂到睫毛边缘。

采取的急救措施是直接按压以控制出血。AT 会询问伤员是否能看清楚以确定戳中眼睛是否引起其他可能的后果。眼睑裂伤与绝大多数裂伤类似，不同之处在于眼睑裂伤的同时泪管也有可能发生了损伤，可能会造成永久性伤害。一旦出血得到控制，应立即将受伤运动员转诊到医生处进行眼睑修复。

整形外科医生应修复眼睑裂伤以避免形成瘢痕或永久性的眼睑畸形。还应由眼科医生检查眼睛视力，确保没有其他并发症。

为避免眼睑裂伤，运动员应该勤剪指甲（这是摔跤运动中的一项规则）。此外，护目镜也可以避免此类损伤。

黑眼圈

眼睛受到暴力打击后可能会出现眼圈发黑。和其他任何形式的挫伤一样，眼圈发黑由皮下出血和变色引起，眼圈发黑只会影响眼周组织，不会影响眼睛本身。因此运动员不会主诉视力障碍，但会出现眼睛肿胀和疼痛。如果运动员主诉有其他任何不适，必须将其转诊。冰敷是可以接受的治疗手段。

眼前房出血（前房积血）

眼睛受到撞击可能会引起眼内出血。眼前房出血是指血液在眼睛前房淤积。眼前房出血的运动员一般会主诉眼睛不能视物和疼痛，应用防护罩遮盖双眼，但 AT 不能使用冰袋进行冰敷。医生需要确定损伤的严重程度。眼前房出血的运动员可能会出现永久性损伤、失明或白内障。

视网膜脱落

眼睛受到撞击或使劲打喷嚏都可能导致视网膜脱落。运动员会感觉眼睛疼痛，但视网膜脱落最可靠的迹象是运动员看到了其他任何人都看不到的火花、灯光和闪光。视网膜脱落的运动员可能会说他看不清东西或者眼前雾蒙蒙一片。应将运动员转诊到可以做激光手术修复脱落的视网膜的医生处。运动员治愈后回到赛场时，必须佩戴护目镜以避免再次损伤。如果医生没有迅速修复损伤，有可能会导致运动员失明。

结膜下出血

因上呼吸道感染引起严重咳嗽的运动员很容易产生结膜下出血。持续咳嗽可能会引起眼内小血管破裂，使结膜变红。运动员的结膜被戳中或被球击中也会引起同样的结果。

尽管红红的眼睛看起来好像很疼，但实际上运动员可能只有轻微的痛感或完全不觉得疼痛，也没有视力障碍。最好将受伤运动员转诊到医生处进行眼部检查，以确保没有其他身体结构损伤。结膜下出血不需要采取任何治疗措施。运动员参与运动并不受到任何限制。最大的麻烦是别人会关注他的眼睛可笑的样子。

眶顶骨折

眼睛或眼睛上部受到撞击会引起眶顶骨折。发生眶顶骨折时，运动员会感到眼部疼痛、头痛以及出现各种脑震荡的症状和体征，同时骨折部位血肿。鼻子可能会出血，脑脊液可能会从鼻子流出。这种损伤需要医生进行急救，需要进行住院观察、处理骨折以及休息。运动员约在 1 年后才可回到赛场。

鼻窦骨折

　　面部受到猛击时会发生鼻窦骨折，例如棒球反弹或球棍横扫到面部。鼻窦骨折时可能会出现头痛、眩晕、站立不稳等症状，运动员的患侧鼻子可能会出血，会感觉疼痛，但是一旦止血，AT 应快速评估损伤。发生鼻窦骨折时，空气进入眼睛和鼻子周围的皮肤和组织，导致触碰这些部位时会有发出噼啪声。AT 应对骨折部位进行冰敷并立即将运动员转诊至医生处。医生需要进行特殊的 X 射线检查以发现骨折的确切位置。

　　鼻窦骨折的并发症是脑震荡，脑震荡会使运动员回忆病史的能力降低。运动员面部受到撞击时，通常谨慎地建议其找医生进行评估。

爆裂性骨折

　　眼睛受到撞击会迫使眼球向后移动至眼眶内。眼球下方较薄的骨骼吸收突然增加的压力后出现骨折，这种骨折被称为爆裂性骨折。

　　爆裂性骨折的运动员会出现复视。由于骨折部位周围的神经末梢损坏，运动员可能不会有明显的疼痛。运动员还可能出现患侧嘴唇和上颌麻木。眼部肌肉通常会被骨折的骨骼夹住。因此，AT 可能会发现运动员无法控制受伤的眼睛，即患侧与健侧眼睛分别看向不同的方向。眼睛可能看起来像是凹陷在眼窝里似的。骨折后即刻出现眼睛肿胀、结膜变色。患侧鼻子可能会出血，鼻窦内可能会充满血液，造成呼吸困难。运动员试图擤鼻子时，眼球可能会向外凸。

　　AT 应拨打急救电话，同时帮助控制出血。如果伤势进一步恶化，应对伤员进行监控。医生可以通过手术修复骨折，释放被夹住的肌肉。受伤运动员可能会出现永久性的视力问题，包括青光眼和白内障。他在接下来的几个月内将不能参赛。

　　拳击手可以通过佩戴头盔预防这类眼部损伤。尽管爆裂性骨折在摔跤、篮球、壁球运动中较为罕见，但这些项目的运动员还是应佩戴某种形式的眼部护具以防止损伤。

眼球破裂

　　任何小到可以进入眼睛的物体都能够导致眼球破裂，例如壁球。检查眼球破裂的运动员时，AT 会发现眼球不圆和眼睛出血。眼球破裂时可能发生的其他损伤还包括眼睑裂伤、眼睛前部出血、眼睛内容物外溢或者瞳孔不呈圆形（见图 6.6）。发现任何表明眼球破裂的迹象时，AT 应立即用可以阻挡外界压力的保护性眼罩遮盖受伤运动员的眼睛。如果运动员的视力能被保留，应立即将其送往急救室以及转诊至眼科医生处。受伤运动员在接下来的几个月内将不能参赛。

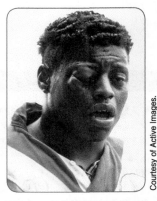

Courtesy of Active Images.

图6.6　任何时候眼睛过度肿胀伴随液体渗出，应考虑疑似眼球破裂。应为伤员包扎双眼并立即将其送往急救室

治疗耳部损伤

外耳将声音集中传送到内耳，内耳具有维持身体平衡的作用。由于耳朵位于头部两侧，因此其受伤的概率相对较小。高中的体育运动禁止运动员在比赛时佩戴耳环，因为耳环可能会引起耳部损伤。

游泳耳（外耳炎）

需要在游泳后擦干耳朵和耳道。有时候，游泳运动员会因为急着回家或水流进耳朵里面而没有将水从耳朵中排出来。如果水在耳朵里留存，会引发耳道炎症，这种炎症被称作外耳炎，也就是常说的游泳耳。外耳炎会有疼痛、发痒、听力下降以及耳朵里面有异味物质流出等症状。有物质流出和耳道红肿会很容易被发现。如果感染未得到控制，炎症会进一步向耳道深处发展。应将中耳炎运动员送到医生处滴耳剂和服用抗生素。

游泳耳的预防非常简单，只需要在游泳后低头并用干毛巾擦干耳朵。有时候，可以利用橡胶或蜡质耳塞减少进入耳朵的水量，不过这些东西会刺激耳道，

实际上会增加感染的风险。此外，使用耳塞后，听力也受到影响，可能会听不清教练的指令。有些运动员更喜欢使用以酒精为溶剂的滴耳剂使耳道干燥。

为了预防感染，很多运动员会定期清理耳道。不过，这同样会引发问题。美国耳鼻喉学会指出，耳垢或耳屎是保护耳朵不发生感染的重要屏障，定期把耳屎从耳道中挖出来不仅会刺激耳道，还会增加感染的风险。

异物

体育运动中出现耳内异物较为罕见，但是小虫却可以进入运动员的耳朵里。运动员会感觉有东西在耳朵里，还可能会出现疼痛。

应避免用棉签探入耳朵里面，否则可能会把异物推到耳内更深处。AT试图将异物取出时有可能会弄破耳膜。医生可通过矿物油或特殊的小镊子将异物移除。

菜花耳（耳血肿）

摔跤选手是最常出现菜花耳的运动员。他们通常在不佩戴头盔的情况下耳朵受到重击，或者头部被用力推到摔跤垫上。耳郭开始内出血，引起耳郭红肿和疼痛。耳朵在康复过程中会长出多余的修复组织，使耳郭发生变形，看起来像一朵菜花（见图6.7）。

运动员出现菜花耳时，应由队医进行冰敷处理，并用塑性材料按压耳郭。队医可以切开耳郭或引流以减轻肿胀，也可以用类固醇类药物控制出血。遇到非常复杂的病情时，医生可以通过外科手术切除多余的组织。如果耳

真实案例

有天晚上我正在为一个高中的橄榄球比赛服务时，一个小名叫牛仔的运动员随着防守退场来到了场边。当他主诉耳朵疼痛时，我和队医都在场。摘下他的头盔后，我检查了他的耳朵并看见耳道入口处有一只小飞虫。那只可怜的小虫子肯定是被我吓了一跳，又退回耳道里面去了。队医问我有没有手电筒。我临时做了一个，她把手电筒对准耳朵，小飞虫马上被光线吸引爬了出来，然后嗡嗡地飞走了，解决了牛仔的麻烦。

托德·基斯林（Todd Keasling），ATC

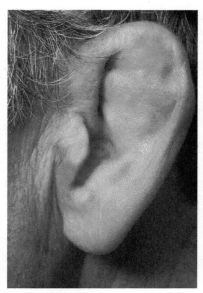

图6.7　菜花耳

朵出现永久性畸形，有些运动员会选择整形外科医生帮助进行修复。佩戴头盔和涂抹凡士林可以减小摩擦，从而避免出现菜花耳损伤。

耳郭裂伤

　　耳朵伸出头部以外有一定的距离，在运动时很可能被剐蹭到。运动员在训练或比赛时千万不要佩戴耳环，因为耳环会使本来就暴露于身体表面的部位更加容易受伤。耳环可能会被另外一名运动员的手指勾住而撕裂耳垂。即使在运动中用头盔保护耳朵，但头部受到击打时，耳环也可能被卡在头盔里面，引起严重不适甚至损伤。耳郭裂伤的治疗方法与其他裂伤相同，即直接按压耳郭两侧以快速控制出血。

　　如果耳郭裂伤使部分耳郭缺失，必须找到缺失部分从而将它重新接上。找到缺失部分后应该用消毒纱布将其包起来，装在塑料袋里，然后放在装满冰块

的容器内（只要缺失的部分耳郭不直接接触冰块，就可以一直把它放在冰块上）。运动员发生耳郭裂伤时，应将其转诊到医生处进行缝合，并打破伤风针。运动员通过佩戴合适的护具和摘掉耳环可以预防耳郭裂伤和其他创伤。

鼓膜破裂

　　耳部感染、一侧头部受到撞击、分贝很高的噪声和大气压力变化都有可能引起鼓膜撕裂或鼓膜破裂。发生鼓膜破裂的运动员可能会出现听力减退、耳鸣和液体从耳内流出。医生必须检查耳部并进行听力测试以确定损伤程度。有时候可能不需要任何治疗，鼓膜会自行修复。如果是感染引起的鼓膜破裂，则需要进行抗生素治疗。无法自行愈合的鼓膜破裂或严重的破裂则需要进行手术治疗。运动员需要佩戴头盔保护耳膜，不能将任何东西（如棉签）塞入耳内。

治疗鼻子损伤

　　对于有些运动员来说，鼻子总是那么碍事。拳击运动中，鼻子经常被拳头打得稀烂。摔跤运动员的鼻子有时候会被擦进垫子里面，甚至会被对手像抓把手一样直接揪住。篮球运动员的鼻子似乎会吸引对方球员的肘部。鼻子使吸进的空气变暖，同时还可以过滤掉空气中的颗粒物质，对人体至关重要。

鼻出血（鼻衄）

　　运动员挺身用头去顶足球，而球落在他的鼻子上时，所产生的撞击力会引起鼻出血或流鼻血。感冒时频繁擤鼻子也可能会引发鼻出血。服用某些特殊药物以及近期发生过鼻出血的运动员更容

易鼻出血。

鼻出血可能是一个鼻孔出血，也可能是两个鼻孔同时出血。撞击引起的鼻出血，运动员会感觉疼痛。AT 应指导运动员在身体前倾的同时捏住鼻子。冰敷并用浸润了收敛剂（减缓出血的药物）的纱布包扎会有帮助。头部向后仰会使血液流到喉咙里面阻塞气道，应尽量避免这种做法。鼻出血的运动员应身体前倾使血液从鼻孔流出，并吐出进入喉咙的血液（吞咽血液会引起呕吐）。擤鼻子会引起再次出血，因此应阻止擤鼻子的行为。如果鼻子大量出血（血液像水龙头出水一样涌出），应按照休克对运动员进行治疗并将其送往医院进行评估。医生可以灼烧出血血管。

鼻中隔偏曲

鼻中隔是将鼻子分成左、右两部分的软骨。鼻中隔偏曲是指鼻中隔向一侧偏移，引起通过该侧鼻孔的气流减少。鼻子受到任何形式的直接撞击都可能引起鼻中隔偏曲。

鼻子受到撞击会引起鼻出血，因此应首先处理鼻出血。1 天至 2 天后再检查运动员是否出现鼻中隔偏曲，检查方法如下：堵住一侧鼻孔，令运动员向鼻子外喷气，然后堵住另一侧鼻孔重复上述动作。如果一侧鼻孔出气量大于另一侧，则提示鼻中隔有可能发生了偏曲。如果鼻中隔偏曲，鼻子也有可能出现损伤。应将运动员转诊到医生处以确定是否需要手术。很多鼻中隔偏曲的运动员都选择不做手术。佩戴面罩能够预防鼻子再次受伤。

鼻骨骨折

直接撞击鼻子可能会使一块或全部

鼻骨骨折。这将引起严重的鼻出血，血液通常像水龙头出水一样奔涌而出。AT 会令运动员身体前倾，此时要想捏住鼻子已不太可能。AT 可以用纱布吸收涌出来的血流并进行冰敷。应注意不要为了减缓出血而将纱布塞到鼻孔里面。

鼻骨骨折时运动员可能会听到噼啪一声响，然后感觉鼻子疼痛，呼吸困难。AT 应观察是否存在变形（一侧鼻子塌陷）和肿胀。触诊可能会有捻发音或嘎吱嘎吱的声音，同时观察到鼻中隔偏曲。

应将受伤运动员转诊到医生处。医生可能会通过手术将鼻子复位。有些运动员选择不做手术，那么他们的鼻子会永久性畸形。在鼻骨骨折后的数天内，伤员会由于内出血淤积而出现眼圈发黑。

治疗口腔损伤

有人认为牙齿掉了并不是什么大不了的事情，随时都可以安装假牙，这种想法无疑是错误的。假牙咬合咀嚼的功能不如真牙，会使身体无法吸收均衡营养。AT 在治疗口腔问题时要小心，有些运动员会由于痉挛或感觉恶心而咬到 AT 的手。

牙齿断裂

直接撞击下颌或牙齿会导致牙齿断裂。运动员会感觉到疼痛以及闭合口腔困难。近距离观察可以看到牙齿。有时候部分牙齿还会直接掉落，应该把被打落的部分牙齿也带给牙医。虽然不可能再把牙齿重新接回去，但是在补牙的时候这部分掉落的牙齿可能会有用。断裂的牙齿会死亡，应该将其移除。

牙齿脱落

直接撞击牙齿会使牙齿从下颌处脱出。运动员会感到剧烈疼痛、出血和肿胀。牙齿一旦脱落，处理起来就要十分小心。AT 首先应戴上手套，然后用消毒纱布垫拿起脱落的牙齿。必须保持牙齿湿润，并将其放在装有盐水的特定牙齿容器中或装在一瓶奶里面。假设牙齿损伤不是特别严重，运动员必须去看牙医，这样牙医可以把牙齿装回去。AT 应处理出血牙槽，将一块消毒纱布放在牙齿原来的位置，让伤员轻轻咬住，直接用牙齿按压纱布。

如果……，你应该怎么做

几名排球运动员在更衣室内嬉闹。其中一名运动员滑倒了，嘴碰到水槽边缘。她把两颗摔断的门牙带到运动防护室交给了你。

如果……，你应该怎么做

你看到一名篮球运动员在咬护口器的一侧。

颌骨骨折

想象一下被高速飞来的棒球击中面部的情形，这种情形在体育运动中并不罕见。直接撞击颌骨，无论是上颌还是下颌，都可能导致骨折。运动员会觉得疼痛，并且活动时疼痛加剧。AT 视诊会看到受伤部位肿胀。下颌骨骨折时可以看到在牙齿之间出现了之前没有的空缺。运动员舌下颜色发生改变，牙齿排列不整齐。触诊有捻发音，运动员在活动下巴时应小心。AT 应确保牙齿均在适当的位置以及气道没有被阻塞。

在运动员的承受范围内应对损伤区域进行冰敷，并立即将其转诊到医生处。医生会重新对齐颌骨使上下颌可以咬合，将口腔闭合并固定。接下来的 4~6 周，伤员将用吸管进食。有些运动员在佩戴特殊面罩的条件下仍然可以参与体育活动。

颌骨骨折处理不当或不进行处理会导致永久性畸形。吃汉堡时下巴无法张大，牙齿咬合不良还会引发其他口腔问题。

颞下颌脱位

下巴受到撞击或猛地张开嘴会引起颞下颌脱位。发生颞下颌脱位时，运动员应立刻捂住嘴防止活动。局部肌肉痉挛会使下巴被锁定在某一位置，运动员会感觉极度疼痛。下巴看起来是变形的、一直张开的或偏向一侧。AT 会感觉到髁状突离开了原位。AT 绝不应该试图将下巴复位，因为这个部位周围布满神经和软骨，操作不当容易引起永久性损害。应由队医将脱位关节复位，并要求运动员在随后数周内保持关节闭合。有些医生会固定下巴以确保关节闭合。

颞下颌关节紊乱

颞下颌关节（Temporomandibular Joint, TMJ）紊乱是指关节周围肌肉痉挛。这种痉挛可能是由应力、下颌骨受到撞击或肌肉损伤引起的。

颞下颌关节功能障碍可能会导致牙齿咬合不良、嘴巴不能完全张开、关节

真实案例

　　我正在为一场女子足球比赛监场。离上半场结束还有两分钟。对方球队在得分圈内。从我站的地方看过去，可以看到很多队员在踢腿，奔跑挥舞，试图进球，我们的队员在全力防守。然后我们的守门员双手抱球倒在了地上，队员们的反应让我知道出事了。管事的人招呼我到赛场上去。原来足球击中了我们守门员的嘴，血流得到处都是。很不幸，她没有带护口器。此时她还有意识，正在往外吐血。检查头颈部后没有发现其他问题。检查口腔时，我发现鲜血正从她后牙区的牙龈后冒出来。她嘴巴还可以动，还会说话，不过她下巴前面很疼。我用消毒纱布包裹在她的下颌骨的所有牙龈和牙齿上，并拿一个冰袋给她敷在下巴疼痛处。她父亲想开车送她去急救室，因为这样比叫救护车更快。鉴于她的情况比较稳定，我同意由她父亲送她去医院。因为她还在往外吐血，因此我给了她一个盆子放在膝盖上。

　　教科书上说如果下巴疑似骨折，应该包扎患者下巴，并实施冰敷。但是在这里我没有按照教材的规范做。受伤运动员正在吐血，如果我按照书上的做法固定她的下巴，血可能会进入她的胃部。血液会刺激胃部，她很有可能会呕吐，那样会使事情变得更加棘手。急诊室的医生说我这么做是对的。检查发现其下巴前面部分下颌骨有两处骨折。X 射线检查时，这两处骨折看起来就像在下颌骨中切出了一个三角形。正好她的赛季也结束，下一年她又回来守门，这次她佩戴了护口器。

苏西·海因茨曼（Suzy Heinzman），ATC

弹响、耳朵痛、口腔肌肉组织疼痛以及头痛。

　　检查时，AT 可能会发现关节活动度下降、活动受限、口腔开合时对合不良或有捻发音。TMJ 关节紊乱的治疗手段包括通过按摩或扳机点技术之类的方法放松下巴肌肉。有时候运动员还会需要肌肉松弛剂或止痛药。牙医会选择安放咬合板预防 TMJ 关节紊乱再次发生。

 **本章回顾**

小结

　　面部受到任何撞击都有可能会伤及眼睛、鼻子、耳朵或下巴，甚至可能会导致永久性畸形。面部器官损伤对受伤运动员来说是灾难性的。为了预防面部损伤，AT 应与负责装备的同事一起确保为运动员提供合适的护具，并与教练一起确保运动员佩戴护具。AT 应保守处理运动员的面部损伤，并由队医和专科医生进行损伤的评估。

关键术语

　　定义以下在本章中出现的术语：

爆裂	鼻出血
菜花耳	眼前房出血
结膜炎	鼓膜破裂
角膜擦伤	结膜下出血
捻发音	游泳耳
视网膜脱落	颞下颌关节（TMJ）紊乱

复习题

1. 面部损伤是如何发生的？
2. 如何预防面部损伤？
3. 如果运动员鼻出血，可能是发生了什么损伤？
4. 牙齿断裂的治疗手段是什么？
5. 哪种损伤会使运动员眼冒金星？
6. 为什么一只眼睛受伤时要同时遮盖两只眼睛？
7. 鼻出血时头部最好应处于什么位置？
8. 视力为 20/20 是什么意思？
9. 如何预防菜花耳？

强化活动

1. 让 AT 演示如何评估面部损伤。
2. 请学校护士演示听力测试。
3. 请学校护士进行视力测试。
4. 邀请一名当地牙医或牙齿保健员演示正确的刷牙方法和用牙线清洁牙齿的方法。
5. 描述常见的眼部损伤以及相应的处理方法。
6. 邀请一名眼科医师进行讲座。
7. 研究不同种类的护腰套，确定最适合不同运动的护口器分别是哪种类型。
8. 研究不同类型的眼部护具，确定最适合不同运动的眼部护具分别是哪种类型。

延伸与拓展

1. 从牙医办公室收集各种小册子，制作一张关于不同类型牙齿损伤的海报。
2. 选择一种面部损伤，并撰写一篇关于该损伤的报告。为获得帮助，可以使用以下资料。

> Behrens, D. 2006.Treatment of epitaxis in the emergency department. *Emergency Medicine Journal* 23(3): 241.

> Honsik, K. 2004. Emergency treatment of dentoalveolar trauma: essential tips for treating active patients. *Physician and Sportsmedicine* 32(9):23.

> Labella,C.R., B.W. Smith, and A. Sigurdsson. 2002. Effect of mouthguards on dental injuries and concussions in college basketball. *Medicine and Science in Sports and Exercise* 34(1): 41–44.

> Lahti, H., J. Sane, and P. Ylipaavalniemi. 2002. Dental injuries in ice hockey games and training. *Medicine and Science in Sports and Exercise*

34(3): 4004-402.

　　Leong, S.C., R.J. Roe, and A. Karkanevatos. 2005. No-frills management of epistaxis. *Emergency Medicine Journal* 22: 470-472.

　　Moeller, J.L., and S.F. Rifat. 2003. Identifying and treating uncomplicated corneal abrasions. *Physician and Sportsmedicine* 31(8): 15.

　　Moylan, F. 2003.Swimmer's ear mystery.*Physician and Sportsmedicine* 31(9): 48.

3. 访问美国防盲协会（Prevent Blindness America）网站并制作一张关于预防眼部损伤的海报。
4. 访问梅奥诊所（Mayo Clinic）网站并总结游泳耳的预防技巧。
5. 访问预防运动性眼外伤联盟（Coalition to Prevent Sports Eye Injuries）网站，撰写一篇眼部损伤简报。
6. 访问马里兰健康与心理卫生部（Maryland Department of Health and Mental Hygiene）网站，获取更多关于牙齿健康的信息。
7. 访问美国口腔颌面外科医生协会（American Association for Oral and Maxillofacial Surgeons）网站，撰写一篇关于预防面部损伤的总结。

第 7 章

喉部和胸部损伤

学习目标

学生完成本章的学习后可以：

- 了解喉部和胸部的解剖结构。
- 了解如何预防喉部和胸部损伤。
- 了解喉部或胸部损伤必要的治疗方法。
- 了解胸部器官相关病症或损伤的影响。

胸部是颈部和腹部之间的身体部位。胸部和胸部器官及通路受损会危及生命。迅速治疗可以挽救运动员的生命。

喉部解剖结构

喉部有颈动脉、颈静脉、喉头、气管和食管。由于这些身体结构非常敏感且对生命至关重要，AT 必须知道它们的功能与位置（见图 7.1）。

食管是食物从口腔进入胃部的必经通道。食管位于颈椎前面、气管和喉头后面。

气管由环状软骨组成，是人体管道系统的主要干线。空气通过气管进入肺部，在肺部实现氧气和二氧化碳的气体交换。喉头是气管特殊化的起始部分，喉头中含有声带。

气管两侧分别有一根颈动脉和一根颈静脉通过。颈动脉向大脑输送含氧血，颈静脉则将缺氧血从大脑运送出来。切断这两根血管中的任何一根都会使人在短时间内死亡，因此在如冰球和曲棍球等体育运动中，保护颈部非常重要。

▶ 了解多样性

有些撒哈拉以南地区的非洲人认为，为了避免喉咙痛，必须通过手术摘除悬雍垂（Erickson D'Avanzo and Geissler, 2003）。

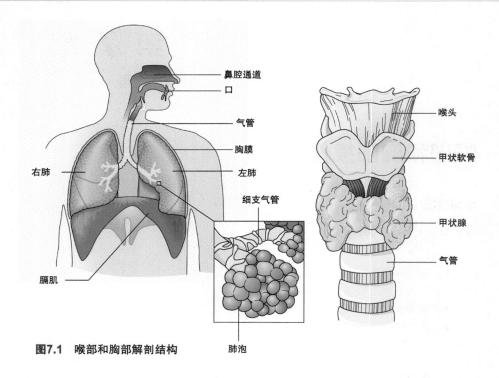

图7.1 喉部和胸部解剖结构

静脉

　　静脉将代谢废物和二氧化碳运回心脏（肺静脉除外，肺静脉向左心房输送含氧血）。

动脉

　　动脉将养分和含氧血从心脏输送至全身。

含氧

　　血液流经肺部时吸收肺内氧气，成为含氧血或富氧血。

胸部解剖结构

　　胸部骨性结构由后侧的胸椎、身体两侧的12对肋骨和前侧的胸骨组成（见图3.3）。这些骨性结构保护着胸腔内的敏感器官。最下面的两对肋骨没有与胸骨相连，称为浮肋。

心和肺

　　心脏约为拳头大小，主要负责将血液泵送至身体各个部位。血液携带养分和氧气到细胞内，再将细胞产生的代谢废物和二氧化碳运送出来。心脏分为4个心腔，上方为左心房和右心房，下方为左心室和右心室（见图7.2）。心室需要将血液输送到身体各个部位，因此心室一般比心房大，心室壁也比心房壁厚。锻炼心肌可以使心脏生理性肥大，提高心脏工作的经济性。但是，心脏肥大也可能是心脏病的体征。

　　心脏将血液泵送到肺部和全身（见图7.3）。右心房充满携带代谢废物和二

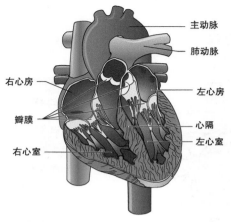

图7.2　心脏内部

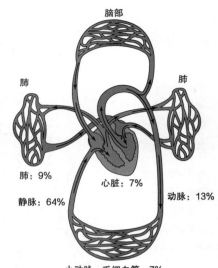

图7.3　心脏和全身各部的血液循环
源自：J. Wilmore and D. Costill, 2007, *Physiology of sport and exercise*, 4th ed. (Champaign, IL: Human Kinetics), 138.

氧化碳的静脉血。右心室接受来自右心房的血液，并将这些血液泵送到肺部，在肺部排除二氧化碳吸进氧气。左心房充满来自肺部的含氧血。作为心脏中最大的腔室，左心室接收左心房的含氧血，并将含氧血泵送到全身。始于心脏的主要动脉叫作主动脉。主动脉通过胸部和腹部向下延伸，其他大的动脉分支延伸至头部（颈动脉）、手臂（肱动脉）和大腿（股动脉）（见图 7.4）。含氧血被输送到身体各组织中，经利用后变为缺氧血，通过主要静脉回流至心脏（见图7.5）。

　　心脏收缩源自右心房内的窦房结和房室结。从窦房结和房室结至心脏的神经冲动传导会有轻微延迟，这种延迟使血液从一个心腔被挤压至另一个心腔。窦房结和房室结损伤或发生病变会引起心脏停止跳动或无效搏动。

　　肺位于心脏左右两侧，能够进行氧气和二氧化碳的气体交换并发散人体产生的热量。气管分为两根支气管，支气管进一步分支形成细支气管，每一根细支气管末端都有一个肺泡。肺泡是内含空气的肺部细胞（见图 7.1），氧气和二氧化碳的气体交换在肺泡内完成。肺部组织分成不同区域或肺叶。右肺有 3 个肺叶，左肺有 2 个肺叶。肺活量主要受到吸烟、污染和肺部疾病的限制。支气管中布满纤毛，这种纤毛是一种毛发状的小突起，可以帮助排除灰尘和花粉等异物。咳嗽和打喷嚏可以排除气管和支气管中的痰和致敏物质，有助于保持气管和支气管的清洁。

　　肺功能和呼吸频率受到二氧化碳感受器的控制。当感受器感知肺内二氧化碳过多时，会产生吸气动作。运动使细胞的新陈代谢加速，使细胞需要更多的氧气和排出更多的二氧化碳。细胞需求的增加使人体每分钟的呼吸次数增多。随着运动员持续运动，肺有效交换气体的能力也逐渐提高，运动员的呼吸会变

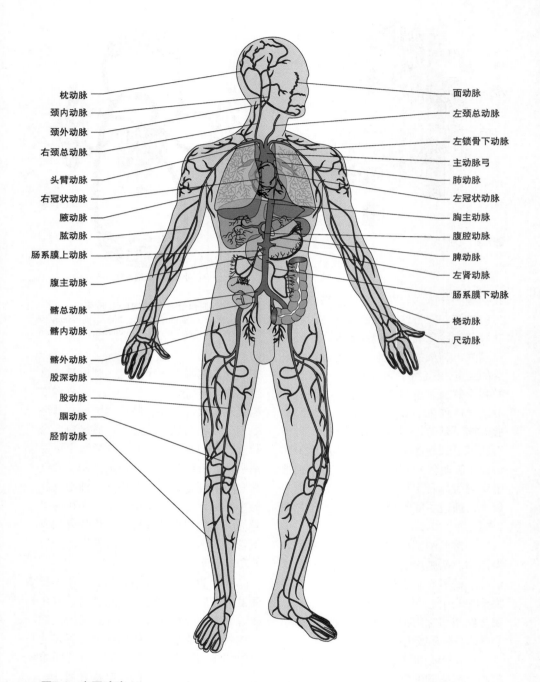

枕动脉

颈内动脉

颈外动脉

右颈总动脉

头臂动脉

右冠状动脉

腋动脉

肱动脉

肠系膜上动脉

腹主动脉

髂总动脉

髂内动脉

髂外动脉

股深动脉

股动脉

腘动脉

胫前动脉

面动脉

左颈总动脉

左锁骨下动脉

主动脉弓

肺动脉

左冠状动脉

胸主动脉

腹腔动脉

脾动脉

左肾动脉

肠系膜下动脉

桡动脉

尺动脉

图7.4 主要动脉
源自：R.S. Behnke, 2001, *Kinetic anatomy* (Champaign, IL: Human Kinetics), 17.

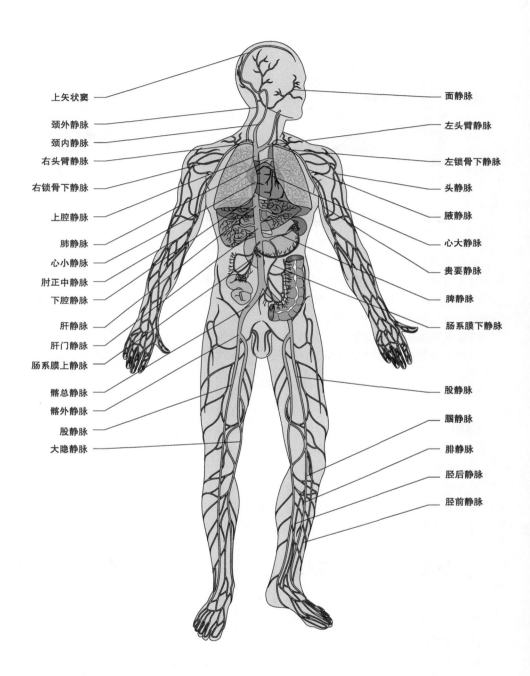

上矢状窦

颈外静脉

颈内静脉

右头臂静脉

右锁骨下静脉

上腔静脉

肺静脉

心小静脉

肘正中静脉

下腔静脉

肝静脉

肝门静脉

肠系膜上静脉

髂总静脉

髂外静脉

股静脉

大隐静脉

面静脉

左头臂静脉

左锁骨下静脉

头静脉

腋静脉

心大静脉

贵要静脉

脾静脉

肠系膜下静脉

股静脉

腘静脉

腓静脉

胫后静脉

胫前静脉

图7.5　主要静脉

源自：R.S. Behnke, 2001, *Kinetic anatomy* (Champaign, IL: Human Kinetics), 18.

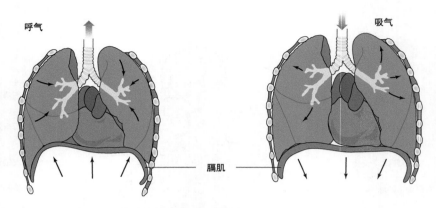

呼气　　　　　　　　　　　　　　　　吸气

膈肌

图7.6　呼吸。呼气时膈肌上移，吸气时膈肌下移

得更加深沉和有力。此外，与身体欠佳的人相比，身体状态良好的运动员在运动后恢复正常呼吸频率的时间较短。

胸膜是覆盖在两侧胸腔内面并折回覆盖在肺表面的一层薄而光滑的膜。由于有光滑的胸膜包裹在肺表面，肺在呼吸时与肋骨接触才能产生平滑的活动。胸膜与肺之间存在较小的空隙。

膈肌

膈肌将胸腔和腹腔分隔开。吸气时膈肌收缩并向下移动，呼气时膈肌向上移动将空气从肺内排出（见图7.6）。膈肌上有三个开口分别允许食管、腹主动脉（动脉）和下腔静脉（静脉）通过。

预防喉部和胸部损伤

由于喉部和胸部内含多个对生命至关重要的器官，人们设计护具、制定体育比赛的规则以预防喉部和胸部运动损伤。因此，垒球、棒球、长曲棍球、场地曲棍球和冰球项目的运动员需要佩戴喉部护具。场地曲棍球、长曲棍球、橄榄球、冰球、垒球和棒球项目的运动员

应该佩戴护肩、护胸和胸骨垫。胸骨垫的作用是保护喉部，守门员尤其需要佩戴。比赛场地边界应与露天看台、围栏、记分台和观众等保持15英尺（4.5米）的安全距离。此外，通常在墙壁、桌子和围栏周围安装软垫，避免运动员碰撞时受伤。由于存在被球击中胸部的风险，很多少年棒球联盟的壁球和垒球运动员在击球时需要穿戴护胸，如果球在心脏起搏开始前击中胸部，会引起心律不齐甚至停止搏动，这可能导致死亡。

为了在生死攸关的时刻保护运动员，应买最好的装备，确保这些装备有合格证并且具有厂家声称的功能。

如果……，你应该怎么做

你正骄傲地穿着新的实习生制服——白色运动衫。这是你跟随AT工作2年后的第一件制服。一位守门员在冰球比赛中颈部静脉撕裂。你被要求协助AT止血。血流得到处都是，绝对会沾在你的新运动衫上。

当棒球击中少年棒球联盟运动员的胸部时，护胸可以吸收棒球的作用力，减少对心脏的撞击力。但是某些少年棒球联盟运动员使用的护胸并没有合格证，一旦球击中运动员胸部，护胸会将冲击力集中到心脏，这实际上会提高产生心律不齐的概率。

治疗喉部损伤和病症

喉部损伤有可能是非常简单的轻伤，也有可能是灾难性的重伤。大多数喉部损伤都是被棍棒、脚或胳膊击中而形成的挫伤。挫伤可以通过冰敷进行治疗。无论是哪种类型的喉部损伤，受伤运动员一般会有咳嗽、吐痰、呼吸困难和疼痛等反应。

喉咙撕裂

一名运动员的冰鞋从另一名运动员的喉咙划过时会导致喉咙撕裂。浅层撕裂通过直接按压就可以处理，深层撕裂或累及颈静脉或颈动脉的撕裂属于医疗紧急事故，需要急救。可直接按压撕裂部位并按休克进行治疗。颈部血管较大，

失血较快，因此 AT 应反应迅速以挽救运动员的生命。有关出血的治疗程序见第 236 页。

软骨骨折

喉部受到猛烈撞击会导致气管的环状软骨骨折，会危及生命。运动员会出现呼吸困难、气喘吁吁、吐血、主诉疼痛、说话困难、非常焦虑等症状。由于缺氧，皮肤可能会变成青紫色。AT 在治疗软骨骨折时要小心，因为这种创伤还可能同时引起颈椎骨折。这种情况属于医疗紧急事故。AT 应将受伤运动员置于后挡板上从而将其送到医院，并冰敷骨折部位以消肿。为了让伤员保持镇定，处理伤员的相关人员一定要保持镇定，确保其气道中没有血液，并确认医疗人员已经在来的路上。

治疗胸部损伤和病症

很多人都会受到哮喘或换气过度等病症的困扰。此外，胸部在未受到充分保护的情况下很容易产生钝挫伤，会导致肋骨或胸骨骨折。再者，胸部的严重外伤还有可能引起肺部损伤。

换气过度

换气过度是指呼吸快而深，呼吸频率大于 24 次 / 分钟，血液中二氧化碳含量异常下降。运动员因过度兴奋而快速呼吸，或有糖尿病等潜在疾病，都会引起换气过度。如果运动员无法控制自己的呼吸，就会出现头晕、手指脚趾和嘴唇麻木、意识丧失等症状。随着换气过度一直持续，四肢

真实案例

一次冰球比赛时，一名年轻球员试图以一个鱼跃式头前滑垒动作挡住飞向球门的冰球。这记大力的射门正好打在他的喉咙上。该运动员立即处于生死攸关的危险中。队医和 AT 在比赛未结束时就跳到球场上，发现他呼吸困难、肤色青紫、无法说话、喉咙快速肿胀。队医和 AT 在他的喉咙上进行冰敷，并将他置于后挡板上。持续监测呼吸的同时，医生做好了建立紧急气道的准备。医护人员到达后将该运动员送往医院。除了嗓音变得更加浑厚、部分声带不能发声之外，这名运动员最后顺利康复。他现在在比赛时会佩戴喉部护具并改用脚前滑垒动作挡球！

洛林·A. 卡特赖特（Lorin A. Cartwright），MS, ATC

肌肉会产生收缩。AT 在治疗时应与运动员镇定地谈话并鼓励他控制呼吸频率。

运动性哮喘

哮喘是呼吸道至肺部的慢性炎症。引发哮喘的诱因有很多，但这里仅讨论运动引发的哮喘。哮喘发作时，支气管痉挛并使气道变窄。这种狭窄引起运动员不停喘息，努力想在说话时吸满一口气。有人描述哮喘发作时就像是通过一根吸管在呼吸。运动员还可能会出现咳嗽、胸闷、分泌黏液等症状。

哮喘发作的快速治疗方法是令运动员停止运动、坐直、用鼻子吸气并用嘴呼气。运动员应在病情恶化前服用医生开具的处方药。即使没有吸到足量的空气，也应该控制呼吸频率。通过鼻子吸气可以湿润和净化空气。呼气时间应持续到数 5 个数。如果咳出黏液，运动员应身体前倾并排出黏液。运动员应继续控制呼吸并尽可能放松。如果运动员无法呼吸或病情加重，应呼叫 EMS，AT 应准备进行 CPR。

有一种方法被人们用来预防运动性哮喘，并且经实践证明这种方法确实有效，即令运动员在运动前 20 分钟服用治疗哮喘的药物。在运动员赛前体检时，应使用肺活量计测量运动性哮喘运动员的肺活量。肺活量计是测量吸入和呼出空气总量的仪器。测量结果会被记录在运动员的体检表上。疑似出现哮喘症状时，可以用肺活量计测量肺活量，如果测量结果低于从前，则应诊断为哮喘发作。

慢跑者乳头

慢跑者乳头在男性运动员中最为常见，由运动员的上衣反复摩擦乳头引起。之所以称其为慢跑者乳头，是因为长跑运动员最容易出现这种问题。该损伤出现时，乳头受到刺激，有时需要在损伤部位涂抹润滑剂或进行包扎。

预防措施包括在乳头上涂抹润滑剂或贴创可贴。如果初步治疗后刺激没有消失，应由医生对运动员进行评估以确定是否出现感染。

如果……，你应该怎么做

一名运动员走下运动场，朝你站的地方走过来。她呼吸有点困难。你问她怎么了，她说："我就是被风吹得喘不上气来，一会儿就好了。"过了一会儿，她还是喘得厉害。

腹腔神经丛受击

腹腔神经丛损伤的常见原因是膈肌受到打击后撞到腹腔神经丛内的神经。发生这种情况时，运动员会由于膈肌痉挛而拼命呼吸。短时间后，膈肌放松，运动员就能够恢复正常的呼吸。在恢复过程中，AT 应安抚受伤的运动员。

肺部挫伤

肺部挫伤是肺部受到撞击引起的瘀伤，例如棒球打到胸部或铲球。挫伤会导致血液和其他体液在肺组织内淤积，淤积的液体会阻止肺进行氧气和二氧化碳的气体交换，挫伤面积越大，肺部损伤越严重。运动员会出现呼吸困难、皮肤青紫的症状。冰敷有助于缓解伤势，但需立即呼叫 EMS。

心肌挫伤

胸部心脏位置受到撞击时，有可能会导致心脏瘀伤。在体育运动中，心肌挫伤的常见原因是胸部受到球或其他队员的肩部撞击。运动员胸部尤其是胸骨处可能出现疼痛，心率加快。这种损伤需要呼叫 EMS 并按照休克进行治疗。

肋骨挫伤

肋骨挫伤的原因与肋骨骨折相同，都是由撞击或挤压导致的，只是引起肋骨挫伤的作用力未足以使肋骨骨折。肋骨挫伤时的疼痛感、症状和体征可能与肋骨骨折类似。AT 检查伤势时可以发现撞击部位有痛感，但挤压撞击部位以外的区域时并无痛感。

治疗手段包括冰敷和休息。只要疼痛不是特别剧烈，运动员还可以参与运动。运动前可进行挫伤部位的包扎。

膈肌断裂

运动中很少发生因膈肌受到撞击引起的膈肌断裂。运动员会表现出呼吸困难，而此时并没有胸部外伤。运动员可能还会有其他内伤，最常见的是腹部内伤。AT 听诊胸部时可能会听到肠鸣音。

一般针对症状和体征进行对症治疗。如果运动员出现呼吸困难，抬起其头部可以缓解。同时应按休克对其进行治疗，并呼叫 EMS。诊断这种损伤具有一定的困难，因此如果呼吸困难症状一直得不到缓解，应呼叫 EMS。

胸骨骨折

胸骨骨折由直接撞击引起。引起胸骨骨折的撞击还可能导致内伤，因此可能会累及心脏和肺部。疑似胸骨骨折时，应进行冰敷并将受伤运动员转诊至医院。

如果胸骨仅仅由于撞击而出现挫伤，运动员在佩戴特制的胸骨垫后也许还可以重新参与运动。

肋骨骨折

肋骨骨折是胸部受到直接撞击或挤压所致。极少数情况下，肌肉突然猛烈收缩（如投掷棒球时）也会引起肋骨应力性骨折。肋骨前侧或后侧受到撞击一般不会导致骨折的肋骨向内移位，肋骨侧面受到撞击更有可能导致向内移位，引起内出血或气胸等并发症。

肋骨骨折的运动员会感觉胸部疼痛和呼吸困难。吸气时疼痛加剧，运动员通常会将手置于受伤部位以支撑骨折的肋骨。受伤部位可能会因肿胀而变形。确定肋骨是否骨折或严重挫伤的关键点在于，注意运动员是否在吸气时疼痛加剧而呼气时不会出现。如果运动员在吸气和呼气时都有疼痛感，更可能是挫伤。

简单肋骨骨折的治疗包括冰敷和令运动员进行 X 射线检查。队医会限制运动员的身体活动，直至该运动员在吸气时不会产生疼痛感。如果运动员参与的是身体接触性运动，应在接下来的 6 周内停止一切活动。一旦回到赛场，他应穿戴防护垫或其他护具。

连枷胸

连续多根肋骨在 2 个或多于 2 个部位发生骨折时会出现连枷胸（见图 7.7）。该损伤是肋骨受到直接撞击所导致的。整个骨折部位随着受伤运动员的呼吸向内或向外移动，但是此时肋骨的移动方向刚好与正常呼吸时的移动方向相反。正常吸气时，胸腔扩张，肋骨向外移动，呼气时胸腔内收。发生连枷胸损伤时，骨折的肋骨部分在呼气时向外移动，吸

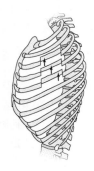

图7.7   两根以上肋骨不止一处断裂时，可能导致连枷胸。也就是肋骨折断的部分在吸气时朝心脏和肺部移动，呼气时朝外移动

气时向内移动。这种移动会使伤员产生剧痛和呼吸困难，呼吸将变得非常疼痛和痛苦，运动员情绪会非常焦虑，皮肤呈青紫色。应检查运动员是否还存在其他内伤，尤其要检查是否有肺部挫伤。

连枷胸的治疗手段为减少骨折肋骨的活动。可将沙袋或枕头等置于骨折部位上以限制肋骨活动。运动员也可采取患侧朝下的侧卧位姿势以防止肋骨移动，同时应按照休克对其进行治疗。连枷胸属于医疗紧急事故，需要迅速进行进一步治疗。

气胸

气体进入胸膜腔称为气胸，通常也叫作肺萎陷。有无外伤都可能产生气胸。肋骨刺穿肺部、枪伤或严重裂伤可引起外伤性气胸。非外伤性气胸是由肺组织薄弱引起的。气胸会使损伤的肺部向胸部中心移动，将压力施加在心脏和另一侧肺上。由于只有一侧肺正常工作，运动员会感觉呼吸困难，不断喘息。随着运动员继续呼吸，空气会通过肺部的小孔进入肺内和胸腔内，引起萎陷的肺进一步挤压心脏和另一侧肺。

自发性气胸

自发性气胸是指肺部组织存在缺陷使肺组织破裂，引起肺萎陷。自发性气胸不需要外力撞击或疾病等任何诱因，运动员在之前可能非常健康，没有任何疾病体征。病发时，运动员会感觉呼吸困难、胸痛，如果不畅的话，皮肤会呈青紫色。

应令运动员处于侧卧位，使患侧肺部最贴近地面。AT应按休克治疗运动员并将其送往医院。自发性气胸通常可以自愈，不需要手术治疗。

张力性气胸

气胸运动员有可能会发展成更严重的问题，也就是张力性气胸。随着气体不断从萎陷的肺部进入胸腔内，使患侧肺不断向另一侧肺和心脏挤压。如果AT观察到气管向喉部一侧偏移，应该考虑气管移位的可能。随着胸腔内压力增大，气管朝气胸的另一侧偏移。气管偏移会使运动员出现严重的呼吸窘迫。进入胸腔的气体越多，心脏和健侧肺部受到的压力越大。随着压力增大，血流和呼吸受阻，心脏功能开始出现障碍。如果运动员没有得到迅速治疗，可能会死亡。如果运动员有外部刺伤，应盖住一部分伤口，留出一定的缝隙。完全遮盖伤口会阻止胸腔内的空气排出，使张力性气胸恶化。

张力性气胸的运动员会出现呼吸窘迫、患侧呼吸音消失、焦虑、青紫色皮肤等症状。运动员的脉搏快而弱，血压下降。随着气胸恶化，肋间肌肉膨出，使气管偏移和颈部静脉扩张。AT应帮助运动员处于侧卧位，使患侧肺与地面距离最近，应按照休克治疗运动员并将其送往医院。这种损伤需要医生插入胸管使气体排出，也可进行手术治疗。

胸部吸吮伤口

如果胸腔壁被刺穿，外界空气嘶嘶响着被吸入胸腔，则表明运动员出现了胸部吸吮伤口（见图7.8）。发生这种损伤时，肺没有被刺穿。但是，被吸吮进胸腔的空气产生压力作用于肺和心脏，引起呼吸窘迫。

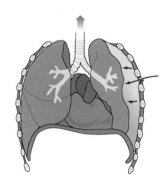

图7.8　胸部吸吮伤口。胸部被刺穿后，空气可以直接从外部进入胸腔，引起同侧肺部受到挤压，呼吸会变得困难

血胸

血胸是指血液积存在胸腔内。出血可能是肺和血管破裂等引起的内伤导致的，也可能是由外伤穿透胸部引起的，例如标枪插入胸部。随着血液逐渐充盈胸腔，运动员会出现呼吸困难，皮肤可能因缺氧呈青紫色，可能会丧失意识，脉搏快而弱，出现出汗以及休克症状，出血一侧的呼吸音可能消失。

血液进入胸腔的后果非常严重，为了避免死亡，需要进行急救。AT 必须呼叫救护车快速将运动员转移至医院，并尽可能控制出血。如果进一步治疗延迟，运动员可能需要 CPR 急救。

心脏压塞

胸部受到撞击不仅会影响肺部，还会对心脏产生一定的影响。心脏周围有一个较薄的心包腔。当心包腔被液体充盈时，液体会压迫心脏，这种压迫累积到一定程度会使心脏停止搏动。心脏损伤会增加心包腔内的液体量。在体育运动中产生心脏压塞的最常见原因是胸部受到撞击。

心脏压塞属于医疗紧急事故，如果不快速诊断和治疗会引起死亡。运动员会出现休克及所有的症状和体征。心脏压塞的典型体征是脉压变小，即每次重复测量血压时收缩压和舒张压的数值逐渐接近。必须呼叫 EMS 并让受伤运动员吸氧。一旦抵达急救室，应立即进行心包穿刺排除积液。

背主动脉破裂

极大的减速作用力作用在背主动脉上的胸部会使主动脉破裂。这种损伤在车祸中最常见，即安全带在汽车突然减速时快速拉紧。体育运动中最常见的加速是胸部受到大力撞击，例如被橄榄球击中。

背主动脉破裂时，主动脉通常与心脏脱离，运动员最常因失血而在数秒内死亡。未死亡的运动员可能是主动脉部分撕裂，失血速度相对较慢，会出现休克体征和焦虑情绪。减速或大力撞击是确定这种损伤的最明显的因素。如出现背主动脉破裂，应呼叫 EMS，千万不能移动运动员。因为移动会引起主动脉移位，导致伤员快速死亡。

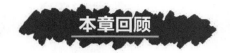

小结

　　喉部和胸部损伤会引起严重的、永久性的损害甚至死亡。及时治疗对于挽救受伤运动员的生命至关重要，因此 AT 必须能够评估喉部和胸部的损伤。根据病史、体征和症状可以确定具体的损伤。如果运动员穿戴合适的护具，可以避免大多数喉部和胸部损伤。幸运的是，这些部位发生损伤的概率并不高，一旦发生，大多数损伤也不会危及生命。如果出现严重损伤，应立即呼叫 EMS。

关键术语

　　定义以下在本章中出现的术语：

肺泡	食管	痰
心房	连枷胸	气胸
心脏压塞	血胸	胸部吸吮伤口
颈动脉	换气过度	气管
膈肌	颈静脉	心室
背主动脉破裂	喉头	

复习题

1. 描述正常的呼吸过程。
2. 描述心脏正常的生理功能和血液循环过程。
3. 哪种类型的喉部和胸部损伤会危及生命？
4. 胸部损伤有哪些常见的体征和症状？
5. 不同的胸部损伤有什么不同？
6. 胸部损伤的常见治疗手段是什么？

强化活动

1. 令 AT 展示不同运动项目中用于预防喉部和胸部损伤的护具。
2. 令 AT 演示喉部和胸部损伤的评估方法。
3. 用听诊器听诊心音和肺。
4. 邀请当地 EMS 人员演示 CPR 和心电监测仪的操作方法。

延伸与拓展

1. 采访一名心脏科专家并撰写一篇关于猝死综合征的报告。
2. 用牛心（杂货店有售）标识心脏的各个部分，并在课堂上进行展示。
3. 访问相关网站，查阅心脏是如何工作的。
4. 访问相关网站，听各种心音。
5. 调查相关网站中的信息，并就冰球运动中常见的胸部损伤撰写一篇报告。
6. 访问相关网站，听不同的心肺音。

第 **8** 章

腹部损伤

学习目标

学生完成本章的学习后可以：

- 了解腹部的解剖结构。
- 了解腹部器官相关病变或损伤的影响。
- 了解如何预防腹部损伤。
- 描述治疗腹部损伤的必要手段。

尽管在体育活动中，腹部通常都被防护垫保护，但腹部损伤还是时有发生。严重的腹部损伤可能在数天内都不会有明显的症状表现。本章将讨论腹部器官的功能、损伤预防和治疗方法。

腹部解剖结构

腹腔的边界由后侧的腰椎、上端的膈肌、前侧的腹肌和下端的骨盆构成。为了方便讨论，想象一条穿过脐的水平线和一条连接胸骨至两腿间的垂直线将腹腔分为 4 个分区（见图 8.1）。右上分区位于运动员右侧肋骨下方，包括肝脏、部分胰脏、右肾、胆囊以及大肠和小肠。左上分区位于运动员左侧肋骨下方，包括胃、部分肝脏、部分胰脏、左肾、脾以及大肠和小肠。右下分区包括大肠和小肠、阑尾、部分膀胱、子宫和右侧卵

巢（女性）、前列腺（男性）。左下分区包括大肠和小肠、部分膀胱、子宫和左侧卵巢（女性）和前列腺（男性）。

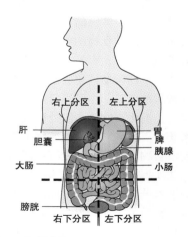

图8.1 腹部分区

源自：S. Shultz et al, 2010, *Examination of musculoskeletal injuries*, 3rd ed. (Champaign, IL: Human Kinetics), 573.

腹部既有实质器官，也有空腔器官。膀胱、肠、胃和阑尾等空腔器官的损伤很少会引起快速死亡。此外，如果运动员腹部受到撞击，空腔器官倾向于移动或弯曲。

空腔器官是帮助将物质从一个器官转移到另一个器官的管道状器官，这些器官之间由薄片状的薄膜连接。肝、肾和脾等实质器官有助于体内的化学反应。由于实质器官有充足的血液供应，如果这些器官发生损伤会引起快速死亡。

腹部器官可以分为3类：消化系统器官、泌尿系统器官和生殖系统器官。消化系统器官包括胃、肝脏、胰腺、大肠和小肠、阑尾、脾和胆囊。泌尿系统器官包括肾、输尿管和膀胱。女性生殖系统器官包括卵巢和子宫。男性生殖系统器官包括前列腺和精囊。

消化系统器官

胃分泌胃液，促进食物在进入肠道之前被分解。肝脏有多个生理功能，包括对人体摄入的化学物质进行解毒，例如酒精。肝脏还能够储存多种维生素，生成胆汁，促进食物的新陈代谢。胆囊与肝脏位置相邻，有储存胆汁的作用，胆汁进入小肠帮助消化脂肪。胰腺生成胰岛素和消化酶。小肠进行食物的分解和消化，消化产物从小肠处被吸收至循环系统中。肠道肌肉持续收缩（蠕动）推动着食物通过肠道。没有被消化或吸收的物质抵达大肠时会成为废物。这些废物的水分在大肠中被吸收，余下的固体废物随后被排泄。阑尾是大肠的一部分，具体功能未知。脾被薄鞘层包裹，具有多种功能。脾能够生成和破坏红细胞，帮助消灭有害的微生物，同时脾还能储存血液。

泌尿系统器官

肾脏负责保持体内敏感的酸碱平衡。如果酸碱平衡发生改变，人体系统就会开始关闭，最终导致死亡。肾脏过滤血液并移除代谢废物，以维持人体稳定的酸碱关系。如果肾脏没有充足的血液供应（损伤或病症引起），会引起血管化学性收缩，导致高血压。输尿管是与肾脏相连的管道，输尿管将尿液输送至膀胱，膀胱是储存液体废物的器官。

生殖系统器官

女性的卵巢生成可以受精的卵子和雌激素。雌激素是刺激女性特征发育和保持的化学物质。子宫是受精卵发育的地方。如果没有受精卵，子宫内膜会在月经期脱落。

男性的精囊和前列腺向精液中添加液体和营养物质。男性生殖器官损伤的风险较高，因为这些生殖器官暴露在骨盆和腹腔外。睾丸挫伤是男性常见的生殖器官损伤。这种损伤是睾丸受到直接撞击引起的，导致剧烈疼痛和肿胀。通过在橄榄球等身体接触性项目中穿戴护裆，在篮球等项目中穿戴运动缚带，可以预防睾丸外伤。

骨盆

骨盆是为腹部器官提供骨性基础和坚实保护的结构。骨盆的最顶端是髂嵴（见图3.3），髂嵴是腹肌的附着点。为了分娩胎儿，女性骨盆的开口比男性骨盆的开口宽。

腹肌

尽管肋骨下缘可以覆盖一小部分肝脏和脾脏，但腹部器官的保护主要来自腹部肌群和脂肪。腹部主要肌肉包括腹直肌和腹斜肌。发育良好的腹直肌可以为腹部提供类似于搓衣板的波纹保护效果。腹直肌附着于髋骨，并向上延伸至肋骨和胸骨。腹直肌的功能是前屈或弯曲躯干。每块腹斜肌均附着在同侧下肋外缘，并沿对角线延伸至髋骨。腹斜肌帮助挤压腹部。例如，如果有人威胁要打你，你收紧肌肉，此时就是在收缩腹斜肌。这些肌肉和其骨性附着点见图3.4。

预防腹部损伤

由于腹部外伤能快速引起死亡，预防腹部损伤非常重要。为了预防腹部损伤，人们制定了要求佩戴护具和限制身体接触的运动规则。例如，冰球守门员通常会穿戴腹部和生殖器官护具，其他运动员可以通过收紧腹肌保护自己。大多数运动项目不允许从背后抢断或撞人（移动运动员的身体），以使运动员能够保护自己。拳击运动中规定击打腰带以下的部位属于犯规行为。因为充盈的膀胱更容易破裂，因此所有运动员都应在赛前排空膀胱。

治疗腹部损伤和病症

腹腔损伤，尤其是空腔器官损伤比较少见。肝脏、脾和肾等实质器官会出现损伤，导致内出血。AT应对腹部受到撞击的运动员进行评估，尤其是当运动员出现腹痛、休克体征、肌肉痉挛或血尿等情况时。

岔气

岔气是指位于肋骨下的上腹部疼痛。关于为什么会出现这种疼痛的理论有很多，包括腹肌缺氧、错误的呼吸方法、

运动前进食、空气进入腹部器官、肌肉痉挛等，这里仅列举了其中一部分。但是，身体不健康的人群更容易岔气。运动员会停止运动或直接按压疼痛部位以缓解岔气引起的疼痛。如果运动员认为岔气由进食导致，就应改变进食方式。肌肉痉挛引起岔气时，可上抬疼痛一侧手臂并向另一侧倾斜身体。疼痛无法缓解时需要将运动员转诊至医生处进行进一步评估。

酶

酶是在正常体温下催化生化反应，同时在反应中自身保持不变的蛋白质。

腹股沟管

腹股沟管是腹股沟区腹壁的裂隙。

损伤机制

损伤机制是指损伤发生的方式。在练习或比赛时注意观察或根据运动员的说明可以了解具体的损伤机制。

如果……，你应该怎么做

更衣室里的所有人都围在一个运动员身边。这名运动员正在向大家炫耀他肚脐边一个硬币大小的凸起。按压时这个凸起会消失，憋气用力时凸起又会重新出现。别人看到都笑了出来，他还在继续炫耀。

疝气

疝气是沿腹壁较薄弱处向外膨出的组织肿块，通常为肠道组织肿块。运动员屏住呼吸举重或上厕所时可能会使腹压上升，从而导致疝气。运动员平躺时

肿块消失，站立位或运用腹压时肿块重新出现。男性运动员的肠道组织肿块可能会通过腹股沟管漫延并留在阴囊内。运动员可能会也可能不会出现疼痛感。尽管可以用疝气带或皮带暂时将凸起按压回腹部，但疝气必须通过手术进行修复。疝气带不适用于腹股沟疝，也不适用于从事身体接触性项目或需要运用腹内压的运动项目（例如举重）的运动员。如不治疗，组织膨出物会卡在腹壁或腹股沟管内，这被称作绞窄。绞窄切断组织的血液供应，最终会使组织坏死。如果疝气累及肠组织，还会导致肠梗阻。肠梗阻阻止代谢废物排出体外，引起疼痛和疾病，必须通过手术进行治疗。

胰腺损伤

胰腺位于胃后侧，靠近肝脏和脊柱。胰腺在减速时容易出现损伤，例如运动员抱球跑时撞在墙上。墙壁本身不会引起损伤，身体其他部位的运动已经停止但胰腺还在向前移动，从而造成胰腺撕裂。运动员的腹部中间至背部会出现疼痛感，以及恶心、呕吐、休克体征。应将运动员转诊至医院进行进一步检查。胰腺破裂必须通过手术进行修复。

肝脏损伤

右上腹部受到撞击会导致肝脏挫伤或破裂。运动员会感觉右上腹部疼痛并放射至右肩。随着运动员失血量增加，他会出现休克体征、脉搏快而弱以及血压下降，应立即被转诊至医生处。如果运动员右上腹部受到撞击，AT 应考虑肝脏挫伤的可能性。如果肝脏破裂未得到治疗，运动员可能会死亡。

肾脏损伤

肾脏受到直接撞击会导致肾脏挫伤、裂伤或破裂。运动员会感觉肋骨后缘下方靠近脊柱一侧疼痛，并放射至膀胱。躯干后伸时疼痛加剧，屈膝或屈髋时疼痛有所缓解。运动员可能会感觉恶心或呕吐。可能会观察到血尿，失血可能会引起运动员休克。因此，肾脏损伤需要及时急救和住院治疗。肾脏损伤的运动员一般需要在回到赛场前休息数周。肾脏瘢痕组织和高血压是可能出现的并发症。

膀胱损伤

膀胱破裂引起尿液渗进周围部位。运动员可能出现尿痛、膀胱挫伤或血尿等症状。他会向 AT 报告任意一种或多种上述症状。膀胱严重损伤的运动员会出现休克、心率加快、血压下降、焦虑等症状。当损伤机制显示可能出现膀胱损伤时，运动员应被转诊至医生处进行快速评估。AT 应指导运动员寻找有无之前列出的体征和症状，一旦发现问题应立即报告。

脾脏破裂

腹部受到撞击可能会损伤脾脏。感染引起的脾脏肿大更容易破裂，因此患病（尤其是单核细胞增多症）初愈的运动员在没有医生允许的情况下不能参加体育活动。脾脏损伤的运动员会出现腹痛，也可能出现左肩痛，称为 Kehr 征。内出血产生的压力作用于膈肌，通过神经传导引起左肩牵涉性疼痛，通常表现为恶心、痉挛、虚弱，还有可能失去知觉。AT 可能会发现运动员腹部痉挛、呕吐、心率加快、血压下降和休克。脾脏损伤属于紧急医疗事故，必须立刻由 EMS 将

如果……，你应该怎么做

一名越野赛跑运动员报告出现血尿。她不记得肾脏受到过撞击。

受伤运动员送到医院。脾脏破裂会导致严重出血，引起快速失血和血压下降。

脾脏损伤不太严重的运动员应住院观察。破裂的脾脏应通过手术予以切除。脾脏被切除的运动员必须在完全康复之后才能参加体育活动。腹部使用保护垫可以预防脾脏损伤。

 真实案例

我在暑期篮球训练营工作时，有一名运动员意外地被自己的膝盖顶伤腹部。他说左下腹剧烈疼痛。我们判断他应该还可以走动，因此把他搀扶到球场边线进行检查。检查发现脾脏有压痛，Kehr 征阳性。教练鼓励他起来走几步缓解一下疼痛，但 Kehr 征通常都意味着脾脏损伤，因此我否决了教练的建议。我们把受伤运动员转移至运动防护室，他开始出现休克体征。我们认为一定是发生了脾脏破裂，因此立即呼叫 EMS。在等待期间，我们持续监测他的生命体征，并按照休克对其进行治疗。他慢慢失去意识，血压显著下降。在 EMS 到达之前，我们每 5 分钟记录一次受伤运动员的生命体征，这么做大大节约了我们与 EMS 的交接时间。他被送往当地医院并随后被空运至更大的医院。他最后被确诊为脾脏破裂并紧急接受了手术。后来这名运动员完全康复，第二年夏天他又参加了这个训练营。

亚历克斯·安莉芳（Alex Embry），ATC，EMT

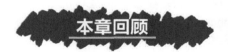 **本章回顾**

小结

绝大多数腹部器官都与消化有关，因此大多数腹部器官都是空腔器官。空腔器官的损伤较少发生，但实质器官却可能受到严重损伤。为了能够准确评估腹部损伤，AT 必须知道腹部各器官的具体位置。有些严重损伤的症状和体征会延迟出现，因此无法快速判别。腹部损伤的运动员需要 EMS 急救。通过限制身体接触和要求佩戴护具可减少运动中出现严重腹部损伤的情况发生。

关键术语

定义以下在本章中出现的专业术语：

胆汁   Kehr 征

疝气

复习题

1. 列举腹部的主要器官及其功能。
2. 有哪些预防腹部损伤的方法？
3. 哪些腹部器官最容易受伤？

强化活动

1. 令 AT 演示如何评估疑似腹部损伤的运动员。
2. 利用听诊器听诊腹部 4 个分区的声音。
3. 如果能重新设计腹腔，如何设计可以更好地保护腹部的实质器官？

延伸与拓展

1. 利用下列任意一篇参考文献，画出腹部外部图。列出腹部器官的牵扯性痛点。
2. 查阅下列研究资料并撰写一篇总结。

　　　Johnson, J.D., and W.W. Briner, Jr.2005. Primary care of the sports hernia. *Physician and Sportsmedicine* 33(2):35.

　　　McGuine, T. 1996. Recognizing abdominal injuries in high school athletes. *Sports Plus* Winter/Spring: 2–3.

　　　Meyers, W., E. Yoo, O. Devon, N. Jain, M. Horner, C. Lauencin, etal. 2007. Understanding "sports hernia" (athletic pubalgia): the anatomic and pathophysiologic basis for abdominal and groin pain in athletes. *Operative Techniques in Sports Medicine* 15(4): 165–177.

　　　National Safety Council. 2001. *First aid and CPR*. 4th ed. Boston: Jones and Bartlett.

3. 从下列案例研究中挑选一篇进行阅读，撰写一篇简报并与你的同学分享。

　　　Itagaki, M., and N. Knight. 2004. Kidney trauma in martial arts: A case report of kidney contusion in jujitsu. *American Journal of Sports Medicine* 32(2): 522–524.

　　　Massie, J., D. Donnelly, and K. Ricker. 2009. Liver laceration sustained by a college football player. *Athletic Therapy Today* 14(2): 23–26.

　　　Unverzagt, C. T. Schuemann, and J. Mathisen. 2008. Differential diagnosis of a sports hernia in a high–school athlete. *Journal of Orthopaedic and Sports Physical Therapy* 38(2): 63–70.

第 9 章

脊柱损伤

学习目标

学生完成本章的学习后可以：

- 描述脊柱的基本解剖结构。
- 说明体育运动中常见的脊柱损伤。
- 识别脊柱损伤的常见症状和体征。
- 说明 AT 针对特定脊柱损伤采取的治疗措施。
- 描述常见的姿势问题。

与 人体其他关节相似，脊柱关节也由骨与骨的连接形成，周围也有肌肉和韧带支撑。但是，脊柱比很多关节都更复杂，包括椎间盘和神经等其他结构。因为脊柱具有保护脊髓的功能，因此脊柱损伤可能危及生命，需要 AT 谨慎注意。大多数脊髓损伤位于颈椎和腰椎，因此这里只讨论这两个部位的损伤。

脊柱解剖结构

脊柱是由骶骨（尾骨）、腰椎（脊柱下段）、胸椎（脊柱中段）和颈椎（脊柱上段）组成的复杂骨性结构(见图9.1)。正常的解剖结构和肌肉力量使脊柱恰当地排列。脊柱各段应具有正常的生理弯曲。脊柱正常的排列称为中位脊柱，即腰椎、胸椎和颈椎的弯曲程度既不太大

也不太小，并且脊柱是舒适的。从解剖学上说，脊柱处于这个姿势时是最强有力的。

骨骼

脊柱的骨骼被椎间盘分隔开，并由韧带连接在一起。脊柱和躯干的肌肉使脊柱可以完成各种运动并帮助稳定脊柱。

脊柱的骨骼又叫作椎骨。脊柱共有7块颈椎、12块胸椎、5块腰椎和5块骶骨（融合在一起）。虽然不同区域的椎骨间存在差异，但仍有很多相似之处。例如，每块椎骨都有椎体、棘突和容纳脊髓的椎管（见图9.2和图9.3）。脊椎骨有以下多种功能：保护脊髓，在行走时保持身体直立以及为肌肉提供附着点。

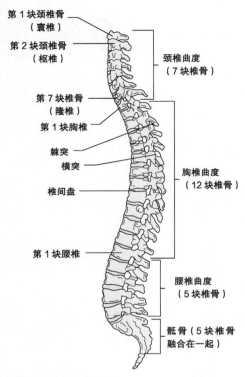

图9.1　脊柱侧面观。脊柱自然地前后弯曲，以减小冲击。注意颈椎、胸椎和腰椎的大小是不同的

源自：W.C. Whiting and R.F. Zernicke, 2008, *Biomechanics of musculoskeletal injury*, 2nd ed. (Champaign, IL: Human Kinetics), 263.

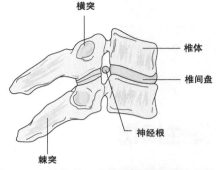

图9.2　正常椎骨。每块椎骨都由椎体、横突和棘突组成。椎间盘位于每对椎骨之间，起到减少冲击的作用

源自：W.C. Whiting and R.F. Zernicke, 2008, *Biomechanics of musculoskeletal injury*, 2nd ed. (Champaign, IL: Human Kinetics), 263.

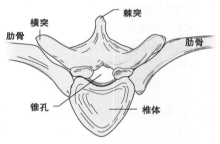

图9.3　正常椎骨上面观

椎间盘

　　椎间盘位于椎骨之间，可以在人体活动时起到减震和抗压的作用。椎间盘将椎骨分隔开，使脊柱具有运动功能和柔韧性。椎间盘还为神经提供一定的空间，使其从脊髓中延伸出并进入身体其他部位。图9.4为椎间盘横截面。

　　椎间盘由两部分组成：中央部的胶状物质称为髓核，周围部的多层软骨称为纤维环。椎间盘没有血液供应，因此它们没有其他身体组织具备的愈合潜力。椎间盘具有一定的可压缩性，这就是为什么身高在早上最高，晚些时候由于重力作用压缩椎间盘，会使身高有所下降，老年时期的身高会更矮。

肌肉和肌腱

　　躯干和颈部肌肉通过肌腱与脊椎相连，使人体具有较大的活动度和较强的稳定性。詹姆斯·波特菲尔德（James Porterfield）和卡尔·德罗莎（Carl DeRosa）是两位非常受人尊敬的物理治疗师，他们将脊柱形容为船的桅杆。桅杆上拴着很多条缆绳，这些缆绳与船上的多个位置相连。在风鼓满帆的时候，缆绳维持桅杆的稳定。同样，脊柱上连接着很多肌肉，这

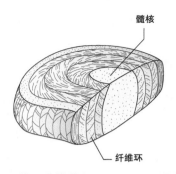

髓核

纤维环

图9.4　椎间盘横截面。椎间盘位于椎体之间。髓核位于椎间盘中央，是一种胶状物质

源自：J. Watkins, 2010, *Structure and function of the musculoskeletal system*, 2nd ed. (Champaign, IL: Human Kinetics), 122.

些肌肉延伸到骨盆、腿和手臂。在人体完成传球、接球和踢球等动作时，这些肌肉维持脊柱的稳定。如果桅杆弯曲折叠，船帆就无法有效鼓风。与之类似的是，如果脊柱的稳定性较差，歪歪扭扭，人体就不能有效完成运动任务。

　　腹部肌肉，尤其是腹直肌、腹内斜肌和腹外斜肌（见图3.4a），对于支撑躯干运动起到非常关键的作用。脊柱伸肌从脊柱一端沿脊柱后侧一直向下延伸，并与骨盆、肋骨和脊椎等不同结构相连。这些肌肉共同维持身体直立。

　　上斜方肌沿颈椎延伸（见图3.4），与枕骨（脑后）相连并呈扇形分布在颈部两侧，止于肩胛骨肩峰（见图3.3）。

　　斜角肌收缩使颈椎屈曲，斜角肌与颈椎相连，向下延伸至第1和第2肋骨。人体共有3块斜角肌，每块斜角肌的起止点都不同。这3块肌肉同时也参与了人体的呼吸运动。胸锁乳突肌附着在胸骨顶部并向上延伸至颈部，止于耳后的乳突。胸锁乳突肌能使颈椎侧屈还能使头部向对侧旋转。

了解多样性

据施耐克（1994）报道，12%的美洲印第安人有25块椎骨，而不是更为常见的24块。这会导致下腰痛和脊柱前凸，因此在体检时应谨慎地确定是否存在这种可能的异常。相反，非洲裔美国女性通常只有23块椎骨。下腰痛在非洲裔美国女性中更为常见。

韧带

　　脊柱靠很多条韧带提供支撑。前纵韧带位于脊柱前侧，是一条又厚又坚韧的韧带。这条韧带防止椎骨在脊柱后伸时分离。

　　棘上韧带位于脊柱后侧，是一条较薄的韧带，行走于各椎骨棘突上。棘上韧带在脊柱屈曲时起到支撑椎骨的作用。此外，后纵韧带也位于脊柱后侧，覆盖各椎体后侧。后纵韧带与棘上韧带共同稳定脊柱后侧，特别是在脊柱屈曲时。

　　其他很多韧带也具有支撑脊柱的作用。例如，脊柱两侧的横突间韧带，位于相邻两块椎骨的横突之间。

姿势问题

　　看看身边朋友的身体姿势。应如何判断他的姿势是否正常？为了认识姿势问题，必须首先了解正常的姿势形态。

正常姿势

　　AT可以通过侧面观察来判断一个人的姿势是否正常（见图9.5）。想象有一条线从天花板垂直向下穿过身体。如果运动员以正常的姿势站立，那么应该可以看到这些特定的身体部位在一条直

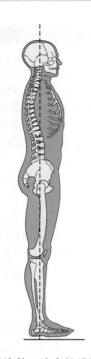

图9.5　正常姿势。注意铅垂线如何紧贴耳后，穿过肩膀，经过髋部和膝盖一直向下延伸刚好通过外踝前侧

源自：J. Griffin, 2006, *Client-centered exercise prescription*, 2nd ed. (Champaign, IL: Human Kinetics), 106.

线上。垂线应从耳后擦过，经过肩膀中心、髋关节大转子中点、髌骨后缘，向下延伸刚好从外踝前侧通过。

异常姿势

　　想象侧面观察运动员时有一条铅垂线经过其身体，可能会发现很多姿势问题（见图 9.6）。例如，如果他的耳朵位于垂线前面，则为头前倾姿势，这个姿势使颈部后侧受到非常大的压力。如果垂线经过肩关节后侧而不是肩关节中心，则为圆肩。胸椎应存在一定程度的弯曲，但是过度圆肩属于姿势不良，称为驼背（见图 9.6a）。同样，腰椎弯曲过多称

为前凸（见图 9.6b）。如果脊柱各椎骨间正常排列，那么颈椎、胸椎和腰椎曲度对于柔韧性和减震作用来说是理想的。运动员无法保持正确的姿势时，脊柱的减震作用会被削弱，最终会导致损伤。

　　除胸椎后凸和腰椎前凸外，脊柱还会出现一侧向另一侧弯曲。从后侧观察时，可能发现脊柱并不是从颅骨垂直向下延伸至骶骨，而是弯曲的。这种姿势被称为脊柱侧弯（见图 9.6c）。有些人脊柱侧弯的程度较轻。但是，AT 偶尔也会发现运动员脊柱侧弯非常严重。虽然医生经常会在赛前体检时筛查脊柱侧弯，但有时却难以发现。如果疑似发现未经诊断的脊柱侧弯，运动员应被转诊至骨科医生处进行检查。

如果……，你应该怎么做

　　你一直在观察和辅助 AT 帮一名背痛的运动员做康复训练。然后有一天你注意到教室里有一名运动员无精打采地歪坐在椅子上。

　　你可以逐步改变不良姿势习惯，例如想象有一个气球系在头上把你向上拉直。你也可以用另一侧肩膀背书包或运动包。整个高中和大学期间都用同一侧肩膀背很重的书包会对脊柱造成不良影响。你也可以定期锻炼保持身体健康。身体是用来运动的，做一个懒虫会使身体变僵硬。善待脊柱，任何时候都要尽可能保持正确的身体姿势。

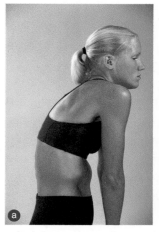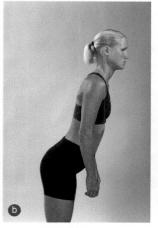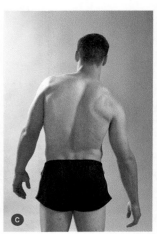

图9.6　异常姿势：a.驼背；b.腰椎前凸；c.脊柱侧弯

源自：R. Behnke, 2005, *Kinetic Anatomy*, 2nd ed. (Champaign, IL: Human Kinetics), 121.

预防脊柱损伤

应该积极主动地采取各种措施来预防颈椎和腰椎损伤。运动员应参与锻炼和柔韧性练习，保持正确的身体姿势，学习如何恰当地搬抬物品，应用正确的技巧（如橄榄球运动中适当的抢断技术），在提重物的时候还可以佩戴护背。

运动和柔韧性练习是锻炼脊柱周围肌肉和支撑脊柱的肌肉（尤其是腹肌）的必要手段。强有力的腹肌有助于减小腰椎压力。同时还应该加强髋关节周围肌肉的力量，因为髋关节直接影响着脊柱。如果髋关节前倾，脊柱会相应地后伸；如果髋关节后倾，则脊柱会相应地前屈。因此，髋关节的肌肉组织应该既强有力又具有一定的灵活性，才能使腰椎产生适宜的运动和保持正确的姿势。

恰当的提物方法可以降低损伤风险（见图9.7）。商业人士都知道，如果员工不恰当地提举物品，可能会伤及背部。为了避免此类损伤，商业人士已经开始让员工去学习"腰背痛学校"（Back School）课程。该课程是短期指导性项目，旨在教授正确的姿势和适当的提物方法。适当的方法是在保持腰椎轻微弯曲的同时集中髋关节和膝关节的力量提物，而不是脊柱。同时，在提物时还要保持头部直立。过度驼背或脊柱过度屈曲可能会引起拉伤或椎间盘损伤。

最近佩戴护背变得很流行。随便走进某个家庭维修店、贮木场甚至一些杂货店，都可以看到很多工作人员佩戴着护背。护背可以增加脊柱周围的压力并减小椎间盘的压力。但是护背不能代替其他预防损伤措施，也就是说仅使用背部护具不能预防全部损伤。

NATA 在认识到恰当的技术对预防颈椎损伤的重要作用后，发布了关于橄榄球运动中低头技巧的立场声明（Heck et al.，2004）。声明中指出在头盔顶部发生碰撞（又叫作用头盔撞人）会产生轴向负荷。轴向负荷是指作用力在颈椎屈曲时作用在头部，把颈椎像吸管一样拉直。如果你取一根吸管并在一侧用力向前推，这根吸管最终会弯曲。颈椎还

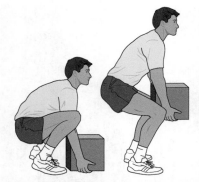

图9.7　恰当的提物要求抬头、双脚大开立，脊柱呈中立位。此外，将所负物体尽量靠近身体可以减小背部压力

源自：E.T. Howley and B.D. Franks, 2003, *Health fitness instructor's handbook*, 4th ed. (Champaign, IL: Human Kinetics), 467.

可能产生类似的损伤，引起椎骨骨折。

根据 NATA 的立场声明，轴向负荷是橄榄球运动中灾难性损伤的关键损伤机制，因此橄榄球运动员应该在用肩膀拦截抢球的同时保持头部向上。很多教练要求运动员注视拦截目标。这其实是在提醒运动员在抢断时保持头部上抬姿势。

治疗腰椎损伤和病症

与其他身体部位一样，脊柱韧带、肌肉、肌腱以及骨骼也容易发生损伤。此外，位于椎体间的椎间盘还会产生特殊问题。

骨骼损伤

腰椎可能发生骨折，尤其是存在压迫等严重的损伤机制时。例如，臀部大力着地时会引起压迫性骨折。不进行 X 射线检查很难发现脊柱骨折。但是如果 AT 了解损伤机制并发现背痛、肌肉痉挛、触摸椎骨时压痛等症状，必须怀疑是否发生骨折。

对于疑似腰椎骨折，AT 应采取保守治疗手段，也就是说，运动员应在急救人员的帮助下被置于后挡板上并送往最近的医院。

峡部裂和脊椎滑脱是易发于运动员的两种常见的骨骼损伤。这类骨性问题最常见于过度屈曲和伸展脊柱的运动员，例如体操运动员。峡部裂通常被描述为应力性骨折或脊椎退行性改变，尤其是在椎弓峡部位置。椎弓峡部是位于上下脊椎关节突之间较薄的结构。骨退行性变化的位置非常重要，因为如果骨折无法愈合，骨折断端就会分离，引起脊柱不稳定。不稳定性使椎骨相对于下面的椎骨向前滑动（滑脱），这种情况被称为脊椎滑脱（见图9.8）。最常产生脊椎滑脱的部位是第 5 块腰椎相对于第 1 块骶椎向前滑脱。

峡部裂和脊椎滑脱属于严重损伤，需要医生进行检查。许多情况下都要求受伤运动员停止参加会加重伤势的活动，并佩戴腰部支具以保持腰椎的稳定性。随后运动员应进行大量康复训练，主要

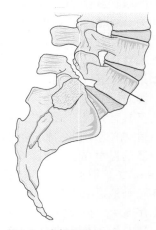

图9.8　脊椎滑脱

集中增强脊柱中立位时躯干肌肉的力量。

椎间盘损伤

椎间盘膨出是腰椎最常见的损伤之一（见图9.9），在年轻运动员中并不常见，但椎间盘膨出易发于年龄偏大的运动员。

也有人把这种损伤称为滑出的椎间盘，但这个术语并不十分恰当。椎间盘与脊椎椎体相连，几乎不会向前或向后滑动。椎间盘膨出是指位于中央的胶状髓核受到挤压而从环状软骨中穿过。例如，如果你把手掌心放在果酱甜甜圈的上下两侧，挤压时果酱会从面团各层缝隙中流出来。同样，当椎间盘受到挤压时，髓核开始逐层穿过周围的层层软骨，最后挤压最外层的软骨，引起椎间盘向外膨出。

椎间盘极少向脊柱前侧膨出，原因有两点。首先，脊柱前侧被厚厚的前纵韧带覆盖；其次，大多数人在大多数时间内都处于脊柱前屈的姿势。脊柱前屈使椎间盘前侧受到更大的压力，从而向后推动髓核。通常髓核会向左后方或右后方膨出，可能会压迫到从脊髓延伸出的同一水平的神经（见图9.9）。

椎间盘一旦膨出会不断加重，并且会造成残疾。如果椎间盘膨出部分压迫神经，沿腿部会出现麻木、刺痛和疼痛症状。椎间盘膨出的另一个特征是下腰痛，坐位时疼痛加剧。

AT 在治疗椎间盘膨出的运动员时需要了解病因。大多数情况下，椎间盘膨出是由姿势不良和脊柱长时间处于屈曲状态的身体力学引起的。例如，垒球内场手在等待投球时脊柱为前屈姿势而不是中立位。如果这名运动员坐姿懒散，举起物品时的人体力学不合理，那么他最终有可能会有椎间盘膨出的风险。

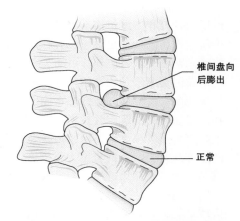

椎间盘向后膨出

正常

图9.9 椎间盘向后膨出。脊柱屈曲时，压力位于椎间盘前部，促使髓核挤压通过层层纤维环

脊柱压迫

坐姿对脊柱的压迫远远大于站姿。

在队医的指导下，AT 可以采用类似于扭伤的治疗手段（见下一节），通过积极休息初步治疗椎间盘膨出。同时，矫正不良姿势并帮助运动员伸展脊柱也有助于椎间盘膨出的治疗。人们认为保持正确的姿势和身体力学会减少髓核膨出的程度，从而缓解运动员的症状。AT 应确保运动员不会加重腿部疼痛而引起更多的麻木和刺痛感。在运动员康复期间，伸展练习和某些牵引（第16章将进行讨论）可能会缓解椎间盘膨出。运动员应学习正确的坐姿、站姿和提物姿势，以将椎间盘受到的压力最小化，同时应避免久坐。增强脊柱肌肉力量和腰椎稳定性同样也有助于椎间盘膨出的康复。

肌肉和肌腱损伤

AT 很少能看到腰椎肌肉撕裂，不过肌肉轻度和中度拉伤却比较常见。腰椎肌肉拉伤的特征包括一侧脊柱疼痛、痉挛和活动受限。此外，运动员在向一侧弯曲时通常表现出对侧疼痛。例如，如果他向左侧侧屈，则脊柱右侧出现疼痛，脊柱右侧的肌肉会拉伤。扭伤产生的疼痛感通常很局部，但肌肉拉伤引起的疼痛通常会沿肌肉长度上下延伸，尤其是运动员试图用这块肌肉完成侧屈动作时。记住脊柱就像船上的桅杆，而肌肉就像缆绳。如果脊柱向一侧弯曲，对侧肌肉就会试图稳定脊柱。AT 在治疗时可以进行冰敷，通过轻柔的抱膝运动牵拉肌肉能够加速肌肉拉伤的愈合。一旦疼痛得到缓解，则可以进行力量和牵拉练习使柔韧性和肌肉力量恢复正常。AT 应注意观察运动员是否保持正确的姿势和提物时的身体力学，从而预防损伤。

韧带损伤

运动员被迫使躯干过度屈曲或同时屈曲和旋转脊柱时常引起腰椎关节扭伤。橄榄球运动员抢球时身体被迫前屈就是说明这种损伤机制的例子。当躯干屈曲和旋转时，脊柱关节后侧分离，同时牵拉韧带。腰椎韧带扭伤的特征包括脊柱一侧疼痛以及由疼痛和肌肉痉挛引起的活动受限。虽然区分肌肉拉伤和韧带扭伤具有一定的难度，但 AT 应采集完整的损伤病史并进行一系列脊柱特殊检查，从而确定是否累及脊柱韧带。在检查过程中，AT 可轻轻向前推动每块椎骨，完成压力测试。如果关节扭伤，压力测试时会有疼痛感，但拉伤时不应出现疼痛，除非是重度拉伤。如果存在骨折的症状或体征（见第 4 章），AT 当然不能进行压力测试。

AT 应按照其他急性损伤的方式处理韧带扭伤，也就是说应遵循 PRICES 原则。如第 20 章中讨论的一样，在损伤初期应进行 PRICES 治疗。换句话说，应对受伤部位进行保护（Protection）、休息（Rest）、冰敷（Ice）、加压包扎（Compression）、抬高患肢（Elevation）和支撑（Support）。很多人都认为热敷应该对脊柱损伤起作用，但是发生急性损伤时，这么做弊大于利，因为热敷会使肿胀和疼痛加剧。通常在损伤 48 小时后可进行热敷。

尽管我们建议休息，但完全卧床休息是不能接受的。运动员应主动休息，保持脊柱处于舒适的中立位，并缓慢进行增强脊柱稳定性的力量练习（见第 17 章）。

随着最初的炎症反应消退，AT 可以让受伤运动员在不加重势的前提下，开始进行柔韧性练习和进一步的腰椎稳定性练习。应加强脊柱肌肉组织的力量，为重新参与运动做好准备。

治疗颈椎损伤和病症

就如你所想象的那样，颈椎损伤与腰椎损伤类似。但是，颈椎具有更大的活动度，因此治疗方法会有所不同。

骨骼损伤

颈椎的骨骼损伤包括骨折和脱位，会导致灾难性的后果，例如永久性残疾和死亡。颈椎骨折通常由轴向负荷引起，这在本章前面有所提及。头部屈曲时作用力作用在头部上使颈椎被拉直，会导致颈椎骨折。颈椎脱位通常由颈部过度屈曲和旋转引起。

颈椎骨折和脱位具有相似的症状和体征。运动员通常报告颈椎周围疼痛和无力，沿手臂向下出现麻木和刺痛感。颈椎脱位一般可见畸形，但由于设备或姿势的原因，有时很难观察到。两种损伤初期的治疗方法相同。随后应进行急救，在排除生命危险后，应固定颈部并将运动员置于后挡板上。如果运动员佩戴了头盔，同时怀疑其出现颈椎骨折或脱位，应将头盔保留原位，因为摘掉头盔可能会引起颈部过度移动，导致进一步损害。合适的医疗急救人员应将运动员送至最近的医院。

椎间盘损伤

与腰椎相比，颈椎椎间盘损伤并不常见，但仍有发生。颈椎间盘膨出的运动员通常报告坐位时屈曲颈部产生的疼痛比站立和行走时更加剧烈。运动员还可能会报告肩胛骨之间的背部下方不适。颈椎间盘膨出的治疗方法包括改善颈部姿势以及在不加剧病症的前提下进行颈椎后伸练习。AT 也可以在队医的指导下通过颈椎牵引缓解椎间盘膨出。运动员应逐渐恢复颈部完全的活动度和肌肉力量。疑似骨折时，如果运动员的手臂出现麻木、刺痛感和灼烧感，AT 应将运动员置于脊柱板上并送往医院。

AT 应就运动员伤后何时回归赛场的问题咨询队医。

肌肉和肌腱损伤

挥鞭样损伤也能够引起颈椎肌肉拉伤，具体损伤机制见下一节。颈椎肌肉拉伤的特征包括肌肉痉挛、关节活动度受限，抗阻时无力、疼痛和压痛。对于颈椎肌肉拉伤，AT 应采取类似于颈椎韧带扭伤的治疗手段。判断受伤运动员能否重新参与运动的标准与颈椎扭伤一样。徒手抗阻训练对增强颈部肌肉力量十分有效。由于专为颈部设计的运动器械较少，因此作为替代方法，可以借助搭档徒手提供阻力帮助运动员进行牵拉。

韧带损伤

虽然颈椎的关节活动度较大，但如果颈椎的活动超过正常生理范围，很容易引

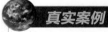
真实案例

放学后，AT 被叫去帮助处理一名受伤的女性体操运动员。这名运动员在体操馆做后空翻时肩膀和颈部先着地。她在落地后脸朝下趴在地上，右臂被压在身下，头转向一侧。初步检查显示斜方肌和下颈椎有压痛点，神经系统没有任何异常症状。运动员正在笑着想要起来。AT 基于她的落地方式，认为还是需要谨慎处理，因此呼叫了 EMS。这名学生有点不安，但是 AT 跟她再次确认这是最好的处理方式。AT 知道表面迹象和运动员的态度通常无法准确显示伤势的严重程度。

几小时后，受伤女孩的父亲致电 AT，感谢他的谨慎处理。女孩的第 3 颈椎骨折脱位，第 4 和第 5 颈椎骨折。好在 AT 坚持把她放在后挡板上并送去医院，否则她可能会瘫痪或死亡。这名运动员佩戴特制护颈的时间长达 3 个月。虽然骨折愈合了，但第 3 颈椎脱位仍使颈椎排列异常，因此她接受了融合脊椎的手术。这名年轻的女运动员在治疗期间始终保持积极、勇敢的态度，在这次艰难的治疗过程中始终带着灿烂的笑容。这极大地鼓舞了她周围的人。尽管她不能继续体操运动，但她可以正常生活。她甚至给年轻运动员上体操课，最近还参加了大学的运动防护课程。

罗杰·卡利西亚克（Roger Kalisiak），ATC

起颈部韧带扭伤。颈部扭伤通常是颈部过度后伸或过度前屈的结果。以橄榄球接球手为例，运动员停住脚步、转身跑向四分卫抢球，随后被对方后卫拦截。如果接球手背后受到猛烈撞击，他通常会产生挥鞭样损伤。事实上，很多接球手都会说感觉就像被车撞了似的。身体由于受到撞击而被迫前移，而头部却向后移动，使颈椎处于后伸状态，从而牵拉颈部前侧的韧带和肌肉。当身体由于撞到地面或从前面被拦截时，运动员的身体停止运动，头部猛地朝前转动，牵拉颈部后侧的韧带和肌肉。

　　颈部韧带扭伤的症状包括颈部和手臂疼痛。运动员可能主诉肩胛骨之间疼痛。因为有可能出现脊髓损伤，因此 AT 应全面检查有无颈部创伤。确保没有神经损伤的体征后，AT 才能够治疗颈部。与其他很多韧带损伤一样，颈部损伤的治疗为保护、休息、冰敷和支撑。但是不能使用弹性绷带进行加压包扎，因为这样会减慢通往脑部的血流速度。可以用颈托帮助运动员支撑头部。队医应进行后续检查以排除其他病变。颈椎扭伤的进一步治疗包括恢复稳定性的力量训练和重建完全的关节活动度。运动员在重回赛场前，应满足下列条件。

- 完全的肌肉力量
- 完全的关节活动度
- 完全的自信
- 无症状
- 医生批准

臂丛神经损伤

　　臂丛神经是从颈椎传出的向肩膀和手臂延伸的神经网络。运动员跌倒、撞到或试图拦截另一名运动员时会牵拉臂丛神经。想象一名中后卫球员正在拦截对手，他的肩膀被向下压，颈部被迫向对侧牵拉。这种损伤机制通常能够牵拉臂丛神经，导致手臂和肩膀产生灼烧感、刺痛感、麻木和麻刺感（见图9.10）。因此，这种情况通常被称为灼烧或麻刺。根据损伤程度的不同，灼烧感可能会持续数秒或数分钟。更严重的损伤可能会持续更长时间，甚至数周。治疗手段通常包括颈部力量训练和关节活动度的拉伸训练。橄榄球运动员通常需要用护颈限制脖子侧屈。发生灼烧损伤后，运动员必须在满足下列条件后再回到赛场。

- 无症状
- 完全的肌肉力量
- 颈部和肩关节完全的关节活动度
- AT 和队医检查表明颈部和肩膀没有任何问题

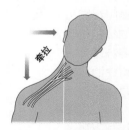

图9.10　牵拉臂丛神经会引起手臂和肩膀产生灼烧感、麻木和麻刺感

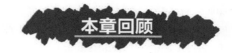

本章回顾

小结

脊柱由一系列的椎骨通过关节连接而成，具有保护脊髓的作用，有很多肌肉附着在脊柱上。正确姿势下的脊柱处于中立位，此时脊柱是稳定的，具有减震的功能。颈椎和腰椎可能会出现扭伤和拉伤，但由于脊髓、神经根和椎间盘都属于脊柱周围的重要结构，因此其他脊柱损伤可能会更严重，甚至危及生命。发生脊柱损伤后，运动员应学习弯腰和提物品的正确方法并进行肌肉力量训练，以降低进一步损伤的风险。

关键术语

定义以下在本章中出现的专业术语：

纤维环	驼背	脊柱侧弯
轴向负荷	脊柱前凸	脊椎滑脱
灼烧	腰椎	峡部裂
颈椎	中立位脊柱	麻刺感
头前倾姿势	髓核	胸椎
椎间盘	骶骨	

复习题

1. 列出所有脊柱节段，并讨论脊柱的哪个节段最容易损伤及其原因。
2. 描述脊柱损伤的不同类型以及这些损伤是如何发生的。
3. 如果 AT 工作时遇到的运动员主诉沿手臂出现灼烧感并持续仅约 15 秒，说明这名运动员有什么问题？
4. 为什么正确的姿势很重要？为什么你认为对于有些人来说保持正确的姿势是一件难事？
5. 峡部裂和脊椎滑脱的区别是什么？
6. 在 AT 的指导下试戴几种腰托。你认为为什么建议人们在提物时佩戴这些腰托？
7. 在课堂上观察搭档在提物时的姿势。他的姿势是否合理，是否可以预防背部损伤？

强化活动

1. 检查彼此的身体姿势，看看有无脊柱前凸、驼背或头前倾？
2. 请 AT 演示如何评估腰椎和颈椎损伤。
3. 观看 NATA 有关教授运动员如何避免低头接触的视频。

延伸与拓展

1. 你认为橄榄球运动中最常见的脊柱损伤类型有哪些？为什么？体操运动中最常见

的脊柱损伤有哪些？为什么？网球和壁球运动中最常见的脊柱损伤又有哪些？

2. 从以下推荐的阅读材料中选一篇或多篇阅读，并撰写一篇关于脊柱损伤的报告。

Beattie, P. 2008. Current understanding of lumbar intervertebral disc degeneration: a review with emphasis upon etiology, pathophysiology, and lumbar magnetic resonance imaging findings. *Journal of Orthopaedic and Sports Physical Therapy* 38(6): 329–340.

Boden, B., and C. Jarvis. 2009. Spinal injuries in sports. *Physical Medicine and Rehabilitation Clinics of North America* 20(1): 55–68.

Cassidy, R., W. Shaffer, and D. Johnson. 2005. Sports medicine update: spondylolysis and spondylolisthesis in the athlete. *Orthopedics* 28(11): 1331–1333.

Moeller, J.L., and S.F. Rifat. 2001. Spondylolysis in active adolescents: expediting return to play. *Physician and Sportsmedicine* 29(12): 27–32.

Oakley, J.C. 2003. An update on the treatment of chronic low back pain. *Critical Reviews in Physical and Rehabilitation Medicine* 15(2): 113–140.

Standaert, C.J. 2002. Practice management: spondylolysis in the adolescent athlete. *Clinical Journal of Sport Medicine* 12(2): 119–122.

Watkins, R.C. 2002. Lumbar disc injury in the athlete.*Clinics in Sports Medicine* 21(1): 147–165.

3. 为你所在学校的某个运动队编写一个背部力量训练计划。要考虑到运动队的体能水平和每次投入训练的时间。将你的训练计划与 AT 分享并获得反馈。

4. 审阅相关网站中的信息并制作一张关于脊柱损伤的海报。

5. 访问南加利福尼亚骨科研究所的网站，复习脊柱解剖结构。

6. 访问相关网站，观看讲述脊柱解剖结构和脊柱运动的视频。

7. 访问相关网站，查找脊柱健康的相关资料。

第四单元

了解上肢运动损伤

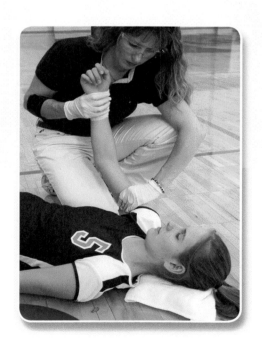

第 10 章

肩部损伤

学习目标

学生完成本章的学习后可以：

- 了解肩部基本解剖结构。
- 说明肩部损伤的损伤机制。
- 描述肩部损伤的不同类型。
- 说明常见肩部损伤的治疗措施。

肩部是一个神奇的身体结构，关节活动度很大。很多与运动相关的肩部损伤都是举手过头的动作引起的，例如扔垒球或发网球。

肩部解剖结构

肩关节是与髋关节类似的球窝关节，但肩关节的窝状结构相对较浅。因此，肩关节需要依靠肌肉力量维持稳定性。多块骨骼与肩关节相连，使肩关节具有非常大的关节活动度。通常将肩部的所有骨性连接称为肩带。

骨骼

肩关节由肱骨、锁骨和肩胛骨3块骨骼组成，各骨骼之间由韧带连接（见图10.1和图10.2）。上臂肱骨头的关节面为光滑的球形，嵌入肩胛骨的关节窝内。肱骨顶端附近有一个叫作肱骨结节间沟的纵沟，肘关节屈伸时，肱二头肌在肱骨结节间沟内上下移动。锁骨分别与肩关节顶端和喉部附近的胸骨形成关节。肩胛骨上有肩峰和喙突两个突起，位于肩关节前侧。肩袖肌肉与肩胛骨相连。

肌肉与肌腱

肩袖肌肉由肩胛下肌（Subscapularis）、冈下肌（Infraspinatus）、小圆肌（Teres minor）和冈上肌（Supraspinatus）4块肌肉组成（见图10.3），这些肌肉的肌腱均附着在肱骨上。这些肌肉收缩可以使肩关节内旋、外旋和外展。利用这4块肌肉名称的首字母SITS很容易记住肩袖肌肉。

三角肌覆盖肱骨头，起于肩峰，止于肱骨外侧。三角肌收缩使肩关节外展、前屈和后伸。

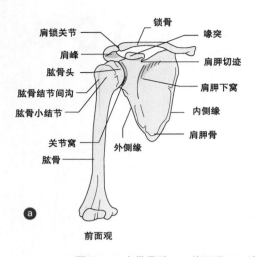

图10.1   肩带骨骼：a.前面观；b.后面观

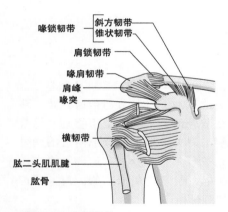

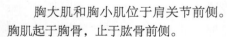

图10.2   肩部韧带

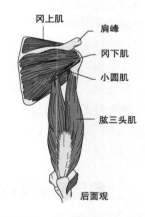

图10.3   肩袖肌肉。图中展示了3块位于后侧的肌肉。肩胛下肌位于肩胛骨前侧，止于肱骨上端前侧

源自：W.C. Whiting and R.F. Zernicke, 1998, *Biomechanics of musculoskeletal injury* (Champaign, IL: Human Kinetics), 179.

胸大肌和胸小肌位于肩关节前侧。胸肌起于胸骨，止于肱骨前侧。

肱二头肌使肘关节屈曲，起于肱骨和喙突，止于桡骨。肱二头肌肌腱被韧带固定在肱骨结节间沟中。肱三头肌是肱二头肌的拮抗肌。肱三头肌收缩使前臂和肩关节后伸。肱三头肌与肱骨后侧和肩胛骨相连（见图3.3b）。

韧带与关节

肩带由若干个关节组成，韧带将这些关节连在一起，但其中最常损伤的关节是胸锁关节和盂肱关节。肩胛骨的肩峰和锁骨远端形成肩锁关节，由肩锁韧带加固。将肩胛骨与胸壁连接在一起的肌肉使肩胛胸壁关节产生运动。这个关节可能是肩部最容易被遗忘的关节，但却是对肩部活动和力量非常重要的关节。

肱骨头和肩胛骨窝状的关节窝形成盂肱关节。关节窝较浅，使盂肱关节容易受伤。肱骨末端被一层坚硬的关节软骨覆盖，该软骨对抗关节窝的运动。囊状韧带或盂肱韧带沿肩胛骨至肱骨将整个盂肱关节包裹，使肩胛骨和肱骨头保持正常的位置关系，维持关节的稳定性。肌肉将肩胛骨紧贴在胸部肋骨上。

预防肩部损伤

AT 和运动员必须知道肩部可能会发生哪些损伤以及应该如何预防这些损伤。肩部损伤通常由肌无力、姿势问题或运动项目的性质引起。

处理肌无力

"眼不见心不烦"适用于进行举重训练的人们。他们在举重时只会锻炼那些能在镜子中看到的肌肉。正因为如此，会导致这些肌肉的拮抗肌（通常位于后侧）无力。

圆肩、胸肌紧张或肩部后侧肌肉无力的运动员可能比较容易受伤。冈上肌、神经和血管从肩峰和肱骨头之间狭窄的间隙中穿过，间隙狭窄会挤压这些组织。当你的妈妈告诉你要挺胸站直时，她不仅是在教你改善姿势，还让你预防肩部损伤。妈妈总是知道怎么做才是最好的！

运动员反复以同样的方式使用手臂时也比较容易受伤，例如自由泳或过顶掷球。运动员需要增强拮抗肌的力量以预防损伤。自由泳划水 300 次后，运动员应该仰泳划水 300 次以平衡身体两侧

的肌肉力量。投掷类项目的运动员需要学习正确的专项技术。如果运动员没有学会用全身发力，那么他更容易出现肩部损伤。

医生应在体检时确定运动员有无肌无力问题，从而可以通过适宜的运动处方予以治疗。某些运动员的一侧肩膀比另一侧高，放松和牵拉能够使两侧肩膀高度一致以及预防肌肉痉挛。

很多投掷运动员采用"Thrower's Ten"方法进行肩部力量锻炼。这种运动包括 10 个动作，可以加强肩部主要肌肉力量从而预防损伤。

使用护肩

使肩部受到极大撞击的体育比赛允许运动员使用护肩，撞击力越大，护肩应越厚。冰球、橄榄球和男子长曲棍球是几个使用护肩的运动项目。

改变动作

很多运动需要大量的举手过头动作，这些动作对肩关节及周围软组织产生较大的压力。想想投掷运动员在投掷时能够使上肢在 1 秒内加速 6 000°，你就能理解过度使用性损伤是如何发生的了。

发表在《美国运动医学杂志》（*American Journal of Sports Medicine*）上的一篇研究（Lyman et al., 2002）发现，投掷弧线球会使肩部疼痛发生的概率提高 50% 以上。大量的投球动作同样也能

如果……，你应该怎么做

经过衣帽间去帮助一名 AT 检查受伤运动员时，你注意到一名足球运动员的护肩太窄，它不能完全覆盖肩锁关节。

增加产生上肢疼痛的可能性。为了减轻损伤程度，明智的做法是改变动作类型。例如，9~14 岁的年轻运动员不应该投掷弧线球。此外，他们在一次比赛中投球的次数不应超过 75 次，在一个赛季中不应超过 600 次。

治疗肩部损伤

　　投球、击球和接球动作通常过度使用肩部，这使肩部容易出现各种肌肉骨骼损伤。

骨骼损伤

　　由于肩部的关节活动度较大，使用频率较高，可以想象肩部骨骼承受着非常大的压力。肩部发生损伤时，应该考虑骨骺损伤的可能性，尤其是年轻运动员出现肩部骨骺损伤的概率更大。

　　肩部被厚厚的肌肉组织和韧带覆盖。层层组织的包围使判断有无骨折具有一定的难度。对损伤机制的敏锐把握可以让 AT 知道什么时候应该怀疑发生了骨折。

锁骨骨折

　　锁骨骨折通常发生在锁骨最薄弱处，即其远端 1/3 处。触摸锁骨时会发现锁骨在接近肩膀顶端时形成弯曲。运动员肩部受到直接撞击或跌倒时肩部顶端着地，能够引起锁骨骨折。运动员会出现疼痛感，并将手臂靠近身体以防止手臂活动。由于手臂活动会引起锁骨活动，因此必须用悬臂带固定手臂。用冰敷缓解肿胀和疼痛是非常重要的。队医可以用背带将锁骨固定在原来的位置上。锁骨骨折需要 6 周时间愈合，很多受伤运动员在这期间佩戴锁骨背带（见图 10.4）。

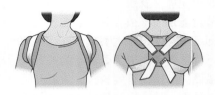

图10.4　锁骨背带

肱骨骨折

　　肱骨骨折如果发生在肱骨中段则不难被发现，但有时肱骨骨折会被肩关节肌肉掩盖。肩关节扭伤的症状与骨折类似，因此一定要确保进行正确的评估。肱骨骨折的运动员无法活动手臂并感到疼痛。他可能会说听到或感觉到砰的一声，同时将手臂置于靠近身体的位置。判断有无肱骨骨折的最简单方法是触诊肱骨周围。如果肱骨周围所有部位都有痛感，则很可能是骨折。AT 应将运动员转诊至队医处进行紧急处理。AT 会用夹板固定肩膀至手指的部位。在固定前和固定后分别检查脉搏对于确定损伤程度十分关键。如果脉搏减弱，说明骨折引起了严重的并发症。骨折的性质将决定运动员的治疗方法。某些情况下可以使用悬臂带，其他手术则需要使用长的手臂石膏固定。肱骨骨折的愈合时间为 6 周以上。

骨骺损伤

　　年轻运动员肩关节骨骼的生长板很容易受到直接或间接的撞击。肱骨头受到撞击后会引起骨骺骨折。肘关节着地和将肱骨向关节窝内挤压同样能够引起骨骺骨折。骨骺骨折的症状和体征与肱骨骨折相同，即疼痛、无法活动手臂、想保持手臂固定不动以及感觉到砰的一下。骨骺损伤会引起永久性的生长缺陷。冰敷、夹板固定是 AT 能采取的最佳治疗措施。

医生将确定骨骺损伤的严重程度及治疗方法。某些骨骺损伤需要通过手术将肱骨头固定在肱骨干上。这样的损伤很明显是十分严重的。青少年投手很容易因为投掷次数过多而出现骨骺损伤。正因为如此，应该限制投手参加比赛的次数和投球次数。骨骺损伤的运动员，其肱骨周围会出现疼痛，投掷过程中屈肩会使疼痛加剧。处理这类损伤时一定要小心，否则会使肩关节的活动度永久性下降。队医一定要检查运动员的伤势，同时固定骨折部位也非常关键。

撕脱性骨折

肩关节能够产生撕脱性骨折。撕脱可能伴随盂肱关节或肩锁关节扭伤。回忆一下前面学习过的内容，撕脱性骨折是指受伤时韧带或肌腱紧张而将一部分骨骼与其余骨骼分离。当肱骨从关节窝脱位时，囊状韧带紧张，有时会牵拉肩胛骨，导致撕脱性骨折。运动员会出现因关节脱位和撕脱性骨折引起的疼痛。AT 要想知道是否发生了撕脱性骨折是有些困难的。在 X 射线显示其他结果之前，AT 应假设发生了撕脱性骨折。治疗扭伤的恰当方法包括用夹板固定和冰敷。

盂肱关节脱位和半脱位

盂肱关节脱位是指肱骨头从关节窝中脱离（见图 10.5）。半脱位是指肱骨从关节窝中脱离后又回到关节窝内。引起这两种损伤的原因通常是一样的，即过度外展和外旋，但是两种损伤的结果却完全不同。脱位和半脱位需要由 AT 和队医共同处理。

有时脱位会引起肱骨头撕裂囊状韧带前侧。

囊状韧带的不稳定性使肱骨头前移，

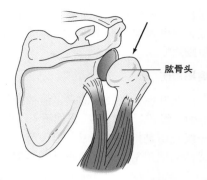

图10.5 肩关节脱位发生在盂肱关节。肱骨头从关节窝中脱出，使囊状韧带损伤。肩关节最常见的脱位方向是向前侧脱位

这就是肩关节脱位最常见的类型。运动员会出现疼痛以及无法活动肩关节。AT 观察脱位的肩关节时会看到三角肌畸形，肩关节为扁平状而不是圆润的。队医应进行复位。肩关节半脱位时运动员可能会表示他感觉肱骨头从关节窝中脱出但随后又滑了回来。有必要通过 X 射线检查确定脱位或半脱位的程度，其可能伴随骨折、关节窝软骨撕裂或神经、血管损伤。运动员可能不会告诉 AT 他发生了肩关节半脱位。随着发生半脱位的次数增多，运动员才最终注意到某些变化。半脱位会导致神经、软骨和血管的永久性损伤。肩关节脱位或半脱位的运动员应增强内收和内旋肌肉的力量，还可佩戴束带以限制肩关节外旋和外展。反复出现脱位或半脱位的运动员需要通过手术修复囊状韧带。

肌肉和肌腱损伤

大多数肩部肌肉和肌腱损伤都是由过度使用引起的。投掷、射击或反复划动手臂游泳的运动员容易产生过度使用性损伤。过度使用性损伤需要休息、冰敷、固定并转诊至医生处进行治疗。常见的肌肉和肌腱损伤好发于肩袖。肩袖损伤还会导致肩峰下撞击综合征和肱二头肌肌腱病症。

肩袖拉伤

与其他拉伤类似的是，肩袖拉伤也分为一级、二级和三级。正如第4章所述，一级拉伤是指有疼痛感，但关节稳定性或活动度正常。二级拉伤是指疼痛伴随关节稳定性或活动度部分下降。三级拉伤是指疼痛伴随关节稳定性或活动度部分或全部丧失。

肩袖拉伤是由超过正常活动度的过度运动所致。其中最容易拉伤的肌肉是冈上肌。运动员在运动时会出现疼痛感，有时肩关节不活动时也会感觉疼痛。如果运动员无法外展肩关节，可以怀疑其肩袖完全撕裂或三级拉伤。反复活动引起的拉伤还会导致捻发音和肩峰下撞击综合征。虽然一级或二级撕裂可通过PRICES方法进行初步治疗，但完全撕裂必须通过手术进行修复，随后开始小强度力量和柔韧性训练。

肩峰下撞击综合征

运动员可能会由于反复做举手过头动作而引发肩峰下撞击综合征。自由泳、投掷和网球运动员很容易出现肩峰下撞击综合征。冈上肌和肱二头肌从肩峰下间隙中通过。如果肿胀、肌腱炎、后侧肌肉无力或姿势不良使肩峰下间隙变窄，那么这两块肌肉会在肩峰下间隙内受到撞击。这会使做举手过头的动作时出现疼痛感和不适。肩峰下撞击综合征的治疗手段包括改变动作、增强肩部后侧肌肉的力量以及改善紧张胸肌的柔韧性。

肱二头肌肌腱炎

肱二头肌肌腱炎在网球等长时间举手过头的运动项目中较为常见。多次重复同一动作会刺激肱骨结间沟内的肌腱。AT可能会触诊到肱二头肌肌腱并感觉到捻发音。运动员必须停止做引起肌腱炎的重复性动作。疼痛是肌腱炎的常见症状，尤其是在重复做引起肌腱炎的动作时，疼痛会更加明显。用悬臂带固定会使运动员感觉更舒服。队医可能会开具超声波治疗和消炎药的处方。

肱二头肌肌腱断裂

肱二头肌肌腱受到直接撞击或严重的收缩力会发生断裂。肱二头肌肌腱断裂时，运动员无法屈肘。由于肌腱卷缩，能看出肌肉外形发生变化，就像皮肤下有个高尔夫球（见图10.6）。应冰敷和固定受伤部位，将运动员转诊至医生处。医生通过手术对肌腱进行修复，使肌肉完全恢复原有功能。

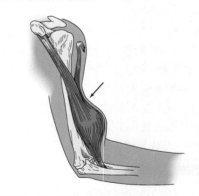

图10.6　肱二头肌肌腱断裂

韧带和关节损伤

肩带的几个关节容易发生扭伤。最容易扭伤的关节包括肩锁关节和盂肱关节。

肩锁关节扭伤

为了不与盂肱韧带扭伤混淆，肩

锁韧带扭伤又称为肩锁关节分离（见图10.7）。尽管这两个关节位置靠近，但二者结构却不同。肩部顶端受到撞击或跌倒时伸开的手臂先着地，会引起肩锁关节损伤。肘部着地会迫使肱骨上移并进入肩锁关节。无论是一级、二级还是三级扭伤，运动员都会在肩关节运动时感觉疼痛。更为严重的扭伤会导致锁骨上移。三级肩锁关节分离时锁骨过度向上脱位会产生一个非常大的异常突起。运动员通常无法活动手臂并将手臂紧贴身体。AT 必须采用 PRICES 疗法治疗一级扭伤。对于二级或三级扭伤，可以通过 PRICES 疗法进行初步治疗，但必须将运动员转诊至骨科医生处，排除骨折的可能性。

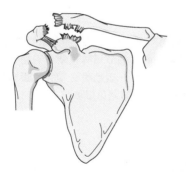

图10.7　肩锁韧带扭伤，即肩锁关节分离

医生可以通过手术或佩戴束带来治疗三级撕裂。手术过程中用钢丝或螺丝钉固定肩锁关节。用束带将锁骨向下固定在关节处直至韧带愈合。

盂肱关节损伤

肩关节外展和外旋时特别容易使盂肱关节扭伤。如果出现三级扭伤，还有可能产生更为严重的脱位或半脱位。盂肱韧带扭伤的运动员在活动关节时会感觉疼痛。应使用 PRICES 方法治疗运动员并将其转诊至医生处。

肩关节脱位或反复性半脱位是引起盂唇撕裂的最常见原因。盂唇是盂肱关节的软骨盘。当盂唇撕裂时，肩关节活动度受限，或者肩关节会产生过度活动。

撕裂时应首先固定肩关节。医生会评估肩关节以确定损伤程度。保守治疗方法是固定肩关节并希望盂唇在不进行手术的前提下能够重新连接在骨骼上。大多数情况下需要通过手术将盂唇重新连接或移除。

胸锁关节脱位

锁骨受到撞击除了引起胸锁关节韧带断裂外，还会引起胸锁关节后脱位。锁骨后脱位会压迫气管，引起呼吸困难。运动员会变得焦虑，AT 必须针对这种情况做出快速反应。治疗方法为将运动员置于后挡板上，患侧肩关节下沉低于后挡板，这样锁骨近端会向前移动，从而与气管分离。运动员必须去看医生，接受进一步治疗。

真实案例

　　星期二的橄榄球训练后，一名球员主诉肩部轻微疼痛。球员脱掉运动衣后，我们可以看到他的锁骨向外突起。肩锁韧带已经断裂，无法将锁骨和肩胛骨共同固定在肩锁关节处。我们用手向下按压锁骨，但是一松手锁骨就又重新翘起来。我们问他是什么时候受的伤，他说上周六从雪地摩托车上摔下来，伤到了肩膀。虽然他的肩锁关节力量和关节活动度都正常，但骨科医生仍然建议手术。他没有选择将两块骨骼通过螺丝钉固定的手术。我们让他佩戴了一个保护垫以保护肩锁关节，这样他就能够继续参与运动。骨科医生最后说服这名运动员在赛季结束后接受手术，避免出现关节炎和其他将来影响美观的问题（如肩关节处骨骼外凸）。

匿名

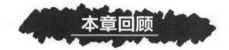

本章回顾

小结

　　肩带有很多条韧带，因此容易出现扭伤。盂肱关节依靠肩袖肌肉的力量维持稳定性，盂肱关节脱位，通常由肩关节被迫外展和外旋引起。肩锁关节同样也能出现扭伤，导致肩锁关节分离。肩袖肌肉拉伤会使运动员肩部和手臂无力，运动员必须经过适当的康复才能重返赛场。强健的肩袖肌肉力量和肩部的良好状态能够避免很多肩部损伤。

关键术语

定义以下在本章中出现的专业术语：

盂唇	肩锁关节分离
肩峰下撞击综合征	SITS
肩袖	

复习题

1. 描述肩袖肌肉。
2. 你为什么认为经常做举手过头动作的运动员（如网球、投掷、游泳）会经常出现肩部问题？
3. 如何预防肩部损伤？
4. 各种运动都需要大量使用肩部。列举会出现肩关节损伤的各种运动项目及肩关节损伤类型。
5. 什么是肩峰下撞击综合征？

强化活动

1. 请 AT 演示如何评估肩部损伤。
2. 采访几位曾出现肩关节脱位的运动员。判断损伤发生时手臂的姿势。
3. 与搭档一起，说出肩带各骨骼的名称并在搭档身上指出这些骨骼的位置。
4. 与搭档一起，指出搭档肩带上每个关节的位置。
5. 审阅相关网站中的信息，浏览增强肩袖肌肉力量的锻炼方法。
6. 访问美国骨科医师学会网站，浏览很多锻炼肩带的方法。

延伸与拓展

1. 撰写一篇关于肩部的简短单页文章。阐述应如何重新设计肩膀才能减少本章中所列的肩部损伤的发生。
2. 审阅美国运动医学研究所就年轻运动员投球动作发布的立场声明并撰写一篇小论文。
3. 访问相关网站，学习如何进行增强肩部力量的各种锻炼。
4. 上网查找关于如何恢复肩部损伤的资料。
5. 从以下资料中任选一篇阅读并撰写一篇简报。

    Bonza, J., S. Fields, E. Yard, and R. Comstock. 2009. Shoulder injuries among United States high school athletes during the 2005–2006 and 2006–2007 school years. *Journal of Athletic Training* 44(1):76–83.

    Housner, J.A., and J.E. Kuhn. 2003. Clavicle fractures: individualizing treatment for fracture type. *Physician and Sportsmedicine* 31(12): 30–36.

    Kibler, W.B. 2003. Rehabilitation of rotator cuff tendinopathy.*Clinics in Sports Medicine* 22(4): 837–747.

    Kibler, W., and A. Sciascia. 2008. Rehabilitation of the athlete's shoulder. *Clinics in Sports Medicine* 27(4): 821–831.

    Olsen, S.J., G.S. Fleisig, S. Dun, J. Loftice, and J.R. Andrews. 2006. Risk factors for shoulder and elbow injuries in adolescent baseball pitchers. *American Journal of Sports Medicine* 34: 905–912.

    Park, M.C., T.A. Blaine, and W.N. Levine. 2002. Shoulder dislocation in young athletes: current concepts in management. *Physician and Sportsmedicine* 30(12):41–48, 55–56.

第 11 章

肘部损伤

学习目标

学生完成本章的学习后可以：

- 描述手臂和肘部的基本解剖结构。
- 说明运动引起的常见手臂和肘部损伤。
- 识别手臂和肘部损伤的症状和体征。
- 说明 AT 治疗肘部损伤时的参数。

所有上肢的运动都离不开肘部的参与。由于肘部是很多肌肉的附着点，因此这个部位容易发生肌肉和肌腱损伤。

肘部解剖结构

肘关节属于滑车关节，由肱骨、桡骨和尺骨构成（见图 11.1）。桡骨和尺骨是位于肘关节和腕关节之间的两块骨骼。肱骨与股骨类似，其远端宽于近端，形成肱骨内外上髁。尺骨的钩状结构与肱骨末端形成紧密连接的关节。桡骨是前臂拇指侧的骨骼，它与肱骨相连并能够旋转，使前臂可以旋前和旋后。

肌肉

正如第 10 章中所提到的那样，肱三头肌使肘关节伸展，而肱二头肌使肘关节屈曲。屈腕肌群起于肱骨内上髁并向

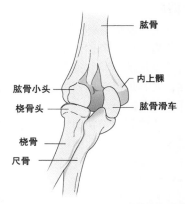

图11.1　肘关节前面观。肘关节是由很多条韧带紧密连接的关节

源自：W.C. Whiting and R.F. Zernicke, 1998, *Biomechanics of musculoskeletal injury* (Champaign, IL: Human Kinetics), 190.

手掌处延伸。伸腕肌群起于肱骨外上髁（见图 11.2）。这些肌肉帮助维持肘关节的稳定性。

一部分神经和血管从肘关节周围的

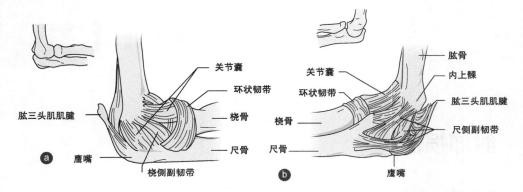

图11.2 a.肘关节外侧面观和b.内侧面观。尺骨鹰嘴钩住肱骨末端，而桡骨靠在肱骨上

源自：W.C. Whiting and R.F. Zernicke, 1998, *Biomechanics of musculoskeletal injury* (Champaign, IL: Human Kinetics), 190.

狭小空间和沟中穿过并继续向下臂延伸。因此，出现肘关节损伤时必须确定是否累及血管或神经。检查脉搏和查明运动员手部是否有知觉是比较有效的方法。

韧带

关节囊是包裹在肘关节周围的韧带。关节囊为肘关节提供整体的稳定性，但肘关节还依赖其他主要的韧带维持稳定性，尤其是尺侧副韧带、桡侧副韧带和环状韧带。

尺侧副韧带帮助维持肘关节内侧的稳定性，而桡侧副韧带帮助维持肘关节外侧的稳定性。这些韧带又分别叫作内侧副韧带和外侧副韧带（见图11.3）。滑囊是位于鹰嘴和皮肤之间的充满液体的囊状结构。

环状韧带将桡骨和尺骨固定在肘关节周围。前臂骨间膜也能起到支撑桡骨和尺骨的作用，其将桡骨和尺骨从肘关节至腕关节连接在一起，避免这两块骨骼分离。

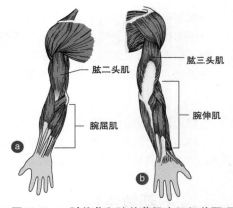

图11.3 a.肘关节和腕关节肌肉组织前面观和b.后面观。附着在肱骨内外上髁的很多肌肉组成腕屈肌和腕伸肌

源自：W.C. Whiting and R.F. Zernicke, 1998, *Biomechanics of musculoskeletal injury* (Champaign, IL: Human Kinetics), 190.

预防肘部损伤

肘部损伤的发生频率并不高。AT遇到的很多肘部损伤都是由过度使用导致的，长时间的反复运动以及传递至肘关节和腕关节的应力最终会破坏关节组织，引起慢性炎症和疼痛。在网球、壁球等球拍类运动中，这一点表现得更为明显，肘关节外侧损伤在这类运动中最常见。很多运动员投入大量精力增强肱二头肌和肱三头肌的力量，却忽视了屈腕肌和屈肘肌等小肌肉的锻炼。建议进行上述这些结构的牵拉和力量训练以预防过度使用性损伤。具体见第 17 章。

由于不正确的技术动作最终会导致过度使用性损伤，因此 AT 应和教练一起观察运动员的技术动作。器械装备也是预防肘部损伤时需要考虑的因素，尤其是球拍类运动。例如，使用手柄太小的球拍会导致肘部肌肉组织受到过大的应力。AT 和教练可通力合作从而识别这些问题以及预防这类损伤。

投掷类运动员（如棒球和垒球运动员）应改变他们的身体活动方式并在投掷后长时间休息。限制年轻投球手运动 / 比赛时间的相关规定也有助于最小化肘部（和肩部）过度使用性损伤的发生概率。在工厂工作的 AT 通过制定轮岗制度使工人从事多种工作，而不是日复一日地进行同种工作，这样也减少了过度使用性损伤的发生。

治疗肘部损伤和病症

肘部内侧和外侧均可能出现韧带扭伤。此外，因为在运动中肘部和腕部会受到反复的应力作用，因此也会出现肌肉和肌腱损伤。如果肘部发生骨折，其后果非常严重。

骨骼损伤

在运动中，肱骨远端骨折并不常见。一旦发生，损伤机制通常为受到非常大的作用力，例如摔倒时手撑地，或手臂受迫过度屈曲。肱骨内外上髁之间的骨折在体育运动中同样罕见，但如果损伤机制为直接撞击且疼痛位于肘关节上 2 英寸（5 厘米）处，应疑似骨折。无论发生哪一种类型的骨折都会压迫动脉或神经，因此无疑属于紧急情况。

骨骺骨折和撕脱性骨折

骨骺骨折和撕脱性骨折好发于肱骨内上髁或鹰嘴（鹰嘴是肘关节后侧尺骨形成的突起）处。运动员无论何时出现肿胀、疼痛和活动受限，都应疑似骨骺损伤。记住处于生长发育期的运动员发生生长板损伤的概率高于骨折或韧带损伤。严重疼痛和畸形提示为撕脱性骨折。如果 AT 怀疑上述任意一种损伤，都应将运动员转诊至医生处。

尺骨脱位

肘关节是人体最容易发生脱位的关节之一（见图 11.4）。正如前面提到的，尺骨钩住肱骨末端形成紧密连接的关节。因此，外伤性损伤才能够使尺骨与肱骨分离。肘关节猛烈后伸或肘关节外侧受到严重撞击通常会使尺骨从肱骨处脱位，大多数情况下尺骨会向后脱位。发生脱位时可见肘关节明显畸形。应立即就地用夹板固定手臂，并将运动员送至急诊室由医生进行治疗。

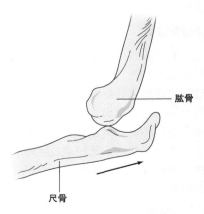

图11.4　肘关节脱位通常为后脱位

肱骨

尺骨

肌肉和肌腱损伤

肘关节肌肉拉伤通常由过大的阻力或过度使用引起。屈肘肌、伸肘肌以及腕屈肌和腕伸肌均可能发生肘部拉伤。就如前面章节所讨论过的一样，拉伤分为轻度、中度和重度。肌肉结构（如肱二头肌）完全拉伤或断裂的明显表现是肌肉弹性导致肌肉缩成团状。

屈肘肌拉伤

肘部拉伤通常由肘部和肩部共同的负重动作引起。人体的双关节肌肉（收缩时引起 1 个以上关节运动的肌肉）更容易拉伤。肱二头肌就是双关节肌的一个例子，肱二头肌收缩使肘关节和肩关节屈曲。屈肘肌轻度拉伤的特征是肘前侧不适和轻微肿胀。运动员抗阻屈肘时还会出现无力和其他不适症状。测试肌力时，屈肘肌中度拉伤会有轻度至中度肿胀以及明显的无力。AT 在屈肘肌拉伤初期可能采用 PRICES 方法进行治疗。当最初的炎症反应消失后，运动员才能在指导下进行小强度的牵拉和力量练习。中度拉伤的治疗方法同上，但 AT 必须明白，组织损伤越严重，康复进展越缓慢。必须将肌肉或肌腱完全断裂或疑似撕脱性损伤的运动员转诊至队医处。

伸肘肌拉伤

肱三头肌过度抗阻通常会引起伸肘肌的组织损伤。运动员摔倒时伸出手臂进行缓冲就可能导致肱三头肌拉伤。因为肱三头肌肌腱通常会将尺骨肌腱附着点上的一小部分骨骼拉扯掉，因此要小心检查这类损伤。除痛点位于肘后侧、抗阻伸肘时更加疼痛外，伸肘肌拉伤的其他特征与屈肘肌拉伤相同。建议进行 PRICES 治疗，在炎症反应消失后，应在承受范围内进行小强度的伸肘肌牵拉

和力量练习。

腕屈肌拉伤

肘关节处的腕屈肌拉伤通常会导致肱骨内上髁或前臂前侧疼痛。腕屈时阻力过大可引起腕屈肌拉伤，但引起拉伤的更常见原因为过度使用。拉伤初期应进行 PRICES 治疗，并且应调整身体活动内容。运动员可进行轻微的牵拉练习，屈腕和增强握力的练习也有助于康复。

腕伸肌拉伤

肘部腕伸肌拉伤常导致肱骨外上髁处疼痛。伸腕时阻力过大可引起腕伸肌拉伤，但引起拉伤的更常见原因为过度使用。拉伤初期应进行 PRICES 治疗，并且应调整身体活动内容。运动员可进行轻微的牵拉练习，反向屈腕和增强握力的练习也有助于康复。

肱骨内上髁炎和外上髁炎

正如前面提到的，肘关节很容易因过度使用而产生慢性炎症，好发于肱骨内上髁和外上髁。这两种炎症分别称为内上髁炎和外上髁炎，后者更为常见。

不合理的身体力学和长时间持续使用会使肱骨外上髁处的腕伸肌产生慢性炎症（见图 11.5）。由于球拍类运动是引起这种损伤的常见原因，因此又叫作网球肘。在工业环境中，日常使用锤子等工具或任何抓握、抬举等动作都可能引起肱骨外上髁炎。

外上髁炎的特征为肱骨外上髁处疼痛，有时可能出现轻微肿胀。

AT 在损伤初期应试图缓解疼痛和炎症。因此，可以进行 PRICES 治疗和使用辅具支撑受伤部位，通常将网球肘绷带缠绕在肘关节周围。限制加剧伤势的活动也不失为明智之举。轻柔牵拉腕

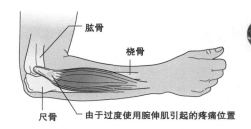

图11.5　外上髁炎引起的疼痛

伸肌肌腱有利于恢复，同时在可承受范围内应增强肌肉力量和耐力。应允许运动员逐渐参与今后的体育活动。AT可减少运动员做反复性动作的次数并建议运动员在球拍类运动中双手反手握拍。队医可选择药物治疗帮助运动员缓解网球肘问题。

　　虽然肱骨内上髁炎发生的概率低于外上髁炎，但很多运动员还是会受到内上髁炎的困扰，它通常由反复性投掷动作引起。

　　肱骨内上髁炎是指腕屈肌肌腱在肱骨上的附着点出现炎症。有些人将肱骨内上髁炎称为棒球肘。棒球肘也指年轻运动员（通常为9~12岁）的肱骨内侧由于反复性投掷动作导致骨骺分离（见图11.6）。

　　内上髁炎的治疗方法与外上髁炎类似，即休息、冰敷和支撑。运动员需要减少做投掷动作的次数以及加强腕屈肌的肌肉力量。AT会持续监测运动员的伤势。由于肘关节处可能产生尺神经压迫，尤其在发生肘关节内侧损伤时，因此AT需要对肘关节进行全面评估。如果疑似骨折或运动员主诉麻木、刺痛或剧烈疼痛，AT应将运动员转诊至医生处。

真实案例

　　在一次大学棒球比赛中，我们学校的投手在投球时听到"砰"的一声响。他疼得龇牙咧嘴，抓着肘关节从投球区倒在旁边的草地上，在草地上打滚，叫喊着说自己的肘关节断了。他那样叫喊，很明显他还有呼吸和脉搏。当他冷静下来后，我确定他的肘部没有明显骨折，他自己走到球员休息区进行进一步的检查应该没有什么问题。在为他做检查时，这名受伤的运动员由于疼痛非常抗拒活动肘部，他坚称自己的肘部已经断了。检查发现其肘内侧尤其是内上髁远端的压痛感非常强烈。我测量了他的末梢脉搏，检查了毛细血管再灌注时间，进行了感觉测试。他的握力没有问题，手臂神经血管功能正常。通过肘外翻应力试验发现其肘关节非常不稳定，提示尺侧副韧带损伤。我们决定冰敷其肘部并用悬臂带固定，随后将他送至他的家庭骨科医生处。诊断结果为尺侧副韧带断裂，需要进行重建手术以及全面的康复治疗。虽然他不能再投球了，但他仍然能够作为一垒手参加竞技性棒球比赛。

格雷戈·埃勒斯（Greg Ehlers），EdD, ATC

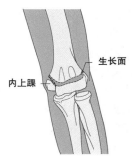

图11.6　棒球肘

韧带损伤

　　肘部扭伤与其他所有扭伤一样，也分为一级、二级和三级。包括桡侧副韧带和尺侧副韧带在内的任何一条肘部韧带都有可能出现扭伤。

尺侧副韧带扭伤

　　尺侧副韧带貌似比其他肘部韧带都更容易发生扭伤，特别是对于需要做投掷动作的运动员来说。有一部分原因是投掷动作会在肘内侧产生应力。运动员每次投棒球或击中网球（正手）都会牵拉肘内侧，这种长时间的反复拉伸会导致韧带损伤，这种损伤机制同时也会损伤横跨肘关节的其他肌肉。此外，直接打击可引起尺侧副韧带断裂。想象一下摔跤选手单手撑地支撑体重时被对手撞到肘外侧的情形。这种情况会产生外翻应力（迫使关节内侧分离），过大的应力会作用于尺侧副韧带上。

　　尺侧副韧带扭伤的特点为肘内侧疼痛和肿胀，尤其是当韧带部分撕裂时。AT 检查肘部时，可能会出现关节松弛。韧带扭伤应进行 PRICES 处理，使用弹性绷带可缓解肘部肿胀以及起到支撑肘部的作用。中度或重度损伤可能需要用夹板固定，AT 常将运动员转诊至医生处进行进一步的诊断性测试以排除骨折的可能性。当内侧副韧带损伤时，应观察肘部有无尺神经损害。AT 只需简单地叩击肱骨内上髁后侧就能检查尺神经是否正常。如果神经受到刺激，会引起向下延伸至手部的闪痛。这种叩击尺神经的方法称为 Tinel 测试。

　　在尺侧副韧带损伤的康复过程中，增强屈腕肌的肌肉力量非常重要，这是因为屈腕肌横跨肘关节内侧并维持整个关节的稳定性。屈腕和握力练习有助于

损伤恢复。当出现韧带断裂这种非常严重的损伤时，可能需要进行重建手术。需由骨科医生完成尺侧副韧带重建手术。手术时将一定长度的肌腱（通常取自掌长肌）连接在肱骨远端和尺骨近端上。接受该手术治疗的运动员需要经过较长的康复期才能重新参与棒球和网球等体育运动。

桡侧副韧带扭伤

　　肘部桡侧副韧带扭伤较为罕见。除了痛点在肘外侧外，桡侧副韧带损伤的其他特点和尺侧副韧带损伤相同。该韧带扭伤的康复应侧重于伸腕组织。这些肌肉在肘外侧横跨肘关节并维持出现外侧副韧带扭伤的肘部的动态稳定性。

外翻应力

　　肘部外翻应力是指前臂侧向移动时肘关节内侧分离。

合并过伸性损伤

　　运动员常常因跌倒时伸开手臂支撑或肘部受到打击而发生肘关节过伸。虽然鹰嘴撞到肱骨可能会挤压鹰嘴，但这种特殊的损伤机制能够导致韧带扭伤或肌肉拉伤。

　　过伸性损伤在很多情况下会引起上述任何一种问题（扭伤、拉伤、骨性挤压）。这种损伤在初期需要进行 PRICES 处理。如果发生更为严重的损伤，则需将运动员转诊至医生处。随着伤势恢复，运动员应重建关节活动和改善屈肘肌的肌肉力量。运动员在伤后第一次重新参与运动时，可能需要进行防止肘关节过

伸的贴扎。

肘关节是一个几乎没有任何天然保护垫的骨性关节。因此肘关节挫伤相当常见，通常使用 PRICES 处理方法。还可以使用各种防护垫进一步保护肘关节。

如果出现鹰嘴挫伤，那么鹰嘴滑囊可能受到刺激，这会引起肘尖处液体积聚。虽然这一般不会致残，但液体积聚会使肘尖处冒出一个高尔夫球大小的鼓包（见图 11.7）。AT 应进行加压包扎，如果伤势一直持续，队医可能抽取出肘尖处的液体。任何情况下都需要用防护垫充分地保护肘部，防止出现进一步挫伤。

神经损伤

肘关节可能会出现不同的神经损伤。挫伤是尺神经的常见损伤。由于尺神经较为表浅且行走于肱骨内上髁后侧，因此尺神经很容易被撞击或击中。通常鹰嘴被击中引起的神经压迫会导致闪痛和刺痛。出现严重的尺神经挫伤时，疼痛和不适感的持续时间会更长。需要使用防护垫保护受伤部位。

发生骨折或出现拉伤等肌肉损伤后，骨骼可能会被卡住，引起桡神经损伤。桡神经损伤会出现神经麻痹，即神经无法将电信号传递至肌肉使肌肉收缩。肘部的神经解剖结构见图 11.8。

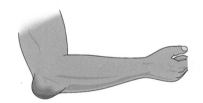

图11.7 鹰嘴滑囊炎

如果……，你应该怎么做

作为一名实习生，你走过进行网球训练的运动员身边时，发现其中一名运动不停揉搓肘外侧。她的疼痛非常明显。

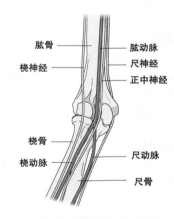

图11.8 肘关节周围的神经与血管

肱骨
桡神经

肱动脉
尺神经
正中神经

桡骨
桡动脉

尺动脉
尺骨

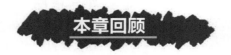

小结

　　肘部是由上臂的肱骨以及下臂的桡骨和尺骨组成的滑车关节。肱二头肌和肱三头肌收缩时分别使肘关节屈曲和伸展。腕屈肌和腕伸肌横跨肘关节并与肱骨相连。关节外侧的桡侧副韧带和关节内侧的尺侧副韧带也能够维持肘部的稳定性。这些韧带扭伤的损伤机制有时与膝关节内外侧副韧带扭伤几乎相同。肘部还比较容易出现过度使用性损伤，例如网球肘。

关键术语

　　定义以下在本章中出现的专业术语：

滑囊
棒球肘
网球肘

复习题

1. 描述肘部的骨性结构和肘部周围肌肉收缩产生的关节活动。
2. 描述网球肘。AT 应该如何治疗网球肘？
3. 说明肘关节过伸时可能发生哪种类型的损伤。
4. 什么损伤机制会引起尺侧副韧带拉伸或撕裂？

强化活动

1. 请 AT 演示评估肘部的方法。
2. 访问美国运动医学研究所（American Sports Medicine Institute，ASMI）网站，学习更多关于肩部内侧、外侧和后侧损伤的知识。
3. 访问 StoneClinic 网站，查阅与肱骨内上髁炎和外上髁炎相关的基本康复方法。

延伸与拓展

1. 阅读以下关于内侧副韧带重建的文章并撰写一篇小结。

    　　Erne, H., I.Zouzias, and M. Rosenwasser. 2009. Medial collateral ligament reconstruction in the baseball pitcher's elbow. *Hand Clinics* 25(3):339–346.

2. 阅读以下关于调整身体活动内容以预防肘部损伤的文章并撰写一篇小结。

    　　Brockenbrough, G. 2009. Prescribe less play to prevent elbow injuries in pediatric/adolescent athletes. *Orthopedics Today* 29(6): 28.

3. 阅读以下关于为投球手设计力量与体能训练方案以预防肘部损伤的文章并撰写一篇小结。

    　　Borelli, A. 2009. Engineering a strong pitching elbow: an off-season training plan. *Journal of Strength and Conditioning* 31(2): 64–73.

第 **12** 章

腕部和手部损伤

学习目标

学生完成本章的学习后可以：

- 了解腕部和手部的基本解剖结构。
- 说明腕部和手部的不同损伤类型。
- 了解引起损伤的常见机制。
- 了解腕部和手部骨折的症状和体征。

腕部损伤占所有运动损伤的9%。接球、握住球棒、抓住对手都是运动员的主要任务。腕部和手部损伤会极大程度地限制运动员的运动能力以及大大降低运动员的士气。鉴别损伤的类型和程度有助于确定适宜的处理方法和运动员重回赛场的时间。

腕部和手部解剖结构

腕部和手部包括很多骨骼、肌肉、韧带、神经和血管。作为最灵活的身体部位，上述所有结构对手部的整体功能来说都十分重要，任一结构出现损伤，都会降低运动员的功能能力。

骨骼和关节

腕关节是手臂和手部之间的关节，由7块不规则的腕骨在手臂的桡骨、尺骨与手部的掌骨之间形成关节，使腕关

节可以进行活动（见图12.1）。手舟骨是腕关节较为重要的一块骨骼。手舟骨

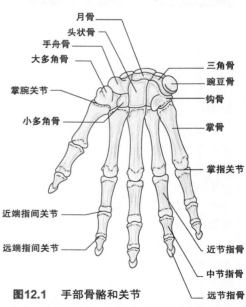

图12.1　手部骨骼和关节

源自：W.C. Whiting and R.F. Zernicke, 1998, *Biomechanics of musculoskeletal injury* (Champaign, IL: Human Kinetics), 200.

仅一端具有血液供应，因此一旦发生骨折很难愈合。当手指外展时，手舟骨位于称为鼻烟窝的腕关节凹陷处。

5 块掌骨的远端分别与指骨近端相连。从拇指侧开始，将 5 块掌骨从拇指侧开始编号为 1~5。手指共有 15 块指骨。

手部关节根据构成关节的骨骼以及关节位于近端或远端而命名。例如，拇指有 2 个关节：掌指关节和指间关节。第 2~5 个手指有掌指（Metacarpophalangeal，MCP）关节、近端指间（Proximal Interphalangeal，PIP）关节和远端指间（Distal Interphalangeal，DIP）关节。

肌肉

腕部和手部的运动由很多肌肉控制，这些肌肉可分为伸肌群和屈肌群。屈肌群位于前臂前侧，伸肌群位于前臂后侧。

> **了解多样性**
>
> 12%~20% 的白种人没有掌长肌（Schrefer，1994）。无掌长肌将意味着运动员可能无法用力屈曲腕关节。

韧带

因为韧带需要连接很多块骨骼，因此腕部和手部的韧带显得错综复杂。腕关节的稳定性靠内外侧的副韧带维持。尺侧副韧带连接尺骨远端与三角骨、豌豆骨。桡侧副韧带连接桡骨远端与大多角骨和舟状骨。

屈肌支持带又叫作腕横韧带，这条韧带对 AT 来说尤为重要。该结构位于腕骨前侧以及屈腕肌肌腱和正中神经上方。屈肌支持带不仅能够维持腕骨的稳定性，还能保护行走于支持带下方的屈腕肌肌腱和正中神经。

拇指处有多条重要的韧带。其中拇指内侧的尺侧副韧带（内侧副韧带）和外侧的桡侧副韧带（外侧副韧带）尤为重要（见图 12.2）。这些韧带维持关节内外侧的稳定性。

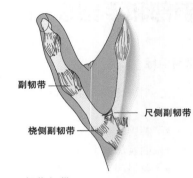

图12.2　拇指韧带

预防腕部和手部损伤

常用来保护腕部和手部的护具包括支具、贴布、手套和防护垫等。戴手套或贴扎能够防止腕部和手部出现任何类型的损伤，防护垫能够防止手背出现挫伤。很多橄榄球运动员使用拇指护具以预防拇指扭伤。AT 可让运动员使用塑料夹板和支具预防容易出现的损伤。但是某些运动项目规定禁止使用硬质材料制成的护具或者只能在医生开具证明的前提下使用护具。

治疗腕部和手部损伤与病症

我们可以用手操作各种工具以及完成无比复杂的动作。手部即使是最小的损伤，也可能改变手部运动或使运动员难以参与体育运动。

骨骼损伤

腕部和手部的任一骨骼都可能发生骨折。所有运动项目都需要使用手部并常常使手部具有损伤的风险。骨折的最常见原因是受到直接撞击。骨折常伴随肿胀、疼痛、畸形和伤残。与骨折相关的并发症有骨折不愈合和骨骼坏死两种，其中骨骼坏死又叫作缺血性坏死（由于缺乏血流而坏死）。腕部的舟状骨最容易出现骨折不愈合和缺血性坏死。所有的骨折都应进行夹板固定，同时应由医生进行评估。

另一种常见的骨折好发于掌骨，尤其是第 4~5 掌骨。因为该部位的骨折通常由用拳头重击或撞到坚硬的物体所致，因此又被称为拳击手骨折。

克雷氏（Colles）骨折发生在前臂远端。运动员跌倒时手臂伸展支撑地面，使桡骨和尺骨同时骨折。

肌肉和肌腱损伤

反复的应力作用和牵拉能够使腕部和手部的任何一块肌肉出现拉伤。常见症状为疼痛、肿胀和无法移动。AT 可进行关节活动度测试以确定具体累及哪块肌肉。通过分析运动员的动作可以确定是否由于应力作用引起肌肉拉伤。AT 应进行 PRICES 处理并制定改善肌肉无力的运动方案，从而为运动员重回赛场做准备。为肌肉提供额外支撑的贴扎同样有助于损伤的康复。

肌腱炎

肌腱炎是指肌腱产生的炎症。引起炎症的原因为过度使用、牵拉或受到外力撞击。由于肌腱炎一旦出现很难完全消除，因此 AT 的目标是通过增强肌力和柔韧性、使用防护垫以及避免重复性

损伤帮助运动员预防肌腱炎。

拇指容易出现 de Quervain 肌腱炎，该肌腱炎累及拇长展肌和拇短伸肌。铅球运动员持球时腕关节为桡偏状态，很容易产生 de Quervain 肌腱炎。运动员外展拇指时具有一定困难，可能会有肿胀和捻发音。运动员需要停止做反复性动作。这种损伤适合用 PRICES 方法进行处理。

槌状指

指尖受到撞击能够引起槌状指（见图 12.3）。撞击力使伸指肌肌腱从骨骼附着点处撕裂。该损伤的突出特征为手指处于屈曲状态。由于肌腱与骨骼分离，运动员无法伸直手指。受伤部位会出现疼痛和一定程度的肿胀。应使用夹板将

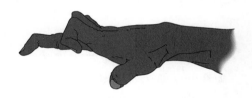

图12.3　指骨远端撕脱性骨折引起槌状指。槌状指的特征为远端指间关节无法伸展

手指固定在伸展位并将运动员转诊至医生处进行处理。医生有两种治疗方案：手术治疗或用夹板固定手指。如果伸展肌腱并将其固定在附着点上，肌腱可自行愈合。如果肌腱回缩远离其附着点，则需要通过手术重新将肌腱与骨骼连接。很多时候运动员认为这种损伤无关紧要，可能不会向 AT 或其他医疗人员报告。忽视这种损伤将导致远端指间关节永久性屈曲。

球衣手

球衣手与槌状指类似，除了屈指肌

肌腱从手指断裂外，受伤运动员无法屈曲远端指间关节。当远端指间关节屈曲时被迫伸直会发生这种损伤，例如运动员把对方球员的球衣攥在手里时有一根手指被迫伸直，使肌腱断裂。运动员会出现疼痛和肿胀。夹板固定和冰敷是在损伤初期 AT 采用的比较好的治疗手段。需要进行手指的射线检查以确定损伤程度，医生将决定是否需要手术。

纽扣畸形

纽扣畸形发生在近端指间关节处（见图 12.4）。近端指间关节受到强力撞击能够引起关节囊撕裂，使伸指肌肌腱侧向滑脱。位于侧向的肌腱收缩迫使远端指间关节伸展、近端指间关节屈曲。运动员无法伸直近端指间关节，还会出现疼痛和肿胀。AT 应用夹板固定受伤手指

如果……，你应该怎么做

一位男性体操运动员正在穿体操裤。他的手打滑，裤子总也穿不上，经过观察你发现他提不起自己的指尖。你跟他说他可能出现了槌状指，应该去看 AT 和团队医生。这名运动员拒绝了。你告诉他这样可能会导致永久性的损伤。运动员答复说："所以我买了保险啊！"

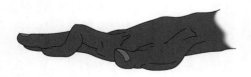

图12.4　纽扣畸形。 手指上包裹伸指肌肌腱的腱鞘撕裂，引起肌腱滑落至手指一侧，使近端指间关节屈曲、远端指间关节过伸

并将运动员转诊至医生处进行治疗。很多时候可以用夹板固定手指，使固定伸指肌肌腱的结缔组织自行愈合，否则就需要通过手术干预。

韧带损伤

很多扭伤都不是很严重，可以通过PRICES 方法予以治疗。人们对扭伤普遍有一个误解，就是认为扭伤发生时必须把扭伤的韧带拉回原位。这种想法是不正确的！扭伤是指韧带受伤，牵拉受伤的韧带只会造成更多的损伤。

腕部扭伤

过度使用、跌倒和强有力的扭转运动常引起腕部扭伤。具体是哪条韧带扭伤取决于应力作用在哪条韧带上。例如，腕部过度尺偏会由于张力过大或过度牵拉而损伤尺侧的韧带，腕部过度桡偏会损伤内侧的韧带。运动员会出现疼痛、关节活动度可能下降、握力下降以及一定程度的肿胀。AT 应建议进行 PRICES 处理。当运动员重新参与运动时，贴扎可预防进一步损伤。腕部扭伤的康复应侧重于重建正常的关节活动度和肌肉力量。

三角纤维软骨复合体损伤

三角纤维软骨复合体（Triangular Fibrocartilage Complex，TFCC）损伤已经成为腕部扭伤运动员的隐患。TFCC是位于尺骨和腕骨之间的软骨，具有缓冲作用。腕部用力旋转或过度伸展会使 TFCC 损伤。治疗方法通常为先制动随后进行康复，以重建腕部关节活动度和肌肉力量。有时则需要通过手术修复TFCC 损伤。

月骨脱位

运动员跌倒时用手撑地，在触地时

手部可能处于屈曲位或伸展位，任意姿势都能够导致掌骨脱位，其中月骨脱位最为常见。该脱位会引起畸形、疼痛、肿胀和关节活动度下降。任意一块掌骨脱位都应使用夹板固定并将运动员转诊至医生处进行复位。

腱鞘囊肿

有时腕部腱鞘内会出现液体蓄积，这被称为腱鞘囊肿（见图 12.5）。治疗方法通常为冰敷和调整身体活动内容。如果症状持续存在，需由医生评估损伤。

猎人拇指

拇指内侧副韧带损伤称为猎人拇指（见图 12.6），有时候也称为滑雪者拇指。猎人拇指是一个比较老的术语，最早用来描述农夫扭断鸟类的脖子以把它放在锅里烹饪时引起的韧带损伤。因为滑雪

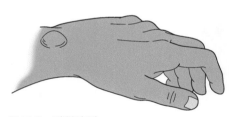

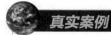
图12.5　腱鞘囊肿

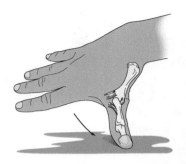

图12.6　猎人拇指及损伤机制。当拇指外展时能够导致尺侧副韧带断裂

源自：W.C. Whiting and R.F. Zernicke, 1998, *Biomechanics of musculoskeletal injury* (Champaign, IL: Human Kinetics), 203.

杖有时会被卡住使拇指被迫外展，因此这种损伤也叫作滑雪者拇指。总的来说，拇指被迫外展时会使拇指内侧的韧带损伤，例如接住篮球时。运动员主诉关节疼痛，同时损伤部位会出现肿胀。

这种损伤的治疗方法包括用夹板固定拇指内侧和冰敷。必须通过 X 射线检查以确定在韧带撕裂的同时是否发生了撕脱性骨折。

指间关节侧副韧带扭伤

侧副韧带位于指间关节两侧。指骨受到应力作用时，侧副韧带维持指间关节的稳定性。但是当关节受到的应力超过正常范围，韧带会出现扭伤。例如，球撞到手指、运动员着地时屈曲或伸展的手指先接触地面或手指意外地被对手的球衣钩住。侧副韧带损伤时手指非常疼痛，还有可能致残，关节会肿胀和变色。AT 将与队医协商以确定是否需要进行 X 射线检查以排除骨折。冰敷会使肿胀程度降至最低。如果手指肿胀过于严重，运动员将无法使手指屈曲。当他重回赛场时，通常会将受伤手指与未受伤手指贴扎在一起（如伙伴贴扎法）。使用防

真实案例

一名男性体操运动员让我看看他的手。他说几天前锻炼时手掌被切伤了。他自己对损伤进行了处理但仍没有完全好转。当我打开包扎的绷带时很显然就明白了为什么他的伤势不见好转了。他用他母亲的针和黑线自行缝合了伤口。幸运的是，他的伤口没有感染。我把这名运动员送至他的家庭医生处，由医生帮他拆线并给予抗生素治疗。

洛林·A·卡特赖特（Lorin A. Cartwright），MS，ATC

如果……，你应该怎么做

　　一名垒球运动员用头前滑垒姿势到达二垒位置，随后发现她的手指出现了问题。她告诉你另一名运动员拉拽了她的手指，她感觉到了"砰"的一声。

护垫也可能有助于预防其他损伤。

指间关节或掌指关节脱位

　　指间关节或掌指关节脱位时，通常其中一块骨骼向掌侧移动，另一块骨骼向背侧移动。因为很多细小的肌腱、神经和血管行走于指间关节和掌指关节中，因此需要由队医将所有脱位的手指和拇指关节进行复位。如果复位不当，手指会出现永久性损害。关节脱位时韧带可能被撕裂，同时还可能发生骨折。有一名垒球运动员飞扑接球时手指脱位，她的队友为了帮她，拉拽了她的手指，使分裂的骨碎片进入并切断了肌腱。后来这名垒球运动员接受了手术，医生在她的手指里嵌入 4 枚钉子，才使手指伸直，从此以后她不让任何人触碰她的手指。

神经损伤

　　与肘关节一样，腕部和手部也会出现神经损伤。腕管综合征是位于掌骨前侧的正中神经的常见损伤。腕骨和覆盖在上面的韧带组织在该部位形成一条管道，正中神经从这条管道中穿过止于手部。如果抓握、打字或其他重复性动作造成的过度使用使腕管狭窄，正中神经则会受到压迫。压迫正中神经能够引起疼痛、刺痛、麻木以及拇指、食指和中指无力。

　　治疗方法包括使用夹板固定腕关节、牵拉屈腕肌和药物治疗。如果上述方法无效，医生可能会在受伤部位注射类固醇，或通过手术切开松解腕管。

FYI

掌侧

　　手掌侧。

背侧

　　解剖姿势下身体的背面或后面。

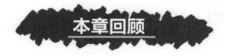

本章回顾

小结

　　任何一种体育活动都需要腕部和手部的参与，因此容易出现各种损伤，包括非常轻微的损伤以及引起永久性残疾的损伤。为了帮助受伤运动员，其他运动员可能会拉拽已损伤的手指，这会增加损伤的严重程度。由于腕部和手部的结构十分复杂，因此很多损伤的症状和体征都相同。为了保证最佳治疗效果，AT、教练或队医应是第一个进行处理的人员。医生应该对大多数扭伤进行评估以排除骨折。

关键术语

定义以下在本章中出现的专业术语：

缺血性坏死	猎人拇指
纽扣畸形	腱鞘囊肿
拳击手骨折	球衣手
腕管综合征	槌状指
克雷氏骨折	三角纤维软骨复合体（TFCC）
de Quervain 肌腱炎	

复习题

1. 哪一块骨骼位于鼻烟窝下方？
2. 描述槌状指的损伤机制。如何用夹板固定槌状指？
3. 描述猎人拇指的损伤机制。为什么这种损伤又叫作滑雪者拇指？
4. 如何用夹板固定球衣手？
5. 有哪些处理腕部、手部和手指损伤的常见方法？

强化活动

1. 找一本解剖教材，复习不同掌骨的位置。
2. 请 AT 演示评估腕部和手部的方法。
3. 访问相关网站，查阅腕部和手部的图片及其详细的解剖结构。

延伸与拓展

1. 撰写一篇关于正确处理手部具体损伤的报告。
2. 阅读以下关于运动员掌骨骨折的文章并撰写一篇报告。

   Marchessault, J., Conti, and M. Baratz. 2009. Carpal fractures in athletes excluding the scaphoid. *Hand Clinics* 25(3): 371–388.

3. 阅读以下关于运动员中较罕见发生但值得探讨的神经和血管损伤的文章并总结文章中的关键点。

   Ruchelsman, D.E., and S.K. Lee. 2009. Neurovascular injuries of the hand in athletes. *Current Orthopaedic Practice* 20(4): 409–415.

4. 阅读以下关于橄榄球运动员前臂和腕部损伤发生率的文章并进行总结。

   Carlisle, J.C, C.A. Goldfarb, N. Mall, J.W. Powell, and M.J. Matava. 2008. Upper extremity injuries in the National Football League, part II: elbow, forearm, and wrist injuries. *American Journal of Sports Medicine* 36(10): 1945–1952.

5. 阅读以下关于前臂和腕部损伤的文章并进行总结。

   Altizer, L. 2003a. Hand and wrist fractures, part I. *Orthopaedic Nursing* 22(2): 131–138.

   Altizer, L. 2003b. Hand and wrist fractures, part II. *Orthopaedic Nursing* 22(3): 232–239.

Goitz, R.J., and M.M. Tomaino. 2002. Traumatic hand injuries evaluation and management: understanding of the complex anatomy is the key to diagnosis. *Journal of Musculoskeletal Medicine* 19(5): 204–206, 208–210.

6. 访问一些运动医学设备网站，比较现有的用来治疗和预防损伤的腕部夹板类型。
7. 访问相关网站，学习更多有关 TFCC 损伤的知识。
8. 访问相关网站并展示手部常见损伤及治疗方法。

第五单元

了解下肢运动损伤

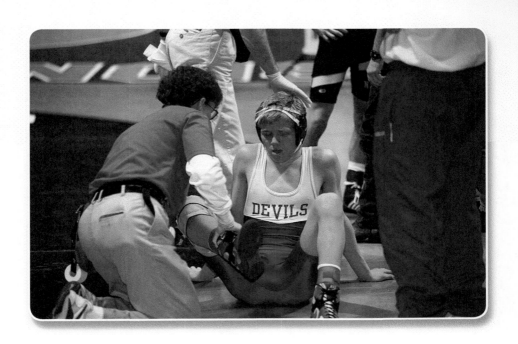

第 13 章

髋部、骨盆和大腿损伤

学习目标

学生完成本章的学习后可以：

- 描述髋部的基本解剖结构。
- 说明运动引起的常见髋部、骨盆和大腿损伤。
- 识别髋部、骨盆和大腿损伤的常见症状和体征。
- 说明 AT 对于具体髋部、骨盆和大腿损伤的治疗措施。

某些人体最强壮的肌肉位于髋部、骨盆和大腿，但人体需要这些肌肉大量参与身体活动，因此这些肌肉很容易出现损伤，使运动员长时间无法参与运动。鉴于这些肌肉的重要性和易损性，掌握这些损伤的预防和治疗手段特别重要。

髋部、骨盆和大腿解剖结构

髋关节属于滑液性球窝关节，是股骨和骨盆形成的关节或接触点，即股骨头刚好嵌入髋臼的杯状结构中。髋臼很深且被较厚的韧带结构覆盖，这些韧带结构维持髋臼的稳定性。图 13.1 为髋部和骨盆的侧面观图。

髋臼唇附着在髋臼边缘，是一种坚韧的纤维组织，沿髋臼边缘延伸以帮助固定股骨。髋臼唇同时也是关节边缘和股骨之间的缓冲结构。

股骨是人体最长的一块骨骼，骨盆由较厚、强劲的韧带所连接。股骨周围有 2 个肌肉群：股四头肌和腘绳肌。

髋部肌肉是人体最强有力的肌肉。屈髋肌群包括股直肌、缝匠肌和髂腰肌。腘绳肌和臀大肌使大腿后伸（见图 13.2）。髋关节外展主要是臀中肌、臀小肌和阔筋膜张肌等髋外侧肌肉收缩的结果。髋关节内收主要由腹股沟肌肉收缩完成。腹股沟肌肉起于耻骨联合处，向下延伸止于股骨内侧。主要的腹股沟肌肉包括股薄肌、大收肌、长收肌和耻骨肌。

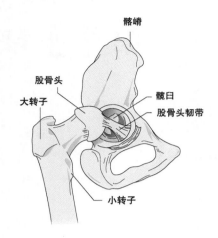

图13.1　髋部和骨盆侧面观

源自：W.C. Whiting and R.F. Zernicke, 1998, *Biomechanics of musculoskeletal injury* (Champaign, IL: Human Kinetics), 138.

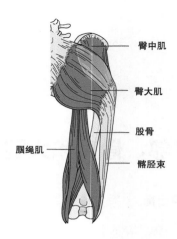

图13.2　髋部后侧的肌肉组织。伸展大腿的肌肉除腘绳肌外，还包括臀大肌和臀中肌

> **了解多样性**

中国女性的髋关节比西方女性窄 4 厘米，中国男性的髋关节比西方男性窄 7 厘米（Purnell and Paulanka，2003，2005）。

预防髋部、骨盆和大腿损伤

　　因为髋关节的稳定性较高，AT 不会看到很多髋部的韧带扭伤或脱位。但是他们会看到很多与肌肉拉伤相关的损伤。因此，在剧烈运动或身体活动之前应进行适当的柔韧性训练和牵拉练习。此外，由于很多运动项目中都会使大腿暴露在外，运动员应佩戴护具。例如，在橄榄球运动中，运动员应佩戴保护垫以覆盖股四头肌的重要部分。因为髂嵴处几乎没有天然的保护性结构，因此同样能发生接触性损伤。例如，橄榄球等项目的运动员必须佩戴髋部防护垫以保护髂嵴。无论怎么强调适当的力量训练

都不为过，同时由于髋部和下躯干周围的肌肉被认为是核心区域，因此这些肌肉的力量对于维持平衡和稳定性来说十分有必要。

治疗髋部、骨盆和大腿损伤与病症

　　髋部、骨盆和大腿的绝大多数损伤都属于拉伤和挫伤。但是这些部位同样也会出现其他损伤，例如骨折和脱位。

骨骼损伤

　　尽管骨盆骨折并不常见，但是当过大的应力作用于骨组织上时就会产生骨折。引起髋部、骨盆和股骨的运动相关骨折的原因通常为撕脱伤（肌腱脱离骨骼）、骨骺破裂（生长板损坏）、应力作用或股骨外伤。

髋骨隆凸挫伤

　　髋骨隆凸挫伤是指髂嵴挫伤。髂嵴

的位置较为表浅且覆盖在髂嵴上的软组织较少，但是髂嵴是很多肌肉的附着点，所以当非常大的作用力撞击髂骨时会使这些肌肉的力量下降。运动员必须佩戴防护垫以避免与其他物体更多地接触。

髋臼唇撕裂

尽管髋臼唇撕裂并不常见，但发生急性损伤时仍有可能撕裂髋臼唇。虽然大多数运动员都是在不知不觉中出现髋臼唇撕裂的，也就是说这种损伤的产生较为缓慢且没有具体的损伤机制。撕裂的髋臼唇能够翻转进入髋关节，使髋部被卡住，引起髋部疼痛和关节活动度受限。髋臼唇撕裂通常需要手术修复，但有时运动员能够学习如何处理这种损伤以使髋关节不受髋臼唇撕裂的刺激。

撕脱伤

撕脱性骨折是指肌肉强有力地收缩时将骨骼从肌腱附着点处分离。例如，当橄榄球运动员在被防守队员抱住腿的情况下继续拼命向前跑时，可能会发生撕脱性骨折。这时屈髋肌可能会强有力地收缩，引起骨折。

生长板骨折

骨骺骨折发生在骨骼的生长板上，尤其是发生在股骨头骨骺上，即股骨颈与股骨头连接处。股骨头从股骨颈处滑脱，引起腹股沟、髋和膝部疼痛。部分专家认为生长板骨折是 10~15 岁体力活跃的儿童中最常见的髋部损伤。AT 怀疑出现这种损伤时，应将运动员转诊至医生处，因为需要通过手术终止滑脱现象并闭合生长板。

应力性骨折

尽管并不常见，但股骨应力性骨折好发于长时间奔跑的运动员中。应力性骨折由重复性的应力作用导致，一般由于跑步时下肢对地面的作用力过大。这种较大的作用力会使股骨轻微弯曲。就像铅笔弯曲一样，骨骼一侧受到挤压，另一侧被牵拉。当骨组织反复被牵拉时，能够产生骨裂，引起剧烈疼痛和不适。运动员在指导下通过休息和水疗等替代性治疗可以减小骨折处的应力，从而使应力性骨折自行愈合。

股骨骨折

由于股骨是人体最大的骨骼，因此引起股骨骨折的应力通常非常大。股骨骨折的特征包括剧烈疼痛、功能丧失以及内出血、肿胀或肌肉、肌腱、神经和动脉撕裂。运动员通常无法活动腿部。股骨骨折常引起腿部外旋。损伤初期的处理包括制动和由 EMS 将运动员转移至医院。他们经常使用牵引夹板轻轻牵拉股骨，从而缓解腿部疼痛和痉挛。

如果……，你应该怎么做

在橄榄球训练中，AT 和实习生正搀扶着一名受伤球员离开球场。此时你看到另一位运动员的腿好像也在训练时受伤了，他的腿外旋并且剧烈疼痛。你向他走过去时他的队友开始抓住他受伤的腿并且说应该伸直这条腿。

髋关节脱位

非常大的应力能够引起髋关节脱位。大多数髋关节脱位为后脱位并伴随骨折等其他创伤。由于髋部包含很多神经和血管组织，因此该部位可能出现严重损伤。髋关节脱位的运动员会有剧烈疼痛，且腿部通常为内旋状态（见图 13.3）。发生这类损伤时，应呼叫 EMS 尽快将运动员转移至医院。髋关节脱位只能由医生进行复位。在运动员重新参与运动前需要非常重要的后续治疗。髋关节脱位的康复通常从重建正常的关节活动度和肌肉力量开始。步态训练或重新学习如何正常行走也是十分必要的。你可以想象的是，这是一个漫长的过程。

Legg-Calvé-Perthes 病

在处于生长发育期的儿童和少年中，股骨头的血流一旦被破坏，会引起股骨头组织坏死，这种病症称为 Legg-Calvé-Perthes 病。典型症状和体征包括腹股沟或膝部疼痛和跛行。如果疑似这种病症，应立即将运动员转诊至医生处。

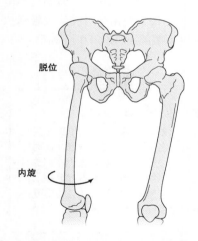

图13.3　髋关节脱位。注意腿部是内旋的

肌肉和肌腱损伤

大腿拉伤是常见的运动损伤，尤其是屈髋肌、伸髋肌和腹股沟肌肉组织拉伤。腿部的很多肌肉都跨越 2 个关节。例如，腘绳肌跨越髋关节后侧帮助伸髋，还跨越膝关节帮助屈膝，这也是某些人认为腘绳肌容易出现拉伤的原因。另一种理论是当肌力不平衡时，肌力较强的肌群会将过大的张力作用于拮抗肌群上。例如，如果运动员股四头肌肌力较强而腘绳肌肌力较弱，那么腘绳肌就容易被拉伤。

拉伤初期应进行 PRICES 处理并用弹性绷带包扎。需要将中度和重度肌肉拉伤的运动员转诊至医生处。康复应侧重于在重回赛场前恢复肌肉力量和关节活动度以及改善柔韧性。

髋部和大腿肌肉挫伤

大腿深度挫伤较为常见，尤其是在身体接触性运动项目中。在英式或美式橄榄球等多种身体接触性运动中，运动员的大腿经常与对方球员相撞，使肌肉组织受到挤压。大腿挫伤会导致由于肌肉紧张造成的屈膝角度减小。虽然运动中出现的擦伤都比较轻微，但大腿挫伤会致残。更为严重的挫伤实际上可引起组织撕裂和大面积出血。如果不进行恰当的处理，严重的大腿挫伤会引起骨化性肌炎，即在肌肉内形成骨组织（见图13.4）。由于骨组织的延展性相对肌肉组织较差，因此通常会导致残疾和功能

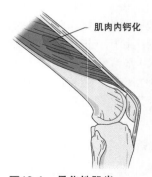

图13.4　骨化性肌炎

丧失等后果。

　　处理大腿挫伤时采用 PRICES 方法很重要，但在冰敷时应令运动员屈膝。AT 可用铰链式外固定支架将受伤运动员的膝关节固定在屈曲位，从而防止由损伤造成的柔韧性全部丧失。中度至重度挫伤的运动员应拄拐杖使作用于受伤部位的应力最小化，并将运动员转诊至队医处。

　　积极休息、冰敷和轻柔牵拉是恢复灵活性的有效方法。通常使用超声波（见第 16 章）促进受伤组织内部的血液再吸收以及分解骨组织沉淀物。由于挫伤可能引起骨化性肌炎，因此 AT 必须确保在挫伤部位上覆盖防护垫。

髋部滑囊炎

　　髋部侧面，尤其是股骨大转子上方能够产生一定的压力作用于滑囊。滑囊是充满液体的囊状结构，可以减少骨骼凸起处肌腱之间的摩擦。当肌腱产生的过大压力刺激滑囊时，会出现炎症。髋部滑囊炎的运动员会说上楼时能听到髋部发出噼噼啪啪的声音。

韧带损伤

　　髋关节是一个极其稳定的球窝关节，这主要是因为股骨头能够嵌入骨盆深处。髋部周围还被较厚的韧带结构和强有力的肌肉包围。

真实案例

　　我经常想起某个赛季前的第一次橄榄球训练比赛。当时我正站在场外观赛，一名防守后卫跑到球场边线附近引诱边侧接应队员，此时阻挡边侧接应队员的球员的护肩垫撞到那名防守后卫的髋部。防守后卫随即做了一个劈叉动作，结果出现剧烈疼痛。他处于仰卧位，髋关节和膝关节屈曲，并且无法站起来。经过检查，我断定他的髋部发生了脱位，于是立即呼叫了急救。我们将他放在后挡板上，并在他的膝关节下面放了一块垫子以维持膝盖的屈曲状态。医生在医院里将他的髋关节复位。不幸的是，髋关节脱位需要数月休息和康复才能正常愈合，因此他错过了那一年的所有比赛。

　　洛林·A.卡特赖特（Lorin A. Cartwright），MS，ATC

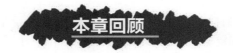

小结

　　由于髋部的骨性结构及其周围强劲的肌肉和韧带，髋关节的稳定性较高。大腿的肌肉群较为强劲有力，但如果没有适当保护则容易出现挫伤，尤其是股四头肌处。这些损伤会削弱运动员的运动能力，需要及时进行处理。AT 必须了解青少年运动员的股骨头骨骺可能出现 Legg-Calvé-Perthes 病或生长板骨折。应对受伤运动员进行详细的病史采集并观察其髋关节的位置，因为这能够帮助发现髋部周围的生长区域有无骨折。髋部的康复包括重建关节周围的柔韧性和肌肉力量。

关键术语

　　定义以下在本章中出现的专业术语：

髋臼	髋臼唇
股骨头骨骺	Legg-Calvé-Perthes 病
髋部滑囊炎	骨化性肌炎
髋骨隆凸挫伤	

复习题

1. 哪些髋关节的解剖结构使它具有极高的稳定性？
2. 本章中哪些损伤好发于年轻运动员？
3. AT 应如何治疗大腿严重挫伤的运动员？
4. 描述 AT 如何治疗大腿肌肉组织拉伤。
5. 为什么大腿肌肉组织容易出现拉伤？

强化活动

1. 请 AT 演示评估髋部、大腿和骨盆损伤的方法。
2. 请 AT 演示髋部康复的常见运动。
3. 浏览包含髋部损伤信息的相关网站。

延伸与拓展

1. 阅读以下关于优秀运动员髋臼撕裂的案例报告并进行小结。

　　　　Binningsley, D. 2003. Tear of the acetabular labrum in an elite athlete. *British Journal of Sports Medicine* 37(1): 74–88.

2. 阅读下列任一文章并说明文章中涉及的损伤的常见体征、症状和治疗方法。

　　　　Diaz, J.A. Fischer, A.C. Retting, T.J. Davis, and K.D. Shelbourne. 2003. Severe quadriceps muscle contusions in athletes: a report of three cases.

American Journal of Sports Medicine 31(2): 289–293.

Larson, C.M., L.C. Almekinders, S.G. Karas, and W.E. Garrett. 2002. Evaluating and managing muscle contusions and myositis ossificans. *Physician and Sportsmedicine* 30(2): 41–44, 49–50.

Rosenthal, M.D., and D.J. McMillan. 2004. Injury management update. Hamstring strain rehabilitation: a functional stepwise approach for return to sports, part I. *Athletic Therapy Today* 8(6): 34–35.

3. 阅读以下关于肌力不平衡与腘绳肌拉伤的文章并进行小结。

Croisier, J., S. Ganteayme, J. Binet, M. Genty, and J. Ferret. 2008. Strength imbalances and prevention of hamstring injury in professional soccer players: a prospective study. *American Journal of Sports Medicine* 36(8): 1469–1475.

4. 阅读以下关于腘绳肌拉伤复发的文章，并清晰表达你认为哪些是关于腘绳肌拉伤复发原因的最有力的论证。

Croisier, J. 2004. Factors associated with recurrent hamstring injuries. *Sports Medicine* 34(10): 681–695.

5. 浏览相关网站中关于腘绳肌拉伤的信息，并制作一张关于腘绳肌拉伤损伤机制及治疗方法的海报。

第 14 章

膝部损伤

学习目标

学生完成本章的学习后可以：

- 描述膝部的基本解剖结构。
- 说明运动引起的常见膝部损伤。
- 识别膝部损伤的症状与体征。
- 说明 AT 对于具体膝部损伤的治疗措施。

膝关节容易发生韧带扭伤、肌腱拉伤和软骨损伤。本章的主要内容为膝部的基本解剖结构以及运动员常见的膝部损伤。

膝部解剖结构

膝关节是由 3 块骨骼组成的滑车关节，由 4 条主要的韧带、软骨和强有力的肌肉组织共同维持关节稳定性。膝关节还可以旋转。

骨骼

构成膝关节的骨骼包括股骨、胫骨和髌骨（见图 14.1）。膝关节主要的运动由胫骨和股骨形成的关节完成，该关节又称为胫股关节。髌骨属于籽骨或浮骨，被嵌在髌腱中。髌腱将股四头肌与胫骨前侧相连并保护膝关节前侧。屈曲和伸展膝关节时，髌骨在股骨前侧上下滑动。这叫作髌股关节。

肌肉

膝关节的肌肉既可以产生关节活动，又可以维持关节的稳定性。膝关节的主要肌肉包括股四头肌和腘绳肌。伸展膝关节主要由股内侧肌、股外侧肌、股中间肌和股直肌构成的股四头肌完成（见图 14.2）。股直肌起于骨盆前侧，其他三块肌肉起于股骨。所有股四头肌都朝髌骨向下延伸至膝关节前侧髌腱处。髌腱跨越膝关节前侧并止于胫骨上端。

膝关节屈曲主要是腘绳肌收缩的结果。腘绳肌是股二头肌、半膜肌和半腱肌的总称（见图 14.3）。3 块腘绳肌起于骨盆下部后侧，沿大腿后部向下延伸，

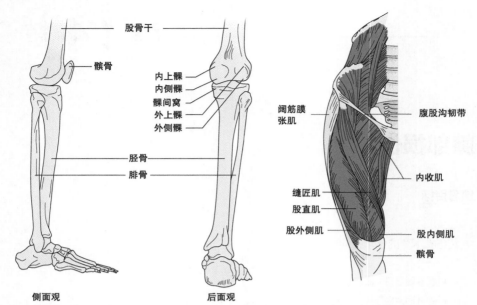

图14.1 膝关节侧面观和后面观

源自：W.C. Whiting and R.F. Zernicke, 1998, *Biomechanics of musculoskeletal injury* (Champaign, IL: Human Kinetics), 150.

图14.2 股四头肌

源自：W.C. Whiting and R.F. Zernicke, 1998, *Biomechanics of musculoskeletal injury* (Champaign, IL: Human Kinetics), 144.

跨过膝关节，止于胫骨。腘绳肌附着点的位置帮助限制胫骨相对于股骨过度前移。

除股四头肌和腘绳肌外，膝关节周围还有其他一些重要的肌肉负责完成各种膝关节运动以及维持关节稳定性。膝关节后侧的腓肠肌起于股骨后侧。腓肠肌的主要作用是绷直脚面（跖屈），同时腓肠肌还与腘肌一同使膝关节屈曲。

股薄肌位于膝内侧。该肌肉起于腹股沟附近，止于胫骨内侧，主要功能为内收股骨。髂胫束位于膝外侧。髂胫束是较为坚韧的结缔组织，髋部的阔筋膜张肌和臀大肌与股薄肌汇合，帮助髋关节外展。

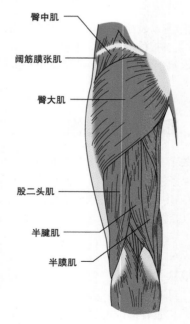

图14.3 腘绳肌

如果……，你应该怎么做

　　一名运动员曾在运动防护室进行跳跃者膝的治疗。当你在准备训练用的冷水机时，发现这名运动员还没有热身和牵拉就已经开始和队友挑战了。

韧带

　　膝关节共有 4 条主要的韧带（见图 14.4）。胫侧副韧带（Medial Collateral Ligament，MCL）帮助维持膝内侧的稳定性，腓侧副韧带（Lateral Collateral Ligament，LCL）帮助维持膝外侧的稳定性。前交叉韧带（Anterior Cruciate Ligament，ACL）限制胫骨相对于股骨过度前移，后交叉韧带（Posterior Cruciate Ligament，PCL）防止胫骨相对于股骨过度后移。前后交叉韧带从膝关节中间穿过并相互交叉，因此"交叉"意指"十字形"。

软骨

　　胫骨和股骨末端被坚韧的软骨覆盖，该软骨称为半月板，具有缓冲的作用（见图 14.5）。如果没有半月板，胫骨和股骨会相互摩擦，导致骨骼快速磨损。半月板还能够帮助维持膝关节的稳定性。胫骨顶端像桌面一样平坦。股骨末端尤其是股骨髁像橘子一样圆润。

　　如果没有稳定关节的结构，股骨会相对于胫骨过度移动，换句话说，橘子会在桌面上滚动。半月板外厚内薄，中间形成凹陷。半月板还附着在胫骨顶端，使股骨髁与胫骨顶端的稳定性增加，就像把橘子放在桌子上的碗里。股骨能够移动，但无法在胫骨上来回滚动。

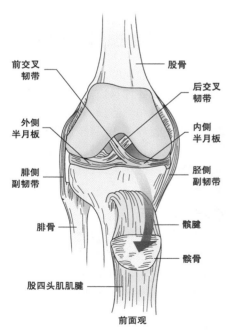

图14.4　膝关节的主要韧带。注意交叉韧带是如何从膝关节中间通过的

源自：W.C. Whiting and R.F. Zernicke, 1998, *Biomechanics of musculoskeletal injury* (Champaign, IL: Human Kinetics), 150.

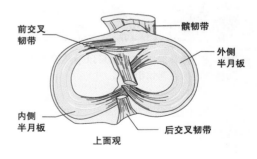

图14.5　内外侧半月板

源自：R.S. Behnke, 2001, *Kinetic anatomy* (Champaign, IL: Human Kinetics), 207.

预防膝部损伤

　　韧带扭伤是膝部最常见的损伤之一。记住膝关节的肌肉能够维持关节稳定性，帮助限制异常的骨骼运动，因此运动员应锻炼这些肌肉（如股四头肌、腘绳肌、腓肠肌、髋外展肌和内收肌等）的力量。例如，提踵是增强腓肠肌肌力的好方法，腓肠肌位于小腿后侧，能够使踝关节跖屈。某些 AT 和运动员会使用护具保护内侧副韧带（见图 14.6），但是美国儿科学会指出暂时还没有足够的研究证明支具可以预防韧带损伤。

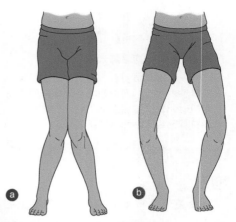

图14.7　a.膝外翻；b.膝内翻

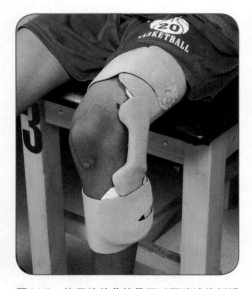

图14.6　使用膝关节护具可以预防膝外侧受到撞击时内侧副韧带撕裂

如果运动员的膝部出现问题，AT 应检查其腿部结构以确定是否存在膝内翻或膝外翻（见图 14.7）。这些问题可以使 AT 洞察运动员的膝部损伤类型。此外，了解是否存在上述问题也有助于选择合适的防护装备，例如膝关节支具或运动鞋。

目前，研究发现神经肌肉训练是预防膝部损伤尤其是前交叉韧带损伤的有效方法。神经肌肉训练包括教会运动员如何以正确的姿势着地、如何在保持下

肢力学合理（保持膝关节在足上方）的前提下改变运动方向，以及如何在运动中屈膝和屈髋。神经肌肉训练还包括平衡训练及与屈膝相关的适当减速练习。

治疗膝部损伤和病症

多种作用力能够作用于膝部，因此膝部容易出现各种损伤，尤其是韧带损伤，但是肌腱和骨骼损伤也时有发生。髌骨和半月板容易出现较为独特的运动损伤。虽然髌骨也可能发生骨折，但其他骨骼损伤更为常见，包括髌骨软化和髌骨脱位。

髌股关节综合征

髌股关节综合征包括髌骨周围疼痛和不适在内的一系列症状，通常是由于髌骨活动轨迹问题引起的。屈膝时，髌骨并不是在股骨上平滑地移动，而是产生一定的摩擦力，引起髌骨后侧的软骨软化或磨损。这种情况称为髌骨软化，其主要特点为髌骨轴位疼痛，尤其是当长时间以同一姿势坐着时。运动员通常会报告说屈膝和伸膝时有摩擦感。如果

AT 在运动员屈膝和伸膝时将手置于髌骨上方，能够感受到摩擦感。髌骨软化的治疗方法包括矫正髌骨运动轨迹、增强股内侧肌肌力、改善股四头肌和腘绳肌的柔韧性。运动员应避免进行屈膝运动，因为这会使伤势加剧。治疗髌股关节综合征时还应该增强髋关节周围的肌肉力量，这也是一种有效的干预手段。

髌骨脱位

运动员的髌骨有时被迫移动至膝关节外侧，一般发生在屈膝和膝关节被迫向内侧扭转时。髌骨脱位产生的畸形很难被忽视。运动员通常表现得很痛苦，除非队医在场，否则需要呼叫 EMS。只有医生才能将脱位的髌骨复位，否则可能产生并发症以及髌骨后侧可能出现进一步损伤。治疗手段包括短期固定膝关节，随后运动员应开始运动以恢复膝关节的灵活性和肌肉力量。有时 AT 会建议运动员佩戴护膝，护膝中间髌骨的位置处有个洞，可以帮助在运动过程中固定髌骨。

肌肉和肌腱损伤

很多膝关节的肌肉和肌腱损伤都是由于过度使用引起的慢性损伤，尤其是髌腱损伤。

髌腱炎

髌腱炎是一种过度使用性损伤，主要特点包括股四头肌无力、髌腱上方压痛和轻微肿胀。由于这种损伤好发于经常做跳跃动作的运动员（例如篮球和排球运动员），因此这种损伤也叫作跳跃者膝。运动员在损伤早期通常出现运动

真实案例

作为一名 AT 在一个较大规模的高中工作时，有一天我被召唤到田径场上，那里有一名运动员跨栏时跌倒了。我赶到跑道时，这名运动员出现了非常明显的疼痛并呻吟着说自己的膝关节受伤了。我轻轻地挽起他的裤腿探视伤情。结果发现他的两侧膝关节前部明显畸形。髌骨原来的位置处出现两个较大的凹陷，髌骨被股四头肌拉拽至膝关节上数英寸处。我们立即呼叫了 EMS。我努力让自己镇定下来并不停地安抚他，因为我知道如果这名年轻的运动员惊慌失措，事情会变得更加棘手。我们把他的腿固定住，并按照休克对其进行治疗。当他抵达医院后，外科医生的诊断为一侧髌腱断裂，另一侧髌骨折成两半。虽然后来我与这名运动员接触较少，但因为他及时接受了医生的进一步治疗并且身体恢复得很好，因此能看出他的康复非常顺利。

丽莎·V. 皮特尼（Lisa V. Pitney），MSEd, ATC

后疼痛，但损伤后期会出现运动中疼痛和肌力下降。AT 应通过冰敷和调整运动员的活动水平度（通常为限制跑、跳运动）以控制炎症。制订康复计划时应注重有无股四头肌的柔韧性问题和腿部肌无力问题。

尽管"肌腱炎"较为常用，但"肌腱变性"通常更为恰当。肌腱变性表示肌腱病症，是指肌腱退行性改变、疼痛、无力，但没有炎症。

如果运动员在肌腱出现无力症状后继续参与运动，可能会引起肌腱断裂。髌腱断裂意味着作用在髌腱上的应力超过了其承受范围，从而使肌腱纤维撕裂。发生此类损伤时，股四头肌的弹性会使髌骨向上回缩，因此膝部前侧会出现畸形。

Osgood-Schlatter 病

经常做大量跑、跳动作的年轻运动员有时会在胫骨前侧或胫骨粗隆的髌

腱附着点处产生炎症。青少年的骨骼仍相对柔软，有时反复性的应力活动会引起部分髌腱与骨骼分离，这种损伤称为Osgood-Schlatter病，通常会引起膝部不适、肿胀、压痛和运动时膝部疼痛。出现这种病症的运动员应该在病症消除前限制自己的体育活动。但是这并不是说他们应该停止所有运动。虽然篮球运动员应该停止做激烈的跑、跳动作，但固定式脚踏车这种替代运动并不会对损伤造成刺激。运动员能够在不引起其他问题的前提下保持体适能水平。按照惯例，疼痛应该作为指导运动的指标，也就说应该根据运动员的疼痛水平调整体育活动。如果未能适当地调整，运动员可能长时间持续疼痛症状。在运动前后进行冰敷也有助于损伤的恢复。由于膝前侧有明显的压痛感，因此可能需要在胫骨前侧放置一个特殊的防护垫。Osgood-Schlatter病一般在16~17岁有所好转，但胫骨顶端可能会出现骨质增生。不幸的是，骨质增生形成的凸起在症状都消失后仍然存在。

韧带损伤

　　与其他关节一样，膝关节韧带扭伤分为轻度（一级）、中度（二级）或重度（三级）。扭伤好发于膝关节的4条主要韧带。

> ### 了解多样性

　　与男性运动员相比，女性运动员更容易出现ACL损伤。产生这一差异的原因有很多种。一种理论认为女性运动员的Q角大于男性。Q角是指股骨与胫骨形成的角度。因为女性的髋部比男性宽，因此Q角更大，导致膝关节在运动时内扣和前移。还有一种理论认为女性在月经周期会分泌使关节松弛或松动的激素。

如果关节松弛，会引起膝关节更加不稳定，胫骨可能会在股骨上产生更大程度的移动。最后一种观点认为女性落地时会将更多的应力作用于ACL而不是周围的肌肉，这样会使ACL吸收更多的冲击力。

前交叉韧带（ACL）损伤

　　ACL限制胫骨相对于股骨过度前移。如果ACL损伤（见图14.8），运动员通常无法活动，主诉打软腿、膝关节有错动感以及活动关节时听到"砰"的一声。ACL损伤通常是所有膝关节韧带损伤中最严重的一种，同时ACL也是接受重建手术频率最高的韧带。

　　运动员通常在快速改变方向和扭转下肢时出现ACL损伤，他可能会在扭转时听到"砰"的一声。但是膝关节过伸也会导致ACL损伤。

　　撕裂的ACL会引起快速肿胀和膝关节功能丧失。快速处理包括PRICES、固定膝关节以及用拐杖进一步保护膝关节。如果疑似ACL撕裂，有必要由骨科医生进行后续治疗。

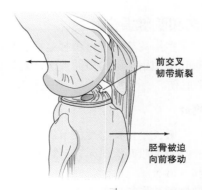

前交叉韧带撕裂

胫骨被迫向前移动

图14.8　由于胫骨用力向前移动，导致ACL撕裂

很少有运动员在 ACL 撕裂后还可以正常活动，通常需要手术进行 ACL 重建。但是，运动员及其家庭以及外科医生需要共同决定是否进行手术。在决定前可能需要考虑以下几个因素：目前关节的不稳定程度、运动员对功能水平的需求以及运动员的年龄。

ACL 重建手术可以选用自体材料和异体材料。自体材料取自运动员身体上的组织，如髌腱（约 1/3）或腘绳肌（通常为半腱肌）肌腱的一部分。异体材料包括运动员的部分髌腱、跟腱或尸体的髌腱。

ACL 损伤的康复重点在于重建膝关节活动度和增强腘绳肌的力量，从而帮助稳定胫骨以及恢复完全的功能能力。即使积极地进行 ACL 康复，运动员也需要 6 个月才能重新参与运动。

后交叉韧带（PCL）损伤

PCL 限制胫骨相对股骨过度后移。运动员摔倒时膝关节屈曲并承受所有的身体重量、膝关节被迫过度屈曲或胫骨前侧受到撞击时都常容易出现 PCL 损伤。

AT 在确定损伤机制后，如果运动员报告说听到了"砰"的一声，应怀疑出现 PCL 损伤。令人惊讶的是，PCL 损伤几乎不会引起肿胀。损伤初期的处理包括 PRICES 以及将运动员转诊至医生处。轻度至中度 PCL 扭伤的康复方案应注重增强股四头肌的肌力以及恢复完全的功能能力。虽然某些医生就重度 PCL 损伤是否需要手术持有不同意见，即使 PCL 完全撕裂也能在不做手术的前提下得以恢复，很多运动员在初期疼痛和肿胀得到控制、增强膝关节肌力后能够恢复功能能力。

内侧副韧带（MCL）扭伤

运动员膝外侧受到撞击时最常引起 MCL 损伤。这使膝关节向内侧屈曲（外翻应力）并将应力作用于 MCL。轻度 MCL 扭伤通常导致内侧关节线疼痛、轻度或无肿胀、无关节松弛，膝关节可以完全屈曲和伸展。中度 MCL 扭伤一般导致轻微肿胀、不适、一定程度的关节松弛。重度 MCL 损伤的特征为中度或重度肿胀、膝关节功能丧失以及关节严重松弛。

无论损伤程度如何，都应对运动员的膝关节进行 PRICES 处理。轻度损伤可能仅需要使用弹性绷带加压包扎和支撑。但是，中度或重度 MCL 损伤时应使用膝关节固定支具。损伤的康复以增强膝关节内侧肌肉力量为主要目的。如果出现中度或重度 MCL 损伤，AT 应考虑半月板或 ACL 损伤的可能性。

外侧副韧带（LCL）损伤

LCL 损伤的发生率低于 MCL 损伤。除不适感位于膝外侧外，其他症状和体征均与 MCL 损伤类似。LCL 损伤的治疗手段与 MCL 损伤相同。恢复关节稳定性的力量训练应侧重于膝外侧肌肉和腘绳肌。

软骨损伤

半月板是膝关节的大块纤维软骨。半月板的功能是减震和维持关节稳定性。不幸的是，半月板非常容易出现严重损伤，尤其是半月板撕裂。

半月板撕裂是半月板最常见的损伤，见于半月板外缘、中间、内缘或两端（前角或后角）。半月板撕裂通常伴随膝关节的扭转运动、过度屈曲或过度伸展损伤。半月板撕裂的运动员通常主诉关节线处疼痛、下肢无法承重、跛行以及关

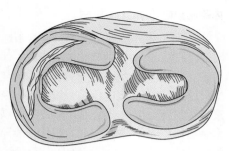

图14.9　半月板桶柄状撕裂

节弹响、被卡住或绞锁现象。运动员无法完全屈伸膝关节，并可能出现一定程度的肿胀。

半月板撕裂需要通过手术移除整个半月板（称为半月板切除术）。半月板桶柄状撕裂见图 14.9。但是，由于关节镜手术（小型手术器械通过小孔进入膝关节内）的普及，取出一小块撕裂的组织就能够治疗半月板撕裂。根据半月板撕裂位置的不同，有时候可以通过外科手术将撕裂组织重新缝合到一起。

在半月板损伤或手术后的康复初期，运动员不应进行患侧腿负重的运动。水疗是帮助运动员重建关节活动度和肌肉力量的理想方法。随后运动员可在承受范围内循序渐进地开展负重运动。

脂肪垫综合征

髌下脂肪垫紧贴髌骨后下方，可以作为髌骨和股骨之间的屏障和缓冲垫。运动员伸展膝关节时，脂肪垫可能会卡在髌骨和股骨之间。脂肪垫综合征有时候也称作 Hoffa 综合征。症状和体征包括膝下部压痛、肿胀及伸膝时疼痛。应使受伤部位休息并进行冰敷，还可能进行超声波治疗。

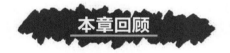

本章回顾

小结

膝关节是位于股骨、胫骨和髌骨之间的关节。股四头肌使膝关节伸展，腘绳肌使膝关节屈曲。膝关节的软骨或半月板能够起到胫骨和股骨之间的缓冲作用。维持膝关节稳定性的 4 条主要韧带为内侧副韧带（MCL）、外侧副韧带（LCL）、前交叉韧带（ACL）和后交叉韧带（PCL）。ACL 完全撕裂需要由骨科医生进行手术修复。

关键术语

定义以下在本章中出现的专业术语：

前交叉韧带（ACL）　　　　　　　　内侧副韧带（MCL）

关节镜手术　　　　　　　　　　　　半月板切除术

髌骨软化　　　　　　　　　　　　　半月板

脂肪垫综合征　　　　　　　　　　　Osgood–Schlatter 病

腘绳肌　　　　　　　　　　　　　　髌腱炎

Hoffa 综合征　　　　　　　　　　　后交叉韧带（PCL）

外侧副韧带（LCL）

复习题

1. 说出构成膝关节的 3 块骨骼。
2. 识别稳定膝关节的 4 条主要韧带。
3. 说出股四头肌的 4 块肌肉。
4. 哪 3 块肌肉组成腘绳肌？这些肌肉能够产生什么运动？
5. 如果损伤使胫骨相对股骨前移，哪条韧带最容易被过度牵拉或撕裂？
6. 如果对方运动员跌倒时膝外侧着地、膝关节向内侧屈曲，说出哪条韧带最容易被牵拉或撕裂？
7. 描述 AT 对于二级或中度 MCL 扭伤的处理方法。

强化活动

1. 邀请一名 AT 到教室演示评估膝部损伤的方法。
2. 邀请一名骨科医生到教室就常见的膝关节手术进行讨论。
3. 访问相关网站，复习膝部解剖结构。

延伸与拓展

1. 找一本关于运动损伤评估的教材并就如何评估膝部损伤列出清单。
2. 访问 ehealthMD 网站，并研究关于 ACL 重建手术的信息。
3. 浏览相关网站并撰写一篇关于女性运动员膝部损伤的报告。
4. 审阅任意一篇文章并撰写小结。

Adams, N. 2004. Knee injuries. Emergency Nurse 11(10): 19–27.

Kozanek, M., E. Fu, S.K. Van de Velde, T.Gill, and G. Li. 2009. Posterolateral structures of the knee in posterior cruciate ligament deficiency.American Journal of Sports Medicine 37(3): 534–541.

Maitland, M.E. 2003. Best of the literature: neuromuscular training helps prevent ACL injuries. Physician and Sportsmedicine 31(12): 8–9.

Myer, G.D., K.R. Ford, and T.E. Hewett. 2004. Rationale and clinical techniques for anterior cruciate ligament injury prevention among female athletes. Journal of Athletic Training 39(4): 352–364.

Sandrey, M.A. 2003. Aute and chronic tendon injuries: factors affecting the healing response and treatment. Journal of Sport Rahabilitation 12(1): 70–91.

Shea, K.G., P.J. Apel, and R.P. Pfeiffer. 2003. Anterior cruciate ligament injury in paediatric and adolescent patients: a review of basic science and clinical research. Sports Medicine 33(6): 455–471.

Swart, J., R. Tucker, R.P. Lamberts, Y. Albertus-Kajee, and M.I. Lambert. 2008. Potential causes of chronic knee pain in a former winner of the Tour de France. International SportMed Journal 9(4): 162–171.

Whittle, R., and B. Crow. 2009. Prevention of ACL injuries in female athletes through early intervention. Sport Journal 12(3).

第 **15** 章

足、踝和小腿损伤

学习目标

学生完成本章的学习后可以：

- 描述足、踝和小腿的基本解剖结构。
- 说明足部的常见损伤。
- 识别踝部的常见损伤。
- 描述小腿损伤的症状和体征。
- 指出踝部和小腿损伤的预防策略。

足、踝和小腿在人体行走和跑动时承重和传递作用力。足和小腿的作用是保持平衡以及适应不同的平面。踝部损伤是队医和 AT 最常处理的损伤。事实上，踝关节是损伤发生率最高的关节。

足、踝和小腿解剖结构

足、踝和小腿对平衡、减震和运动具有重要作用。骨骼提供身体结构并起着保护身体的作用，肌肉和肌腱负责产生运动。

骨骼与关节

足部共有 28 块骨骼（见图 15.1）。脚趾部位的骨骼称为趾骨。如果按照 1~5 的顺序给趾骨编号的话，拇趾为 1 号。

除拇趾外，其余脚趾均由 3 块骨骼组成：远节趾骨、中节趾骨与近节趾骨（拇趾只有远节和近节趾骨）。脚趾关节称为趾间关节。拇趾下方有 2 块籽骨，可以帮助脚趾屈曲。跖骨是足部的长骨。与趾骨类似的是，跖骨也按照 1~5 的顺序进行编号。趾骨与跖骨之间的关节为跖趾关节。足中段位于跖骨与距骨、跟骨之间，包括若干小骨骼组成的关节，能够产生轻微的关节活动。

踝关节是足部距骨、跟骨和小腿腓骨、胫骨之间的关节。跟骨又称为踵骨，位于距骨下方。跟骨后部是跟腱的附着点。胫骨和腓骨在近端和远端处分别形成关节，这两块骨骼之间的肌肉和韧带将胫骨和腓骨固定在一起。内踝是胫骨内侧的末端，腓骨外侧末端称为外踝。踝关节是足部和小腿之间的关节，周围

161

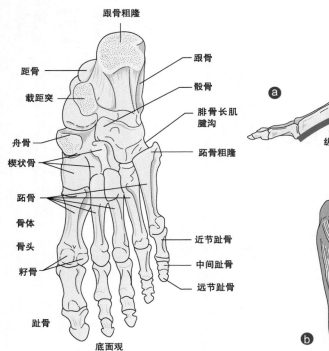

图15.1　足部骨骼

源自：R.S. Behnke, 2001, *Kinetic anatomy* (Champaign, IL: Human Kinetics), 227.

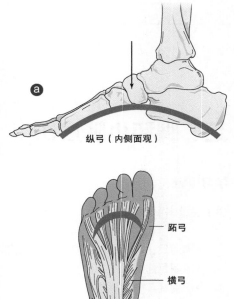

图15.2　足弓：a.纵弓；b.跖弓和横弓

源自：W.C. Whiting and R.F. Zernicke, 1998, *Biomechanics of musculoskeletal injury* (Champaign, IL: Human Kinetics), 170.

被韧带固定。腓骨跨越踝关节，能够防止踝关节过度外翻。

> **了解多样性**

8%~24% 的白种人第二跖骨较长（Schrefer，1994）。第二跖骨较长意味着运动员更容易出现踝关节扭伤。

足弓

足部在跖面（足底）形成 3 个可以减震的弓形，即足横弓、纵弓和跖弓（见图 15.2）。横弓位于足跟前侧，从第 5 跖骨延伸至足部舟状骨。纵弓起于跟骨，止于跖骨小头。跖弓行于跖骨小头。

籽骨

籽骨是位于腱内，特别是关节附近腱内的骨骼或软骨。籽骨可以使肌肉更灵活地在骨骼表面移动。

肌肉与腱

小腿和踝部的肌肉控制足部和腿部的运动（见图 15.3）。腓骨肌肉包括腓骨长肌和腓骨短肌，起于小腿外侧，止于足部外侧和底部。腓骨肌帮助维持踝外侧的稳定性。腓肠肌是小腿强有力的肌肉，与跟腱在跟骨后侧相连。腓肠肌并不是唯一与跟腱相连的肌肉，比目鱼肌也并入跟腱。腓肠肌和比目鱼肌共同使踝关节向下屈曲（跖屈），推动运动员向前奔跑。

跟腱非常强劲有力。跟腱可以承受跑动过程中相当于运动员几倍体重的张力。

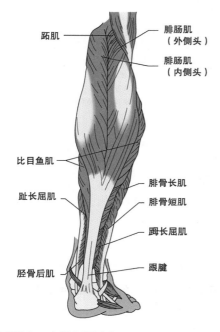

图15.3　小腿主要肌肉

源自：W.C. Whiting and R.F. Zernicke, 1998, *Biomechanics of musculoskeletal injury* (Champaign, IL: Human Kinetics), 162.

> **▶ 了解多样性**
>
> 约 13% 的非洲裔美国人缺少第三腓骨肌（Schrefer, 1994）。第三腓骨肌缺失意味着运动员背屈和外翻踝关节时存在困难。

韧带

足部强韧的韧带位于足外侧、足内侧和足底。很多韧带的命名取决于其附着点，使韧带位置易于识别。踝外侧有很多条韧带，包括距腓前韧带、距腓后韧带和跟腓韧带（见图 15.4a）。外侧韧带将足外侧的骨骼固定在一起，但外侧韧带的强度弱于内侧韧带。内侧韧带称为三角韧带（见图 15.4b）。三角韧带覆盖整个踝内侧并保持踝内侧的稳定性，尤其是在踝外翻时。三角韧带的强度超过全部外侧韧带强度的总和。

预防足、踝和小腿损伤

处理好足、踝和小腿问题对于预防损伤和持续参与运动非常关键。很多运动员采取的防护措施包括穿能保护踝部和足弓的鞋、使用起支撑作用的踝关节贴扎（预防踝内翻）和佩戴护胫（预防小腿挫伤）。力量和体能训练同样也能帮助预防损伤。如果队医发现运动员足、踝或小腿肌肉无力，那么运动员应开始进行强调力量训练的康复。某些情况下还需要牵拉紧张的肌肉。

在教练的指导下进行恢复性训练可预防应力性骨折。已经证明穿具有减震功能的鞋可以降低跖骨应力性骨折的发生率。

平衡训练能够减少踝关节扭伤的发生。平衡训练应与运动员的力量和体能训练相结合。

如果……，你应该怎么做

AT一直在处理小腿疼痛的运动员。在健身课上，你发现这名运动员并没有穿鞋。他在上课和训练时一直在一瘸一拐地走路。

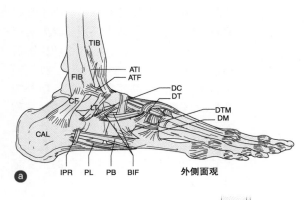

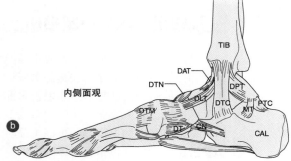

ATF 距前韧带
ATI 胫腓前韧带
BIF 分叉
CF 跟腓韧带
CN 跟舟韧带
CAL 跟骨
DAT 三角韧带－距胫前
DPT 三角韧带－距胫后
DTC 三角韧带－胫根

DLT 三角韧带－胫舟
DC 骰舟背
DM 跖背
DTN 距舟背
DT 跗骨背
DTM 跗跖骨背
FIB 腓骨
IPR 腓骨肌下支持带
LT 距跟外侧

MT 距跟内侧
PB 腓骨短肌
PL 腓骨长肌
PTC 距根后
TIB 胫骨

图15.4　足部韧带：a.外侧面观；b.内侧面观

治疗足、踝和小腿损伤与病症

　　足部和腿部是运动员跑和跳的基础。这两个部位的韧带、肌肉、肌腱和骨骼损伤会致残。

骨骼损伤

　　某一个身体部位受到直接撞击或反复使用会引起骨折。常见症状包括疼痛、压迫感以及无法活动身体部分。AT 会发现受伤部位有捻发音、肿胀，还可能会有骨骼脱位。必须在用夹板固定骨折部位后，将运动员转诊至医生处进行 X 射线检查和石膏固定。第5跖骨底部与胫骨、腓骨远端的骨骺是常见的骨折部位。足、踝和小腿周围的某些部位常见由于反复使用引起的应力性骨折。

琼斯骨折（第 5 跖骨撕脱性骨折）

　　琼斯骨折为第 5 跖骨骨折，是最常见的撕脱性骨折（见图 15.5）。踝关节被迫内翻时，肌肉为了稳定踝外侧而强力收缩，腓骨短肌从其附着点处撕脱。AT 必须通过 PRICES 方法处理这种损伤，并将受伤运动员转诊至医生处。很多医生会用石膏固定踝关节以使骨骼愈合。

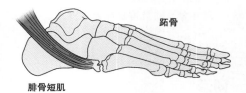

跖骨

腓骨短肌

图15.5　琼斯骨折

胫、腓骨远端骨骺损伤

踝关节被迫跖屈和内翻时，胫骨、腓骨骨骺或生长板可产生损伤。运动员会出现骨骺处疼痛和肿胀，由于疼痛而难以行走或奔跑。AT 须用夹板固定损伤部位并将运动员转诊至医生处进行 X 射线检查。这种损伤的后果可能非常严重，因为骨骺损伤可能会导致骨骺永久性闭合，阻碍该部位骨骼的正常生长。

骨扫描

骨骼扫描是利用放射性物质使医生看到骨骼中微小破裂的一种诊断性测试手段。

应力性骨折

小腿和足部的应力性骨折最常见于胫骨、腓骨和跖骨，通常由奔跑引起的反复性应力导致。运动员会出现疼痛症状，夜间和运动后疼痛加剧。疼痛和肿胀位于整个骨骼部位。某些医生认为可以使用音叉区分应力性骨折和其他类型的骨折，因为音叉的震动只能震动骨骼，无法刺激到肌肉。区分时将音叉叉臂的一侧边缘卡在评估者的膝部，将音叉基底部置于受伤部位。如果运动员表示有疼痛，很可能出现了应力性骨折。骨骼扫描能够验证应力性骨折的诊断。X 射线检查只能在伤后 2 周即受伤部位开始形成骨痂时显示为应力性骨折。应力性骨折需要休息 4~6 周，运动员必须去看医生。虽然应力性骨折很少需要石膏固定，但运动员应该拄拐以减少下肢压迫感。如果未及时发现损伤或运动员未能向 AT 或医生报告，可能会导致完全性

骨折，从而引发严重的并发症。

肌肉和肌腱损伤

过度牵拉或在过度张力作用下收缩肌肉或肌腱会引起拉伤。肌腱炎是肌腱产生的炎症，通常由跑或跳的反复性应力作用导致。该部位常见的肌腱损伤和拉伤包括胫骨内侧的肌腱和跟腱。

外胫夹（胫骨内侧应力综合征）

外胫夹常用来表示小腿疼痛。某些人用它表示肌肉拉伤、应力性骨折甚至肌腱炎。但是对于医生来说，外胫夹是指胫骨内侧应力综合征。胫骨内侧的肌纤维被撕裂并出现炎症，运动员主诉疼痛以及无法正常地跑动或行走。虽然胫骨外侧也会出现肿胀，但疼痛位于胫骨内侧远端。运动员通常表现为小腿肌肉紧张、穿旧的鞋子以及跑步动作变形。有些方法能有效缓解外胫夹，但首选同时也是最重要的处理方法为 PRICES。如果运动员出现跛行，就必须暂时停止跑动，进行休息或至少改变训练计划，可进行类似于骑单车的运动。当运动员被允许重新参与运动时，AT 应用绷带缠绕其小腿内侧，将软组织向骨骼处拉拽，并建议运动员穿新鞋、进行拉伸运动以及在鞋里放置足弓垫。

跟腱炎

跟腱是连接腓肠肌和足跟的强有力的肌腱。任何需要反复性跑、跳和着地的运动都可能引起肌腱细胞永久性破裂，由此产生的刺激或炎症称为肌腱炎。AT 在评估过程中会发现肿胀、压痛、捻发音。当 AT 触诊跟腱尤其是背屈踝关节时，运动员的面部会出现疼痛的表情。运动员在抗阻跖屈时会有无力感。他必须使肌腱休息并进行冰敷，还可能需要被转

诊至医生处进行药物治疗。轻柔的拉伸和力量练习有助于损伤的恢复。如果运动员无法遵从指导或过早开始运动，跟腱会增厚，这是机体的保护性反应。不幸的是，增厚的肌腱会限制运动员的关节活动度并降低其跑跳能力。如果出现严重损伤，AT会感觉到肌腱处有捻发音，最严重的情况下肌腱可能会完全断裂。

跟腱断裂

运动员跌倒在球场或运动场地上，疼得抓住自己受伤的腿，并报告说感觉小腿后侧好像被子弹击中一样，这是跟腱断裂的典型症状。足部被迫背屈、跟腱处受到打击或腓肠肌突然猛烈收缩时会引起跟腱断裂。运动员会感觉到断裂，并且出现行走困难，还跖屈无力或完全无法跖屈。AT应观察跟腱附着点处有无肿胀和明显凹陷。运动员疼痛明显，在进行夹板固定、冰敷以及令其挂拐后应将其立即转诊至队医处。必须通过手术修复才能将跟腱与跟骨连接。

韧带损伤

韧带扭伤是指韧带被牵拉或撕裂，通常由外伤引起的关节被迫在关节活动度极限范围内活动所导致。足、踝和小腿部位的韧带扭伤常见于拇趾、足弓、踝关节外侧和内侧。

拇趾扭伤

拇趾帮助运动员踢球、行走或奔跑时蹬地以及保持平衡。当过大的作用力作用于拇趾时，例如使拇趾被迫屈曲或伸展，韧带可能出现扭伤。某些运动医学专家认为人造草皮比天然草皮更容易引起拇趾扭伤。无论是哪种原因，受伤部位都会出现疼痛、肿胀、变色，运动员无法正常行走或跑动。AT会建议休息、冰敷、加压包扎和抬高患肢（见第16章有关处理急性损伤的信息）。当运动员重新参与运动时，应对拇趾进行贴扎并放置防护垫以提供支撑和减少疼痛。

足弓扭伤（跖弓和纵弓）

在坚硬地面跑步、穿不合适的鞋或足部受到反复性应力作用时都可能引起足弓扭伤。运动员会报告足弓处有明显的疼痛以及行走或跑动困难。纵弓损伤导致足内侧疼痛。相反，跖弓损伤导致脚趾近端的跖骨球出现疼痛（见图15.2）。AT在检查过程中会发现肿胀和足底出现一定程度的变色。PRICES是处理足弓扭伤的最佳方法。由于足弓扭伤的运动员在行走或跑动时足弓会稍微向下塌陷，因此使用足弓垫可能会缓解疼痛。运动员应该通过锻炼足部肌肉和牵拉跟腱等方式增强足弓力量。

足弓由骨性结构的轮廓和叫作筋膜的较厚的结缔组织支撑而成。筋膜本身也可能发生炎症，即足底筋膜炎。

足底筋膜炎

足底有一层较厚的、坚韧的筋膜，筋膜在慢性应力作用下会产生损伤。足底筋膜炎在初期表现为跟骨底部压痛，后期发展为压痛向脚趾扩散。通常在牵拉腓肠肌和比目鱼肌时使用足跟垫能有所缓解，牵拉足底肌肉也是有效的方法。如果病症未能消除，休息、使用足弓垫以及做矫正手术都是很重要的干预手段。还有一种治疗方法是使用夜间固定夹板。夜间固定夹板可以保持足部背屈，使足底筋膜保持被轻微牵拉的状态。

有时足底筋膜会牵拉跟骨，引发跟骨骨刺。足底筋膜牵拉跟骨时会在跟骨处产生细微的裂缝，机体会对此进行修复。机体修复受到应力作用的骨骼部位，形成像植物上的刺一样的修复组织。跟骨骨刺可能会深入原来的软组织中，引起更严重的疼痛和压痛。足跟垫或防护垫能够分散骨刺周围的压力，但有时该部位需要由医生静脉注射消炎药。

内踝和外踝扭伤

踝关节扭伤是阻碍运动员参与运动的一种损伤。约 85% 的踝关节扭伤是由过度内翻引起的，只有约 15% 的踝关节扭伤是因为踝关节过度外翻。产生这种差异主要有两方面的原因：一是三角韧带的强度远大于外侧韧带，二是腓骨避免踝关节严重外翻。

踝关节外翻时会损伤外侧韧带。损伤程度取决于外翻作用力的大小、贴扎的数量、鞋子类型以及肌肉力量。过度外翻会引起三角韧带损伤。

必须评估确定踝关节损伤程度，因此运动员必须脱掉鞋子、剪短或脱去袜子。根据对踝关节的检查，AT 可能会观察到肿胀和变色。AT 将根据运动员活动踝关节的能力确定损伤程度。如果关节活动度或肌肉力量没有下降，运动员可以在佩戴踝关节特殊支具或进行踝关节贴扎的前提下进行运动。只要出现关节活动度下降，就应使用 PRICES 方法处理。当存在捻发音、快速肿胀或骨骼畸形时，有必要将运动员转诊至队医处。

如果踝关节活动度有所下降，不论下降程度如何，都应该采取 PRICES 疗法进行治疗。如有捻发音、踝关节快速肿大或骨骼畸形等体征，表明可能出现骨折。

另一种踝关节扭伤是韧带联合扭伤。这种损伤也称为高位踝关节扭伤。

韧带联合是将胫骨、腓骨远端连接在一起的结构。当踝关节过度外翻或旋转时，距骨能够迫使胫骨与腓骨分离并扭伤踝关节。高位踝关节扭伤的愈合时间通常较长。

真实案例

一名橄榄球运动员主诉在上半场橄榄球比赛时感觉自己的小腿"砰"的一声响。通过检查，我们发现他的右下肢关节活动度正常，因此让他完成了比赛。赛后我们再次在运动防护室中为他进行了检查。他主诉小腿外侧疼痛，这次检查再次确认他的腿部关节活动度和肌肉力量正常，疼痛位于腓骨近端和远端。我们让他拄拐，并告诉他患侧腿不能承重以及如果疼痛加剧就给我们打电话。当天晚上他就打来了电话，说自己感觉到前所未有的剧烈疼痛。我们告诉他去急诊室。X 射线检查结果表明他并没有骨折，但他的小腿前侧和外侧压力均有所上升。当天晚上他就接受了手术，从而缓解了这两个部位的压力。小腿前部的压力被释放且没有并发症，但是医生在释放小腿外侧的压力时发现了一个主要的并发症，即肌肉断裂，尤其是腓骨长肌。

菲尔·沃里斯（Phil Voorhis），MSEd, ATC

如果……，你应该怎么做

一名踝关节扭伤的冰球运动员告诉你她不需要 AT 的帮助。她准备一天两次用煤油涂抹按摩受伤的踝关节。

踝关节脱位

踝关节脱位分为前脱位和后脱位。当脚后跟用力踩踏地面时会产生踝关节前脱位。踝关节跖屈时腿前侧受到撞击会引起踝关节后脱位。运动员会出现明显的疼痛，不愿意活动踝关节或不许别人触碰他的脚。此外，还存在踝关节畸形及无法活动。肿胀会快速出现。一定要及时处理踝关节脱位。AT 应呼叫急救人员，用夹板固定小腿和踝部，进行冰敷以及将运动员移动到场外。踝关节脱位除了会造成韧带损伤外，神经和血管也会出现损伤，这意味着医生必须对其进行复位。

组织损伤

负责承重的下肢非常容易出现各种组织损伤，包括挫伤、脚趾损伤和胫前肌间隔综合征。

挫伤

足球和曲棍球运动员很容易出现小腿挫伤，这也是人们发明护胫的原因。球、棍或其他运动员的脚对胫骨的撞击会引起胫骨肿胀、疼痛和变色。受伤运动员可能出现跛行及关节活动度受限。AT 应建议运动员对受伤部位进行冰敷和休息，直到恢复完整的关节活动度。伤愈后，运动员需要佩戴额外的防护垫，例如环状线圈，以避免该部位再次受到碰撞。

脚趾畸形

运动员可能会出现脚趾畸形，例如槌状趾（见图 15.6）等。槌状趾是指脚趾中间关节屈曲，跖趾关节和远端趾间关节过伸。这种畸形可能会给运动员造成一定的困扰，特别是屈曲关节顶部形成骨痂时。踇外翻又称为踇囊炎，由踇趾处受到过大的外翻应力（朝向身体中线的压力）导致（见图 15.7）。引起这种畸形的原因通常为鞋子不合脚，一般是鞋子太紧。嵌甲症是常见的脚趾损伤

（见图 15.8），是指趾甲板嵌入周围的软组织中。嵌甲症通常是修剪趾甲不当的结果，例如把趾甲边缘修剪成圆角而不是直角，或者把趾甲修剪得特别短。出现严重的嵌甲症时，医生可能需要取出嵌入的部分趾甲以缓解疼痛和炎症。

足跟瘀伤

跟骨下方有一个厚厚的脂肪垫，能够在行走时帮助减震。如果足跟处受到

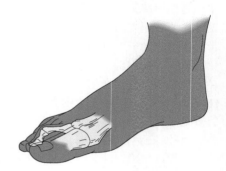

图15.6　槌状趾

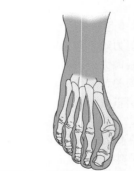

图15.7　踇囊炎

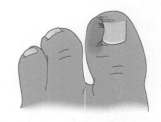

图15.8　嵌甲症

非常大的冲击，会导致足跟瘀伤。因为我们在行走时足跟首先着地，一旦出现瘀伤，脂肪垫会出现压痛感，因此足跟瘀伤会降低活动能力。受伤部位必须进行冰敷。运动员应佩戴防护垫帮助足跟减震，以利于足跟的恢复。

胫前肌间隔综合征

有时人们会把胫前肌间隔综合征误认为外胫夹，不过就如它的名称所示，胫前肌间隔综合征是胫前肌间隔损伤。胫骨前部的肌肉被结缔组织包裹。当这个部位的肌肉组织由于过度使用或严重的外力撞击发生肿胀时，会增加对结缔组织的压迫感，从而引起剧烈疼痛，并且这种疼痛在活动时加剧，在安静时也无法消除。AT 会注意到胫前区发热、皮肤变红、足部运动丧失以及整个受伤部位发硬。其中足部无法运动和剧烈疼痛是这种损伤的重要指征。运动员应该立即去看医生以预防压迫导致的神经损伤。医生会在腿部做一个切口释放压力，运动员在佩戴支具或用绷带包扎后方可重新参与运动。

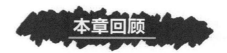

小结

除了骨折、扭伤和拉伤，足、踝和小腿的常见损伤还包括由应力作用和过度使用引起的损伤。骨骼、韧带和肌腱的力学排列必须合理，才能预防损伤以及使关节发挥其功能。PRICES 被用于处理下肢损伤。合适的鞋子以及良好的卫生习惯对预防脚趾畸形来说是有必要的。

关键术语

定义以下在本章中出现的专业术语：

跟腱	嵌甲症	足底
跚囊炎	琼斯骨折	外胫夹
跟骨	外踝	比目鱼肌
腓肠肌	内踝	韧带联合
跚外翻	距骨	距骨
槌状趾	趾骨	肌腱炎
跟骨骨刺	足底筋膜炎	

复习题

1. 在一张足部解剖图上标识出本章讨论的所有解剖结构。
2. 踝关节的哪个部位容易出现扭伤和拉伤？
3. 列举所有由踝内翻引起的损伤。

4. 就预防足部损伤的关键处理方法列个清单。
5. 为什么踝外侧扭伤的概率高于踝内侧扭伤?
6. 跟腱处有捻发音是哪种损伤的体征?
7. 什么原因会引起胫前肌间隔综合征?

强化活动

1. 去当地足科医生的办公室志愿服务一个下午。足科医生定期处理哪种类型的运动损伤?
2. 向自己的足底泼水并在纸巾上留下足印。你的足弓是什么类型? 是否与其他同学的足弓相同?
3. 访问相关网站,复习足、踝和小腿的解剖结构。

延伸与拓展

1. 从下列损伤中任选一种,撰写一篇关于这种损伤的预防、原因、治疗和康复的报告。
   - 足底筋膜炎
   - 胫前肌间隔综合征
2. 从下列素材中任选一个,搜索活动相关资源,就所选主题撰写一篇报告。
   - 矫正器及其使用
   - 步行和跑步步态
3. 访问相关网站,选择以下任意一篇期刊文章,撰写一篇关于踝部或小腿具体损伤的报告。

Bauer, A., E. Bluman, M, Wilson, and C. Chiodo. 2009. Injuries of the distal lower extremity syndesmosis. *Current Orthopaedic Practice* 20(2): 111–116.

Connor, C. 2003. Injury management update: use of an ultrasonic bone–growth stimulator to promote healing of a Jones fracture. *Athletic Therapy Today* 8(1): 37–39.

Hadzic, V., T. Sattler, E. Topole, Z. Larnovic, H. Burger, and E. Dervisevic. 2009. Risk factors for ankle sprain in volleyball players: a preliminary analysis. *Isokinetic and Exercise Science* 17(3): 155–160.

Mullen, J.E., and M.J. O'Malley. 2004. Sprains: residual instability of subtalar, Lisfranc joints, and turf toe. *Clinics in Sports Medicine* 23(1): 97–121.

Palmer, D. 2007.Assessment and management of patients with Achilles tendon rupture.*Advanced Emergency Nursing Journal* 29(3): 249–259.

Pease, J., M. Miller, and R. Gumoc. 2009. An easily overlooked injury: Lisfranc fracture.*Military Medicine* 174(6): 645–646.

Pohl, M., Hamill, and I. Davis, I. 2009. Biomechanical and anatomical factors associated with a history of plantar fasciitis in female runners.

Clinical Journal of Sport Medicine 19(5): 372–376.

Refshauge, K., J. Raymond, S. Kilbreath, L. Pengel, and I. Heijnen. 2009. The effect of ankle taping on detection of inversion–eversion movements in participants with recurrent ankle sprain. *American Journal of Sports Medicine* 37(2): 371–375.

Thorogood, L. 2003. Proprioception exercises following ankle sprain. *Emergency Nurse* 11(8): 33–36.

Ubell, M.L., J.P. Boylan, J.A. Ashton–Miller, and E. M. Wojtys. 2003. The effect of ankle braces on the prevention of dynamic forced ankle inversion. *American Journal of Sports Medicine* 31(6): 935–940.

Vela, L., T.W. Tourville, and J. Hertel. 2003. Physical examination of acutely injured ankles: an evidence–based approach. *Athletic Therapy Today* 8(5): 13–19, 36–37.

Weaver, T.D., M.V. Ton, and T.V. Pham. 2004. Ingrowing toenails: management practices and research outcomes. *International Journal of Lower Extremity Wounds* 3(1): 22–34.

第六单元

运动损伤的
康复与重建

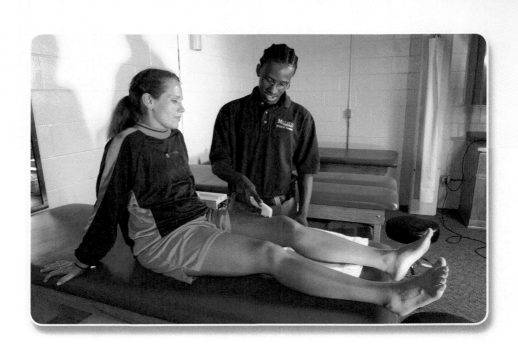

第 16 章

患者的评估和治疗方法

学习目标

学生完成本章的学习后可以：

- 描述医疗文件的 SOAP 记录格式并说明 SOAP 与康复方案的关系。
- 指出完整的运动治疗方案应包括哪些身体机能的锻炼。
- 说明如何制定运动治疗方案。
- 定义被动、主动辅助和主动关节活动度。
- 对比肌肉力量和肌肉耐力并说明如何增强肌肉力量和肌肉耐力。
- 比较和对比各种治疗方法并说明每种治疗方法的优势。

AT 明白运动是康复方案中最重要的方面。但是只有在对身体问题进行符合逻辑且有效的评估后才能制定符合逻辑并有效的康复方案。AT 在评估后需要将问题列表、设定康复目标、制订治疗计划并不断重新评估运动员的康复进展。

评估运动员并记录结果

一旦完成评估，AT 要按照 SOAP 格式记录评估结果。SOAP 格式是一种记录评估结果和运动员康复进展的简洁的、系统性的方法。SOAP 分别代表主观（Subjective）、客观（Objective）、评估（Assessment）和处理计划（Plan）。下面就这几项内容分别展开讨论。SOAP 记录格式范例见图 16.1。

- **主观**。包括损伤史、运动员的主诉、体征和症状等详细信息。今后跟进损伤康复时会参考这些信息。主观信息由 AT 进行收集，只有运动员提供的信息才是好的。

- **客观**。客观数据是测试的结果。AT 将记录视诊、触诊和特殊检查的结果。

- **评估**。在这一部分，AT 将记录损伤类型和程度以及与损伤相关的问题清单。AT 应说明损伤导致的功能缺陷。描述问题应简单明了。AT 应谨记要根据问题清单设定治疗目标。

常见问题包括关节活动度下降、肌力下降、无法完成具体的功能性运动以及做某些特别的动作或活动时出现疼痛。AT 通过列出问题清单可以确定哪些问题需要矫正，从而使运动员尽快并尽可能安全地重新参与运动。AT 了解需要矫正哪些问题后就可以制订具体的处理计划。

●**处理计划**。AT 在该部分将写明运动员是否被转诊、治疗或监测。AT 应记录所有的康复程序和治疗目标。

正如很多人都会制定学习目标（例如运动防护和运动医学课程成绩为 A）和职业目标（如成为一名 AT）一样，受伤运动员也必须制定康复目标。运动治疗应有短期目标和长期目标。换句话说，受伤运动员应在相对短的时间内完成某些活动，完成另外一些活动则需要更长的时间。制定的治疗目标应该能反映出损伤评估中的各种问题，目标应该是客观的并有具体的时间范围。此外，应让运动员参与目标的设定，并应考虑运动员所从事的运动项目。参加比赛的投球手的治疗目标一定不同于橄榄球运动员的治疗目标。

治疗剂

治疗剂用来形容具有治疗效果的物品。运动治疗方案是指通过运动帮助机体恢复。

治疗阶段

制订处理计划中的康复锻炼内容和目标时应考虑损伤程度和组织愈合阶段。每个方案都应遵循逐步前进的原则，即首先控制损伤初期的反应，随后着重恢复身体机能。运动治疗方案中应增强的身体机能包括这些身体机能使运动员可以积极参与其选定的运动项目。

1. 灵活性
2. 柔韧性
3. 本体感觉
4. 肌肉力量
5. 肌肉耐力
6. 肌肉爆发力
7. 心肺耐力
8. 专项运动功能

IMPRESS 方案包括多个治疗阶段（见图 16.2）：初始损伤阶段（Initial Injury Phase）、灵活性恢复阶段（Mobility Restoration Phase）、本体感觉阶段（Proprioception Phase）、抗阻训练阶段（Resistance Training Phase）、耐力训练阶段（Endurance Training Phase）以及专项运动功能阶段（Sport-specific Function Phase）。运动员应尽可能在康复过程中保持自己的心肺耐力水平。

虽然运动治疗的各个阶段应是逐步进行的，但实际上每个阶段之间的区分并不清晰。每名运动员都是不同的，康复的节奏也有所不同。例如，有些人能够在完全恢复柔韧性之前开始小强度的力量练习。运动医疗团队能够在恢复完全的肌肉力量前使受伤运动员融入实际的康复方案中。作为未来的 AT，最应该记住的一件事情就是在为运动员进行康复时尽可能地循序渐进，千万不能做任何损害运动员的康复训练。

初始损伤阶段

在治疗初期，AT 的主要目标是控制炎症。炎症是机体对损伤做出的反应，特征为红、肿、热、痛。被损坏的组织

运动损伤和事故报告

运动员姓名：Jane Doe_____今天的日期：2011.6.11____受伤日期：2011.5.28

受伤部位：☒左☐右踝关节　运动项目：越野

运动引起的损伤：☒是☐否 其他：_____

主观信息

损伤机制：运动员报告说跑步时脚踩空陷进了一个洞里。她感觉踝关节向内侧崴了一下。她还记得听到了"砰"的一声响。

主诉：踝外侧疼痛，行走时疼痛尤其明显。踝关节完全承重时无法行走。

疼痛：疼痛等级为 4（0 级为最低级，10 级为最高级）。疼痛为钝痛，承重时变为锐痛。

其他：运动员报告说受伤后她立即冰敷踝关节 30 分钟并用弹性绷带包扎。2011 年 5 月 29 日，她去初级护理医生那里进行检查。X 射线检查未发现骨折。医生建议由学校里的执业 AT 为其进行康复。

客观信息

视诊（观察）：外踝可见中度肿胀；外踝的腓骨下端变色。

触诊：腓骨远端和跗骨窦处压痛；无捻发音、发热或畸形。

关节活动度：跖屈—在正常范围内；外翻—在正常范围内；内翻—受限（9°）；背屈—受限（11°）。

肌力：跖屈—正常；内翻—正常；外翻—一般；背屈—一般。

神经检查：正常。

特殊检查：前抽屉试验—阴性；撞击试验—阴性；挤压试验—阴性。

围度：小腿远端脚踝 24.5cm（左侧），21cm（右侧）。

功能测试：平衡测试患侧低于 10 秒，健侧为 45 秒。运动员走直线时无跛行，但走 S 线时出现跛行。发现这一问题后停止功能测试。

评估

结果：踝关节内翻 I 度扭伤，引起踝关节无力、肿胀以及功能丧失。

问题清单：（1）踝关节肌无力；（2）肿胀；（3）步态异常；（4）平衡性下降；（5）关节活动度下降。

处理计划

初步治疗：冰敷、加压包扎、抬高患肢 20 分钟。指导运动员不要活动受伤部位，保持加压包扎的状态，同时配备拐杖，并指导运动员拄拐行走。

运动员将：☐转诊至医生处☐转诊至学校护士处☒由执业 AT 予以治疗

治疗将持续：4 天 / 周，共 3 周

治疗包括：冰敷、力量练习、在承受范围内进行功能性活动。在运动后冰敷受伤部位。

1 周内达成的短期目标：（1）消肿；（2）获得背屈和内翻的正常关节活动度；（3）可以走 S 形和 Z 形；（4）平衡时间增加至 30 秒；（5）疼痛等级降至 2 级。

1 周内达成的中期目标：走路时不用拄拐。

2 周内达成的长期目标：（1）恢复进行所有运动时的正常肌肉力量；（2）沿直线、S 形或 Z 形慢跑；（3）消除疼痛；（4）恢复正常平衡能力。

3 周内达成的长期目标：（1）沿 S 形或 Z 形慢跑；（2）沿 S 形或 Z 形短跑；（3）重返赛场。

联系父母：☒是　　　日期：6-1-11　　☐无说明：_____

签名：I. Train, ATC

图16.1　SOAP记录格式范例

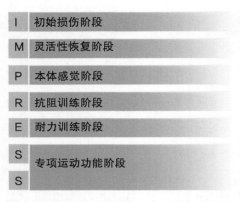

I	初始损伤阶段
M	灵活性恢复阶段
P	本体感觉阶段
R	抗阻训练阶段
E	耐力训练阶段
S	专项运动功能阶段
S	

图16.2　用于制订康复计划的IMPRESS方案

通过这种机制开始恢复至正常。虽然炎症是组织愈合的必经阶段，但如果不正确处理，会导致慢性炎症。

　　疼痛会严重干扰人体的功能能力。损伤或外伤初期，尤其是神经组织损伤初期会引起疼痛。即使没有直接破坏神经组织，疼痛也表明出现了组织损伤。机体在炎症期会释放刺激神经组织的化学物质，炎症引起的肿胀会压迫神经，从而导致疼痛。此外，由于痛觉能够提醒机体出现了组织损伤，机体会引起肌肉痉挛以防止进一步损伤的发生，因此产生了疼痛——痉挛——疼痛的循环。

　　在损伤初期，控制炎症的方法包括预防进一步损伤、减少肿胀、缓解疼痛以及减轻水肿。第 20 章中还将讨论到，这个阶段的关键处理方法是 PRICES。必须对受伤部位进行保护（Protection）、休息（Rest）、冰敷（Ice）、加压包扎（Compression）、抬高患肢（Elevation）以及支撑（Support）。

灵活性恢复阶段

　　炎症得到控制的特征为不适感有所缓解，肿胀、水肿（由过量血浆蛋白引起的较厚的肿胀）和疼痛程度降低。一

真实案例

　　我在一个物理治疗诊所工作时，曾帮助一名进行了膝关节小手术的患者进行康复。这名患者 3 周后要举行婚礼，并计划到内华达州的塔霍湖滑雪，他的医生命令我们帮他加快康复进程。这名运动员非常努力也非常听话地进行康复锻炼。他在康复训练的第 2 周恢复了完全的膝关节活动度和正常的膝关节肌肉力量。他的平衡能力和本体感觉持续得到改善。到了他准备动身去举办婚礼时，他的膝关节已经完全恢复了正常功能。这告诉我们被积极动员的运动员无所不能。

匿名

旦炎症得以控制，就可以着手恢复关节的灵活性。关节灵活性的恢复主要通过运动治疗完成，即先恢复被动关节活动度，然后恢复主动—辅助关节活动度，最后循序渐进恢复主动关节活动度。一旦关节活动度恢复正常，就可以开始进行柔韧性训练。

恢复关节活动度

　　关节活动度的恢复主要分为以下三个阶段。

　　1. 被动关节活动度。由 AT 在运动员关节活动度范围内活动运动员的肢体，运动员完全放松且无肌肉收缩，这时完成的关节活动称为被动关节活动度（Passive Range of Motion，PROM）。在损伤初期进行无痛范围内的 PROM 有助于组织愈合。但如果引起疼痛，则不能进行 PROM 练习。事实上，大多数锻炼都应该以疼痛为导向。如果运动员主诉疼痛，则应该停止锻炼。PROM 最常用于防止损伤后软组织结构

过度紧张。

2. 主动—辅助关节活动度。运动员在 AT 的帮助下进行关节活动度范围内的肢体活动，称为主动—辅助关节活动度（Active-assistive Range of Motion，AAROM）。受伤运动员的肌肉力量足以产生肌肉收缩但自己又无法在完全的关节活动度范围内活动关节。

3. 主动关节活动度。运动员不需要任何辅助，自己能够在完全的关节活动范围内活动肢体，称为主动关节活动度（Active Range of Motion，AROM）。AROM 是加强关节肌肉力量前必须进行的康复锻炼。一旦运动员恢复主动关节活动度，即可开始进行柔韧性训练。

建立柔韧性

对于受伤的运动员来说，恢复灵活性意味着恢复正常的柔韧性。注意关节活动度不等同于柔韧性。柔韧性是指在完全活动度范围内不受限制地活动关节的能力。

机体需要正常的柔韧性才能发挥正常的功能。为了达到正常的关节活动度，运动员必须具备肌肉、肌腱和皮肤等关节周围软组织结构的柔韧性。牵拉运动通常用于发展身体的柔韧性，具体见第 17 章。

本体感觉阶段

本体感觉是指机体在内部产生刺激时将信息传递至脑部的能力，也指机体在运动时感觉肢体位置的能力。例如，运动员腾空时落在对方运动员的脚上，如果这名运动员的大脑无法感知他踩在别人的鞋上而不是地面上，那么这名运动员的踝关节很可能受伤。如果本体感觉异常，机体可能无法在正确的时间动

员正确的肌肉以保护关节。由于运动损伤会引起运动员本体感觉缺陷，很多 AT 认为在运动治疗方案的早期应涉及本体感觉，因此很多康复方案都会强调早期的本体感觉训练。

在运动治疗方案初期可以通过平衡性或协调性运动等方式开始本体感觉训练。

抗阻训练阶段

有很多训练可用于改善运动员的肌肉力量或抗阻时施加作用力的能力。抗阻训练不仅可以使肌肉变得更强壮，还可以使韧带和骨骼等周围组织变得更加强壮。因此抗阻训练是康复过程中的重要阶段。进行抗阻训练的方式有很多种，包括使用自由调节重量、抗阻弹力带、器械和徒手抗阻。具体内容见第 17 章。

如果……，你应该怎么做

你正在运动防护室内帮助 AT 工作，这时一名曾一直在大量进行膝关节康复的运动员向你走来。虽然她已经恢复了正常的关节活动度和肌肉力量，但仍未被允许参与运动，因此她很失望。

耐力训练阶段

除了需要建立或保持心肺耐力外，还必须加强肌肉耐力。在参与运动时不仅需要一定的肌肉力量，还需要肌肉具备一定的肌肉耐力，即长时间进行运动的能力。应该在不加剧伤势的前提下尽早开始有氧运动的锻炼。通过负重训练发展肌肉耐力的运动强度一般为负重小、重复次数多。

专项运动功能阶段

运动员完全做好准备并满足运动专项的要求时才算完成运动治疗方案。在本阶段，运动员需要完成功能性身体活动并逐渐融入专项训练中。因此，AT 有必要完全了解专项运动需求、涉及的运动模式以及运动员需要具备的肌肉力量、速度、爆发力和耐力水平。

专项运动功能阶段的特点是运动员模拟在比赛场地上需要完成的动作，包括跑、跳、切入和投掷。他们通常应该从小强度功能性运动开始，逐渐过渡到大强度功能性运动，然后进行限制性的训练。本阶段的专项训练通常具有一定的限制条件，运动员只有在恢复完全的关节活动度以及正常的肌肉力量、柔韧性、协调性、心肺耐力后，并且在队医允许的情况下，才能重新回归赛场。

治疗方法

虽然康复方案的基本要素是运动，但很多运动员由于过度疼痛或肿胀无法完成哪怕是最小强度的运动。但是如果不活动受伤部位，肌肉会变得无力并且可能引起更多并发症。为了减少疼痛和帮助正常的恢复，AT 会使用不同的治疗方法。

治疗方法包括热疗、冷疗、超声波治疗和电肌肉刺激。上述方法从原理上可分为热学、机械力学、电学 3 种。在使用所有的治疗手段时都应非常小心，通常只有在医生开具处方后才能使用。

每年都必须检查需要使用电流的治疗设备以确保这些设备都能够正常运转。这需要指派一名生物电子技术人员检查治疗设备以确保这些设备满足最低的安全标准。

热学

热学治疗方法将热量传递至身体组织内部或从身体组织内部传递出去。这些方法用于使组织变冷或变热。热学原理治疗方法的适应证和禁忌证见表 16.1。

热疗

热疗使身体组织温度升高，以产生具体的生理反应，来促进愈合过程。只有在损伤引起的初期炎症反应症状消失后才能使用热疗方法。热疗常用于治疗慢性（长时间持续）扭伤和拉伤。组织温度升高促进血液流动并提高组织的延展性，从而有助于增强关节活动度、提高愈合可能性以及减少肿胀。热疗不能用于治疗急性损伤、血液循环不良、有障碍的部位以及存在感觉障碍的部位。

热敷包是最常见的热疗方式之一，例如湿热治疗敷袋（见图 16.3）。这是一种内充凝胶的帆布袋，凝胶被热水激活后可以储蓄热量。必须用毛巾将热敷袋包裹数层或在热敷部位上放置一个预先做好的特殊隔热层才能使用热敷包，否则会引起烫伤。

FYI

表16.1 热学原理治疗方法的适应证和禁忌证

治疗方法类型	适应证	禁忌证	预警*
热疗	慢性炎症性疾病	急性损伤	心脏病
	关节挛缩	存在感觉障碍的身体部位	
	组织紧张	存在循环障碍的身体部位	
	慢性疼痛	肿瘤部位上方	
	慢性肌肉痉挛	周围血管病变	
		开放性创伤	
冷疗	急性损伤	对寒冷过敏	分布有浅层神经的身体部位
	疼痛	开放性创伤	存在循环障碍的身体部位
	肿胀	心血管疾病（心脏病）	
	运动前准备	存在感觉障碍的身体部位	
	肌肉痉挛	冷超敏性	
	炎症	高血压	
		呼吸道疾病	
		晚期糖尿病或周围血管病变	
		感染	

*预警是指使用该治疗方法时要非常谨慎。
注：部分专家就应禁忌使用或谨慎使用某种治疗方法持有不同意见。
源自：Starkey (2004), Prentice (2009), Denegar, Saliba & Saliba (2010).

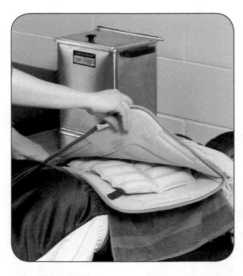

图16.3 一名运动员正在使用湿热治疗敷袋。注意为了避免背部过热，在运动员背部额外放置了几层毛巾

涡流式热水疗是另一种常见的加热身体组织的方法（见图 16.4）。手臂或腿部涡流式水疗的治疗时间不应超过 20 分钟，温度应控制在 35~42℃。涡流式水疗的禁忌证与使用热敷袋相同。此外，当运动员在水中时不应开启或关闭水疗设备，进行水疗的运动员必须始终在专业人员的视野范围内（如果没有采取防范措施，运动员可能会触电或溺亡）。如果水流刺激损伤、运动员有皮肤病、身体部位受到感染或运动员发烧，则不适宜进行水疗。

石蜡浴常用于治疗手部或足部损伤。因为这些身体部位外形不规则，因此将手部或足部浸入液状石蜡中，待石蜡在皮肤上变硬后取出（见图 16.5）。重复上述操作 6~12 次，随后用塑料袋将手部

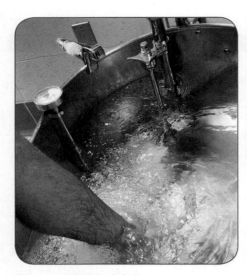

图16.4   腿部涡流式水疗

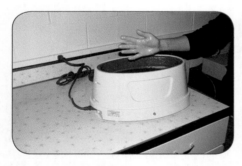

图16.5   石蜡浴即将手浸入石蜡待石蜡变硬后将手取出。重复该步骤6~12次
照片由Lorin Cartwright提供

或足部包裹起来，周围再覆盖几层毛巾。保持石蜡在皮肤上静置20分钟后将石蜡剥离。

这些加热身体组织的治疗方法通常用于为牵拉练习或关节活动度锻炼做准备。

冷疗

冷疗降低受伤组织的温度，使血管收缩（变窄）、减少炎症、降低新陈代谢率、缓解疼痛和肌肉痉挛。冷疗最常用于治疗扭伤和拉伤等急性损伤，还可用于缓解在康复过程中的疼痛，以使运动员能够完成康复训练。冷疗法是指使用冷冻剂直接作用于体表从而引起特定的生理反应。

使用冰袋冰敷（见图16.6）是最常见的冷疗方法。将碎冰或方块冰装在塑料袋中，放置于身体受伤部位上并将其固定在体表。用弹性绷带固定冰袋时不应过紧，虽然发生冻伤的风险很低，但必须定时检查运动员的冰敷部位。冷疗不适用于开放性创伤、出现麻木的身体部位、对冷过度敏感的人群、有心脏或呼吸系统疾病的运动员。冰袋的使用时间为20~30分钟。治疗急性损伤时，每冰敷20~30分钟应将冰袋取下，等待40~60分钟后将冰袋重新放回受伤部位。换句话说，取下冰袋的时间是冰敷时间的2倍。如果冰敷时间过长，会引起皮肤或肌肉损伤。

化学冰袋可以储存在冰箱里并重复使用，因此也非常普遍。但是AT在使用冰袋时一定要小心，因为化学冰袋的温度通常低于0℃，会使组织冻结。使用这种冰袋时，AT一定要在冰袋和皮肤表面之间放置毛巾之类的隔层。在冰敷时必须进行多次检查，以确保观察运动员没有出现皮疹或水疱。最后，AT应检查以确认冰袋没有渗漏，不能使用渗漏的

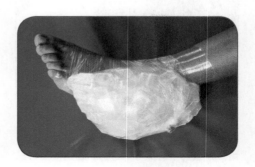

图16.6   冰袋可用于治疗多种损伤

如果……，你应该怎么做

　　一名昨天踝关节受伤的运动员刚刚走进运动防护室。他拿了一个热敷袋放在自己受伤的踝关节上。

冰袋。

　　冰块按摩（见图 16.7）是另一种常见的冷疗方法。将水装在纸杯中冷冻成冰块，随后撕去一部分纸杯露出冰块，将冰块贴于受伤部位进行按摩。冰块按摩不适用于急性损伤，但对运动后慢性损伤的治疗效果非常好。

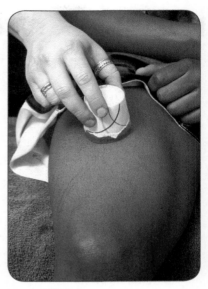

图16.7　冰块按摩

机械方式

　　机械方式产生机械能，引起特定生理效应。机械方式包括超声波（声能）、牵引、按摩和间歇压迫。机械方式治疗方法的适应证和禁忌证参见表 16.2。

超声波

　　超声波可以归类为热学治疗方法，因为它能够产生深部热效应，但是超声波同时也可以在身体组织中引起非热学反应。声波从身体组织中穿过时，通过能量转换的方式可以产生热量。但如果声波是分散的或间歇性的，那么就不会产生热量。超声波的频率极高，人耳无法听到。超声波治疗见图 16.8。

　　利用超声波治疗运动损伤时常用的频率为 1MHz、2MHz 和 3MHz。这些频率都远高于人声发出的频率。声波穿透组织的深度取决于声波频率而不是声波强度。

表16.2　机械方式治疗的适应证和禁忌证

治疗方法类型	适应证	禁忌证
超声波	慢性炎症	存在循环障碍的身体部位
	急性损伤（非热学应用）	存在感觉障碍的身体部位
	慢性损伤	肿瘤部位上方
	肌肉拉伤	儿童的生长板上方
	韧带扭伤	心脏、眼睛或神经丛上方
	擦伤、肌肉痉挛	急性损伤，采用连续加热模式
	软组织紧张	怀孕
	瘢痕组织	血管病变
		脊髓上方

（续表）

治疗方法类型	适应证	禁忌证
牵引	椎间盘突出	脊柱感染
	椎间盘退行性病变	骨质疏松
牵引	退行性关节病	恶性肿瘤
	软组织僵硬	急性损伤
	神经根受压	怀孕
	肌肉痉挛	类风湿性关节炎
	关节紧张	脊椎骨折
	椎间盘疼痛	脊柱灵活性过高
		心肺疾病
		食管裂孔疝（腰椎牵引）
		血管病变
按摩	促进放松	骨折不愈合的部位
	肌肉痉挛	开放性创伤上方
	疼痛	有皮肤病的部位上方
	软组织僵硬	急性损伤
	需要增加血液循环时	肿瘤部位上方
	水肿	
间歇性加压	急性期后水肿	急性损伤
	淋巴水肿	皮肤刺激
		未排除骨折时
		周围血管病变
		间隔综合征
		感染
		血栓性静脉炎

因为机器不同，所以在使用时应始终遵守仪器设备的操作指南。
注：部分专家就应禁忌使用或谨慎使用某种治疗方法持有不同意见。
源自：Starkey (2004), Prentice (2009), Denegar, Saliba & Saliba (2010).

1MHz 的声波穿透组织的深度大于 3MHz 声波。因此，3MHz 的声波更适用于治疗靠近皮肤表面的损伤。

超声波使身体组织温度提高的效果与热敷袋相同。但是超声波对深层组织的治疗效果优于热敷袋。事实上，1MHz 的超声波能够穿透深度为 5cm 的组织。正因为超声波能够产生热量，一定要将超声仪设定为连续发射模式，也就是说声波必须是 100% 连续的。脉冲模式会干扰声波的连续性并削减热效应。

使用连续式超声波治疗时，AT 应缓慢而持续地移动超声头。使用脉冲式超声波时，应保持超声头不动。无论是连续式还是脉冲式超声波疗法都必须使用耦合介质，例如水、乳液或凝胶。将耦合介质涂抹在超声头上后，超声头与身体部位接触时可直接放射超声波。直接超声波治疗方式仅适用于光滑的身体表面。手、踝、肘等外形不规则的身体

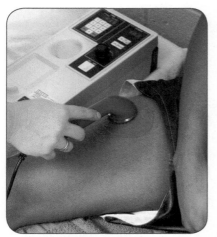

图16.8　超声波治疗有益于损伤恢复，但是使用超声波时应多加小心，以免损害组织

部位应使用间接超声波治疗方式（见图16.9）。间接超声波通常在盛有水的塑料浴盆中进行。在水下使用超声波治疗时，超声头应完全浸没在水中并与身体组织保持 0.5~1 英寸（1.3~2.5 厘米）的距离，同时应提高超声波的强度。超声波治疗的禁忌证有很多种，因此应谨慎使用，并且只有在医生开具相应处方时才能使用，具体见表 16.2。

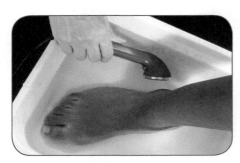

图16.9　间接超声波治疗。超声波可以在水下使用。当治疗的部位凹凸不平时，超声头无法与身体组织贴合，水下超声波的治疗效果尤其明显

牵引

　　牵引是一种拉力作用。在本书中，牵引是指试图分开长时间受到挤压或产生僵硬的身体关节。脊椎是接受牵引治疗的最常见的身体部位。牵引也可用于颈椎和腰椎，可使用机械（机器）或徒手（由 AT）完成。举例来说，当医生指示 AT 为运动员进行颈椎牵引时，AT 会令运动员处于仰卧位并将一只手置于运动员的头后侧，另一只手置于下巴处。随后 AT 会轻轻牵拉颈部并逐渐使颈椎分离。只有在医生许可的情况下才能使用牵引治疗，并且使用时要非常小心。

　　牵引不仅可以分离由于受到挤压而紧密相连的骨骼，还能够最小限度地牵拉该部位的韧带和肌肉。牵引还可能帮助解决第9章中提到的椎间盘膨出问题。有些人认为分离椎骨会产生一种吸力，这种吸力能够使椎间盘向椎间盘中央移动。此外，分离椎骨还能够打开神经根从脊髓延伸处的空间（见图 16.10）。通过增加空间可以释放神经根的压力，帮

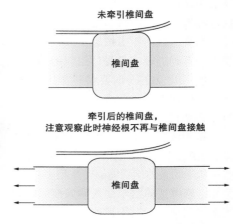

图16.10　脊柱牵引作用。牵引力将关节分开，有助于缓解脊髓处神经根的压力。必须小心使用牵引，只有在排除所有禁忌证后才能使用

助缓解疼痛和促进愈合。

为了保险起见，应监控患者的首次治疗，以确保无疼痛增加、不适、肌肉痉挛、麻木或刺痛等并发症产生。此外，在安静区域进行牵引治疗也十分重要，因为这样可以使患者放松。颈椎和腰椎牵引的适应证和禁忌证见表16.2。医生应在运动员接受牵引治疗前和重回赛场前对其进行检查。

按摩

按摩是指按照操作要领揉捏和按抚软组织。按摩可用于增加血液循环，缓解肌肉痉挛和减少肿胀。如果目标为减少肿胀，必须从损伤部位下方朝心脏方向开始按摩。按摩的安抚手法包括轻抚法、揉捏法、振动法、叩击法和摩擦法。

轻抚法是指用手掌平滑而有节奏地抚摸身体组织（见图16.11a）。通常在按摩开始和结束时使用轻抚法。揉捏法通常被形容为用两只手挤压皮肤、肌肉和筋膜等身体组织（见图16.11b）。

振动法是指引起组织剧烈颤抖或摇晃的手法。很多AT使用机械振动器达到这种效果。振动法通常用于帮助改善关节的灵活性。叩击按摩法或轻叩按摩法为一系列轻轻击打身体组织的动作。AT进行叩击法按摩时要双手放松。叩击产生的生理效应包括增加血液循环和放松（见图16.11c）。

摩擦法需要足够大的压力才能抵达深层组织。用手指、拇指或肘部深层穿透、按压和活动身体组织能够带来很多益处。例如，摩擦按摩法帮助松解瘢痕组织和缓解肌肉痉挛。对于那些因深层切割伤产生较厚瘢痕的人来说，摩擦法的治疗效果是非常好的。摩擦法的适应证和禁忌证见表16.2。

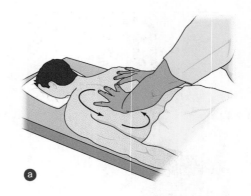

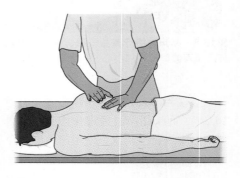

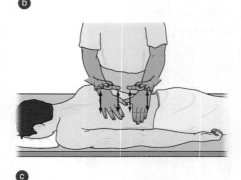

图16.11　a.轻抚；b.揉捏；c.叩击或轻叩按摩法

间歇性加压

间歇性加压与弹性绷带类似，能够减少伤后肿胀和水肿（见图16.12）。间歇性加压仪器使损伤部位周围压力增高，

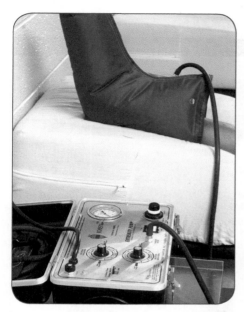

图16.12　使用间歇性加压法并抬高患肢有利于受伤关节消肿

帮助静脉血从受伤的四肢回流至心脏，从而降低总体肿胀度。尽管该方法对于急性损伤非常有用，但只有排除骨折的可能性后才能使用。罹患下肢间隔综合征的运动员也不适用于间歇性加压法。

　　治疗时间从 20 分钟到 1 小时不等。施加的压力不应高于运动员的舒张压，且运动员应感到舒适。因此，一定要在治疗前测量运动员的血压，还要定时检

神经根受压

　　脊神经根受压是指部分椎间盘或肿胀等将压力作用于神经从脊髓延伸出的地方。

舒张压

　　舒张压是心脏舒张时动脉的压力，是血压读数的低值。

查运动员的舒适度和对仪器设备的耐受性。治疗时一般开机 45 秒，然后关闭15 秒，如此不断交替。运动员在治疗前要套上长筒袜覆盖皮肤表面，以减少皮肤刺激的发生率。

电学

　　电也可以有治疗作用，这一点可能会让人大吃一惊。电流从身体组织中安全通过会产生很多有用的生理变化。要理解这些生理变化，首先要对电流有基本的了解。同样，在这里必须警示大家电学治疗方式可能存在的一些危险（见表 16.3）。只有在医生开具处方时才可以使用电疗，并且一定要由经过培训的人员操作。

　　电流是指电子（带负电荷的粒子）在回路中的流动。回路是电子流动的通路，例如家中的电线就是一种回路。电子在某些回路中流动非常容易，而另外一部分回路会产生更多的阻力。面临选择时，电子始终会选择阻力较小的通路。身体组织就是一个回路。例如，肌肉等水分含量较高的组织的导电性较强，而骨骼的导电性相对较差。

　　电子流动或电流是从负极向正极移动。电流可分为直流电和交流电两种。直流电（Direct Current，DC）是指电流在组织回路中的移动方向不变。想象在你的前臂放置一个简单的直流发电机，该电机有两个电极（正极和负极），一个电极位于腕关节附近，另一个电极位于肘关节附近。如果腕关节附近的电极板是负极，而肘关节附近的电极板是正极，那么直流电将从腕关节流向肘关节。

　　交流（Alternating Current，AC）是指电流在电极之间来回移动，也就是

表16.3　电学疗法的适应证和禁忌证

适应证	禁忌证
疼痛	孕期
水肿	有不明原因的疼痛
预防肌肉无力	感染部位上方
减少肌肉痉挛	心脏、眼睛、颈动脉窦、上呼吸道、伤口处理、开放性创伤或肿瘤上方
肌肉功能再训练	起搏器
增加局部血液循环	某些骨折部位上方

因为机器不同，所以在使用时应始终遵守仪器设备的操作指南。
注：部分专家就应禁忌使用或谨慎使用某种治疗方法持有不同意见。
源自：Starkey (2004), Prentice (2009), Denegar, Saliba & Saliba (2010).

电流在回路中的方向不断变化。交流发电机比较复杂，可以将正极转换为负极。还用前面那个例子，如果在人体内通入交流电，电极之间的电流方向不断改变，在某一时刻流向肘关节，下一时刻则流向腕关节。

　　直流电和交流电可以以间断（如脉冲式）或不间断（如连续式）两种方式通入人体。简单地说，脉冲式电流就是电流在治疗过程中不停地停止和重启。连续式电流则是直到治疗结束时才停止。

　　在康复过程中会用到不同类型的电流，使用电流时需将电极板置于皮肤表面（见图16.13）。电流的类型和应用方式取决于康复目标。例如，AT 使用电流的目的可能是减少疼痛、肌肉痉挛或肿胀，也可能用于增加力量和提高康复的可能性。电刺激分为多种类型，包括高压脉冲电肌肉刺激、低强度刺激、干扰电和经皮电神经刺激。

　　电流通过人体能够产生多种生理效应，具体的生理效应取决于电流类型、强度和持续时间。例如，高压脉冲直接刺激能够引起肌肉收缩，可用于帮助预防损伤恢复期的肌肉无力，肌肉收缩还

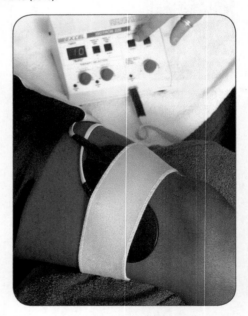

图16.13　肌肉电刺激有助于缓解痉挛和疼痛，同时还可以预防肌肉萎缩

能够产生抽吸作用以减少肿胀和水肿。接入人体的电流的强度应为人体能够感受得到但又不足以引起肌肉收缩，这样才有助于减少疼痛。肌肉受到刺激产生自主收缩而不受运动员的控制。虽然这听起来很棒，但这种肌肉收缩并不能使运动员的身体健康，也不能帮助运动员

减轻体重。

低强度刺激又称微电流，即在组织内产生低水平的电流。运动员甚至不会感受到有电流流过身体。人们认为低强度电流可以模拟人体的自然电流，促进组织愈合。

当两个电流彼此交叉使电流受到干扰时，即产生了干扰电。尽管这听起来有些事与愿违，但实际上干扰可以产生刺激身体组织引起肌肉收缩的适宜电流，从而缓解疼痛和水肿。不过，大多数用于减少疼痛的治疗方法为经皮电神经刺激（Transcutaneous Electrical Nerve Stimulation，TENS）。TENS产生流经皮肤的电流，引起针刺感。这种对感觉神经的刺激能够降低神经对疼痛的感知度，或使脊髓停止将疼痛感传递至大脑的痛觉感知器官。

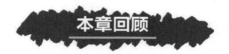

本章回顾

小结

SOAP 用来记录损伤评估结果并为制订康复计划提供依据。AT 在康复过程中帮助运动员恢复灵活性、本体感觉、力量、耐力和专项运动功能等正常功能。AT 使用热疗、冷疗、超声波治疗、电疗和按摩等多种治疗方法帮助运动员恢复损伤。

关键术语

定义以下在本章中出现的专业术语：

主动—辅助关节活动度（AAROM）　　　叩击按摩
主动关节活动度（AROM）　　　揉捏法
交流电（AC）　　　进展
冷疗法　　　本体感觉
直流电（DC）　　　抗阻训练
水肿　　　SOAP 形式
轻抚法　　　专项运动功能
耐力　　　牵引
柔韧性　　　经皮电神经刺激（TENS）
摩擦按摩　　　超声波
间歇性加压　　　振动按摩
按摩　　　涡流式水疗
石蜡浴
被动关节活动度（PROM）

复习题

1. 受伤运动员在康复期间需要重建哪些身体功能?
2. AT 应该分别何时使用热疗和冷疗? 二者的治疗效果有何不同?
3. 超声波治疗能够产生哪些生理效果? 什么时候不应使用超声波治疗?
4. SOAP 由哪些部分组成? 它们如何帮助设计康复方案?
5. 说明 AT 使用牵引法治疗运动员脊柱的原因。

强化活动

1. 指导教师为你和你的搭档设计了运动损伤的情景模拟。从前面章节中任选一种损伤,你和搭档轮流假设自己出现了这种损伤,另外一人负责记录 SOAP 并制定运动治疗方案,以帮助受伤运动员重回赛场。
2. 同搭档一起复习本章讨论过的所有治疗方法并思考 AT 会使用哪种方法治疗哪种类型的损伤。
3. 邀请 AT 到教室就康复过程进行讨论。
4. 到康复中心上一堂实地考察课。
5. 和 AT 一起制订投球手恢复投掷功能的康复计划。
6. 和 AT 一起制订右跑卫的功能恢复计划。
7. 访问相关网站,学习更多关于具体损伤治疗和各种治疗方法的知识。

延伸与拓展

1. 利用网络了解什么是血栓性静脉炎、食管裂孔疝、骨质疏松和周围血管病变,以及为什么这些病变是某些治疗方法的禁忌证。
2. 从以下书籍中任选一本并撰写一篇报告。

   Denegar, C.R., E. Saliba, and S. Saliba. 2006. *Therapeutic modalities for musculoskeletal injuries*. 2nd ed. Champaign, IL: Human Kinetics.

   Knight, K.L., and D.O. Draper. 2008. *Therapeutic modalities: the art and science*. Philadelphia: Lippincott Williams & Wilkins.

   Prentice, W.E. 2009. *Therapeutic modalities for sports medicine and athletic training*. 6th ed. Boston: McGraw-Hill.

   Starkey, C. 2004.*Therapeutic modalities*. 3rd ed. Philadelphia: FA Davis.

3. 从以下书籍中任选一个康复主题并撰写一篇单页报告。

   Barh, R., and S. Maehlum, eds. 2004. *Clinical guide to sports injuries: an illustrated guide to the management of injuries in physical activity*. Champaign, IL: Human Kinetics.

   Houglum, P.A. 2010. *Therapeutic exercise for athletic injuries*. 3rd ed. Champaign, IL: Human Kinetics.

   Prentice, W.E. 2011. *Rehabilitation techniques for sports medicine and athletic training*. 5th ed. Boston: McGraw-Hill.

第 17 章

重建计划

学习目标

学生完成本章的学习后可以：

- 说明力量训练的原则。
- 明确发展力量素质的不同方法。
- 对比肌肉力量和肌肉耐力并解释如何发展肌肉力量和肌肉耐力。
- 讨论发展心肺耐力的原则。
- 明确用于康复上肢、下肢和躯干具体病症的适宜运动。
- 明确负重训练的常见安全措施。

运动员在康复过程中体能重建的原则与正常情况下体能训练的原则相同。重建的主要目标是帮助运动员恢复至受伤前的体适能水平。

力量和体能训练原则

为了顺利重返赛场，受伤运动员必须达到一定的体能水平，因此必须进行身体功能训练。与第 16 章讨论过的 IMPRESS 方案一样，身体功能训练包括力量、肌肉耐力、心肺耐力和柔韧性锻炼。力量和体能训练的主要原则包括渐进性抗阻运动、超负荷运动和专项运动。

渐进性抗阻运动

渐进性抗阻运动（Progressive Resistive Exercise，PRE）常用于发展运动员的肌肉力量。PRE 是指在训练中和训练后的一段时间内逐渐增加运动负荷（如增加负重或重复次数）。通过进行适宜的抗阻训练，能够避免进一步损伤，机体能够适应身体活动的需求。

超负荷原理

超负荷原理是指为了使肌肉获得力量或耐力，必须对其施加超过此前活动需求的作用力。举个例子，如果运动员连续 3 周、每隔一天卧推 50 磅（23 千克），重复 10 次，他的肌肉力量可能不会得到明显改善，因为他并没有使肌肉超负荷运动。但是，如果他先举起 50 磅（23 千克）的杠铃并重复 10 次，两天后举起 55 磅（25 千克）的杠铃，这时对肌肉施加的作用力可能会超过之前卧推所需的负荷。

但是重量不是我们可以增加的唯一因素。很多变量可用于调节肌肉的超负荷运动，包括运动频率、强度、时间和形式。教练或 AT 根据运动目标不断变化上述变量。例如，如果运动员需要通过蹬自行车提高心肺耐力，那么必须增加骑自行车的时间。如果运动目标是发展肌肉耐力，那么运动员需要降低负重重量、增加重复次数；如果目标是发展肌肉力量，那么运动员需要增加负重重量、减少重复次数。

专项训练

专项是指机体进行具体运动时，机体系统能够逐步适应这种运动的需求。例如，如果运动员想成为更优秀的赛跑运动员，他的训练应主要包括跑动练习。但是如果运动员想成为更优秀的冰球运动员，那么他的训练应主要包括冰球和滑冰练习。

如果……，你应该怎么做

AT 让你给一名正在健身房锻炼的运动员捎个口信。当你来到健身房后，发现这名运动员正在一个人做卧推，杠铃重 200 磅（91 千克）。

当运动员除了举重外不进行其他训练时，他的心肺功能无法得到改善；同样，如果运动员只骑自行车，他的上身可能不会变得更强壮。

就力量训练而言，肌肉可以适应具体活动的需求。以连续 3 周，隔天做 10 次 50 磅（23 千克）卧推的运动员为例。虽然在最初几天举起这个重量有些困难，但是到第 3 周就会变得比较容易。运动员的肌肉会适应这一具体运动（卧推）并完成该运动的需求（50 磅，重复10 次）。

肌肉收缩的类型

肌肉有不同的活动方式。有时肌肉必须收缩以使关节不产生任何运动。有时肌肉必须收缩以使肢体在完全关节活动度范围内产生运动，例如当垒球运动员投球时。肌肉收缩共有 3 种形式：等张收缩、等长收缩和等速收缩。无论运动员进行哪种形式的肌肉收缩，其目标都是使肌肉进行超负荷运动以产生肌肉力量。

等张收缩

在阻力恒定时使关节在完全关节活动度范围内活动的肌肉收缩称为等张收缩。负重训练就是等张收缩的典型例子。等张抗阻训练包括关节活动以及肌肉在抗阻时的缩短和拉长。肌肉在抗阻时长度缩短称为向心收缩；肌肉在抗阻时被拉长称为离心收缩。青少年运动员应避免进行离心负重训练，因为这会对肌肉和肌腱产生很大的应力作用。

等长收缩

当肌肉等长收缩时，不会产生关节活动。想想自己正在推一面砖墙，虽然手臂和胸部肌肉在收缩，但却没有产生任何关节活动。由于无关节活动，关节就不太可能受到刺激或产生疼痛。因此，在伤后早期进行等长收缩练习对预防肌无力非常有效。

健康成年人抗阻训练进展

美国运动医学会（2009）提出以下建议。

1. 抗阻训练计划应包括肌肉的向心收缩、离心收缩和等长收缩。
2. 初级和中级水平的人在锻炼时的负重应为一次能举起的最大重量或最大肌力（One-repetition Maximum, 1RM）的65%。高水平的运动员的负重应为1RM的90%。
3. 初学者在开始进行抗阻训练时应完成1~3组动作。
4. 在训练时应完成单侧和双侧的抗阻练习。例如，手持哑铃屈肘属于单侧抗阻练习，但屈曲两侧肘关节举起加杠铃片的杠铃杆属于双侧抗阻练习。同样，既要进行单关节运动（例如仅屈肘和伸肘）的抗阻练习，也要完成多关节运动（例如俯卧撑既包括屈肘、伸肘，又需要肩关节和肩胛骨的运动）的抗阻练习。
5. 初级和中级水平的人应进行负重训练和使用器械训练，但高水平的运动员应侧重于负重训练。
6. 应先训练大肌肉群，后训练小肌肉群。例如，在训练肩袖肌肉前应先进行肩带三角肌和胸大肌的抗阻训练。
7. 应先进行多关节运动抗阻训练，后进行单关节运动抗阻训练。
8. 建议在进行高负荷卧推或深蹲等核心训练时，每组动作之间应休息2~3分钟。肱二头肌杠铃弯举等非核心训练的每组动作之间仅需休息1~2分钟。
9. 初学者应进行慢速或中速的抗阻训练。中级水平的举重运动员应进行中速的抗阻训练，高水平的运动员应进行包括快速在内的不同速度的抗阻训练。
10. 举重初学者应每周练习2~3天，中级水平的运动员应每周练习4天。在很多情况下，运动员可能会在某一天进行下肢训练，然后在另一天进行上肢训练（拆分练习），每周应进行2次各主要肌群的训练。

　　指导青少年运动员训练时应修改力量训练指南。《美国国家体能协会（NSCA）2009立场声明》建议11岁以下的女孩和13岁以下的男孩的训练重点应为正确的举重技术动作。NSCA还建议训练计划包括1~3组动作，每组重复3~6次。

等速收缩

　　在控制运动速度的情况下进行的肌肉收缩称为等速收缩。通常使用精密仪器设备来控制运动员肌肉收缩的速度——无论运动员施加多么大的作用力，他只能按照事先预设的速度进行运动。这有点像在水面上划桨，你可以轻松地划，也可以拼命地划，但却不能改变桨的摆动速度。

运动链运动

　　除等张收缩和等长收缩外，在身体运动时还应考虑其他一些因素。肢体有时可在空中进行运动，但有时被固定在地面上进行运动。

　　例如，运动员投掷棒球时在空中活动手臂，这时的手臂运动即为开链运动。如果你处于俯卧撑体位，双手支撑在地面上并承受一定的身体重量，这时的运动即为闭链运动。

AT 在为受伤运动员选择康复训练方案时，考虑是否应包括开链或闭链运动练习是十分重要的。开链运动练习通常适用于康复早期，因为此时运动员无法承受身体重量。在康复后期，运动员能够承受更多的重量，可进行闭链运动练习。

发展肌肉训练计划

尽管有很多种抗阻训练方法，但每种方法都具有相同的前提条件。这些训练方法的目的在于通过肌肉等张、等速或等长收缩，使肌肉以特定方式进行超负荷工作。但是，大多数发展肌肉的训练计划都会使用等张收缩和负重训练。

肌肉力量

肌肉力量是肌肉对抗阻力时产生力量的能力。发展肌肉力量的同时通常也能发展肌肉耐力和爆发力。运动员在发展肌肉力量时一般会选择重量大、重复次数少的训练方法。运动员可能发现用恒定负重法有助于完成上述负重训练，即重量、组数和重复次数不变，例如负重重量为 40 磅（18 千克）、做 4 组、每组重复 4 次。ACSM 发布的《2009 立场声明》中描述了健康成年人的抗阻训练进展（见上一页）。

渐进式抗阻训练的 DeLorme 方法是递增式金字塔方法的一个例子。这种方法需要运动员以渐进方式完成 3 组练习。假设一个运动员可以完成 10 次最大负重为 200 磅（91 千克）的肩部推举动作。

在 DeLorme 方法中，200 磅被称为重复 10 次最大重量或 10RM，运动员分别完成 50%、75% 和 100%10RM 共 3 组动作。因此，运动员的第 1 组动作负重为 50%10RM 或 100 磅（45 千克）。这组动作被视为热身。运动员的第 2 组动作负重为 75%10RM 或 150 磅（68 千克）。第 3 组动作负重为 100%10RM 或 200 磅（91 千克）。3 组、重复 10 次的 DeLorme 方法至今仍是力量训练的常用方法。

另一种常见的训练方法为 Nautilus 方法。在这种方法中，运动员一直做同一组练习直至疲劳，或者直到他无法完成为止。

金字塔方法为多组动作（至少 3 组，有时多达 5 或 6 组）、每组动作的负重重量逐渐递增或递减（见图 17.1）。运动员如果想举起更大重量并减少受伤概率，可能会采用递增式金字塔方法。在训练早期，可以用递减式金字塔方法使肌肉在未出现疲劳时承受最大负重，然后逐渐减小负重。例如，进行多组负重训练时，可以既做递增式又做递减式金字塔方法练习，这样可以促使肌肉获得最大的肌肉力量。但是只要使肌肉超负荷工作，无论运动员按照上述哪种方法进行训练都可以增加肌肉力量。

肌肉耐力

肌肉在连续时间内完成重复性运动的能力称为肌肉耐力。对肌肉耐力要求较高的运动项目包括越野跑、越野滑雪和很多游泳项目。运动员可通过发展肌肉力量的方法来发展肌肉耐力。但是，采用小重量、重复次数多的训练方法能够更有效地发展肌肉耐力。

循环训练是常用于发展肌肉耐力、提高整体体能水平的有效方法。循环训练包括多个（通常为 8~20 个）以全身锻炼为目标（锻炼全身主要肌群）的练习站。运动员依次完成每个练习站指定的练习

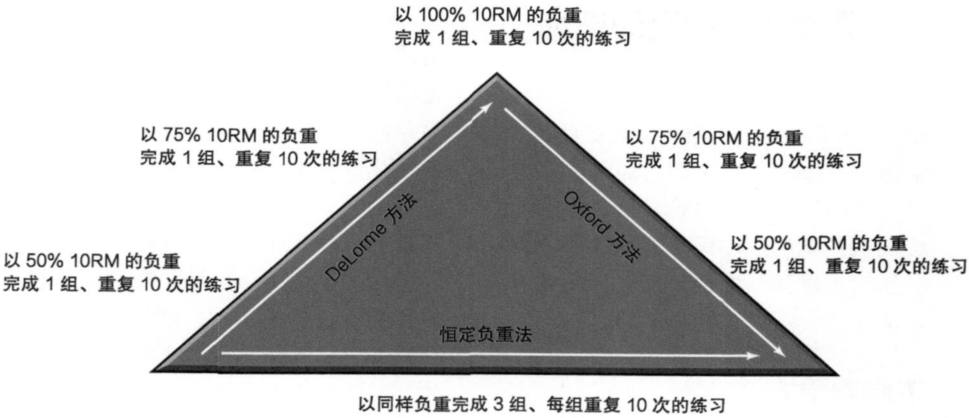

以 100% 10RM 的负重
完成 1 组、重复 10 次的练习

以 75% 10RM 的负重
完成 1 组、重复 10 次的练习

以 75% 10RM 的负重
完成 1 组、重复 10 次的练习

DeLorme 方法

Oxford 方法

以 50% 10RM 的负重
完成 1 组、重复 10 次的练习

以 50% 10RM 的负重
完成 1 组、重复 10 次的练习

恒定负重法

以同样负重完成 3 组、每组重复 10 次的练习

图17.1　训练计划。金字塔训练法需要完成5组指定动作。当运动员向上沿金字塔（逐渐递增负重）进行训练时，他采用的是DeLorme方法。当运动员向下沿金字塔（逐渐递减负重）进行训练时，他采用的是Oxford方法。如果运动员沿金字塔底部（保持每组动作相同的负重）进行训练，他采用的是恒定负重法

内容和训练方法，每个练习站有重复次数或完成时间（如 30 秒）的要求。明智的做法是选择锻炼不同身体部位的练习站，以避免在连续的练习站中重复使用相同的肌肉。

爆发力

肌肉爆发力是指肌肉快速产生力量的能力。很多侧重发展爆发力的训练计划都会采用负重大、重复次数少的方法，但是完成动作一定要快。例如，一旦开球，橄榄球边线球员一定要迅速反应，将球带离争球线并推开对方球员。肌肉产生爆发力的结果是对抗阻力快速运动，但运动的持续时间较短。

关节柔韧性

拉伸是为了拉长由于缺乏使用而变短的组织，例如运动员被石膏固定的身体部位。因关节周围软组织紧张引起关节活动度受限时可进行拉伸。拉伸不应引起疼痛；相反，拉伸应该产生一定的舒适感。大运动量前后都应进行拉伸，但在拉伸前有必要进行小负荷的热身（有氧运动），以免肌肉温度较低而导致损伤。

拉伸共有 3 种形式。第 1 种为静态拉伸（Static Stretching），即单独拉长某一块肌肉并保持拉伸状态约 30 秒。第 2 种为弹性拉伸（Ballistic Stretching），是指单独拉伸某一块具体的肌肉，并反复交替进行快速拉伸和放松，就好像运动员被弹起似的。通常不建议运动员进行这种形式的拉伸，因为这会加剧已有损伤或引起新的损伤。静态拉伸是发展柔韧性的方法，每个运动环节都应进行 3 次静态拉伸，每次拉伸 30 秒，应拉伸每一块肌肉。在静态拉伸前，运动员应先完成小负荷的热身运动。第 3 种拉伸为动态拉伸（Dynamic Stretching），是指根据关节活动范围简单地活动肢体或身体部位。前后摆腿以拉伸髋关节就是动态拉伸的一个例子。

肌肉重建的运动锻炼

由于有很多种用于损伤康复的运动锻炼，AT 和运动员需要决定进行哪种运动锻炼。虽然列举全面的运动锻炼方法已经超出了本书的讨论范围，但我们仍会提供基本的运动锻炼方法，用于运动员伤后重建和帮助他们发展肌肉力量和灵活性。

下肢重建方法

进行下肢康复时，增强下肢肌肉力量和重建本体感觉是两个康复要点。多向平衡板和单脚站立等平衡性练习是非常好的重获本体感觉的方法。即使运动员仅能承受部分身体重量，也可以进行上述练习（见图 17.2）。

进行平衡性练习时应谨慎地逐渐增加难度。AT 通常会先令受伤运动员在结实、稳定的平面上以较宽的足间距（与肩同宽）站立。如果运动员可以完成上述动作，AT 将会增加难度，令运动员缩短足间距（双脚并拢）站立，随后站立在泡沫板等不稳定的平面上。运动员一旦可以完成上述姿势，则能够进一步单脚站立在稳定平面上，随后单脚站立在不稳定的平面上。运动员在后期可进行更多的动态平衡运动，意味着运动员将开始在保持平衡的状态下移动自己的身体。无法循序渐进地发展运动员的平衡能力会导致再次损伤。平衡性练习进展的例子见图 17.2。

足、踝和小腿

足、踝和小腿的康复步骤包括通过拉伸小腿（见图 17.3b）等主动关节活动重建柔韧性和肌肉力量，以及将脚悬空在桌子一端，用脚写 A、B、C 等字母（见图 17.3a）。运动员在足部内翻、外翻、跖屈和背屈（见图 17.3c~f）时，由另一人使用弹力带提供阻力，这可以帮助运动员恢复肌肉力量。如果没有其他人帮忙，可以把弹力带系成环状并固定在钉在地面、墙面、桌脚或桌子边缘的钩子上。上述运动非常有助于很多踝关节扭伤和拉伤的康复。

膝、髋和骨盆

为了改善膝关节周围肌肉组织的柔韧性，运动员应进行相关肌群的静态拉伸，尤其要拉伸股四头肌、腹股沟和腘绳肌（见图 17.4a~c）。这些拉伸运动特别有助于改善关节活动度。运动员在初期可利用肢体自身的重力作用进行直腿抬高等运动，以增强膝关节和髋关节肌肉组织的力量，随后可进阶至使用阻力训练器械（见图 17.4d~f）；还可以利用膝和大腿健身器械进行等张收缩练习，

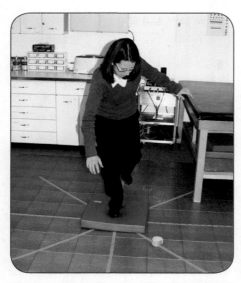

图17.2　平衡运动。患者在初期可保持单脚站立姿势，随后可进阶至伸手够到放在地面每条线上的物体

源自：Photo courtesy of Lorin Cartwright.

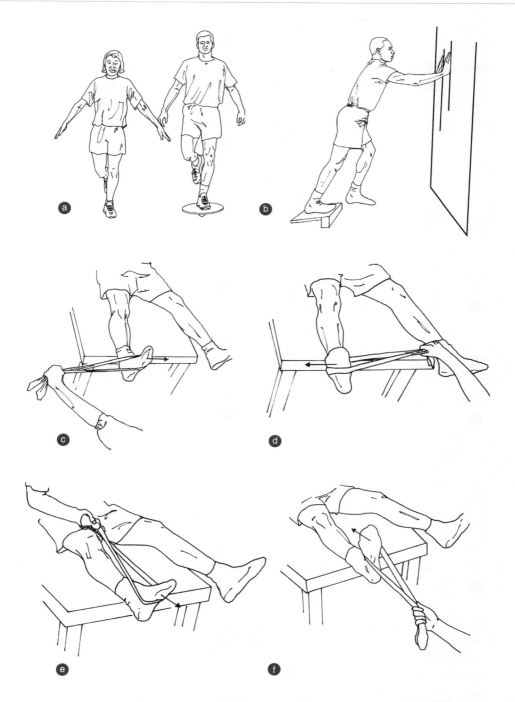

图17.3　a.平衡性练习和多向平衡板有助于恢复正常的本体感觉；b.拉伸小腿。在运动员足部c.内翻、d.外翻、e.跖屈和f.背屈时使用阻力训练器械能够改善踝关节的肌肉力量

以及完成弓箭步、靠墙深蹲等动作。直腿抬高练习开始有助于发展肌力较差的运动员的基础肌肉力量。但是，运动员应尽快完成站立位的力量练习（例如阻力训练器）。

为了发展本体感觉，运动员可进行平衡性训练。先从计时单脚站立开始并进阶至多向平衡板练习。运动员能够通过游泳、自行车或跑步发展膝关节和髋关节的肌肉耐力。上述这些运动不应加剧损伤。AT 应经常观察运动员以确保他在运动过程中没有过多倚重膝关节。为了重新参与体育活动，受伤运动员还应

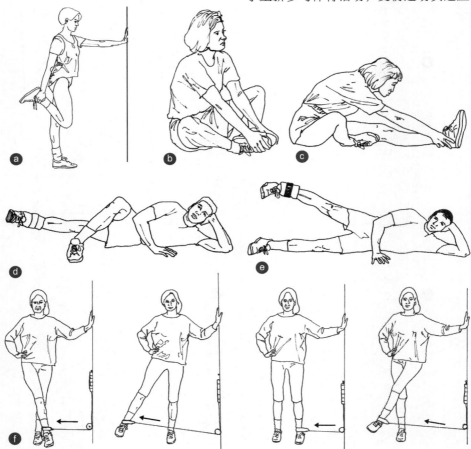

图17.4　拉伸a.股四头肌、b.腹股沟和c.腘绳肌。在侧卧位时进行直腿抬高动作d.~e.以及站立位时使用f.阻力训练器，有助于重获髋关节和膝关节的肌肉力量。g.~h.在康复后期可利用力量训练器械进行等张收缩运动，以发展股四头肌和腘绳肌的肌肉力量。i.~j.弓箭步和靠墙深蹲是非常有效地增强下肢力量的方法

源自：a: V.H. Heyward, 2002, *Advanced fitness assessment & exercise prescription*, 4th edition (Champaign, IL: Human Kinetics), 336.
c, d, e: J. Griffin, 1998, *Client-centered exercise prescription* (Champaign, IL: Human Kinetics), 188, 241.
f, g, h: V.H. Heyward, 1998, *Advanced fitness assessment & exercise prescription*, 3rd edition (Champaign, IL: Human Kinetics), 271, 272.

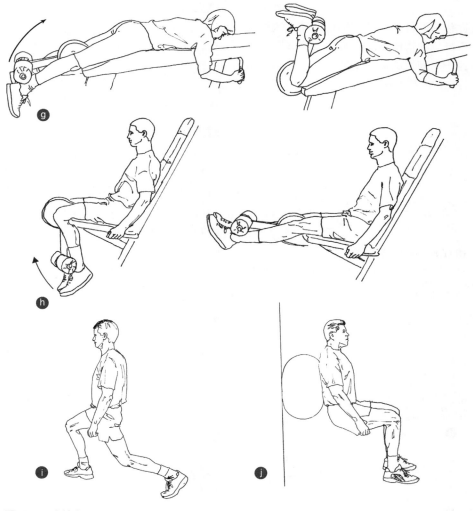

图17.4　（续）

完成专项相关的变向运动，开始时速度较慢，随后逐渐加快速度。例如，运动员可在圆锥筒之间或沿篮球场边界线进行"8"字跑。运动员在刚开始时的跑速应较慢且少做切入动作，随后可逐渐加速并做更多的切入动作。

中轴区重建方法

　　进行脊柱康复时务必十分小心。持保守治疗观点的人认为，运动员只能缓慢地增加康复训练难度。AT 应在康复开始前对运动员进行全面评估，并在康复过程中再次进行评估。AT 应教会运动员保持正确的姿势以及在适当地恢复前如何处理其背部问题。如果运动员需要进行腰椎康复，AT 将考虑通过重建灵活度、柔韧性和腰部肌力以恢复其平衡能力。肌肉耐力、心肺耐力和专项功能同样也是 AT 的关注点。脊柱周围肌肉的柔韧性包括脊柱的屈曲或伸展运动，这取决于具体的损伤情况。图 17.5 为试图改善躯干柔韧性的运动员展示了很好的柔韧性一般训练方法。

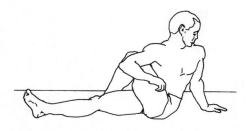

图17.5　躯干旋转拉伸

源自：Adapted, by permission, from M. Alter, 1998, *Sports stretch*, 2nd ed. (Champaign, IL: Human Kinetics), 146.

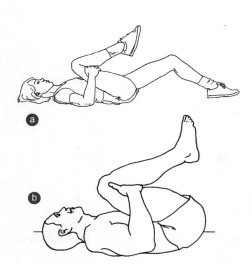

图17.6　a.单侧和b.双侧仰卧抱膝有助于拉伸腰椎部位

来源：a: V.H. Heyward, 2002, *Advanced fitness assessment & exercise prescription*, 4th ed. (Champaign, IL: Human Kinetics), 337.
b: M. Alter, 1998, *Sport stretch*, 2nd ed. (Champaign, IL: Human Kinetics), 165. By permission of Michael Richardson.

屈曲活动

　　脊柱的屈曲活动适用于腰椎前凸或背伸肌拉伤的运动员。重建柔韧性的脊柱屈曲活动包括单侧和双侧仰卧抱膝动作（见图 17.6）。如运动员存在腰椎间盘膨出，则不应进行该项活动。

伸展活动

　　脊柱的伸展活动适用于腰椎曲度较小或腰椎间盘膨出的运动员。重建柔韧性和功能的脊柱伸展活动为运动员呈俯卧位，并首先用肘关节支撑身体使躯干后伸，随后逐渐进阶至用双手支撑身体使躯干后伸（见图 17.7）。

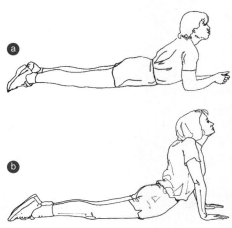

图17.7　脊柱伸展活动有助于缓解椎间盘膨出

源自：b: V.H. Heyward, 2002, *Advanced fitness assessment & exercise prescription*, 4th ed. (Champaign, IL: Human Kinetics), 340.

腰椎肌肉力量

　　为了恢复腰椎力量，运动员应保持脊柱中立位，随后在保持姿势的同时活动四肢。这样的腰椎肌力训练可在运动员仰卧位或俯卧位时进行，也可在手支撑位和膝支撑位时进行，还能够仰卧或俯卧于健身球上完成，甚至能够在站立位时完成（见图 17.8a~b）。进行上述训练时必须小心，应从简单动作开始，逐渐增加难度。AT 还应在运动过程中持续提供反馈，以帮助运动员保持脊柱中立位。此外，腹部肌肉力量对保持背部稳定性非常重要。简单的仰卧起坐动作可用来锻炼腹肌力量（见图 17.8c）。所有恢复性训练方案必须包括高位下拉训练，这是帮助发展背部肌肉力量的极佳训练方法（见图 17.9）。

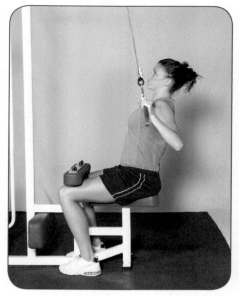

图17.9　高位下拉对背部力量的一般训练有所帮助

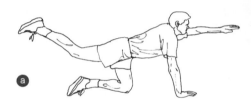

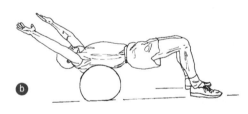

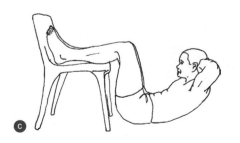

图17.8　a.~b.腰椎稳定性练习；c.仰卧起坐

颈部

拉伸颈部能够恢复颈部的灵活性。运动员可进行图 17.10a 所示的颈部拉伸。运动员取坐位，将其左侧腕部拉至右侧大腿外侧的同时，头部向右侧屈曲；随后将其右侧腕部拉至左侧大腿外侧的同时，头部向左侧屈曲。此外还可以进行简单的颈部关节活动度锻炼。为了增强颈部肌肉力量，可将阻力带系在头部完成颈部的抗阻运动（见图 17.10b~c）。应缓慢、循序渐进地进行颈部所有的拉伸和运动，否则会导致进一步的损伤。耸肩同样有助于增强斜方肌力量（见图 17.11）。

上肢重建方法

与下肢一样，上肢康复训练的主要目的是增强肌肉力量和重建本体感觉。例如，使用健身球进行墙壁俯卧撑等平

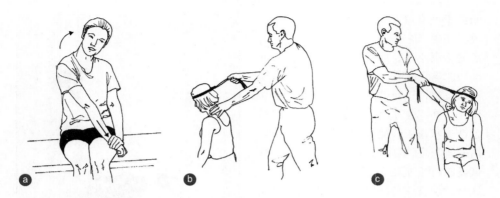

图17.10　　a.颈部侧屈拉伸；b.~c.利用阻力带进行颈部的抗阻运动

源自：J. Griffin, 2006, *Client-centered exercise prescription* 2nd ed. (Champaign, IL: Human Kinetics), 200.

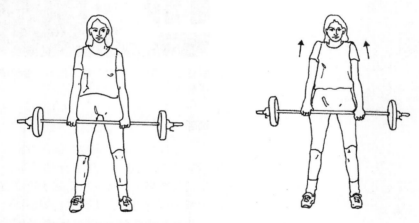

图17.11　　耸肩有助于增强斜方肌力量

源自：V.H. Heyward, 1998, *Advanced fitness assessment & exercise prescription*, 3rd edition (Champaign, IL: Human Kinetics), 268.

衡性练习可以帮助重建该部位的本体感觉（见图 17.12a）。

肩部

　　肩部的基本康复训练包括重建柔韧性和肌肉力量。为了完成上述康复目标，可进行肩关节屈曲、伸展、外展和内收等主动关节活动度训练，以及能够改善肩部前侧和后侧柔韧性的拉伸运动（见图 17.12b~c）。运动员可以学习体操棍练习或手指爬墙动作，并自行完成。

当运动员双手握住体操棍进行练习时，健侧肩部可以帮助患侧肩部；手指爬墙时，手臂被向上牵拉以活动患侧肩部。上述运动对于需要在家里训练的运动员较为有用，但这些运动员需要有人指导如何有效地进行运动（见图 17.13 和图 17.14）。钟摆运动也有助于改善灵活性（见图 17.15）。

　　运动员可通过使用负重或弹力带施加阻力进行关节的主要活动，以恢复该部位的肌肉力量（见图 17.16a~b）。应

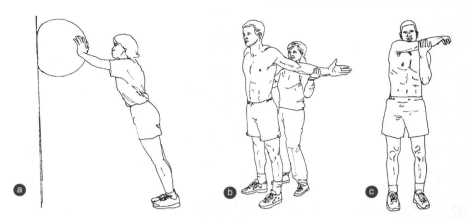

图17.12　a.用健身球做墙壁俯卧撑可以帮助运动员恢复上肢本体感觉。肩部b.前侧和c.后侧拉伸

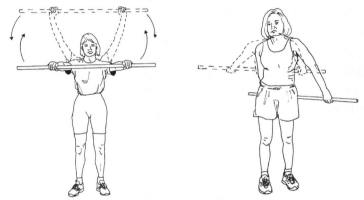

图17.13　运动员可以自行完成体操棍运动以帮助恢复肩部的灵活性

源自：a: from J.C. Griffin, 1998, *Client-centered exercise prescription* (Champaign, IL: Human Kinetics), 240.

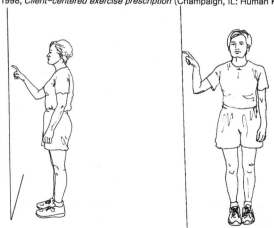

图17.14　当运动员的目标为恢复关节活动度时，手指爬墙也是一种很好的运动

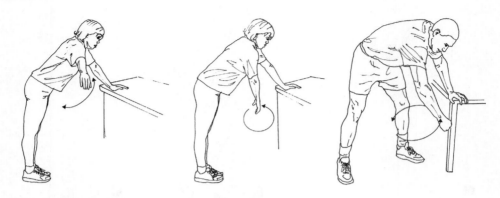

图17.15　损伤后不久可进行钟摆运动以帮助恢复灵活性

特别注意肩袖肌肉。图17.16c和d中的肩部内旋和外旋运动尤其有助于肩袖损伤或肩峰下撞击综合征的康复。

　　在力量训练的后期，可以用哑铃或杠铃负重进行卧推和坐姿推举运动（见图17.16e~f）。这些是非常好的发展肩部肌力的运动并且应该被囊括在一般重建方案中。无论使用哪种负重器械，都需要专人全程进行保护。

肘部、腕部和手

　　AT在基础层面上应考虑重建肘部和腕部的灵活性、柔韧性和肌肉力量。恢复肘部和腕部周围肌肉结构的柔韧性可进行相关肌群的静态拉伸，尤其是伸肌和屈肌（见图17.17a）。通过手持负重方法能够锻炼肘部和腕部的肌肉力量（见图17.17b~d）。为帮助运动员承受手臂的负重，可进行墙壁俯卧撑运动（见

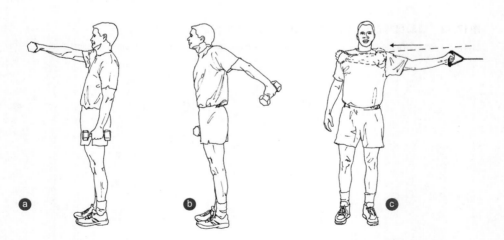

图17.16　肩部抗阻a.屈曲和b.伸展。c.~d.增强肩部内旋肌和外旋肌的力量非常重要。e.负重坐姿推举和f.负重卧推

源自: c, d: J. Griffin, 1998, *Client-centered exercise prescription* (Champaign, IL: Human Kinetics), 147.

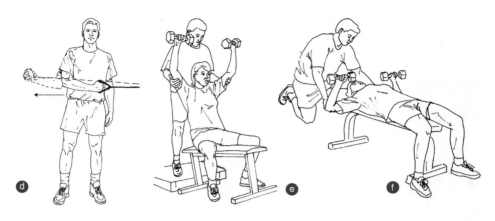

图17.16 （续）

图 17.17e）。上述方法甚至有助于缓解某些肩部损伤。

千万不能忽视肱二头肌和肱三头肌，通过肱三头肌下拉和肱二头肌杠铃弯举能够增强这两块肌肉的力量（见图 17.18a~b）。手部损伤可能也需要运动员通过紧握壁球或网球，或者夹紧手指间的黏土以改善握力（见图 17.18c）。只要损伤没有加重，就可以通过多重复次数的举重、游泳、自行车或跑步，提高肘部和腕部的肌肉耐力。AT 应经常观察运动员，以确保其在活动过程中没有使肘部或腕部损伤加重。运动员可以通过投掷、慢速短距离跑开始恢复体育活动，逐渐进阶至快速长距离跑。

注重功能

虽然我们根据身体部位已经讲述了这部分内容，但事实上，身体运动功能的完成需要多个关节的共同参与。例如，当进行上肢运动时，通常需要腿部和躯干同时移动。有了这一概念，很多 AT 都会注重功能以使运动员满足运动需求。

功能锻炼的形式有很多种，但其前提都是进行专项运动。例如，如果运动员做弓箭步以锻炼腿部力量，那么他可以很容易地同时进行手臂运动（如坐姿推举）。再举个例子，令运动员在进行肱二头肌杠铃弯举的同时在泡沫垫上保持平衡，这时他不仅仅是在训练上肢力量，同时也是在训练平衡性。

心肺耐力重建

正如适当的抗阻训练会对肌肉骨骼系统施加一定的压力并使其超负荷运动，使之变得强壮，适当的有氧训练能够在运动员准备重回赛场的过程中提高其心肺耐力。

目前 ACSM 建议每周训练 3~5 天以改善心肺耐力。每周训练超过 5 天会导致过度使用性损伤，这是因为机体需要在一周的时间内休息和恢复。运动强度应使心率提高至最大心率的 60%~90%。用 220 减去运动员的年龄即为最大心率。以一名 16 岁的越野跑运动员为例计算其最大心率，计算公式为 220-16=204。如果这名运动员是初学者，运动强度可略低并随着其运动能力提高逐渐增加运动强度。因此，如果他开始以最大心率

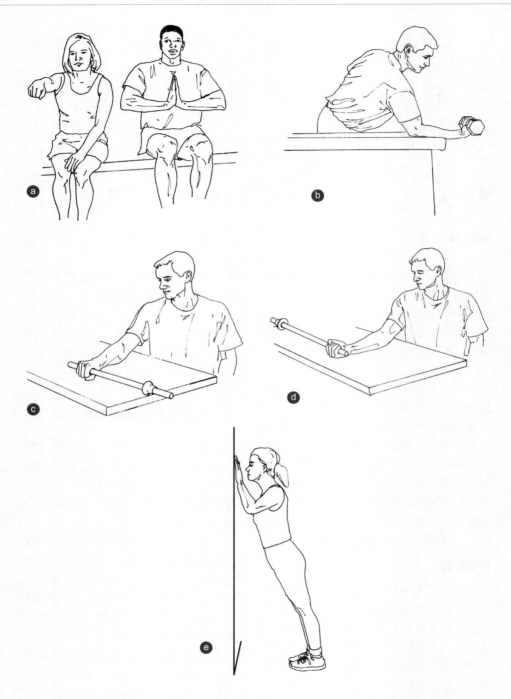

图17.17 a.拉伸腕伸肌和腕屈肌；b.~d.腕部和肘部肌力训练；e.墙壁俯卧撑帮助运动员的上肢开始承重

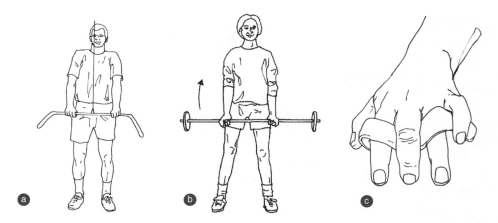

图17.18　a.肱三头肌下拉和b.肱二头肌杠铃弯举尤其有助于增强上臂肌力；c.黏土可用于增强手指和手部肌力

源自：b: V.H. Heyward, 1998, *Advanced fitness assessment & exercise prescription*, 3rd edition (Champaign, IL: Human Kinetics),

（204 次 / 分）的 60% 进行训练，那么他在运动中心率应提高至 122 次 / 分才能获得训练效果。

另一个可以控制的变量是运动时间，即运动员每个训练环节的时间长度。为了达到训练的最佳效果，每个训练环节的时间应在保持适宜运动强度的前提下控制在 20~60 分钟。运动时间一般随着运动强度的逐渐增加而逐渐缩短。

选择改善、保持或重建运动员心肺耐力的运动形式取决于若干因素。理想情况下，我们会选择能够动员大肌肉群并能持续进行的节律性活动。

但还需要考虑可用的仪器设备以及运动员的损伤类型。如果运动员出现踝关节损伤，无法完成过多的负重活动，他可能需要使用上肢功率车进行上肢有氧运动（见图 17.19）。相反，如果该运动员存在肩部损伤，

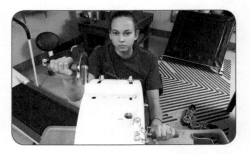

图17.19　下肢受伤的运动员可以借助上肢功率车帮助维持心肺适能

真实案例

我的一名学生分享了一段竞技性举重运动员的举重训练视频。在视频中，那名运动员在做 500 磅（250 千克）的杠铃深蹲。他在深蹲时因支持不住而使膝关节弯曲。他的身体倒向一侧并失去对杠铃的控制。幸运的是，两名观测人员抓住了杠铃，否则他可能会受重伤。观看了这段视频的每一个人都明白：一定要和一名搭档一起训练，有时还需要两名搭档。

比尔·皮特尼（Bill Pitney），EdD, ATC

他可能需要限制上肢运动而使用下肢功率车进行训练。

安全问题

训练时的安全始终应该是主要考虑的问题。不要让用哑铃的人像个"傻瓜"一样。必须建立安全规程，并落实到位。

无论运动员是在做负重训练还是心肺耐力锻炼，他们都需要进行适当的热身，使机体能够满足运动的需求以及帮助机体在运动后恢复，从而避免损伤。热身和放松应包括小强度心肺耐力运动以及主要肌肉的拉伸。热身或放松的持续时间是专家们热议的问题，不同的教练、运动员对此可能都有不同的答案。但是，热身和放松各 10~15 分钟应该是大家都可以接受的时长。

运动员进行负重训练时应遵循以下安全保护措施：应始终和搭档一起训练，搭档应该了解所进行的运动和重复次数，还应该在需要的时候提供帮助。运动员在运动时不应屏住呼吸，相反，应在肌肉向心收缩（发力）时呼气，在离心收缩时吸气。无论何时用到杠铃杆，一定要用卡箍固定好杠铃片。应严格按照动作要求进行运动，尤其是在试图举起更大的重量时。训练区域不应有任何打闹——任何人不应碰撞正在运动的运动员。最后，移动杠铃片时要小心，如果不经意间把手放到哑铃之间，很容易伤到手指或手。

正确的举重方式包括若干方面。运动员应处于稳定状态，也就是说当他站立、平躺或坐着时，应该保持身体平衡。运动员应始终控制重量。这意味着运动员应该缓慢、从容地举起和放下杠铃，通常用 2 秒举起杠铃，用 4 秒放下杠铃。为了能够举起杠铃，运动员应严格遵守举重方式，不可以有半点马虎。

运动员进行心肺功能训练时，和搭档一起训练也是个不错的想法。训练搭档能够互相检查水分消耗量并使彼此保持适宜的训练水平。教练和 AT 应始终监测热度系数以确保训练环境的安全性。

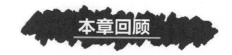

小结

为了确保重建计划的安全性和有效性，AT 应该始终遵循 PRE、超负荷和专项训练原则。完整的重建计划包括使运动员达到靶心率的有氧活动。为了避免损伤，热身时的拉伸应该是静态的，应在实施运动方案前逐渐增加心率。运动结束后的放松同样应进行拉伸，拉伸应逐渐降低心率至正常水平。为了避免在负重训练和重建过程中出现潜在的损伤，应落实和遵循安全条例和指南。

关键术语

定义以下在本章中出现的专业术语：

弹性拉伸	肌肉爆发力
心肺耐力	肌肉力量
循环训练	最大肌力（1RM）
闭链	开链
DeLorme 方法	超负荷原则
动态拉伸	渐进性抗阻运动（PRE）
等速收缩	金字塔方法
等长收缩	专项
等张收缩	静态拉伸
肌肉耐力	

复习题

1. 说明肌肉力量、耐力和爆发力的区别。运动员应该如何发展肌肉力量、耐力和爆发力？
2. 定义等张收缩、等长收缩和等速收缩。这些肌肉收缩的形式有何不同？
3. 如果运动员需要提高柔韧性，最好的拉伸方法是什么？
4. 进行多组运动是否能更好地发展肌肉力量？
5. 什么时候应该使用闭链运动而不是开链运动？
6. 为了改善心肺耐力，运动员需要以何种运动强度水平进行训练？
7. 思考棒球运动员和篮球运动员的功能需求有何不同。为了使他们在离开赛场一段时间后重新参与运动，这两种专项运动员的重建计划有何不同？

强化活动

1. 找出适用于身体上半身、下半身和中轴区域的替代性运动。
2. 与 AT 和体能教练共同为足球运动员设计体能训练计划。

3. 与 AT 和体能教练共同为橄榄球前锋设计体能训练计划。
4. 邀请一名体能专家到课堂上讲解有关训练计划的知识。

延伸与拓展

1. 访问相关网站，寻找有关力量训练和重建的信息。就你的发现撰写一篇单页小结。
2. 阅读美国高校体能教练协会（College Strength and Conditioning Coaches Association）提供的有关力量房设施使用条例的信息。
3. 访问 Mayo 诊所的网站，学习更多关于核心力量运动的知识。
4. 阅读以下任意一篇文章并撰写一篇单页小结。

Hass, C., M. Feigenbaum, and B. Franklin. 2001. Prescription of resistance training for healthy populations. *Sports Medicine* 31:953–964.

Kraemer, W.J. 2003. Strength training basics: designing workouts to meet patient's goals. *Physician and Sportsmedicine* 31(8): 39–45.

Wilmore, J. H. 2003 Aerobic exercise and endurance: improving fitness for health benefits. *Physician and Sportsmedicine* 31(5): 45–51.

第 18 章

运动防护的心理因素

学习目标

学生完成本章的学习后可以：

- 对运动心理学有广泛的了解和认识。
- 了解运动员经常使用的放松和意象方法。
- 解释运动员对损伤的观点及其典型的情绪反应。
- 说明进食障碍的种类和症状。
- 描述帮助运动员更好地应对损伤的实践策略。

运动员和 AT 开始认识到生理因素并不是唯一影响运动损伤和康复的因素，压力等心理因素也在其中起着重要作用。因此，运动员和 AT 应该学习运动心理学的基本知识。

运动心理学是一门研究生活压力、情绪和动机等变量对运动表现和运动相关损伤的影响的学科。运动心理学家和运动心理咨询师致力于改善运动员的心理健康水平。他们能起到很多作用，具体包括：

- 为了更好地理解上述变量对运动员的具体影响而展开研究。
- 向教练、运动员和 AT 传授心理技巧，以帮助他们改善表现。
- 在临床环境中为运动员提供直接服务，以帮助他们处理压力问题以及提高运动表现。

很多 AT 在为受伤运动员提供物理治疗和护理方面做得非常出色。但是，他们还需要意识到损伤也会引起心理问题，这些心理问题不仅会抑制运动表现，也会影响损伤的恢复。不论运动员受伤与否，最成功的 AT 总是非常了解运动员的心理状态。

转诊运动员以寻求专业帮助

尽管 AT 能提供基本的咨询服务，但有时需将运动员转诊至专门处理某类问题的专家处。需要转诊的问题包括：

- 焦虑
- 抑郁
- 创伤后反应
- 自杀想法
- 进食障碍

- 生活压力巨大
- 改变生活的重大损伤
- 精神疾病
- AT 感觉不能轻松应对的任何情况

AT 可以将运动员转诊至不同专家处：

- 精神病医生——专门治疗精神疾病的医生
- 心理医生——专门处理心理问题和进行个人教育测试的人员
- 社工——专门从事团体和个人治疗的人员
- 运动心理学家——运用心理学原理改善运动员运动表现的人员

焦虑

你可以想象到的是，高中运动员必须处理很多压力。很少有学生说他们从来没有感觉到压力或者焦虑，他们除了应对每天来自学校和社交生活的压力外，还需要活在他们的同学、教练和父母对他们运动表现的期待中。由于上述压力，很多运动员会在参与运动前变得焦虑。尽管 AT 并非运动心理学家，但是他们和运动员的相处时间很长，在必要的时候能够与运动员谈话。AT 必须为过于焦虑的运动员做心理咨询。

抑郁

抑郁是一种绝望或无望感，会导致一系列行为，例如不愿与人相处、对通常情况下很感兴趣的事物也变得提不起兴趣、不会主动去做事以及不与人过多交谈。关于引起抑郁的原因有很多不同的理论。专家认为抑郁由生物因素（如基因）、环境因素（如童年创伤）或社

会因素（如失去队中位置）引起。除了无望感，抑郁的运动员还可能表现出很多其他的症状和体征，包括食欲不振、恶心和消化不良、头痛、头晕以及容易患感冒和其他疾病。

创伤后反应

创伤后反应是由创伤经历引起的一种持续性的情绪障碍。例如，经历了严重车祸并在车祸中失去一名朋友的橄榄球运动员可能会出现抑郁、人际关系异常、注意力不集中或试图自杀。创伤后压力不仅会发生在运动员身上，例如，AT 在处理一名严重脊髓损伤的运动员后可能会出现创伤后应激障碍（Post-traumatic Stress Disorder，PTSD）。他可能会变得害怕，无法好好工作。他还可能出现嗜睡、禁食以及回避类似引起最初应激的情况。

自杀想法

由于学生要承受很多压力，在高中工作的 AT 必须关注自杀问题。试图自杀的人通常经历过巨大压力并出现抑郁症状。自杀的预警迹象包括：

- 运动员的进食和睡眠模式发生改变
- 表达想死的言论
- 抑郁
- 焦虑
- 最近失去家人、工作或有关系破裂
- 家族自杀史
- 缺乏朋友和家人的支持

如果有学生怀疑某人可能会自杀，他应该将这种担忧报告给学校辅导员。如果学生运动员试图自杀，AT 应拨打急救电话。如果运动员有强烈的自杀想法

并且思维混乱，或者表现出自杀预警迹象但是拒绝承认自己有自杀想法，他应该尽快去看心理咨询师。

更有可能处于自杀风险的人包括：

- 曾经试图自杀的人
- 制订自杀计划的人
- 有进食障碍的人
- 被孤立的人

运动损伤不至于严重到使运动员产生压力和不适感。Valovich 及其同事（2009）的一项研究表明，受伤的青少年运动员不仅出现身体功能下降和疼痛，还会出现社交功能下降。这意味着受伤的青少年由于运动损伤，参与社交活动具有一定的困难。

进食障碍

遗憾的是，有些运动员参与体育活动可能只是为了瘦身。过量运动在表面上可能是对体育运动的热爱，但实际上却是出现进食障碍的第一个信号。进食障碍会导致闭经、月经不调和骨质疏松，具体将在第 25 章中详细讨论。

所有运动员都应该知道，人体内有两种脂肪：必需脂肪和储存性脂肪。必需脂肪是维持身体功能所需的脂肪。男性必需脂肪的最低水平是体重的 7%，女性必需脂肪的最低水平是体重的 12%。储存性脂肪是多余的脂肪，只是储存在体内，不具有任何功能。腰间有赘肉或者有小肚子的运动员想要摆脱这些多余的脂肪，这是好事。但是如果男性运动员体内脂肪低于体重的 7% 或女性运动员体内脂肪低于体重的 12%，则可能会面

真实案例

我曾遇到一名橄榄球运动员，他在参与运动前会变得极其焦虑，以至于出现身体不适。在给他进行贴扎时，他不得不因为要呕吐而离开运动防护室。一旦运动开始，他就会恢复正常，表现得特别出色。这名运动员绝对需要进行放松训练。

匿名

临出现健康问题和运动表现下降的危险。

神经性厌食的特征为节食和害怕变胖。神经性暴食症的特征为暴食后自己催吐。这两种进食障碍都是出现更深层次心理问题的标志，需要予以处理。AT 在发现运动员出现进食障碍后必须将运动员转诊至专门处理进食障碍的专家处进行咨询。如果病情严重，运动员可能需要住院。

Kratina（2005）认为，厌食症具有 4 个主要症状：

1. 非常害怕超重
2. 拒绝承认体重严重偏低
3. 拒绝根据身高和体重维持最低水平的、可接受的体重
4. 月经失调

1% ~ 2% 的年轻成年女性患有神经性暴食症。神经性暴食症有 3 个主要症状：

1. 经常摄入大量食物，随后感觉自己无法控制进食
2. 对自己的体型极度焦虑
3. 经常做出不恰当的饮食行为，例如催吐和禁食

根据进食障碍学会（2010）的说法，

进食障碍的实际原因目前尚不明确，但是可以确定的是，有很多因素影响进食障碍的进展。例如，自尊心低和完美主义貌似是进食障碍的危险因素。进食障碍的治疗比较复杂，通常需要由医生、心理健康专家、营养学家和咨询师组成的团队共同治疗。

AT 和教练可以通过以下方法帮助运动员预防出现进食障碍：

- 留意进食障碍的症状
- 不要就减肥或称重问题向运动员施压
- 确保月经失调的运动员已经转诊至咨询师处（Kratina，2005）
- 任何时候谈及身体形象问题都要用积极的态度
- 检查自己对身体形象的感受是否端正，以免给运动员带来不良影响（Kratina，2005）
- 给出关于体重和体成分的准确信息（Kratina，2005）
- 与学生运动员分享以下认识：进食障碍更常见于女性，但是某些男性也会出现进食障碍（Kratina，2005）

运动员死亡

虽然 AT 采取所有的损伤预防策略和所有措施以确保运动员的安全，但有时还是会事与愿违。尽管这可能不会发生在球场或运动场上，但运动员的死亡却是一个悲惨的事件，给教练、其他运动员及死亡运动员的父母带来毁灭性的打击。当运动员需要找 AT 聊聊失去队友这件事时，说明他信赖 AT，AT 处于帮助和信任的角度。

AT 应理解运动员在此期间可能会

 真实案例

处理进食障碍是很多 AT 日常工作的一部分。我有一名垒球运动员患了严重的厌食症。我与心理医生、医师共同鼓励他住院接受治疗。经过 3 周治疗以及逐渐参与运动的恢复训练，治疗貌似很成功。这名运动员以"荣誉毕业生"的身份完成学业，结束了她的垒球运动生涯，继续攻读硕士学位。遗憾的是，这名运动员在 6 年后来到我的办公室时，她的鼻子里插着鼻饲管。进食障碍是一种对患者造成严重影响的疾病。

格雷琴·施拉巴赫（Gretchen Schlabach），PhD，ATC

表现出极度愤怒。运动员失去队友后的情绪反应与他自己受伤的情绪反应类似。

重大损伤

为了解受伤运动员的心理，我们研究了 Kubler-ross 于 20 世纪 60 年代末期提出的经典的 5 阶段理论。这些阶段代表了运动员受伤或失去队友后的情绪反应。这 5 个阶段分别是否认阶段、愤怒阶段、讨价还价阶段、沮丧阶段和接受阶段。该理论在关于运动损伤心理反应的文献中被大量引用。虽然很多运动员都会按顺序依次出现上述情绪反应，不过要记住每个人都是不同的，有些运动员的情绪反应可能不会按顺序出现。

- **否认**。运动员初次受伤时，可能会拒绝承认问题的严重性，这种情况非常普遍。很多运动员会告诉自己很快就能恢复。不幸的是，在出现重大损伤后没有迅速恢复，他就会变得焦虑，他还可能出现情绪紊乱，AT 可能会听到他的一些不切实际的言论，例如"我会没事的，明天就能走路了"，而事实并非如此。
- **愤怒**。另一种反应是愤怒，尤其是当运动员意识到损伤确实发生了，而且还可能很严重的时候。他通常会将这种愤怒发泄到与其密切接触的人身上，可能是实习生，也可能是 AT。运动防护工作人员和运动医学团队的其他成员不应认为这些愤怒是针对他们个人的。他们必须记住这不是人身攻击，而是一种情绪释放。应该倾听运动员的心声并继续把他当作一个独立的个体给予尊重。

●**讨价还价**。一旦愤怒减少，运动员将开始和 AT、教练、队医甚至自己讨价还价。他会试图和 AT 做交易，例如"如果我能打至少一节篮球，我就愿意做所有的练习，直至踝关节痊愈"。当活动受限时，受伤运动员可能会变得沮丧。

●**沮丧**。实习生很容易发现运动员是否有沮丧情绪。运动员在沮丧期会变得缺乏积极性，并且出现无望感。这会给运动防护工作人员带来巨大的挑战，因为运动员会变得不配合治疗。运动心理学家和 AT 都应对此关注。AT 需要通过支持、激励和理解，使运动员配合治疗计划。此外，如果 AT 花时间向运动员讲解损伤的相关知识以及为什么会出现某些症状和体征，可以使运动员更加配合完成康复方案。

●**接受**。当受伤运动员终于愿意承担受伤的后果时，他就进入接受阶段。接受损伤意味着运动员终于认识到需要通过什么方法才能恢复正常或者永远也无法恢复正常，这取决于损伤的严重程度。

很多运动员会在重新参与运动之前再次出现焦虑情绪。AT 必须确保运动员从简单的练习开始逐渐过渡到更为复杂的练习，从而建立运动员的自信心。另外，AT 为运动员提供与队友接触的机会是很明智的，这样能让受伤的运动员与队友保持联系并且不会有被孤立的感觉。

此外，一个决定性的运动治疗方案有助于帮助运动员消除对重新参与运动的很多恐惧。

人际关系创建

AT 可能需要为具有不同社会文化背景的运动员提供服务。虽然 AT 不可能完全了解那么多具体的背景知识，不过 AT 应该与所有运动员、运动员父母以及教练建立良好的关系。最高效的 AT 是很好的倾听者。成为一名好的倾听者意味着 AT 要在当时对运动员进行全面的了解。思考其他事情或心不在焉会影响良好关系的建立。

运动员需要感觉到 AT 尊重他，知道做什么、什么时候做。彼此尊重可以建立信任感，这对运动员来说非常重要。AT 必须向运动员表示自己会采取一切最有利于运动员的措施，这对建立信任尤为关键。采取最有利于运动员的措施并不意味着运动员会同意。AT 在面对不同运动员时还必须坚持始终如一，这样运动员就不会认为某一位运动员享受了特殊待遇。

AT 可以试着从运动员的角度看问题。对于有些运动员来说，身体损失可能会导致精神创伤。在帮助运动员重回赛场之前，AT 会想要做一些心理脱敏工作或将运动员转诊至社工处，确保运动员做好重返赛场的心理准备并克服了害怕受伤的恐惧心理。

如果……，你应该怎么做

AT 要你想一些点子使运动防护室变得明亮和欢快。

有些运动员在受伤和无法继续运动后可能会感到释然。这些运动员可能并没有完全投入到运动中，AT 可能需要与这些运动员沟通以确定其是否想要参与运动。不投入运动的运动员，受伤概率更高，他们还会想各种办法装病，为一些实际上子虚乌有的理由占用 AT 的时间。

还有些运动员可能会把受伤当作避免努力运动的借口。这些运动员会想办法假装受伤或者对做康复训练缺乏热情。AT 需要密切关注这类运动员。促成运动员克服伤病和使其重回赛场之间存在微妙的平衡。作为一名 AT 并不意味着要使运动员高兴，而是要做正确的事情。AT 还必须小心，避免每次运动员主诉受伤时都认为他在假装。

另外还有一些运动员，受伤让他们感觉自己不再是团队的一分子。AT 需要令这些运动员相信团队需要他们参与训练和鼓励他们的队友。

有时运动员会试图说服 AT 允许他重返赛场。如果 AT 和这名运动员关系比较好，就比较容易解释他为什么还不能参加比赛；如果运动员与 AT 之间缺乏尊重和信任，那么运动员就会找其他人员。

AT 在为运动员提供服务时需要考虑的另一个因素是性别问题。德拉蒙德（Drummond）及其同事（2007）的研究表明，很多情况下，与同性别 AT 沟通会让运动员感觉更加舒服，尤其是损伤或疾病涉及敏感问题时。例如，如果一名女性运动员在月经周期腹痛并伴有出血，能够和女性沟通会让她感觉更舒服。AT 应提前做好计划并确保运动员随时可以与不同性别的 AT 沟通。

实践性建议

为了帮助受伤的运动员处理损伤，有一些事情是 AT 可以在运动防护室付诸实施的，包括建立模型、保持良好的环境和鼓励运动员放松。

建立模型

建立模型是指受伤运动员能够看到发生类似损伤的运动员如何顺利康复。一旦他看到其他有类似损伤的运动员康复得很好，他可能就不那么气馁，更有动力投入到康复训练中。AT 和实习生应对这些运动员产生积极、乐观的影响，这是建立的另一种模型。面对运动员时，AT 和实习生应表现得开朗和乐于提供帮助，用希望别人对待自己的方式来治疗运动员。

保持良好的环境

想象一下，如果走进医生办公室时发现那里阴暗、嘈杂以及有难闻的气味，你还想待在那里吗？下次你还会去那里吗？在那里进行锻炼会感觉舒服吗？运动防护室也是一样。要有一个明亮、洁净、令人愉悦、吸引人的环境为运动员提供治疗，这一点非常重要。运动员在这样的环境中可能不觉得自己是在工作，而会觉得是一种享受。

鼓励放松

如果你去高中观看田径运动会，看看那些正在做赛前准备的运动员，就会发现有些运动员戴着耳机，有些运动员闭着眼睛在进行各种样式的身体活动，还有些运动员平躺着进行深呼吸或拉伸。帮助运动员放松能够帮助他们缓解压力、应对运动需求以及处理运动损伤。文献中提及的一些放松方法包括呼吸技巧、冥想、意象、音乐疗法、按摩和肌肉放松。我们在上述方法中就意象和肌肉放松展开讨论。

意象

意象在运动心理领域也称为视觉化、心理训练和心理预演。在体育运动中，意象被用来减轻压力。具体的意象方法有很多种，但运动员通常会想象自己成功完成了比赛、竞赛、游戏或体育项目。很多运动心理学家把心理意象过程描述为制作电影。进行意象的人同时身兼数职，既是编剧，也是演员、制作人和导演。他设定情景、体育运动以及能帮助他想象成功的结果。意象方法也可用于运动

防护室中以帮助运动员康复。

肌肉放松

渐进式肌肉放松法是最常见的用于帮助运动员放松的方法之一。这种放松方法由 Edmund Jacobson 医生于 20 世纪早期发明。该方法由一系列肌肉收缩和放松动作组成。运动员选择一个舒服的姿势，很可能是平躺，开始全力收缩某个肌肉群（如小腿三头肌）约 5 秒，随后放松不到 5 秒的时间，有时可长达 45 秒。接下来，运动员用 50% 的力气收缩同一肌群，随后放松一段时间。最后，运动员轻轻收缩同一肌群约 5 秒，随后放松。运动员应选择全身每一主要肌群进行放松，注意保持平稳、有节奏的呼吸。

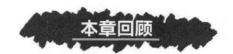

本章回顾

小结

运动员不仅要经受身体损伤，还要承受难以处理的心理压力。运动心理学家可以通过意象和肌肉放松方法帮助运动员克服很多压力。由于 AT 很了解运动员，每天都和运动员接触，因此他们也能够帮助运动员克服焦虑情绪。但是，AT 必须了解运动员在受伤后的情绪反应以及出现心理健康问题的预警迹象。

关键术语

定义以下在本章中出现的专业术语：

神经性厌食症　　　　　　　　　　创伤后反应
神经性暴食症　　　　　　　　　　运动心理学
沮丧

复习题

1. 陈述运动心理学的含义，描述运动心理学家如何帮助焦虑的运动员。
2. 什么是沮丧？如果你认为某人很沮丧，应该寻找哪些预警迹象？
3. 解释运动员对于受伤的看法，说明受伤运动员会表现出的常见情绪反应。
4. 进食障碍的预警迹象是什么？ AT 应该如何处理这种问题？

强化活动

1. 与你的 AT 领导讨论如果运动员需要咨询，有哪些可以转诊运动员的社区机构。
2. 邀请一名运动心理学家在课堂上讲座。
3. 访问在线运动心理学杂志 *Active Insight* 网站，寻找与运动心理学相关的资源。
4. 访问应用心理学协会网站，然后就该协会与同学讨论。
5. 查阅运动损伤手册、新闻和网站，寻找帮助运动员在伤后完全恢复运动的心理学技巧。

延伸与拓展

1. 阅读以下任意一篇文章并撰写一篇小结。

    McLeod, T., R. Bay, J. Parsons, E. Sauers, and A. Snyder. 2009. Recent injury and health-related quality of life in adolescent athletes. *Journal of Athletic Training* 44(6):603-610.

    Stiller-Ostrowski, J., D. Gould, and T. Covassin. 2009. An evaluation of an educational intervention in psychology of injury for athletic training students. *Journal of Athletic Training* 44(5): 482-489.

    Walker, N., J. Thatcher, and D. Lavallee. 2007. Psychological responses to injury in competitive sport: a critical review. *Journal of the Royal Society for the Promotion of Health* 127(4): 174-180.

2. 研究目标设定以及如何设定可实现的目标。
3. 研究和回顾关于容易受伤运动员的文章。
4. 研究视觉意象以及运动员如何通过视觉意象改善自己的表现。
5. 阅读关于寻求注意型运动员的资料并就该主题在课堂上做报告。

第七单元

提供急救处理

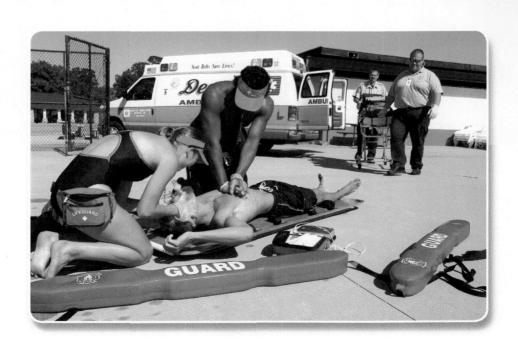

第 19 章

制定应急预案

学习目标

学生完成本章的学习后可以：

- 描述制定危机预案的原则。
- 说明危机预案的必要性。
- 设计一个基本的危机预案。
- 了解实习生在危机发生时的作用。

本章主要讲述如何制定应急预案以及说明 AT 在危机发生时的作用。有时可能需要实习生帮助教练或 AT 护理受伤严重的运动员或者处理有潜在危害的状况。为了确保运动医学团队和教练可以在力所能及的范围内发挥最大的作用，在紧急情况发生之前有必要制定危机预案。

认识到危机预案的重要性之后，NATA 发布了一份关于运动应急预案的立场声明。在该立场声明中，NATA 建议每个运动机构都应该制定并存档一份书面危机预案，并定期演练。预案中应该确定各工作人员的作用和职责，以及必要的应急设备的种类和存放位置。危机预案应针对不同的地点（运动场或建筑设施），还应建立清晰的沟通机制。预案应包括可能用于护理受伤人员的设施，并且当地 EMS 人员应参与预案的设计工作。危机预案应明确在急救过程中记录采取措施的人员以及如何评估预案。社区和运动机构内部的很多人都有责任参与制定和执行危机预案，预案的完成稿应由学校管理者和法律顾问审核。

急救医疗卡

大多数情况下，紧急情况都不会是大规模事件，一般一次只会涉及一个人。为了提高医疗服务质量，良好的预案应该包括使用急救医疗卡。很多学区都要求学生有急救医疗卡。卡中包含重要的医疗信息及紧急联络信息。样卡见图 19.1。

危机预案

运动医学核心团队能够通过危机预

案处理紧急情况。应与学校所有工作人员（AT、队医、教练、学校护士）和医疗急救人员共享危机预案。应在所有设施中定期开展危机预案的演练。同时，运动医学团队应提前考虑在不同环境、不同人员条件下可能出现的各种问题。

很多时候 AT 处理的情况都是可控的，危机预案很简单。当出现严重损伤时，预案就变得比较复杂。在紧急情况发生之前，运动医学团队应该找到以下问题的答案。

1. 谁负责评估损伤以及在救援到来之前开始急救？ 按顺序，负责人应为（1）队医、（2）AT、（3）教练、（4）在急救和心肺复苏（CPR）方面受过最全面训练的人。不要因为等 AT 到达而延迟实施急救。经过急救和 CPR 认证的实习生可以开始急救，直至水平更高的人员前来接替。一旦队医或 AT 到来，第一个抵达现场的人应完整说明已经采取的急救措施并做好完成其他工作的准备。

2. 现场是否有可用的电话，是否知道急救电话号码？ 运动队前往客场比赛时，急救电话号码会发生变化。在比赛开始前确认当地急救电话是非常重要的，一定不要等到某些事情发生时再去找电话号码。如果防护师使用的是手机，一定要按时充电和缴纳电话费。如果手机停机，还怎么呼叫帮助呢？保存运动员父母的单位电话和家庭电话同样很重要。对于体育赛事而言，设有固定电话很有帮助（以防手机由于某些原因停机）。此外，假设运动设施中存在炸弹威胁，一定要使用固定电话联系 EMS。这是因为如果炸弹确实存在，手机可能会引爆它。

3. 由谁呼叫救护车？ 理想情况下，呼叫救护车的人并不是直接负责救治或调配救护物品的人。为了确保打电话的人不恐慌并能够在电话中提供正确的信息，可以复印急救电话拨打程序表（见附录 G）供呼叫救护车的人使用。呼叫救护车人员的理想顺序如下：教练、实

Doe, Jane 急救医疗卡 发卡日期：✕✕/✕✕/2011		
地址： 4✕6 7th St. Anywhere, IL 012✕✕	**出生日期：** ✕/✕/1996 **性别：** 女 **血型：** B+	**紧急联络人：** John Doe **关系：** 父亲 555-123-✕✕✕✕ **电话：** 555-345-✕✕✕✕
既往病史 哮喘	**用药** 沙美特罗，每日2次 肾上腺素，按需服用	**紧急联络人：** Janet Doe **关系：** 母亲 555-789-✕✕✕✕ Cell：555-345-✕✕✕✕
过敏史 花生 磺胺类药蜂刺	**医生** John Eod医生 电话：555-543-✕✕✕✕	**其他** 保险公司：NatCoverage PPO

图19.1　运动员应携带急救医疗卡，以使 AT能够快速确定运动员是否有既往病史、在危机发生时是否需要用药

如果……，你应该怎么做

　　一名橄榄球运动员的头部受伤。在现场，你被要求找到这名球员的父母。球员父母走到边线后就争论了起来，说："没有什么事。我一直看着比赛，让他回到场上去。"随后这对父母对自己的儿子说："你为什么让那个球员那么对你？"

习生和体育指导员。

　　4. **由谁来控制围观人群？** 最好由非直接负责救治或调配急救物品的人员控制围观人群。人群聚集时会增加救治难度，因此应劝离不参与救治的人。在运动场上，队长必须负责将队伍带离场地。如有可能，在实施救治时，其他队员应转移至另一运动场进行训练或比赛，以免妨碍救治工作。通常可由教练、学生、比赛监督员或体育指导员控制围观人群。应允许父母与受伤的孩子交谈，还应有专人准备好为受伤运动员的父母提供各种支持、开车带他们前往医院或者在必要时将他们带离现场。

　　5. **是否考虑到了观众的安全？** 应急预案必须始终考虑观众的安全。为了确保观众的安全，必须准备好相关物品和设备。首先，预案必须做好将大量观众从一个地方转移到另一个地方的准备。想一想，如果在橄榄球比赛期间出现雷雨，必须做好将消息告知观众的准备，并告诉他们应该到哪儿去、怎么去。

　　其次，必须放置指示牌告诉人们如何离场。所有引导员或场馆工作人员都必须为观众指引与通知和指示牌一致的方向。

　　最后，为了确保人群可以从一个区域转移到另一个区域，需要安装适宜的照明设备。公共设施使用应急照明系统的原因就在于此。如果断电，应急照明系统启动，人们可以看清出口和指示牌。

　　6. **恶劣天气下是否有可用的安全设施？** 如果因为环境条件必须疏散观众，应事先安排一个安全场所以确保观众的安全。例如，闪电时理想的安全场所是坚固密闭的，有自来水、电力供应和电话通信的建筑。发生龙卷风时，理想的安全场所应该是无窗的，例如建筑内的地下室。

　　7. **由谁带来物品和设备，需要什么物品？** 确保急救物品始终放置于训练装备、高尔夫球车、夹板包等内，确保设备处于正常运行状态。AT 或教练如果收到受伤消息，应在运动场地进行现场评估，确定运动员需要夹板固定还是拐杖。让一名能读懂 AT 或教练手势的实习生为受伤运动员取设备可以节省宝贵的时间（见图 19.2）。如果 AT 发现带到现场的设备不够，还需要更多设备时，可以向位于视野范围内、尽可能在运动防护室附近的实习生打手势，让实习生去取所需要的设备。

　　8. **是否有自动体外除颤仪（Automated External Defibrillator，AED）？** 发生心搏骤停时，使心脏重新恢复跳动需要用到 AED。高中和大学运动项目心搏骤停应急准备和处理国际协会工作组发布的共识声明建议，训练和比赛时都应该配有 AED。

　　9. **由谁转移运动员或辅助运动员从比赛场地转移？** 有时运动员伤势过重，无法活动。这种情形将在第 22 章中进行讨论。但在绝大多数情况下，受伤运动员可以活动，AT 可以利用高尔夫球车、担架或拐杖帮助运动员离开比赛场地。

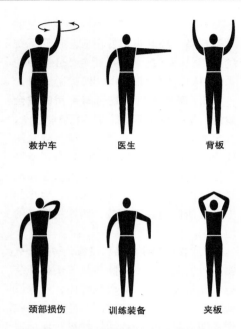

图19.2　AT可以利用边线手势使运动员立刻获得救治。实习生可以读懂AT的手势并即刻行动、取设备、叫队医或呼叫寻求帮助

如果运动员太高或太重，AT一个人无法帮助他撤离，可以叫几名运动员一起并指导他们将受伤队友转移至场边。如果受伤运动员被送去医院，必须有校方的人陪同。如果需要呼叫救护车的队员来自客队，应由客队的教练负责联系运动员的父母。确保体育指导员和校长了解受伤运动员被送往哪家医院，因为关心运动员的人会打电话到学校询问。

10. 通往受伤运动员所在区域的最安全便捷的急救通道是哪里？受伤运动员周围的物品、汽车等都应该挪开，通道上任何带锁的门或其他阻拦设施统统应该打开。

11. 由谁指挥急救专业人员到达受伤运动员所处的位置？教练、学生和体育指导员通常可以指挥救护车抵达现场。在每个救护车可能经过的地点都应安排

人员，这些人员都应接受相应的培训，掌握打手势和引导救护车的方法。

12. 由谁通知受伤运动员的父母，告知他们其孩子受伤了？最好让受伤运动员打电话告诉父母自己受伤了。如果运动员无法打电话，AT、教练或队医应该打电话。询问运动员与哪个家庭成员沟通最好（如可以保持冷静并能做出医疗决策的人）。打电话的人会告诉对方受伤经过、已经采取的措施以及谁正在实施救治。他会询问对方从家庭角度倾向于去哪家医院并告知运动员父母在哪里可以找到急救人员。AT务必要查看急救医疗卡，急救人员可根据这张卡上每名运动员的许可来实施治疗。每个运动队应时刻携带急救医疗卡。

13. 如果不止一名运动员受伤，哪个区域将被用于分诊？运动员如何到达分诊区？分诊区是决定应首先处理哪种损伤的地方，通常在运动防护室或护士办公室。有时可能无法使用常规的分诊设施（如火灾、门上锁），因此必须设立替代的分诊区并告知相关人员。当学校发生重大灾难时，很多时候可以将体育馆用作分诊区。

AT在分诊方面发挥着巨大的作用。借助其在损伤评估方面的医学背景知识和准备，AT可以确定哪些人的损伤最为严重并需要首先救治。

如果……，你应该怎么做

　　在体育馆，你们遇到一名运动员失去控制，从单杠跌落，落地时背部先着地。AT通过评估判断运动员颈椎受伤。命令你拨打急救电话。有一个人从人群中走出来阻止你，并说"他没事"。

沟通非常重要。确保急救组的每一个成员都持有充满电的对讲机。将受伤运动员转移至分诊处可能并不是件容易的事情，尤其当损伤发生在不容易到达的地方，例如门上锁又没有钥匙、楼梯很长或距离很远。应提前规划找到转移伤员的最佳方法，例如使用轮椅、拐杖、背板、担架、带轮子的老板椅或其他可用的工具。

14. 发生集体事故时，哪些人可以在事发现场提供帮助? 有多少教职工、教练或学生接受过急救和 CRP 培训? 谁可以提供帮助? 如果这些人不在学校，是否能赶来帮忙? 在每学年开始时应举办讲座，对所有教职工进行急救和 CPR 培训。记录想成为急救医疗小组成员的教职工名单。确定每一栋建筑物内负责急救箱、手电筒（断电时）、危机预案以及实施急救的相关人员（紧急情况下需要的物品清单见下方方框）。

应该让平时就在某区域工作的人负责该区域的急救工作，这一点很重要。有时无法从外部进入建筑物内的某一区域（如爆炸时），因此需要建筑内有人知道该如何应对。

15. 由谁填写事故报告表并获得其他证人的书面说明? 最好在整个急救过程中派专人实时记录所采取的所有措施。

16. 急救医疗小组应该如何在已知有各种障碍的情况下开展工作? 试图预计在紧急情况下常见的各种阻碍，例如堵车、楼梯、游泳池、毒气、上锁的门、烟、没有照明、没有电话、恶劣天气、设备失灵、沟通问题、很多损伤却没有援助等。预案应考虑到上述所有阻碍以及你能想到的其他问题。如果预案是用高尔夫球车将运动员转移至场下，但是高尔夫球车由于下雪无法使用，应做好替代方案。确保小组的所有成员都有所负责区域的钥匙。每个人都应配有对讲机和提灯。

17. 针对不同场地（如游泳池、体育馆、室外、比赛、训练、滑雪山、冰场），危机预案应进行哪些变化? 确保急救医疗小组负责的每一个场地都有可以实施危机预案的人。

18. 如何疏散人群? 因为观众通常不了解场馆的结构，因此疏散人群具有一定的困难。建筑物内的每个房间都应贴有疏散指示牌。

雷雨、龙卷风和飓风来袭时，需要疏散户外人群。疏散计划应该确定每个运动队安全滞留和清点人数的地点。应时常进行疏散演练，让每个人都熟悉疏散流程。

紧急情况下需要的物品

- 对讲机或手机
- 急救箱
- 创伤护理物品
- 夹板
- 剪刀
- 眼部护理物品
- 牙齿损伤物品

- 手套
- 小手电筒
- 镊子
- 口袋型呼吸面罩
- 手部消毒剂
- 弹性绷带
- 胶带

- 听诊器
- 血压袖带
- 冰块
- 拐杖
- 背板
- 毛巾
- 笔记本

19. 如果有人忘记自己需要做什么应该怎么办? 急救医疗小组和教练组中每一个人的手里都应该有危机预案。因为所有团队成员都有对讲机,如果有人忘记自己需要做什么,其他成员可以逐页阅读危机预案并告知。

20. 谁应该是媒体发言人? 学校系统通常会指定专人向媒体、教职工及学生群体发布信息。让信息通报人如实向媒体公布事实。向所有教职工发放校内情况说明书,尽量将谣言控制在最小范围内。

21. 由谁为需要的人提供咨询服务? 通常会指定学校辅导员提供咨询服务。绝大多数情况都不需要咨询,不过就紧急情况和发生的事情进行讨论通常是有益的。

危机预案演练

如前所述,必须对危机预案进行演练,从而使人们了解自己所起的作用,提前发现潜在的问题并予以纠正。以下举例说明演练过程。附录 F 中有一张可复制的表格,可以帮助演练危机预案。

首先,运动防护工作人员应考虑与 EMS 人员见面讨论每个人的职责。其次,职责一旦明确,拟定演练模拟受伤场景的日期。在这种情况下,可以让实习生充当需要医疗急救的受伤运动员。AT 启动危机预案,教练联系 EMS,告诉他们

这里正在进行危机预案的演练。AT 评估和监测运动员伤势并指挥另一名实习生或教练去取具体的医疗用品(例如夹板)。此时,危机处理小组的另一名成员应在适宜地点安排人员引导 EMS 人员进入学校。EMS 抵达之后,危机处理小组能够判定以下情况:

- 是否有适当的人来到伤员身边并指挥其他人呼叫 EMS。
- 指定的人是否能找到最近的电话并将正确的信息告知 EMS。
- 指定的人是否找到适宜的医疗物品并将其运送至急救地点?
- 人们是否能到达恰当的地点从而可以引导 EMS 进入现场,接触到伤员?

上述问题可以帮助危机处理小组发现危机预案中存在的问题。但是,此时演练并未真正结束。危机处理小组还应进行以下模拟工作:

1. 致电受伤运动员的父母
2. 完成损伤报告
3. 确定媒体发言人
4. 确定如何启动咨询服务

最后,参与危机处理的人员应进行交流并发现障碍。出现任何问题都应该进行讨论并决定最佳解决方案。

真实案例

　　越野赛中的一条规则是除非 100% 确认参赛选手无法完成比赛，否则绝对不能触碰选手，不然选手会被取消比赛资格。那天我们在越野赛工作了一整天，当天最后一场比赛是初中男女混合赛。我负责一段上坡路段。有一个女孩跑到上坡处时开始哭泣。我鼓励她继续完成比赛。恰恰相反的是，她躺在草地上继续哭。我再次鼓励她站起来完成比赛，但是她还是躺在那里。

　　突然她停止了哭泣，看起来好像睡着了。我走过去，站在她身边跟她说话，想让她有所反应，可是她一点反应都没有。这时我不得不去触碰她。我检查了她的呼吸和心跳，发现一切正常。我通过无线电联系我们的中心站，试图获取更多信息。她的教练不知道是不是因为她生病了才会这样。当女孩的祖母赶到时，女孩的教练还在来的路上。祖母说自己是护士，只要把女孩放在空气流通的地方，她就会醒来。这名焦虑的祖母突然猛扇女孩耳光，女孩的头都被晃动了。然后祖母又开始嘴对嘴给女孩做人工呼吸。我通过无线电求助，但是在其他人到来之前，女孩就已经醒来并和祖母一起离开了。从那以后，我再也没有见过那个女孩。直到今天我都在想，要是那天我有权干涉就好了，我仍想知道当时女孩是生病了还是她仅仅讨厌跑步。

匿名

小结

　　要想成为最好的 AT、教练或实习生，重要的是要具备制定危机预案能力以及良好的评估技能和治疗技能。危机预案分为 18 个部分，可以帮助护理人员更有效地工作。一旦设计了危机预案，关键的一点是要演练该预案。演练可以帮助护理人员做好准备以及预计很多问题。实习生能够通过培训成为危机处理团队中的一员，还可通过接受急救和 CPR 训练提供帮助。

关键术语

　　定义以下在本章中出现的专业术语：

　　危机预案
　　运动医学团队
　　分诊

复习题

1. 危机预案为什么重要？
2. 危机预案应包括哪些人员？

3. 危机发生时，学生可以做哪种类型的工作？
4. 你认为危机预案中最重要的部分是什么，为什么？
5. 为什么危机预案演练很重要？

强化活动

1. 与另外一名学生共同为比赛当日的运动设施设计危机预案。
2. 设计一个危机预案并进行演练。
3. 列出运动防护团队人员名单。确定完成以下工作的人选：实施急救、呼叫救护车、获取急救物品、疏散围观人群、引导救护车以及打电话给运动员父母或监护人。

拓展与延伸

1. 找到一个现成的危机预案或应急预案，使用 NATA 运动应急预案的立场声明评估该预案的合理性。查阅 NATA 的立场声明并以该立场声明为指南，制定一个针对体育场馆的应急预案。立场声明的来源为：Andersen, J.C., R.W. Courson, D.M. Kleiner, and T.A. McLoda. 2002. National Athletic Trainers' Association position statement: Emergency planning in athletics. *Journal of Athletic Training* 37(1): 99–104.
2. 查阅包含关于应急预案的文章，在班上做关于这篇文章的简要介绍。

第 20 章

应急评估和程序

学习目标

学生完成本章的学习后可以：

- 说明一级和二级评估的差异。
- 说明症状和体征的差异。
- 说明危及生命紧急情况的 CAB 是指什么。
- 明确呼吸停止后重新恢复呼吸的程序。
- 说明引起呼吸和心跳停止的疾病或损伤类型。
- 说明何时应实施 CPR。
- 说明如何控制外出血。
- 说明哪些防护措施可以预防传染病。
- 询问可获取受伤或疾病史的基本问题。
- 列出常见的生命体征并说明如何利用生命体征识别损伤或疾病。
- 判断损伤是否会导致休克。
- 描述 AT 检测运动员损伤的步骤。

受伤或生病的运动员依赖 AT、教练、队医和实习生进行恰当的护理，这种护理称为急救。本章讨论如何进行一级和二级评估，以及为危及生命和非危及生命的损伤提供急救。不同的危及生命的损伤和状况见下页第一个边框。随后的章节中将介绍很多常见的运动损伤及处理方法。

AT 只有在明确问题后才能开始采取急救措施。治疗受伤或生病的运动员就像是拼图。AT 在评估伤势时收集各种碎片化的信息，包括损伤机制、病史、一级评估、二级评估和生命体征，最终完成拼图，即就运动员的伤情做出判断。

AT 偶尔面对的是不熟悉的运动员，AT 应先进行自我介绍。随后，很重要的一点是获得治疗该运动员的许可。很多学区和州政策规定了哪些人可以拒绝治疗，大多数情况下运动员是青少年并且不会拒绝治疗。此外，运动员的父母通常都会按照惯例签署一份弃权书，即在他们不在场时允许其子女接受治疗。但

危及生命的损伤

1. 心脏骤停（心脏停止跳动）
2. 呼吸停止（没有呼吸）
3. 内出血
4. 休克
5. 烧伤
6. 热相关性疾病
7. 冷相关性疾病
8. 哮喘发作
9. 糖尿病急症
10. 溺水
11. 触电
12. 高空坠落
13. 中毒
14. 严重出血
15. 其他任何会导致呼吸或心脏损害的病症

源自：American Academy of Orthopedic Surgeons (1999), American Red Cross (1993), Anderson, Hall, and Martin (2000), American Heart Association (2010).

是，如果受伤青少年的父母拒绝接受治疗，则不应实施任何治疗。假若那样，很重要的一点是 AT 应在文件上记录拒绝接受治疗并在有证人在场的情况下令运动员签字。拒绝治疗的情况非常少见，但是这个环节不能省略。

AT 在探查运动员的损伤时会问一些问题并观察运动员的体征和症状。体征是救援人员能够测量或感觉到的客观表现，例如出汗、呼吸气味、体温、血压、呼吸频率和心率。症状是看不见、闻不到或听不到的、运动员感觉到的主观表现，例如疼痛、恶心和焦虑。很多体征和症状一经 AT 发现后都应呼叫 EMS。与紧急情况相关的最常见的体征和症状列表见右侧边框。AT 在评估伤势的过程中一定要与运动员交谈，这也是安抚运动员的一种方式。无意识状态下最后丧

失的是听觉，因此 AT 应始终不停地与运动员说话。即使运动员已经失去意识，与他说话也是有帮助的。

一级评估

针对每种损伤的评估都分为一级评估和二级评估两类。一级评估是指处理危及生命或涉及 ABC[气道（Airway）、呼吸（Breathing）和循环（Circulation）]的损伤。二级评估是指处理所有非危及生命的损伤。幸运的是，大多数运动损伤不会危及生命。

评估顺序应确保首先处理危及生命的损伤。目前，美国心脏学会的指南强调首先应该实施心脏按压（Compression），然后着手处理气道（Airway）和呼吸

需要呼叫 EMS 的症状和体征

1. 始终无意识
2. 呼吸困难或呼吸已经停止
3. 眩晕或头晕
4. 出血且无法止血
5. 腹部疼痛或有压迫感
6. 呕吐、失去知觉或咯血
7. 高处坠落
8. 疑似头部、颈部或背部受伤
9. 失去知觉或无法移动四肢
10. 癫痫发作，无论是否有癫痫史
11. 中毒
12. 胸痛或心跳停止
13. 需要进行的救治超越了 AT 的能力
14. 骨折、错误动作或骨摩擦音
15. 口齿不清
16. 失去记忆
17. 其中一个四肢无脉搏

源自：American Academy of Orthopedic Surgeons (1999), American Red Cross (1993), Anderson, Hall, and Martin (2000).

（Breathing）问题（CAB）。进行一级评估的顺序如下：（1）检查周围环境，确定在此救治运动员是否安全；（2）轻拍或轻晃运动员（注意控制力道，不要扭转或推挤运动员颈部）并与之说话；（3）判断运动员是否无反应、无呼吸或存在提示心脏急症的呼吸异常；（4）拨打急救电话并获取 AED（如有）；（5）从胸外按压开始实施 CPR；（6）打开气道并进行 2 次人工呼吸；（7）检查是否有严重出血。进行 30 次胸外按压应耗时 18 秒。实习生应获得急救和心肺复苏（Cardiopulmonary Resuscitation，CPR）的认证，从而在紧急情况发生时可以提供更多帮助。

检查周围环境

第一个步骤是避免再次损伤，包括确保你自己不受伤。只有确认环境安全后再靠近运动员。例如，如果运动员在橄榄球比赛时突然倒地，你在上场施救前需要确认比赛已经停止，以免意外被球手撞到。

确定有无反应

第一步要确定运动员是否有意识以及能否做出反应。AT 可以轻声说话并轻拍运动员以检查其反应。

如果运动员没有严重的头部损伤，无意识的运动员也可能会听见 AT 说话并可能对声音做出反应。反应可能只是一个握拳的动作，但即使是这么细微的动作也表明运动员没有丧失听力和反应能力。当运动员失去意识时，周围的人不要有消极言论，因为他可能会听见。引起无意识的原因包括中毒、呼吸停止、心脏骤停、出血、糖尿病、热相关性疾病、冷相关性疾病以及头部损伤。

如果在检查反应性的过程中，运动员能够做出清晰、合理的反应，AT 就会知道运动员的气道、呼吸和循环都正常。那么 AT 可以省略 CAB 的检查（以及评估的步骤 3~6），继续检查是否有严重出血。但是如果发现运动员没有反应，AT 必须检查 CAB，这一点很重要。如果现场还有其他救援人员，AT 应指挥他们拨打急救电话和获取 AED（如有）。

启动 CAB 程序

如果呼吸和循环系统出现损害，运动员有生命危险，AT 必须快速救治运动员以使其获得最大的生还机会。建议迅速救治，在早期实施持续的胸外按压。

●**循环**。基于伤员的反应和对心脏骤停的识别，救援人员应立即开始 CPR。由于早期进行胸外按压对伤员的存活十分关键，因此不再建议首先检查心率或呼吸。伤员可能出现喷溅出血、连续大量出血或血液滞积。这种出血比较严重，属于需要 AT 立即处理的紧急情况。

FYI

有意识的

有意识的是指能对说话、轻拍或喊叫等外界刺激迅速做出反应并清楚自己所处的环境。

呼吸停止

呼吸停止是指运动员停止了呼吸。

糖尿病

糖尿病是指糖代谢异常的疾病。体内缺少用来分解糖的胰岛素或者身体组织对体内的胰岛素产生抵抗。

●气道。未经培训或独自施救的救援人员应仅单纯实施 CPR,不要停止胸外按压而去检查气道或呼吸。经过培训的救援人员或有第二名救援人员在场的话,应确保气道畅通。具体操作方法为 AT 将一只手置于运动员前额处,另一只手的两个手指置于运动员下巴处。在控制头部的同时将下巴抬起,可以将舌头从喉咙后部拉起,从而打开气道。这种方法称为压额抬颏。

●呼吸。检查呼吸时,AT 需要用到一种叫作看－听－感觉的方法。AT 看着受伤运动员的胸部并观察胸部起伏动作,将耳朵贴近伤员口部听呼吸音,感觉脸颊的灼热气息。检查呼吸耗时应为 10 秒,应由经过训练的救援人员进行。没有经验的救援人员不应使用该方法。

呼吸急症

出现呼吸停止或呼吸损害的任何情况都会危及生命。呼吸急症可累及呼吸系统的任一部位,呼吸系统任一部位出现损害都能引起死亡。膈肌破裂、肺被刺破等直接创伤、过敏反应或哮喘等疾病都能够引起呼吸急症。溺水、窒息或气道阻塞同样能够引起运动员停止呼吸。如果脑部无法得到氧气供应,脑细胞就会开始死亡。脑部缺氧的时间越长,死亡细胞的数量越多,最终引起整个脑部死亡,导致运动员死亡。缺氧达 4 分钟以上会引起永久性脑损害。越早开始救治,运动员出现脑损伤的概率越低。EMS 通常设有应急小组,可在 4~10 分钟内抵达救援现场。如果立即开始恰当的救治,生还率为 98%。如果在呼吸停止 4 分钟后才开始救治,生还率会明显下降。

引起呼吸急症的哮喘等疾病的最常见处理方法为将运动员头部抬高,在适当的时候帮助运动员服药。肺被刺破的处理方法与之不同（见第 90 页）。

心肺复苏

如果经过一级评估后,AT 判断运动员已经停止呼吸,应开始进行嘴对嘴呼吸。嘴对嘴呼吸也叫作人工呼吸、CPR,AT 在运动员口部放置一个防护罩,通过防护罩向运动员肺部吹气,使其胸廓抬高。开始时,应进行两次人工呼吸。美国心脏协会指出,救治人员可以根据患者的具体情况适当调整急救步骤的顺序。

如果……,你应该怎么做

你正在观众席上看足球比赛。当天天气很冷。有一对父母正在录像,其中男子脸色苍白,一直冒汗。那名男子的妻子知道你是实习生,请你看看她的丈夫。你检查脉搏后发现他的脉率太快以至于无法计数。他坚称自己没事。此时 AT 正在边线上看比赛。

小儿心肺复苏

小儿心脏骤停主要由窒息或呼吸效率低下引起,因此美国心脏协会一直持以下观点:如果伤者是儿童,应进行人工呼吸和胸外按压。AT 应按照 CAB 的顺序为小儿伤者实施人工呼吸和胸外按压。如果伤员有脉搏、无呼吸,应进行人工呼吸。人工呼吸持续 1~1.5 秒。两次人工呼吸之间应间隔 3 秒（成人两次人工呼吸之间间隔 5 秒）。AT 应在每次人工呼吸后转过头去观察运动员的胸廓。这不仅可以帮助 AT 发现运动员是否开始自主呼吸，还可以控制人工呼吸的节奏，以防 AT 换气过度。嘴贴嘴或嘴贴鼻可能会传播某些疾病，部分装置可用作 AT 和伤员之间的屏障。每个急救箱中应至少放置一种上述装置。

AT 应在开始进行人工呼吸和检查脉搏后实施胸外按压。胸外按压 30 次后进行 2 次人工呼吸。持续进行该步骤，直至运动员开始恢复呼吸或可以使用 AED。胸外按压的频率约为 100 次 / 分钟，按压深度至少为 2 英寸（5 厘米）。如果伤员是儿童，AT 可能仅需使用单手按压。

成人心肺复苏

如果伤员是成人，AT 在获准进行 CPR 后首先实施胸外按压。胸外按压 30 次后进行 2 次人工呼吸。持续进行该步骤，直至运动员开始恢复呼吸或可以使用 AED。

进行胸外按压时双手重叠，掌根置于伤员胸骨处，快速向下按压成人胸部至少 2 英寸（5 厘米）深。胸外按压与人工呼吸次数的比例应为 30∶2。胸外按压的频率应为 100 次 / 分钟。

胸外按压与人工呼吸次数的比例从之前的 15∶2 变更为 30∶2。如果现场有两名救援人员，胸外按压和人工呼吸次数的比例可以为 15∶2，但是这需要更高级的技能。我们建议专业救援人员获得 CPR 认证或掌握基本生命支持技能，这样就可以掌握单人和双人 CPR 技术。

请注意 CPR 指南经常会发生变化。我们鼓励读者访问美国红十字会、美国心脏协会和美国国家安全委员会的网站，以了解最新的参数。

膈肌

膈肌是将胸腔与腹腔分隔开的肌肉，其作用是帮助呼吸。

哮喘

哮喘是一种由于花粉、灰尘或霉菌等过敏原的刺激而使气道变窄的疾病。运动也可能会诱发哮喘。气道可能会完全关闭。

过敏反应

过敏反应是因外源蛋白质（例如蜂毒）、药物（之前敏感的药物）等引起气道变窄的过敏性反应。

血压

血压是血液在血管中流动时对血管壁产生的压力。青少年的平均收缩压为 110~120（心脏搏动时），平均舒张压为 65~80（心脏搏动之间）。（注：此处数字单位是毫米汞柱。1 毫米汞柱 =133.3Pa。）

换气过度

换气过度是指快而深的呼吸达到或超过 24 次 / 分钟。

气道阻塞

很多原因会导致运动员的气道阻塞，但舌头是排名第一的阻塞物。无意识尤其是仰卧的运动员，其舌头会放松并阻塞气道。其他可能的阻塞物为食物、口香糖、护口器、断牙、血液、呕吐物和咀嚼烟草（为防止气道阻塞，我们建议禁止运动员在训练或比赛时吃食物、口香糖和咀嚼烟草）。有意识的运动员会在气道阻塞时抓住自己的喉咙。如果运动员失去意识，AT 必须打开其气道，检查其呼吸，在气道未发生阻塞前提下开始进行人工呼吸。气道可能是部分阻塞，也可能是完全阻塞。

物体覆盖气道但允许少量气体进出

如果……，你应该怎么做

　　自助餐厅里，有一个学生讲了个笑话，另外一个人笑完以后开始剧烈咳嗽。他一直咳个不停，眼看着他的脸变红了，眼泪从他脸颊留下。坐在你旁边的运动员说："他岔气了。快做点什么吧！"

肺部，这称为气道部分阻塞。运动员会抓住自己的喉咙，图20.1所示是表示气道出问题的通用手势。为了判断是部分阻塞还是完全阻塞，AT可以询问运动员能否说话、咳嗽或呼吸。如果可以，则表明是部分阻塞。如果运动员喉咙发出高音调哨声，则表明气道已经完全阻塞。

　　气道完全被物体堵住，进入肺部的气体极少，运动员无法呼吸，称为气道完全阻塞。在这种情况下，运动员喉部可能会发出高音调的哨声，这是由少量气体被挤压经过喉咙中的物体所产生的。有意识的运动员会做出气道阻塞的通用手势。运动员面色发红并流眼泪。对于有意识但气道完全阻塞的运动员，AT会令其身体前倾，在其肩胛骨之间的位置拍打5次，随后进行腹部冲击，具体方法为AT站在运动员后面，一只手握拳放在运动员腹部肚脐正上方，另一只手环抱运动员，放在自己的拳头上。两手向内向上用力推，将喉咙中的物体排出。如果运动员失去意识，AT判断其气道阻塞，应按照无意识伤员的评估方法进行评估并实施CPR，这一点在前面已经讨论过。

心肺急症

　　AT应关注两种心肺急症，即心脏病发作和心脏骤停。这两种情况都会危及生命，必须立即处理。

心脏病发作

　　心脏病发作又叫急性心肌梗死，是指通往心脏的血管堵塞，血块、压力引起心肌受损，或心肌损伤无法使心脏获得维持其功能所需的血液。实习生可能会想："我面对的都是健康且年轻的运动员，所以我可能不需要对心脏病发作有太多了解。"但是要考虑到看台上的观众和未被诊断出心脏问题的运动员。实习生可能就是帮助心脏病发作患者的救援人员。

　　心脏病发作的体征包括呼吸困难、呼吸短促、呼吸频率比平时快、脉搏比平时快或慢、脉搏不规则、皮肤苍白或发青、满头大汗、呕吐、不明原因地突然晕倒（晕厥）、血压升高。心脏病发作的症状包括恶心、持续胸痛、通过休

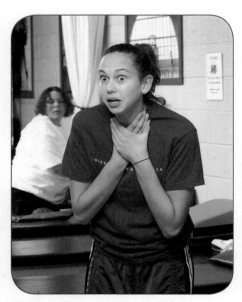

图20.1　表示气道阻塞的通用手势

如果……，你应该怎么做

　　你们高中的田径明星正在进行赛季前的冲刺跑以储备体能。她突然倒在地上，一动不动。你跑过去后发现她没有呼吸，也感觉不到她的心跳。你的朋友说你肯定弄错了，这名运动员才 15 岁。你再次检查后还是发现她没有呼吸和心跳。

息或改变姿势无法缓解的感觉不适、焦虑、感觉全身无力以及眩晕。

　　患者通常会形容说就像有人站在他的胸部上方或用带子缠绕住他的胸部。这种压榨性胸部疼痛就叫作心绞痛。如果有人说自己胸部疼痛，可是检查后却发现一点问题都没有，这个人可能会因此感到尴尬。很多心脏病发作的人之所以死亡，就是因为他们没有去医院，以为自己只是胃不舒服。与其不幸死亡或出现无法修复的心脏损伤，最好还是去医院，让医生排除心脏病发作的可能。

　　治疗心脏病发作，首先要确认患者确实为心脏病发作。AT 必须快速对运动员进行评估，令其停止活动并呼叫 EMS。AT 应监测受伤运动员直至救护人员赶到，并尽可能令运动员处于舒适的状态。

心脏骤停

　　心脏骤停（Sudden Cardiac Arrest，SCA）是指心肌损伤达到一定严重程度以至于对心电系统产生干扰，引起心脏停止搏动。心脏病发作与心脏骤停不同。美国国家早期除颤中心指出，SCA 是导致成人死亡的主要原因之一，美国每年有 22.5 万人死于心脏骤停。如果心肌受

损过于严重，任何一种抢救措施都无法使心脏恢复搏动。但是这不是 AT 可以决定的，不论损害程度严重与否，AT 都必须治疗心脏骤停。SCA 症状的出现极其迅速，可能没有足够的时间呼救。SCA 具体症状包括心律不齐，运动员有昏厥和头晕病史。

　　如果运动员发生心脏骤停，AT 必须立即进行治疗以挽救其生命。AT 应将运动员置于坚硬、平坦的表面并开始实施 CPR（见图 20.2）。必须呼叫救护车，因为专业医疗人员对挽救运动员的生命至关重要。

　　不幸的是，AT 很少能够通过 CPR 使运动员恢复心跳，可能需要电击或注射药物才能刺激心脏。值得感激的是，AED 已经成为公共场所的标配设备，很多 AT 会在训练或比赛时携带 AED，或者至少会将 AED 放在工作人员都知道的

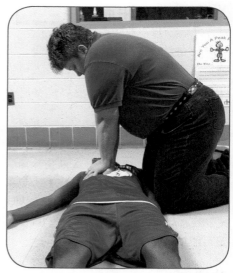

图20.2　对没有呼吸和心跳的人实施CPR。AT将进行30次胸外按压和2次人工呼吸。为了保证胸外按压的有效性，AT的肩部应在患者胸部正上方

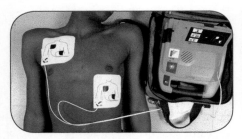

图20.3　AED电极的放置

且容易拿到的地方。此外，CPR 课程通常包括 AED 的使用。

　　AED 会对患者实施电击以使其心脏恢复跳动。AT 需要将 AED 电极放在患者胸部的特定位置，通常是患者右胸上方和左胸下方（见图 20.3）。AED 首先会监测患者的心脏，判断是否需要电击。随后 AED 会发出建议电击的指令。一旦其他人远离患者，AT 就会实施电击。AED 与 CPR 配合使用可以促进运动员的血液循环，恢复大脑供氧。

出血

　　出血是指血液流至体内或体外，出血严重到一定程度可致死亡。成人体内平均有 6 夸脱（5.7 升）血液，失血达 10% 会引起死亡。

外出血

　　发生裂伤、切割伤、截断伤、撕脱伤、刺伤或擦伤时会伴有外出血（见第42页）。血液从伤口处喷溅而出，表明动脉已被切断。血流很快但是没有喷溅，最可能是静脉出血。

止血

　　人体的凝血机制可以非常容易地控制出血。但是头部、腹部、大腿和胸部等部位的供血量大于身体其他部位，因此可能会大出血。大量出血表明运动员失血严重。AT 必须立刻止血，否则运动员可能会死亡。

　　AT 应该按照以下步骤止血。

1. 直接按压伤口，即用一只手紧紧按住出血区。
2. 抬高患肢，用于没有骨折以及直接按压法无法止血时。
3. 当出血得到控制或有另一名受伤的运动员需要救治时，将出血部位用绷带进行包扎。
4. 在加压止血点处施加压力，这会减缓通往四肢的血流，但不会完全阻断。仅在其他止血法均无效时使用此方法（见图 20.4）。

　　内出血患者必须交由医生处理。AT 需要呼叫救护车。内出血的症状和体征已在第 8 章讨论过。

处理伤口

　　AT 必须在止血后处理伤口。首先检查伤口确定是否需要缝合（缝线）。如果伤口很深、裂口较大，则需要缝合，这时必须立刻将受伤运动员转诊至医生处，因为缝合必须在受伤后 12 小时内进行。此时，AT 应该用抗粘无菌敷料涂覆在伤口表面，外层用绷带将敷料固定在伤口处。

　　如无须缝合，应按照正确顺序处理伤口。AT 应首先佩戴手套以防止疾病传播（见下一节）。做好预防措施后，应清洁伤口。

　　应令运动员先用抗菌皂和水清洗伤口，然后再用 10% 必妥碘溶液冲洗。如

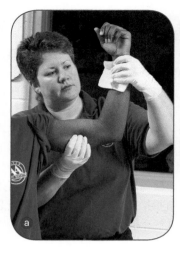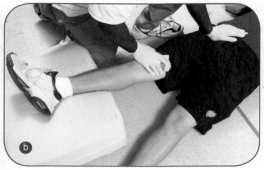

图20.4　a.肱动脉；b.股动脉的按压止血点

FYI

抬高

抬高是指提起的高度高于心脏。

绷带

绷带是用来固定敷料的布条。

果伤口上有碎片，可能需要用无菌生理盐水冲洗以将碎片冲走。具体方法为用生理盐水斜向地冲洗伤口，生理盐水沿伤口流走。

为了防止感染，应该在伤口处涂抹消炎药膏。先将消炎药膏涂抹在无菌敷料上，然后再将敷料覆盖在伤口处。

耐甲氧西林金黄色葡萄球菌

运动员应每天更换一次敷料并观察伤口有无感染迹象。如果感染，可能会危及生命，尤其是如果发生抗标准抗生素类感染的话。有一种越来越常见的严重感染叫作耐甲氧西林金黄色葡萄球菌（Methicillin-resistant Staphylococcus Aureus）

真实案例

有一天我正在运动防护室和一名高年级实习生处理一些文案工作，抬头看到有人搀扶着一名橄榄球运动员通过门口。那名运动员步履蹒跚，浑身是血，原来他摔倒后撞到玻璃门上了。我立即拨打了急救电话，让他躺下并将他的双腿抬高，因为我发现他存在休克和癔症的迹象。他举着自己的两侧手腕，每侧手腕切割伤都深达肌腱处。他身上第 3 处严重的裂伤是前额 2.5 英寸（6 厘米）的深长伤口。我戴上手套，取了一节纱布，直接按压在他的前额处和最严重的两处手腕裂伤处。

后来事情变得有点复杂。我的两只手都被占用了，因此我的实习生（第一个响应者）戴上手套来帮我。我想："这对她来说将是一次很好的经历。"她站在我旁边戴上手套时，说："我要晕了。"我还没来得及让她坐下，她就真的晕倒了，头部触地并出现一个肿块，导致她出现癫痫小发作。我通过观察发现她还有呼吸，因此我继续按压着伤口，密切注意着实习生，等待警察和医护人员到来。这完全是当时的场景。周围的其他运动员都被吓坏了。不过最终的结果还可以。我们给浑身是血的橄榄球运动员缠上绷带，将其送到急救室——护理人员在那里进行缝合。我那名尴尬的实习生刚刚停止冰敷后脑勺上的大肿块。

史蒂夫·马蒂（Steve Marti），ATC

感染，也称 MRSA。

根据疾病预防与控制中心（Centers for Disease Control and Prevention, CDC）的资料，MRSA 的体征及症状包括肿胀、疼痛、发红、发热、有脓、伤口中央为黄色或白色。运动员还可能会发烧。很多时候伤口起初看起来像是蜘蛛叮咬的小损伤。疑似发生 MRSA 或其他感染的运动员应该立即由医生进行检查。MRSA 的治疗包括强力抗生素治疗以及医生对伤口进行引流。

预防传染性疾病传播

处理出血伤口时，AT 必须保护自己和运动员避免产生感染。我们容易想当然地认为运动员会免于罹患传染性疾病，因为他们看起来和表现得那么健康，但是事实并不一定如此。

为了避免被歧视，运动员可能会隐瞒某些病史。如果运动员选择透露自己某项病史，应由医生记录下来。

接触感染者可能会以直接或间接的方式传播传染病。虽然绝大多数病毒和细菌离开宿主后都不能长期存活，但是 AT 和运动员还是应该采取合理的预防措施以避免可能的感染。他们应该养成不共用水杯或毛巾的习惯，避免接触感染者，例如因为感冒一直打喷嚏的人。伤口渗出的或针头上的体液中可能会有某些病毒，即 HIV 和 HBV（分别引起 AIDS 和乙肝）。因此，运动防护团队在处理体液或被体液（比如尿液或血液）浸渍过的布、纸张或其他物体表面时应采取防护措施。

HIV 和 HBV 可能存在于血液或其他体液中。为了预防 HIV 和 HBV 的传播，必须采取特殊防护措施。不仅是运动防护工作人员，还包括学校的每一名员工都应该接受全面防护培训并遵守职业安全与健康管理局（Occupational Safety and Health Administration, OSHA）提出的预防血源传染病传播的步骤。携带 HIV 或 HBV 病毒的人可能不会表现出任何疾病的体征或症状，甚至他本人可能也不知道自己患有这种疾病，但是其他人如果接触他的血液就会被传染。因此，任何时候接触体液时都必须采取全面防护措施。采取全面防护措施必须遵守以下 5 条简单法则。

1. 与受伤运动员接触后仔细清洁双手。
2. 使用橡胶手套在自己和运动员之间形成屏障。正确脱下手套的方法见图 20.5。
3. 用消毒剂（如比例为 1 : 10 的漂白剂与水溶液）彻底清洁运动防护室内或室外场地的桌子、计数器或球场地面。
4. 把受到污染的布、手套或纱布片等所有材料装在红色的生物危害品袋子中丢弃。
5. 把所有用过的针或注射器装在特制的锐器盒中。如果 AT 被体液污染，他必须记录该事件并尽快向自己的上级汇报。

运动员还应该遵守其他标准防护措施，这些措施有助于预防普通感冒或流感病毒之类疾病的传播。AT 应该禁止运动员直接将自己的水杯浸入冰水桶内取水，以免使唾液混合到冰水桶中。每个运动员都应该用自己的玻璃杯或塑料挤瓶喝水。运动员应该避免品尝他人食物、借餐具和共享水杯。他们还应该避免共

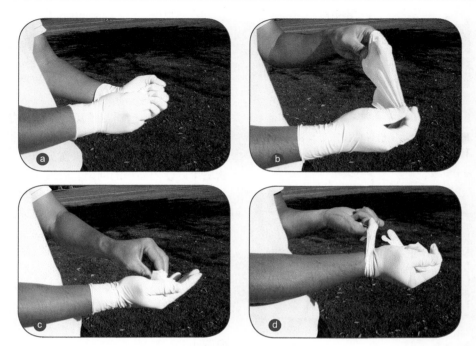

图20.5 摘掉乳胶手套时，a.将所有废弃物放在一只手上，用另一只手捏起手腕附近的乳胶水套；b.摘掉第一只手套时将所有废弃物都包在手套里面；c.将摘掉的手套放在另一只手上；d.将一个手指滑入第二只手套内侧并脱下手套。将手套丢弃到生物危害品容器中

用梳子、毛巾和衣服等个人物品，在每次训练后都应洗澡。此外，运动队必须更换可能沾染病原体的队服。

除了采取全面防护措施外，AT 可以接种疫苗以预防某些疾病。例如，他们可以在 7 个月内注射 3 次预防 HBV 的疫苗。根据 OSHA 的数据，HBV 疫苗预防感染的有效率达 90%。

二级评估

二级评估是指评估没有生命危险的损伤。AT 在完成一级评估和处理危及生命的损伤后进行二级评估。AT 进行二级评估的顺序为：病史、头部、生命体征、手臂、胸部、腹部、髋部和腿部。气道、

呼吸或循环在二级评估的过程中发生任何变化，AT 应立即予以处理并停止二级评估。

HIT

绝大多数时候，AT 处理的都是具体的主诉，例如"我的大拇指疼痛"。AT 使用 HIT 方法对具体部位进行评估（见图 20.6）。首字母缩写 HIT 代表病史采集（History）、视诊（Inspection）和检查（Testing）。病史采集是指 AT 收集有关受伤情境和损伤的信息，视诊是指视觉检查身体部位，检查包括触诊、特殊评估、关节活动度的检查和神经功能检查。本书中统称为 HIT 方法。

H	病史采集——通过询问或检查生命体征采集病史
I	视诊——观察受伤点及其周围的身体部位
T	检查——进行特殊检查以确定损伤的严重程度

图20.6　运动损伤评估按照可预测的顺序进行：病史采集、视诊及检查

如果……，你应该怎么做

AT 正在进行评估。每次他触诊到一个身体部位，运动员就会说"这儿疼"。AT 告诉你去取背板并呼叫急救电话。

病史

采集病史包括询问问题和检查生命体征。采集病史时，AT 将获取有关发生了什么事、运动员损伤史和病史的信息，因为这些信息可能对现在的问题很重要（见下页边框）。如果受伤运动员失去意识，可以检查其体检记录或者与目睹受伤经过的其他运动员交谈。

AT 将检查运动员的医疗警示标签和体检记录，从中获取可能帮助发现引起当前问题的原因。采集损伤史和采集病史可以使用同样的问题。后续章节中将涉及损伤史的相关问题，可以复制这些问题并放在身边。采集具体身体部位病史的相关问题将在相应章节列出。

二级评估时检查的生命体征包括体温、皮肤颜色、呼吸频率、心率、对疼痛的反应、瞳孔反应、活动能力和毛细血管再充盈。如有听诊器和血压袖带，AT 也可以检查呼吸音和血压。异常的生命体征见表 20.1。

心率

在脉搏点，即贴近皮肤的动脉（见图 20.7）处测量心率。最常用的脉搏点

表20.1　异常生命体征

生命体征	异常	指征
瞳孔	收缩	药物过量或强光
	不等大	头部损伤或疾病
	散大	药物过量、死亡、休克、中暑或光线较暗
脉搏	快而弱	休克、内出血、糖尿病昏迷症或热衰竭
	快而强	中暑、焦虑或体育活动
	无脉搏	动脉堵塞或心脏骤停
	脉搏很慢	心脏问题、药物
肤色	发红	中暑、炎症或糖尿病昏迷症
	苍白	休克、热衰竭、胰岛素休克或低血压
	发青	心脏骤停或呼吸困难
体温	热且干燥	中暑
	冷且湿润	热衰竭
	寒战	受冻或疾病
	热且湿润	发烧
呼吸	无呼吸	心脏骤停、呼吸停止或头部损伤
	呼吸频率变慢	胸部创伤或头部损伤
	呼吸频率变快	药物、休克、头部损伤或焦虑

是颈动脉和桡动脉。将两个手指置于喉结处，然后沿肩膀方向滑动直至两手指位于颈部凹陷处，即可找到颈动脉。桡动脉位于腕部拇指侧手掌面。找到脉搏后，AT 会计算每分钟心脏跳动的次数，即脉率。青少年或成人的平均脉率为60~80 次 / 分钟。高训练水平的运动员的脉率可能低至 40 次 / 分钟，但是他们依然非常健康。

　　药物（合法或非法）、心脏异常或内部损伤也可能会导致脉率低于正常值。休克、换气过度、药物（合法或非法）、

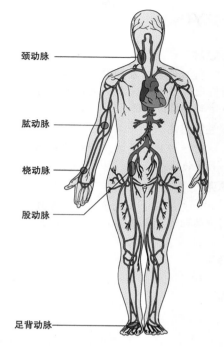

图20.7　脉搏点

焦虑或刚进行过身体活动，可能会引起脉率过快。

呼吸频率

　　呼吸频率是指胸部每分钟起伏的次数。青少年或成人的正常呼吸频率为12~20 次 / 分钟，头部损伤、肺部损伤、药物（合法或非法）、休克、糖尿病和换气过度会引起呼吸频率下降。呼吸频率快可能是休克、药物（合法或非法）、焦虑、热相关性疾病或刚进行过身体活动所导致的。运动员还可能会出现呼吸困难。这在患有哮喘、囊性纤维化、休克、肺炎、肺部损伤、过敏反应、气道阻塞或上呼吸道疾病（普通感冒或流感）的运动员中较为常见。AT 在检查呼吸频率时不会告诉运动员，因为如果运动员知道有人测量自己的呼吸频率就会不自

采集损伤史应询问的问题

采集损伤时应询问以下问题。

1. 发生了什么事情？
2. 什么时候发生的？
3. 以前发生过类似的事吗？
4. 最开始是哪里疼痛？
5. 你是否听到或感觉到砰的一声，折断、断裂、脱臼或弯曲？
6. 你是否能够继续运动？
7. 多久后开始肿胀？
8. 是否感觉不稳定？
9. 做什么事情会缓解疼痛？
10. 疼痛有多严重？
11. 是什么样的疼痛？
12. 受伤后立刻采取了哪些治疗措施？之后呢？
13. 这个部位之前有没有受过伤？

采集疾病时可询问以下问题。

1. 你对某些药物过敏吗？
2. 你今天吃了什么？
3. 你还对其他东西过敏吗？
4. 你今天喝了什么？
5. 什么事件导致出现这种情况？

FYI

呼吸音

　　将听诊器贴在胸壁上可以听到呼吸音。没有呼吸音，表明运动员没有呼吸或者肺部损伤严重。

囊性纤维化

　　囊性纤维化是常发于胰腺和肺部的一种遗传性疾病。

休克

　　休克是由于血流量不足，导致运输到身体组织的氧气不足的一种临床症候群。

肺炎

　　肺炎是由感染或异物刺激引起的肺部炎症。

然地呼吸，通常使测量变得困难。运动员可能会屏住或加快呼吸，使计数无效。AT 可以通过假装测量运动员脉率来计算其呼吸频率。窒息是指呼吸暂时停止，这是运动员出现的一种严重症状，因为它可能预示着出现头部损伤。应检查有异常呼吸气味的运动员是否存在中毒、醉酒或患有糖尿病。

　　当 AT 用听诊器听呼吸音时，应在两侧胸部各听一个呼吸周期并进行对比。然后 AT 会将听诊器置于两侧肺下部，各听一个呼吸周期，以确保肺部没有需要立即处理的问题。

血压

　　心脏泵送血液，将血细胞、营养物质和氧气运输到身体各个部位。血压是血液对血管壁产生的压力，尤其是对动脉壁产生的压力。收缩压是心脏收缩时产生的压力，舒张压是心脏在舒张时产生的压力。脉压差是舒张压和收缩压

之间的差值。青少年收缩压的正常值为 110mmHg（毫米汞柱），舒张压的正常值为 65~80mmHg。头部损伤、刚进行身体活动、药物（非法或合法）和疾病会使血压升高。心脏衰竭、出血、休克、某些药物（合法或非法）和疾病会使血压下降。

　　测量血压需要用到听诊器和血压袖带。血压袖带可以根据运动员的手臂粗细进行调整（见图 20.8）。将袖带置于上臂处，加压直至阻断表浅动脉的血流。随着袖带中的压力缓慢释放，可以听到从置于肘内侧的听诊器中传出的声音，并注视袖带上的刻度盘。第一次听到声音时读取刻度盘上的血压数值，即收缩压。当声音消失时再次读数，即舒张压。

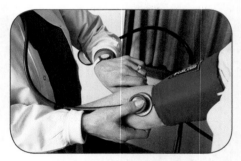

图20.8　将听诊器置于动脉上方，随着袖带中的压力被释放，听听诊器内的声音。听到第一个心搏音时的血压数值为收缩压。听到最后一个心搏音时的血压数值为舒张压

如果……，你应该怎么做

　　足球比赛时，两名运动员撞在一起。简单评估后发现两名运动员都可以继续比赛。下半场开始的时候，你注意到其中一名运动员倒在地上。与他交谈后，你发现他的腕关节屈曲，并且他表示自己头疼。

如果没有听诊器，可以通过感觉（触诊）桡动脉脉搏测量血压——虽然这种方法的准确度较低。随着血压袖带中的压力逐渐释放，当感觉到桡动脉脉搏时读数，即收缩压。测量血压时要记住，刚结束运动或心烦意乱的运动员，其血压会高于正常值。如果测量血压有困难，AT 可以检查：

- 心跳
- 休克
- 听诊器的位置
- 动脉阻塞

体温

人体正常体温约为 36~37℃。如果运动员出现感染或中暑，其体温会升高。如果出现休克或遇冷，体温会下降。目前快速而准确的体温测量设备为电子体温计。将口腔温度计置于口腔中 3 分钟，即可测得体温。将体温计置于腋窝处 10 分钟也可测得体温——虽然这样测得的结果的可信度不太高。用手触摸前额无法测得体温甚至不能判断是否发烧，但是 AT 可以通过触摸运动员的前额判断运动员是否热、冷、出汗或体表干燥。

皮肤颜色

皮肤颜色可以提供可能出现哪些疾病或损伤的信息。有 4 种比较明显的皮肤颜色变化：樱桃红表明中暑或一氧化碳中毒，皮肤发青表明缺氧，发黄表明肝脏疾病，甲床和嘴唇没有血色或苍白表明休克或血液循环不良。AT 还应该检查眼白部分（巩膜）、嘴唇内侧、手指甲和脚趾甲甲床的颜色变化，尤其当运动员是深色皮肤人种时。

了解多样性

检查深色皮肤人群是否有皮肤苍白或黄疸可能会比较困难。AT 可以利用甲床、眼睛巩膜、嘴唇内侧的颜色变化，判断其肤色变化（Purnell and Paulanka, 2003）。

毛细血管再充盈

毛细血管再充盈是指血液再次流向手指和脚趾（见图 20.9）。按压甲床，然后松开，观察甲床恢复正常颜色需要的时间（约 1 秒）。AT 在测量毛细血管再充盈时，应同时测量双手或双脚。这样 AT 就可以发现两侧肢体是否存在差异，如有差异，可能表明其中一侧骨折或出现血栓。

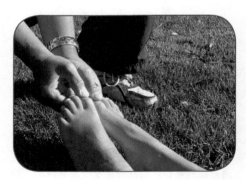

图20.9　根据按压甲床并松手后血液流回手指尖和脚趾尖所需的时间是测量手指脚趾血供的方法。毛细血管再充盈不良意味着血管受限或血供不良

瞳孔反应

眼睛的瞳孔会根据光线的变化改变大小。光线进入眼睛时，瞳孔缩小，以减少进入眼睛的光线。在黑暗环境中，瞳孔散大，以使更多的光线进入眼睛。如果眼睛不能正常地根据光线改变大小，则表明出现了严重的问题。光线进入眼睛时瞳孔散大，说明运动员可能中毒或服药，甚至或者死亡。瞳孔在黑暗环境中缩小是中暑或中毒的表现。如果瞳孔不等大（一个大一个小），AT 应怀疑头部损伤——虽然有小部分人在正常情况下瞳孔也不等大。盲人可能会有也可能不会有瞳孔反应，取决于致盲原因。不同的瞳孔反应见图20.10。

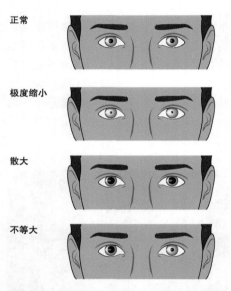

正常

极度缩小

散大

不等大

图20.10　瞳孔在正常情况下遇光会缩小。瞳孔遇光散大表明出现严重的头部损伤、使用药物或死亡。瞳孔极度缩小表明服药。瞳孔不等大表明散大一侧出现头部损伤

如果……，你应该怎么做

　　一名运动员因为踝关节疼痛一直没有参加篮球训练。她的踝关节既没有肿胀也没有变色，但是就是无法走路。那周她去康复时接受了其他形式的治疗。驾车路过她家时，你看到她和几个人在打篮球，跑跳自如。看到你后，她说："不要告诉别人，我就是不喜欢跑步。"

活动能力

　　查明运动员是否可以活动非常重要。这可以帮助判断发生了什么损伤以及如何治疗。大脑或脊髓损伤会导致瘫痪，即失去活动能力。运动员的身体一侧无法活动称为偏瘫，表明偏瘫对侧的大脑发生损伤。瘫痪程度取决于损伤的位置，脊柱损伤的位置越高，肢体残疾的程度越严重。双腿无法活动称为截瘫，双手和双腿无法活动称为四肢瘫痪。瘫痪有可能是暂时的，不论是否是暂时的，医生都必须予以治疗。

对疼痛的反应

　　人们对于损伤的反应不同。疼痛不能用于确定损伤的严重程度，因为人们对于疼痛的耐受度不同，对损伤产生疼痛的反应会有不同的形式。瘫痪、药物和休克也会掩盖疼痛反应。此外，内脏器官损伤也可能引起具体身体部位的牵扯性痛，了解这一点很重要。例如，脾脏损伤可能导致运动员左肩周围疼痛。内脏器官牵扯性痛的部位见图20.11。

视诊

　　AT 观察运动员的身体及其周围，寻找可以提示发生了何种损伤的线索，可以提示治疗选择。如果现场有椅子倒翻在地，说明运动员可能是从椅子上跌落的。想一想坐在椅子上摔下来会引起哪些损伤。再想想如果是站在椅子上摔下来的，可能会发生什么损伤。这两种情况是否相同？空瓶子应是红色危险信号。运动员是中毒了还是服用了治疗疾病的药物？手臂在非关节处发生弯曲意味着什么？最难回答的问题也应该是 AT 关注的问题。还有一个更艰巨的任务是

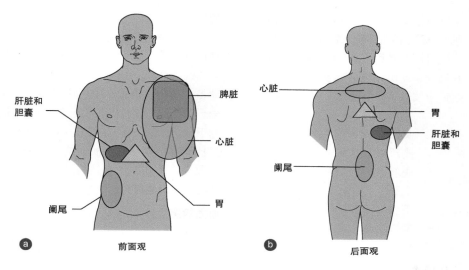

图20.11　内脏器官牵扯性痛部位a.前面观和b.后面观

让其他运动员说说损伤是如何产生的。有些运动员可能会因为不想惹上官司或者漠不关心而拒绝提供帮助。

检查

　　AT 在很多时候会快速完成一级评估，在采集病史时运动员会陈述发生了什么事情。此时，AT 可以开始评估累及的受伤部位。

　　AT 能够在出现肿胀和肌肉收缩之前进行特殊检查以确定损伤的严重程度，一旦出现肿胀和肌肉收缩会使身体部位不易活动并难以确定损伤程度。检查还能够帮助确定应如何移动运动员，是否需要夹板固定或是否需要立即帮助。如果受伤部位快速肿胀、感觉到骨摩擦音或者出现畸形和过度疼痛，都应停止检查。

真实案例

　　一天我抵达单位上班的时候正好有一个同事在停车，然后我们一起走过街道到对面的医院去。这时我们看到一个着便装的人躺在人行道和马路中间的草地上，明显已经失去意识。我们走近他身边检查他的呼吸时，他睁开眼大声说："千万不要叫救护车，就让我躺在这儿。"我心想为什么我们不能呼叫救护车，但是也不能就让他躺在这里，于是我留下来看着他，同事去急救室报告情况。急救室就在最近的一栋大楼里。躺在地上的那个人皮肤很冷，摸上去比较湿黏。检查他的脉搏时，我注意到他手腕上有一个医疗警示标记，上面写着他有癫痫。这么说他肯定是癫痫发作跌倒在草地上了。他说自己很累，说话间我感觉他口齿不清。EMS 在仅仅几分钟内就赶到了现场并把他送往急救室。当天上午晚些时候我去看他，他已经脱离危险，他的家人在照顾他。那天的开始真是够糟糕的！这让我知道应该时刻准备提供救治。

比尔·皮特尼（Bill Pitney），EdD，ATC

触诊

　　触诊是指 AT 通过触摸、感觉检查运动员的身体有无凹陷、液体渗出、肿块、骨摩擦音以及身体两侧有无不对称。AT

会观察运动员有无疼痛的面部表情以及肌力下降、感觉下降和错误动作的迹象。出现骨摩擦音和过度疼痛时应停止触诊，在移动运动员之前用夹板固定受伤部位。触诊应按以下顺序进行：

1. 头部
2. 胸部和胸腔
3. 腹部
4. 上肢
5. 下肢
6. 特殊测试

心脏听诊

AT 需要经过大量的练习才能进行心脏听诊并获取有用的信息。对于大多数 AT 来说，心脏听诊只能用于听心跳和确定心率。

关节活动度检查

必须检查受伤部位及其上下关节的关节活动度。应同时检查主动关节活动度和被动关节活动度（见图 20.12）。也就是说，如果运动员可以，让他自己活动关节（主动），同时由 AT 尝试活动运动员的关节（被动）。

疑似骨折、骨骼畸形或脊髓损伤的运动员不应进行关节活动度测试。疑似骨折的运动员在移动之前应进行夹板固定。

应以解剖学姿势为起始位用关节活动尺测量关节活动度（见图 20.13）。记录测试结果时，AT 一定要记录测量时运动员的姿势。例如，报告应说明运动员处于仰卧位（背部朝下）还是俯卧位（脸朝下）。AT 在随后的测试中都令运动员保持同样的姿势，从而使测试结果更具一致性。关键的一点是将患侧肢体的关节活动度与健侧对比。

肌力检查

进行抗阻关节活动度测试来帮助测量身体某个部位的肌肉力量。肌力测试的方法通常为徒手肌力测试（Manual Muscle Testing，MMT），这是一种测量肌肉力量的客观方法。该方法的评分等级为 0 至正常。"0 级"表明肌肉无法收缩。"轻微收缩"表明肌肉可以收缩。"差"表明运动员仅能在减重状态

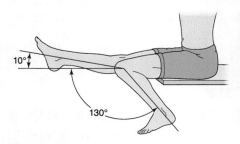

图20.12　前-后向关节活动度

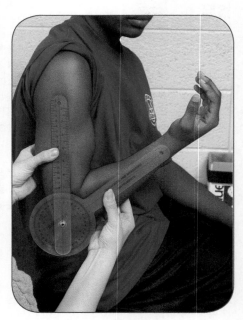

图20.13　使用关节活动尺

下完成关节的全范围运动。"一般"意味着运动员能够抗重力完成关节的全范围运动，但不能抗阻。"好"意味着运动员能够抗重力及 AT 施加的部分阻力完成关节的全范围运动。"正常"表明运动员能够抗重力和 AT 施加的全部阻力完成关节的全范围运动。某些 AT 通过使用 MMT 简单地比较两侧肢体在抗阻条件下的关节活动度，而不进行分级。MMT 肌力分级系统使 AT 和其他医疗服务人员能够一致地记录力量测试结果，从而可以有效且高效地交流运动员的具体情况。MMT 肌力分级系统见表20.2。

排除神经系统问题的测试

测试肌肉力量和关节活动度后，应评估受伤运动员的神经系统是否存在问题，可能包括某个身体部位丧失感觉或活动能力。从脊柱延伸出的每一条神经都支配某个身体部位的感觉和运动。通过轻触或刺痛刺激这些具体的部位或令运动员活动这些部位，AT 能够判定损伤是否累及了某条具体的神经。如果疑似脊髓损伤，在移动运动员之前应将其置于背板上。

骨摩擦音

骨摩擦音是指皮下感觉到的噼啪声。

误动作

错误动作是指正常条件下不会出现的活动，例如前臂中间的活动。

表20.2　徒手肌力测试判定肌肉力量

力量分类（分级号）		描述
5	正常	运动员能够抗重力和AT施加的全部阻力完成关节的全范围运动
4+	良好+	运动员能够抗重力和AT施加的大部分阻力完成关节的全范围运动
4	良好	运动员能够抗重力和AT施加的部分阻力完成关节的全范围运动
3+	一般+	运动员能够抗重力和AT施加的小部分阻力完成关节的全范围运动
3	一般	运动员能够抗重力完成关节的全范围运动，但不能对抗AT施加的阻力。如果施加阻力，则无法完成关节的全范围运动
2	差	运动员仅能够在减重状态下或在AT帮助下抗重力完成关节的全范围运动
1	轻微收缩	运动员无法按要求产生关节活动，但是能观察到肌肉收缩
0	无收缩	运动员无法按要求产生关节活动。此外，无法观察到肌肉收缩

源自：Kendall, McCreary, and Provance (1993), Konin (1997), Starkey and Ryan (1996), and Magee (1997).

具体情况

二级评估时必须考虑的具体情况包括休克和骨折。在此，我们讨论休克和骨折的常见体征、症状以及必要的处理措施。

识别休克

休克是指重要脏器组织中血液和氧气供应不足。人体内有5个器官必须始终保持充足的血液供应以维持生命，即脑部、心脏、肺、肝和肾。当运动员出现严重损伤时，机体试图通过增加上述器官的血供同时减少四肢的血供，以保护重要脏器。产生休克的原因有以下3种。

1. 头部、胸部和腹部的血管扩张以便输送更多的血液，但如果四肢的血管收缩且没有将血液运送至头部、胸部和腹部的血管，那么这些血管的血压会因血管扩张的同时血流量没有增加而下降，这意味着重要脏器的供氧量减少。

2. 心脏停止跳动会引起休克。很显然，如果心脏停止跳动，则没有血液流向重要脏器。此时，使心脏重新恢复跳

发绀

发绀是指缺氧引起的皮肤青紫。

背板

背板是从头部延伸至脚趾的平板。疑似脊髓损伤时，应将运动员固定至背板上。

动是第一要务，而不是先治疗休克。

3. 大量失血时会引起休克。如果血液从血管流出，心脏泵血量减少。如果失血过多，器官无法获得足够的氧气和营养物质以维持生命，接收不到足够的氧气和营养物质，这些器官就会衰竭，运动员会面临死亡。

如果未能及早发现休克并迅速予以治疗，会引起死亡。休克的体征包括躁动（通常是最先出现的体征）、脉搏快而弱、血压下降（≤100毫米汞柱）、发冷、皮肤湿黏、出汗、发绀、逐渐失去意识以及皮肤苍白。休克的症状包括恶心、口渴、焦虑和头晕。休克的不同类型和特征见表20.3。

表20.3　休克的类别

休克的类别	特征
精神性休克（昏厥）	神经功能暂时性丧失，引起血管扩张
感染性休克	一般感染，引起循环衰竭
神经源性休克	神经系统失去控制，引起血管扩张（脊髓损伤）
心源性休克	心跳停止（心脏骤停）
出血性或低血容量性休克	失血（内出血）
代谢性休克	由于呕吐、腹泻或排尿（糖尿病）引起体液流失
呼吸性休克	呼吸停止引起血液中供氧量发生变化，导致器官因缺氧而衰竭（哮喘）
过敏性休克	外界抗原性物质进入已致敏的机体后引起呼吸停止，导致体内供氧量发生变化，导致器官衰竭

治疗休克

休克的治疗包括以下全部步骤：治疗原发损伤；保持运动员镇定；如果四肢没有骨折，将四肢抬高至心脏以上10~12英寸（25~30厘米）处；每5分钟测量一次呼吸频率和心率；禁止运动员喝水或进食；如有呕吐，令运动员侧卧并清理气道；尽快将患者送往医院。

如果运动员头部或颈部受伤并出现休克，应将其置于背板上并送往医院进行治疗。可以在运动员身上盖上毯子以保持体温，但是一定要确保运动员处于平躺姿势。对于呼吸系统损伤但头部或颈部没有损伤的休克运动员，可将其头部抬高，这样可以使他呼吸更容易。针对不同类型休克的适当治疗方法见表20.4。

骨折的评估与处理

对疑似骨折的运动员进行评估时，AT必须检查毛细血管再充盈、四肢脉搏以及身体受伤部位的感觉。一定不要令运动员活动受伤部位，否则会引起进一步的损伤。如果AT发现运动员出现血液循环不良、感觉丧失或毛细血管再充盈下降，则表明运动员的受伤部位可能存在严重的神经或血管损伤，需要队医及时关注。如果AT无法确认该部位是否骨折，为了安全起见，应该用夹板进行固定。

夹板的种类

用来处理骨折的夹板有几种不同的类型。股骨骨折时应使用牵引夹板，因为大腿肌肉非常发达，如不使用合适的夹板，会引起下肢长度缩短。牵引夹板将骨骼两端拉开并回到原来的位置，使肌肉放松，因此可以减轻疼痛。由坚硬材料制成的刚性夹板适用于固定四肢侧面、前面或后面。夹板和四肢之间必须放置垫子并用绷带绑缚，以固定骨折部位。箱式夹板、板材夹板和铝板都属于刚性夹板。

半刚性夹板是一种可以变形的夹板，固定骨折的夹板部位可以变硬。真空夹板就是这样的一种夹板。夹板柔软的部位在固定骨折后依然保持柔软，例如枕头、悬吊带、绷带和空气夹板。AT必须定期检查空气夹板，因为这些夹板可能

表20.4　休克的护理

休克类型	脚抬高？	头抬高？	进行二级评估？	转移时的患者姿势
神经性休克	是	否	是	仰卧
感染性休克	是	否	否	仰卧
神经性休克	否	否	是	仰卧
心源性休克	否	是	是	头抬高
出血性或低血容量性休克	是	否	是	仰卧
代谢性休克	是	否	否	仰卧
呼吸性休克	否	是	是	头抬高
过敏性休克	否	否	否	仰卧

源自：Prentice (2011), Bergeron and Greene (1989), Karren, Hafen, Limmer & Mistovich (2004) and American Red Cross (2006b).

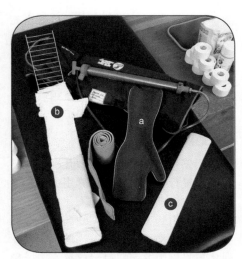

图20.14　a.使用真空夹板，抽出其中的气体，使其与疑似骨折部位相适应；b.铝板加保护垫以适应具体的身体部位；c.经济性的板材夹板也需要用保护垫

注：手指夹板由各种材料制成，这种夹板非常小，可以固定手指。

会破洞，在发生紧急情况时无法使用。不同类型的夹板见图 20.14。

夹板固定后的移动

用夹板固定后可以移动运动员（假设运动员没有其他主要问题）。为了避免发生休克，可以抬高受伤部位。在去往医院的路上，AT 必须尽可能确保伤员的舒适度，避免被夹板固定的骨折部位在车上弹起来。可以将骨折的手臂悬吊并在运动员的手臂和膝盖之间放置一个枕头。可以用毯子将骨折的腿部包裹起来，这样可以形成一道舒适的屏障，再将骨折的腿部与另一条腿包扎在一起。

PRICES 方法

大多数扭伤、拉伤和夹板固定的骨折都可以用 PRICES 方法进行处理，即保护、休息、冰敷、加压包扎、抬高患肢和支撑。必须保护受伤部位避免进一步的损伤，使受伤部位休息从而愈合。冰敷、加压包扎和抬高患肢可以减轻肿胀，外部支持可以限制受伤部位的活动。

为了避免进一步的损伤，有必要保护受伤部位并使之休息。保护是指用夹板或保护垫保护受伤部位。休息就不用解释了。运动员应避免主动活动受伤部位。

每次冰敷的时长不得超过 30 分钟，因为冰敷过久会导致冻伤。两次冰敷之间应该间隔 40~60 分钟。基本上，未冰敷的时间应该是冰敷时间的 2 倍。急性损伤的冰敷次数不应超过 3 次／天。急性损伤进行冰敷时，应将冰捣碎置于塑料袋中或将冰块置于杯子里。在某个身体部位上进行冰敷时，运动员在冰敷部位变得麻木之前可能会感受到疼痛和额外的压迫感。

加压包扎是指为了预防肿胀而对受伤部位施加压力。进行加压包扎时，将衬垫置于受伤部位，并用弹性绷带或贴布轻微加压固定。在抬高患肢之前，实习生或 AT 应准备足够的毯子、毛巾或衬垫，将受伤部位抬至心脏以上 10~12 英寸（25~30 厘米）处。随后在轻轻抬起受伤部位的同时将毯子等塞到受伤部位下方。

支持是指提供必要的行走辅助工具，例如拐杖、手杖或步行器。伤势不是十分严重时，可以使用支具为足部或踝关节等受伤部位提供一定的稳定性，以帮助行走。

处理损伤的另一个适当的措施是 NO HARM（无害）。无害是指在受伤后的 48~72 小时内，运动员的受伤部位不可以进行热敷，否则将增加血流量和肿胀程度；不能摄入酒精，否则会加剧肿胀；不可以进行跑动或其他身体活动，否则可能会引起进一步的损伤；不可以对受伤部位进行按摩，否则也会加剧肿胀。

 真实案例

　　我所在的大学正在主办一场距离学校约 5 英里（8 千米）的越野赛。

　　学校同时还在举办一场女子足球赛。我派了一名高年级的实习生和队医去负责越野赛，自己留在学校负责橄榄球训练和足球比赛。足球赛上半场进行到一半的时候，我的学生用无线电呼叫我。我们的对话如下：

　　学生：凯文，你能派人过来并带上蜂蜇急救包吗？

　　我：你说什么，急救包？你需要几个？

　　学生：至少要 30 个才行。

　　我：什么？！发生什么事情了？

　　学生：1 名选手踩到了地上的一个小黄蜂蜂窝，现在后面的所有选手都被蜇了。到目前为止，被蜇人数已经差不多有 30 个了。有些选手通过终点线的时候，黄蜂还粘在身上继续蜇他们。

　　我：你和医生有没有蜂蜇急救包或者肾上腺素？

　　学生：没有。

　　我：有没有人出现过敏反应？

　　学生：4 名选手出现了过敏反应，还有 10 多名选手不确定。

　　我：我马上呼叫 EMS。我会派至少两辆救护车过去，还会派消防队和救护队过去。把所有伤者集中到一起，做好分诊。按照休克治疗所有人。

　　4 名选手被送到急救室，几小时后脱离危险。15 名选手只出现局部反应，不需要进一步救治。当时就算我们带了一两个蜂蜇急救包，在那样的情况下，我想我们还是有很大的麻烦。那确实是相当有趣的一天。

匿名

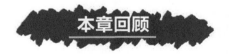
本章回顾

小结

　　对受伤的运动员必须立刻进行评估，这样才能开始谨慎地处理。AT 首先评估危及生命的损伤，即检查 ABC（运动员的气道、呼吸和循环）。无 ABC 的运动员需要立即进行救治和紧急医疗救援。包括 AT、教练和实习生在内的每一个人在处理体液时都应采取全面防护措施。AT 对运动员进行完整的评估后方可确定损伤的性质和严重程度。二级评估采用 HIT 方法。某些损伤可能引起运动员休克，这会导致死亡。休克的治疗取决于引起休克的原因。扭伤、拉伤和夹板固定的骨折通常使用 PRICES 方法进行处理。

关键术语

定义以下在本章中出现的专业术语：

气道、呼吸和循环	关节活动尺	PRICES
心绞痛	心脏病发作	一级评估
窒息	心率	脉搏点
体温	偏瘫	脉压差
呼吸频率	病史	脉率
毛细血管再充盈	病史、视诊、检查	四肢瘫痪
心脏骤停	耐甲氧西林金黄色葡萄球菌感染	体征
心肺复苏（CPR）	无害	症状
收缩压	触诊	晕厥
舒张压	瘫痪	收缩压
散大	截瘫	气道完全阻塞
直接按压	气道部分阻塞	窒息的通用手势
呼吸困难	加压止血点	全面防护措施
		生命体征

复习题

1. 什么是 ABC？
2. 最常见的气道阻塞是什么？
3. AT 应如何避免运动员和自己之间的体液交换？
4. 哪些情况或疾病会导致心脏停止跳动？
5. 哪种方法用来为没有呼吸的运动员供氧？
6. 说明如何进行二级评估。
7. 在损伤评估的采集病史的过程中，列出你能想到的可以询问的问题。将你列出的问题与你的搭档对比。你是否遗漏了某些问题？
8. 列出 3 个可能会导致运动员休克的原因。
9. 通过评估运动员的生命体征可以识别哪些损伤？
10. 说明 HIT 方法。
11. 什么情况下应避免检查（触诊、特殊检查、检查关节活动度和神经系统测试）某个身体部位？
12. PRICES 用于处理哪些损伤？
13. NO HARM 代表什么？

强化活动

1. 上一堂急救和 CPR 课，获得急救和 CPR 证书。
2. 邀请当地 EMS 演示 CPR 和电子设备监控心脏的方法。
3. 找一个和运动损伤有关的网站，回顾处理损伤的常见步骤。

4. 浏览相关网站，识别可供医疗专业人员使用的夹板类型。

5. 列出各种生命体征并说明每项生命体征能告诉你受伤运动员的什么信息。

6. 如果没有可用的常规夹板，列出可用于固定骨折的材料。

7. 练习读取他人的血压数值。

8. 列出不同关节及其前 – 后向关节活动度。

9. 对比同班同学的膝关节和肘关节活动度。你认为为什么有些人的关节活动度较大或较小？

10. 邀请当地的 EMS 工作人员演示 AED 的使用方法。

11. 访问美国国家早期除颤中心网站，学习更多心脏骤停的相关知识。

延伸与拓展

1. 查阅最新的急救和 CPR 教材，介绍哪类人群最容易心脏病发作以及如何避免。

2. 确定哪些心脏和肺部病症无法通过 CPR 得到救治。CPR 无法起作用的原因分别是什么？

3. 访问 OSHA 血源性病原体网站，并总结最新的疾病预防措施。

4. 找一个网站学习心脏骤停的相关知识并进行展示。

5. 浏览 CDC 网站，学习更多关于 MRSA 的知识。

6. 访问 OSHA 网站，并审阅其中关于血源性病原体的处理指南。

第 21 章

环境状况与损伤

学习目标

学生完成本章的学习后可以：

- 说明如何处理热相关性疾病。
- 描述机体如何散除多余的热量。
- 说明如何预防热相关性疾病。
- 描述哪类人群更容易出现冷相关性疾病和热相关性损伤。
- 说明冷相关性损伤和热相关性损伤的处理方法。
- 说明如何预防蚊虫叮咬。

在我们生存的环境中，气候在不断变化，有时阴雨，有时晴朗。运动员希望训练时的天气和比赛时一样。有些时候会出现运动员身体不习惯的气候，导致其身体出现不适反应。比如明明是10月，却出现罕见的高热天气，有些对热很敏感的运动员的身体可能会出现问题。此外，蚊虫叮咬也会导致某些运动员出现危及生命的疾病。本章将讨论对于由环境因素引起生病的运动员，必须进行哪些急救护理。

热相关性疾病

体温过高是指体温异常升高。运动员运动时、环境温度过高、运动员出现感染或体温调节系统异常时都会引起体温升高。机体通过位于脑内部的下丘脑腺体调节体温。血液流经下丘脑时，热觉感受器发出升高或降低体温的指令，以使机体的核心温度维持在恒定36~37℃，即机体系统正常工作的温度。机体通过下丘脑维持温度的微妙平衡，如果产热引起体温上升，下丘脑会试图使体温下降，或者在体温下降时试图保存体温。如果机体散热大于产热，手臂和腿部的血管会收缩，减少贴近皮肤表面的血液流动，因为皮肤表面的散热更快。如果体温开始上升，四肢的血管扩张使贴近皮肤表面的血液流动增加，以散去多余的热量。

热相关性疾病包括比较轻微的热痉挛到严重的中暑，严重中暑属于医疗紧急事件。热衰竭属于中等严重程度的疾病。

真实案例

橄榄球赛季中的一天，我正在运动防护室处理一些文案工作。我们球队负责定位球的球员走进来，大喊大叫着自己的手被蜇了，他疼得在地上打滚。我问他知不知道是什么东西蜇的，他说不知道，不过他的中指又红又肿，很明显肯定是被什么东西蜇了。我问他被蜇的时候在干什么，他说当时他钻到灌木丛里捡练习球。由于球的位置不好，为了保持身体平衡，他不得不扶着一棵大树的树干。他说当时感觉到快速被蜇，手指和手掌剧烈疼痛，然后他就直接来了运动防护室。

我通过无线电呼叫场地上的实习生，让他到那棵树那儿看看是否能确定到底什么东西蜇了这名球员。几分钟后，实习生通过无线电回复说那棵树上满是毛茸茸的毛毛虫。由于球员已经出现了过敏性反应的体征和症状，因此我决定联系他的父母并把他送到急救室。此外，我还通过无线电让球场上的实习生去捉一只毛毛虫并装在瓶子里送到医院去。

差不多一小时之后，球员在接受治疗后从医院回来了。急救室里的医生认出了罪魁祸首是毛毛虫，并证实被这种虫子蜇了确实会非常难受和疼痛。这名球员在剩余的赛季中再也不敢把手随便放在什么地方了。我们的工作人员又认识了一种运动员有可能会碰到的生物。

吉姆·巴瑞（Jim Berry），ATC

热痉挛

热痉挛是大量出汗引起脱水和钠流失导致的肌肉非自主性收缩。日常营养不良也是诱因之一。肌肉非自主性收缩常见于腹部和小腿肌肉。发生热痉挛时，应令运动员饮水、拉伸收缩的肌肉，并通过冰敷缓解疼痛。

热晕厥

热晕厥是暴露在高温环境下时出现的短暂晕厥和头晕，尤其容易发生在运动员需要长时间站立或者刚结束在炎热环境下的运动时。在高温环境下训练的最初几天更容易发生热晕厥。如果出现热晕厥，应将运动员转移至凉爽的环境中，让其抬高双脚，喝凉的液体补充水分。

热衰竭

热衰竭是长时间在炎热、潮湿的环境中运动导致身体严重脱水的一种病症。热衰竭的症状包括疲劳、头晕、恶心、头痛、肌肉痉挛、呼吸短促和斜视。热衰竭的体征包括出汗过多、脉搏快而弱、血压下降、皮肤发冷且苍白以及体温正常。处理方法包括将运动员转移至凉爽的环境（阴凉处）、用风扇对着运动员吹风、用湿冷毛巾冰敷。如果可以的话，鼓励运动员小口喝水。如果运动员失去意识或病情严重，应将其转诊至医生处。如果没有立即采取有效措施，运动员的病情可能会发展为中暑。

如果……，你应该怎么做

摔跤队在一个没有新鲜空气直接流通的场馆内训练。训练结束时室内温度变得很高。

中暑

中暑是下丘脑停止工作引起的危险性较高的体温升高。在湿热环境中运动、严重脱水、体重过度下降、肥胖或未得到治疗的热衰竭都会导致下丘脑功能障碍。即将发生中暑的症状为感觉酷热、思绪混乱、头痛和头晕。中暑的体征包括无汗或少汗、皮肤干热、核心体温高于40℃、血压低、脉搏快而弱、呼吸频率快、瞳孔散大和失去意识。中暑和热衰竭症状的对比见本页边框。

如果 AT 怀疑运动员中暑，应拨打急救电话请求急救，并尽快给运动员的身体降温。根据 NATA 关于运动型热病的立场声明，降低运动员核心体温的最佳干预措施是除去运动员的装备和衣物，将其浸泡在冰水里。水温应控制在2~15℃，水浸没至颈部，用湿冷毛巾冷敷颈部、腋窝、脚和腹股沟。抬高双腿可以帮助预防休克。如果运动员没有得到及时治疗，可能会死亡或不可逆性脑损害。

直肠温度计是测量运动员核心体温的最有效工具。为治疗中暑将运动员浸泡在冷水中时，应该持续监测直肠温度。一旦体温下降至39℃，可将运动员转移出来并监测其生命体征。

中暑和热衰竭的体征

中暑	热衰竭
失去意识	有意识
呼吸短促	呼吸快而浅
无汗	大量出汗
皮肤发红、干燥	皮肤苍白、湿黏
脉搏快	脉搏快而弱
体温高	体温正常

劳累型低钠血症

劳累型低钠血症指非常危险的血钠水平降低，引起细胞内水肿与多种体征和症状。根据 NATA 关于运动型热病的立场声明，劳累型低钠血症的症状和体征包括呕吐、定向障碍、头痛、嗜睡、惊厥和手足肿胀。血钠水平下降是机体通过排汗丢失钠离子的同时摄入大量水分的结果。时间超过4小时的比赛更容易出现劳累型低钠血症，例如马拉松和其他极限耐力赛事。劳累型低钠血症属于医疗紧急事件，如果不进行治疗会导致死亡。

AT 遇到疑似低钠血症的运动员时，应立即呼叫 EMS。除非经医生许可，否则禁止运动员摄入液体。

晒伤

运动员还应注意日光暴露和皮肤晒伤问题。身体暴露在肉眼看不到的紫外线（Ultraviolet，UV）中时会发生晒伤。皮肤暴露在紫外线中会产生过多黑色素。黑色素是使皮肤黝黑的暗黑色素。身体产生黑色素用于预防晒伤，但是黑色素保护皮肤的能力有限。如果持续暴露在紫外线中，皮肤会被晒伤，导致皮肤发红、肿胀、起水疱，以及头痛和疲劳。晒伤会引起脱水并使运动员更容易罹患心脏疾病。日光暴露的另一个问题是使运动员患皮肤癌的风险增加。

浅肤色人种晒伤的风险较高，深肤色人种的皮肤也可能会被紫外线破坏，但并不一定会晒伤。运动员必须涂抹防晒霜以阻挡紫外线，保护皮肤和预防晒伤。

热损耗与环境

人体向环境中流失热量的多少取决于空气温度、湿度、辐射、体表照射量、气流、衣着和设备。蒸发是使身体冷却的过程。汗液蒸发时，热能将液体水分（或汗液）转换成气体从皮肤排出，从而降低体温。因此，影响蒸发速率的因素也会影响机体降低体温的能力。这些因素包括空气温度、湿度、流动和辐射。如果湿度很低（即空气干燥），空气可以收集和保存多余的湿气，因此运动员的汗液将快速蒸发，有效地降低体温。如果湿度很高（即空气潮湿），潮湿的空气无法保存更多的湿气，那么汗液就无法蒸发。空气流动有助于汗液蒸发，因为风会把湿气吹走，带来更加干燥的空气。

热指数是空气温度和湿度关系图。AT 使用悬挂式湿度计测定相对湿度（见图 21.1）。

热指数可以预测人体的散热能力并表明当天参与运动的安全性。例如，如

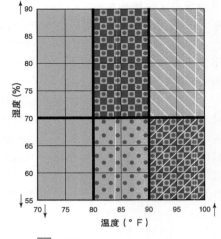

无限制

观察所有易患热病的运动员

频繁暂停喝水和体内水分过多

穿短裤和 T 恤练习，每练习 30 分钟，喝水暂停 10 分钟

取消训练

图21.2　热指数训练标准

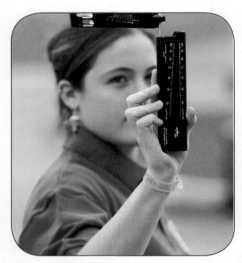

图21.1　悬挂式湿度计

果湿度为 90%，温度为 24℃，进行训练是安全的。如果湿度为 90%，温度为 32℃，则应该取消训练（见图 21.2）。

除蒸发外，人体还可通过其他方式散热，包括热传导和热对流。热传导是指热量在两个互相接触的物体之间发生传递。例如，将冰袋放在运动员身体上，热量会从人体转移至冰袋。随着热量以热传导的方式传递，冰会开始融化。热对流是指热量通过媒介的移动发生传递。水就是一种热量传递介质。如果运动员将腿放在冷的涡流式水疗机内，身体热量就会散至涡流中。

预防热相关性疾病

在炎热天气中准备参加体育比赛时，运动员必须谨记机体需要时间适应极限温度。在下页"预防热相关性疾病的步骤"中，我们提出了一些帮助运动员应对高温天气的建议。未经适当调整和训练，直接上场比赛会引起热相关性疾病。

调整衣着和装备

衣着可以从多方面影响散热。深色衣服吸收热量，因此应该穿着浅色衣服以反射太阳光。衣服和皮肤之间有一层空隙让空气流体，可以促进汗液蒸发，从而降低体温。衣服透气可以加速汗液蒸发，因此通常应穿着宽松的运动衣。

选择具有芯吸效应的运动服有助于汗液蒸发。芯吸是指将汗液迁移至机体表面并有效地蒸发。棉质材料会吸汗，但蒸发汗液具有一定困难。运动员应该避免穿很重的衣服或者长袖、长裤，避免额外的贴扎。高中的摔跤运动员有时会穿橡胶材质的衣服，这非常危险，因为橡胶材质的衣服将热量封锁在机体周围，阻碍了机体降温。

头盔、保护垫和队服等装备减少了体表暴露面积，限制了机体蒸发汗液的能力。此外，由于装备带来了额外的负重，运动员的运动量加大，这会使能量消耗增加，产热增多。教练应对训练进行调整，当热指数过高时，运动员可以不佩戴部分装备。例如，在极其炎热和潮湿的环境下，如果橄榄球运动员不进行身体接触性活动，他们就不用佩戴护肩，不用穿长裤，穿短裤即可。

其他预防措施

如果运动员能够用 10~14 天逐渐适应炎热和潮湿气候、摄入足量水或运动饮料并适时休息以降低体温，则可以避免出现热相关性疾病。

理论上，只要运动员身体健康、不超重、营养良好并且在运动前、中、后补液充分，他就能够很好地预防热相关性疾病。不过事实上，几乎没有一名运动员的饮水量能够完全弥补其在运动期间的水分流失，大多数运动员的饮水量

预防热相关性疾病的步骤

- 适应环境
- 着轻便衣服
- 多次休息补充水分
- 更换干爽衣服
- 训练前后称重
- 每次训练时检查湿度和温度
- 避免过长时间待在桑拿房或热水浴缸中
- 合理进食
- 充分休息
- 训练后补液以补充训练中丢失的液体

只能弥补一半的液体消耗，因此 AT 应该鼓励运动员摄入更多液体。NATA 的补液指南建议运动员在运动前 2~3 小时摄入 17~20 盎司（503~591 毫升）液体，在运动前约 15 分钟摄入 7~10 盎司（207~296 毫升）流体。同时，他们每运动 10~20 分钟应补液约 10 盎司（296 毫升），直至有饱腹感。如果水温为 10~16℃，运动员可以饮用更多水分。

我们不建议摄入含糖量较高的液体，因为这样的液体比不含糖的液体吸收慢。通常没有必要摄入含盐量较高的液体，因为大多数人都可以从均衡饮食中摄入足够的盐。大多数运动员适合饮用含一定盐分和低糖的运动饮料。运动员应在训练前后分别称重，体重每下降 1 磅（0.5 千克）应至少喝 2 杯水。如果可能的话，健身和训练应该安排在早晨或者傍晚，以避开一天中最炎热的时间段。

热观测技术

橄榄球等运动中出现的热相关性死

亡促使一些公司着手开发监测运动员过热状态的技术。例如，Schutt 体育公司就开发了一套叫作 HotHead 的热观测系统，该系统有一个传感器，这个传感器被放置在运动员的橄榄球头盔内。传感器可以监测运动员的体温并将数据传输至由运动防护工作人员监控的 PDA 上。

冷相关性疾病

机体在冷环境中必须保存或产生更多的热量，以维持其正常的核心温度。正如之前提到的，下丘脑发出信号使四肢血管收缩，将大多数血液保存在胸部、头部和腹部。此外，机体会代谢一部分储存在体内的脂肪和碳水化合物，这就好比燃烧燃料以产生热量。因此，能量供应较低（储存的脂肪和碳水化合物较少）的运动员更容易出现冷相关性损伤。

运动员必须着装恰当以帮助保持机体热量，包括穿多层衣服、戴手套和帽子、穿暖和的鞋（更多信息见"寒冷天气着装"与"预防冷相关性损伤"）。穿多层轻薄衣服比穿单件厚衣服的保暖效果更佳，因为每层衣服之间的空隙可以保存暖和的空气。但是运动员应避免穿太多层衣物而出汗，否则汗液蒸发会丢失热量。等身体暖和起来以后，可以适当地脱掉

预防冷相关性损伤

- 恰当着装
- 覆盖头部、嘴唇和四肢
- 戒烟戒酒
- 适应环境
- 避免弄湿身体
- 避免坐在冰冷的物体（例如冰块、铝制长椅）上
- 天气极度寒冷时待在室内
- 如果有感冒迹象，天气寒冷时待在室内

一两件衣服，保持身体舒适与干爽。穿防风衣可以避免热量丢失，因为这种衣服可以阻止空气通过身体表面，从而减少汗液蒸发。

发抖是机体用于产热的另一个机制。寒战是非自主性的肌肉收缩，肌肉收缩时会产生热量。如果运动员开始发抖，应将其转移至暖和的地方。如果在极其寒冷的环境中没有采取适当的措施，运动员可能会从简单的冷相关性损伤（例如冻伤）发展为低体温症或死亡。如果四肢供血不足，无法维持正常温度，运动员会出现冻伤。如果运动员感觉太冷以至于其核心体温开始下降，则表示出现低体温症。检查风寒指数（见表 21.1）能够帮助运动员预防冷相关性损伤。

冻伤

长时间暴露在寒冷环境中会引起冻伤。暴露在寒冷环境下导致表层皮肤组织开始冻结，但是深层组织不受影响。这种情况的症状和体征包括皮肤冰冷苍白，运动员可能会报告失去知觉。冻伤最常发生在耳朵、鼻子和手指处。其治疗非常简单，只要利用运动员呼出的热气使冻伤组织变暖或将冻伤组织靠近热

如果……，你应该怎么做

在雨中结束了场地曲棍球比赛后，教练告诉你有一名运动员不见了。你回到场地去寻找，在仓库边发现了那名蜷缩在角落里的运动员。他浑身湿冷、嘴唇发青、皮肤苍白，身体不受控制地颤抖。他已经无法行走。

表21.1　风寒指数等效温度表显示了制冷能力与无风时的制冷能力相同的各种温度和风速组合

风速 （km/h）	空气温度（°C）								
	-10	-15	-20	-25	-30	-35	-40	-45	-50
5	-13	-19	-24	-30	-36	-41	-47	-53	-58
10	-15	-21	-27	-33	-39	-45	-51	-57	-63
15	-17	-23	-29	-35	-41	-48	-54	-60	-66
20	-18	-24	-30	-37	-43	-49	-56	-62	-68
25	-19	-25	-32	-38	-44	-51	-57	-64	-70
30	-20	-26	-33	-39	-46	-52	-59	-65	-72
35	-20	-27	-33	-40	-47	-53	-60	-66	-73
40	-21	-27	-34	-41	-48	-54	-61	-68	-74
45	-21	-28	35	-42	-48	-55	-62	-69	-75
50	-22	-29	-35	-42	-49	-56	-63	-69	-76
55	-22	-29	-36	-43	-50	-57	-63	-70	-77
60	-23	-30	-36	-43	-50	-57	-64	-71	-78
65	-23	-30	-37	-44	-51	-58	-65	-72	-79
70	-23	-30	-37	-44	-51	-58	-65	-72	-80
75	-24	-31	-38	-45	-52	-59	-66	-73	-80
80	-24	-31	-38	-45	-52	-60	-67	-74	-81

很低	有冰冻可能，不过概率很低		高	冰冻风险＜30分钟
有可能	可能会冰冻＞30分钟		严重	冰冻风险＜10分钟
			极度	冰冻风险＜3分钟

源自：J.H. Wilmore, D.L. Costill, and W.L. Kenney, 2008, *Physiology of sport and exercise*, 4th ed. (Champaign, IL: Human Kinetics), 272.

寒冷天气着装

准备在寒冷天气中做运动时，记住以下几个小窍门。

1. 保护自己免受风雨侵袭。
2. 穿着严实，维持身体热量。
3. 让身体能够透气。
4. 贴身衣物通常应是涤纶、尼龙混纺和丝绸材质，可以通过芯吸将湿气排出。
5. 中层衣物材质应为羊毛或磨毛尼龙，这种材质可以保存身体热量，使热量不易散失。
6. 利用外层衣物保护身体免受寒冷天气侵袭。例如，下雨时，穿用 Gore-Tex 等防水材料做的衣物；刮风时，穿用防风材料制成的衣物；或者用既可以防水又可以防风的材料制成的衣物。

源，例如运动员的其他身体部位。如果手指冻伤，运动员应该将手插到大衣里面的腋窝下。

冻疮

冻疮也是由于长时间暴露在寒冷环境中所导致的。在冷环境中暴露可能会引起身体部位（通常为鼻子、耳朵、手指、脚趾或阴茎）冻结。穿衣较少、到室外之前或在室外饮酒、患有糖尿病或心脏病的人最容易产生冻疮。冻疮的症状包括麻木和刺痛感。冻疮的早期体征有皮肤红肿，持续暴露，皮肤会变得苍白，最终皮肤组织变硬。

应将冻疮部位浸泡在 39°C 的热水中，使其温度逐渐升高。一旦冻疮部位变成粉红色，轻轻将其擦干并用干燥无菌敷料包扎。不能按摩冻疮部位，也不能让运动员用生了冻疮的双脚行走。不能用雪搓冻疮部位，也不能涂抹任何乳液或乳霜。必须将运动员转诊至医生处。

低体温症

低体温症由长时间暴露在湿冷环境中引起。运动员的体温开始下降，当下降至 35℃ 时，出现第一个低体温症的症状和体征。低体温症的症状包括头痛，感觉身体发冷、麻木，头晕以及呼吸频率和心率下降。低体温症的体征包括皮肤苍白、发抖、肿胀、零星出现变色皮肤斑块、意识改变以及低体温。低体温症首先出现的体征之一是寒战。如果运动员出现寒战体征，应立即将其送到暖和的地方。有心血管疾病、酗酒或哮喘、数次低体温症病史、营养不良、被水或雨弄湿身体、穿的防护衣物不够或疲劳的运动员，在寒冷环境中出现低体温症的可能性更高。

运动员出现低体温症而没有接受治疗的话可能会死亡。低体温症的处理方法包括将运动员置于热源附近，例如将其置于温暖的屋子里或移除其身上湿冷的衣物。用干毛毯帮助运动员保暖。注意不要让运动员太靠近明火或加热器，否则可能会引起血管扩张的速度过快，导致血管破裂。要记得另一个体温正常的人也是一种热源，因此可以让其他人钻入低体温症运动员的睡袋或者毛毯里，帮助运动员取暖。AT 将拨打急救电话，因为低体温症的运动员必须看医生。

恶劣天气

恶劣天气使困在室外的人受伤的风险增加。幸好很多城市都启用了天气预报系统。某地区将出现恶劣天气时，电视台和广播电台会发出警报，可能是暴雨预报、暴雨警报、龙卷风预报或龙卷风警报。预报是指恶劣天气或龙卷风即将出现。警报是指已经发生了暴雨或龙卷风。在很多社区，发布龙卷风警报时会拉响汽笛，告诉人们赶快躲避。在恶劣天气频发的季节，AT 应携带电池供电的收音机用来收听天气预报。风暴预警系统会指出风暴何时通过该地区。不要低估自然的力量。一定要找地方躲避，人无法抵挡住暴风雨！

龙卷风

收到龙卷风预警消息时，运动员必须立即转移到安全地带。躲避龙卷风的最安全的地方是加固的低层建筑物，例如地下室。如果找不到室内躲避，运动员应该找到沟渠或低洼地区，尽可能平躺，这样就不会被龙卷风卷走，也不会被风吹来的碎屑伤害。不应该躲在小轿车或公共汽车内，这些地方看起来安全，但很容易被龙卷风卷走。

雷电

雷电的出现意味着运动员需要到室内躲避。闪电探测器是帮助 AT 判断是否有雷电出现的最新设备（见图21.3）。很多人不是不了解恶劣天气的危险性，只是不想表现得很害怕，因此在恶劣天气下继续待在室外，其中一些人最后以悲剧收尾。若干年前，有一群人步行去参加密歇根一个高中的橄榄球比赛时发现自己的头发竖起来了，这正是马上要闪电的迹象。他们被闪电击倒，很多人当时就没有了心跳。幸运的是，当时有几名 AT 在比赛现场工作，他们为患者实施了 CPR，所有被闪电击中的人都得以幸存。还有另外一次事故，当

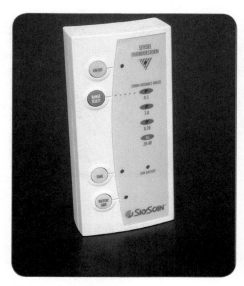

图21.3　闪电探测器

时下着暴雨，3 名业余橄榄球运动员在树下等暴雨停止，希望继续比赛。一道闪电击中大树，电流沿大树下行，3 名运动员被击倒在地，其中一名运动员死亡。由于这些事故并不少见，NATA 制定了闪电安全的立场声明。以下建议均基于该政策声明。

　　每所学校应该建立一个指挥系统并指定训练有素、了解信息的人员负责停止体育活动以及将运动员、教练和观众转移到安全地带。监测恶劣天气迹象的气象观测员负责通知该负责人。应该在每一个运动场地附近标识可以安全躲避闪电的地方。

　　应对雷电的最佳方案是立即到室内躲避。NATA 的立场声明建议，当闪电和雷声之间的时间差距达到 30 秒（例如，从你看到闪电时开始数数，到你听到接下来的雷声的时候可以数到 30 秒）时，运动员、教练组人员和观众应该已经转移到可以安全躲避闪电的地方。最后一

如果……，你应该怎么做

　　雷雨来临，你告诉曲棍球教练自己被派来让球队离开球场。可是曲棍球教练却说："我们今天要训练，我来决定怎么做对球队最有利。"

次雷声或闪电过后的 30 分钟之内没有再次看到闪电或听见雷声，则可以继续进行比赛。

　　运动队突然遭遇暴雨时，可以参考以下几个小提示。

- 到室内去。
- 远离所有金属制品。
- 不要使用包括电话在内的电子设备，不要洗澡。
- 不要站在树下，也不要站在电线杆或者灯杆附近。
- 不要站在山顶或者任何场地的最高点。
- 移除身上的所有金属制品（鞋钉、链子、钱夹）。
- 保持避免被闪电击中的姿势（双手抱膝，蜷缩蹲下）。

　　运动员被闪电击中时，AT 必须实施 CPR。电流可能引起心脏停止跳动。

　　庇护场所的选择很重要。应该选择坚固的、内有供水和电话的建筑。例如，带地下室的混凝土结构就能够很好地保护人们不被雷电袭击。

咬伤和蜇伤

　　在我们所居住的环境里生存着各种

各样的昆虫。有些昆虫咬伤人后会留下有害的毒液或细菌。

大部分人被蜜蜂或蚊虫叮咬后会感觉疼痛，但是不会有生命危险。但是，有些人对昆虫毒素极为敏感，被叮咬后会导致休克和死亡。运动员被昆虫叮咬后，AT 首先应将昆虫移除。很多人试图用针刺或镊子夹的方式将昆虫移除。只要昆虫被挤压，它就会向运动员体内注入更多的毒液，因此，应避免采取上述方法。最好是用刀或信用卡边缘将叮在人体表面的昆虫刮下来。随后 AT 可以对叮咬部位进行冰敷，减少流经叮咬部位的血液，帮助控制疼痛和肿胀。蚂蚁叮咬的伤口见图 21.4。

应监测被叮咬运动员的呼吸和心率，观察有无过敏反应。如果出现呼吸困难、气喘、过度肿胀或心率加快等体征，应用救护车将其送到医院。有过严重过敏史的运动员被叮咬后应使用药物治疗。

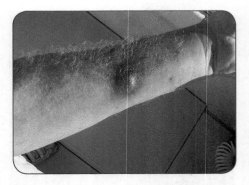

图21.4 并不是所有叮咬伤口上都有昆虫停留。图中的红火蚁叮咬伤是红火蚁叮咬后注入毒液导致的。**此时不需要将叮咬昆虫从伤口刮下来，只需要实施冰敷即可**
照片由伯特·卡特赖特（Bert Cartwright）提供

药物（有时是肾上腺素）已经装在注射器内，运动员只需要扎针自行注射即可。AT 必须了解有哪些运动员属于这种情况。

昆虫喜欢停留在丢弃的糖果纸和空汽水罐上。清空运动场地附近的垃圾桶有助于减少昆虫的数量。

 真实案例

大多数人不喜欢臭虫是因为怕被臭虫叮咬，另外，臭虫还可能引起异乎寻常的问题。我治疗过一名耳朵疼痛数天的运动员。我们将这名运动员转诊至医生处，医生在用耳镜观察运动员的耳朵时惊讶地发现他的耳道里有一只死蟑螂并且已经开始腐烂。

菲尔·沃里斯（Phil Voorhis），MSEd，ATC

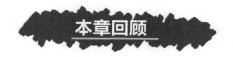

小结

通过一些常识性的方法可以预防很多与环境有关的运动损伤，包括摄入足量的水、穿着合适的衣服、躲避暴风雨以及清空垃圾桶。以上措施可以提高运动员的安全性。AT 在预防损伤方面的重要性丝毫不亚于其在损伤评估和治疗工作中的重要性。对蚊虫叮咬特别敏感的运动员应该事先做好处理过敏反应的准备，一旦发生蚊虫叮咬可以立刻进行处理，同时 AT 也应该做好处理过敏反应的准备。

关键术语

定义以下在本章中出现的专业术语：

传导	热衰竭	体温过高
对流	热指数	低钠血症
蒸发	中暑	低体温症
痉挛	热晕厥	

复习题

1. 中暑和热衰竭有哪些不同？如何治疗热相关性疾病？
2. 冻伤和冻疮有哪些不同？
3. 如何预防热或冷相关性疾病？
4. 机体如何会变得过热或过冷？机体如何在炎热环境中散热以及如何在寒冷环境中保持体温？
5. 如何治疗不同的冷相关性疾病？
6. 运动员应如何避免被蚊虫叮咬？

强化活动

1. 设计预防热相关性损伤的策略。
2. 设计预防冷相关性损伤的策略。
3. 用计算机绘制一个闪电安全指挥系统的流程图。
4. 找到两个提供气象信息的网站并确定哪个网站最适合你们学校的气象观测员使用。
5. 访问 Schutt 网站，查阅 HotHead 系统。
6. 访问 Running Warehouse 网站，观看关于穿着多层衣服在寒冷天气下健身的视频。

延伸与拓展

1. 采访一个曾被闪电击中的人，根据此次采访写一篇文章并在校报上发表。

2. 与当地气象学家一起确定去年有可能引起热相关性损伤或冷相关性损伤的天数。

3. 为运动员和教练设计恶劣天气的演习方案。

4. 查阅 NATA 关于运动和娱乐活动闪电安全的立场声明，并为你所在学校的运动员和教练设计一个闪电安全的演习方案。立场声明的来源如下：Walsh, K. M, B.Bennett, M.A. Cooper, R.L. Holle, R. Kithil, and R.E. Lopez. 2000. NaTA position statement: Lightning safety for athletics and recreation. *Journal of Athletic Training* 35(4)：471–577.

5. 查阅以下 NATA 关于运动型热病的立场声明，并就具体某种运动型热病写一份报告：Binkley, H.M., J. Beckett, D.J. Casa, D.K. Kleiner, and P.E. Plummer. 2002. NATA position statement: Exertional heat illness. *Journal od Athletic Training* 37(3)：329–343.

第 22 章

受伤运动员的固定和转移

学习目标

学生完成本章的学习后可以：

- 了解为什么有时要移除运动装备。
- 说明如何将运动员转移至场下。
- 说明何时需要用背板。
- 说明运动员何时应该自行走到场下或使用辅具离场。

解救是指在不造成二次伤害的前提下将受伤运动员从运动场地或危险情况中转移出以提供救治。例如，将橄榄球阻挡队员带到场下，雪崩时将出界的滑雪运动员从雪里挖出来并转移到斜坡以外的地方，或者将跳水运动员从泳池中救出。

如果救援人员可以触碰运动员，同时运动员没有紧迫的危险且现场是安全的，救援人员没有受伤的风险时，救援人员应简要地对运动员的损伤进行评估并进行一级和二级处理。很多肌肉骨骼损伤的处理步骤都包括对受伤运动员身体部位的固定。例如，运动员出现关节严重损伤或骨折时，应该先用夹板固定，然后再将其送往医院接受进一步治疗。

移除装备

有时为了治疗损伤必须移除运动员的装备，但是队医和当地的 EMS 可能觉得治疗装备齐全的受伤运动员更为舒适。AT 应与他们沟通，某些情况下是不需要移除装备的。如果现场能帮助移除装备的技术人员较少，除非装备危及生命，否则应使装备留在原位。所有的呼吸和心脏急症都必须摘掉面罩，心脏急症必须摘掉护肩。脊柱损伤运动员适当护理国际协会工作组建议，无论运动员是否存在呼吸问题，都应在转移之前摘掉运动员的面罩。

面罩

AT 必须摘下受伤运动员的面罩以检查其气道。如果运动员有呼吸问题，AT 通常应怀疑其出现头部或颈部损伤，因此在 AT 移除面罩的同时，另一个人必须将运动员的头部和颈部固定在一条直线上，以避免过度移动。

移除面罩需要切割工具或螺丝刀，具体取决于头盔类型或生产商。摘掉橄榄球面罩时，AT 应剪断安装在面罩两侧的环状结构，将面罩向上掀起（见图 22.1），这样 AT 就可以靠近运动员的面部和嘴巴。有时必须拧开将环状结构固定在头盔上的螺丝。任何时候将运动员转移至接受医疗时，都应该摘掉其面罩和护口器，但是不能摘掉下颌带和头盔，因为这两个装备可以安全地固定头颈部。国际协会工作组建议，只有出现以下几种情况时才能摘掉下颌带和头盔：摘掉面罩后仍无法贴近运动员的气道进行人工呼吸；头盔和下颌带无法安全固定运动员的头部；头盔阻碍 AT 在固定和转移运动员时保持运动员正确的体位；在合理时间内无法将面罩从头盔上移除。

移除冰球运动员的面罩时，AT 应松开面罩两侧系带的扣子并把面罩掀起来。棒球运动员的面罩通过螺丝或与橄榄球面罩类似的环状结构固定在头盔上。如果面罩是用螺丝固定的，则必须用螺丝刀拧开螺丝，然后将面罩掀开；如果用环状结构固定，剪断两侧的环状结构，面罩就会弹开。

运动衫和护肩

大多数情况下不需要取下护肩。AT 进行肩部评估时可以把手从袖子里或从领口伸进去。但是如果必须摘掉护肩，首先要移除运动衫，可能需要剪开运动衫以避免过度移动。从缝合处将运动衫剪开，这样缝合后可以再穿，或者将两个袖子剪开至颈部。如果运动员呈仰卧位，可解开胸带，解开或剪开胸前的带子（如果运动员呈俯卧位，则将护肩后侧解开）。一人固定运动员的头部和颈部使二者呈一条直线时，另一人将护肩向上拉过头部，朝第一个人的手臂方向向后弯折护肩，将护肩取下（见图 22.2）。

为了取下侧卧位运动员的护肩，需要移除运动衫、解开胸部系带以及解开或剪开护肩前后的带子。一人固定头颈部位置的同时，另一人向一侧拉拽护肩并取下。将运动员置于背板上时，可以容易地取下侧卧一侧的护肩。

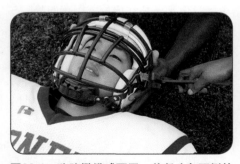

图22.1　移除橄榄球面罩：剪断头盔两侧的塑料固定片。将面罩向上翻，使救援人员可以靠近运动员的面部

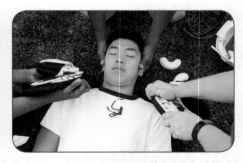

图22.2　必须移除呈仰卧位运动员的护肩时，剪断前侧系带并解开胸带，展开护肩并向上拉拽过头部取下

护颈

移除护颈的方式取决于护颈的类型。如果护颈通过系带与护肩相连，AT 可以剪断系带。如果护颈通过螺丝与护肩相连，AT 可能不会将护颈解开，而是将护颈和护肩一起移除。移除通过螺丝固定在护肩上的护颈时，必须有人固定运动员头颈部的姿势，同时由另一人拧开护颈上的螺丝。

还有一种护颈是在护肩之前佩戴，且由运动衫产生的向下的压力固定的。移除这种护颈时，先要移除运动衫和护肩，随后再剪断前侧的系带。

头盔

除非头盔妨碍 AT 进行治疗，否则无论何时都不应该摘掉头盔。必须移除橄榄球运动员的头盔时，AT 应寻求至少

一名训练有素的急救人员帮助并按照以下步骤操作。

1. AT 控制头部，保持运动员的头部与身体在一条直线上（见图 22.3a）。
2. 急救人员移除运动员的腮板（见图 22.3b）。
3. 急救人员从头盔内侧固定运动员的头部（见图 22.3c）。
4. AT 解开下颌带。
5. AT 将头盔向外侧撑开的同时向上拉头盔过运动员的头顶（见图 22.3d）。
6. AT 再次控制运动员的头部（见图 22.3a）。如果要移除头盔，必须同时取下护肩和护颈，否则运动员的颈部将处于后伸状态，

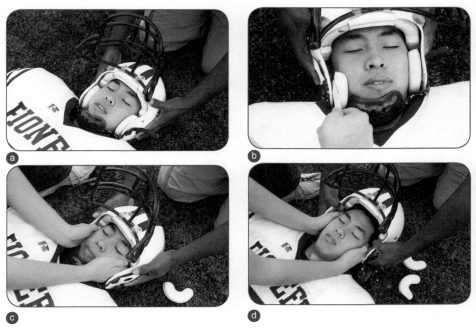

图22.3　移除橄榄球头盔。a.AT固定头盔外侧；b.松开并取下托腮板；c.另一名救援人员从头盔内侧固定运动员的头部；d.AT从运动员头顶处抓住头盔耳孔，尽可能向外撑开，取下头盔

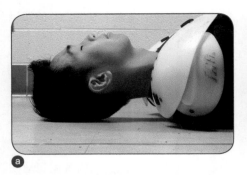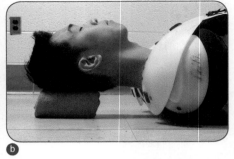

图22.4　a.如果移除头盔时护肩还在运动员身上，头部会呈一定角度向后倾斜；b.在头部下面垫一个垫子或者移除护肩可以维持头颈部与身体呈一条直线

会加剧头部或颈部损伤，引起进一步损伤。

7. AT用毛巾或其他合适的衣物填充运动员的头部和地面之间的空隙，以保持运动员的头颈部与背部呈一条直线（见图22.4b）。

制服和垫子

如果AT需要评估不太严重的损伤，运动员在不引起进一步损伤的情况下可以自行脱掉队服。如果是肢体损伤，通常最好从健侧肢体开始脱掉队服。这样脱患侧队服时可以有更大的空间。脱患侧腿或脚上的袜子时，将袜口处撑开即可脱下。如果感觉疼痛，可以将袜子剪开。

剪断受伤部位周围的保护垫时要小心，避免引起受伤部位的移动和不必要的疼痛。其他部位的保护垫可按常规方法移除。

搬运运动员

评估伤势后，AT就要考虑如何将受伤运动员转移至场下。如果伤势较轻，运动员可以自行走下场或者只需要稍微

搀扶就可以离场。但是如果伤势较为严重，AT可以借助带子、担架和背板等设备将运动员从一个地方转移至另一个地方。就像抬起任何重物一样，AT在抬起运动员时要有稳固的支撑，双脚与肩同宽，抬起运动员之前和过程中都应将头抬起。将运动员固定在担架或背板上后，AT在移动运动员时应搬抬头脚而不是身体两侧，这样运动员不太容易产生恶心的感觉。

如果……，你应该怎么做

橄榄球比赛时，一名橄榄球球员的膝盖受伤，并用夹板固定。AT表示她需要用高尔夫球车将运动员转移至场下。经过多次尝试，球车就是无法启动。

正常情况下，先用夹板固定受伤的运动员并进行处理，随后再移动伤员。但是在十分紧急的情况下，可能需要在夹板固定之前移动受伤的运动员。例如，如果一堵墙马上就要倒塌砸到运动员，AT必须移动运动员以避免其死亡。如果该运动员没有被夹板固定，则应纵向移动以保持身

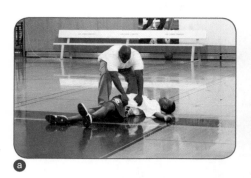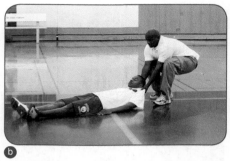

图22.5　应急动作。a.从身体一侧横向移动运动员会使运动员的四肢朝作用力的反方向移动；b.纵向移动不太可能引起进一步损伤。AT抬起运动员时必须保持抬头，以免伤到自己的背部

体骨骼呈一条直线（见图 22.5）。

徒手搬运

理想情况下，运动员不需要帮助就可自行走到场下，我们把这样的运动员称为能走动的运动员。但是在 AT 或队医确定损伤的严重程度之前，运动员不应站起来走动。疑似下肢严重损伤的运动员不应在没有辅助的情况下自行走动。如果两名学生提供辅助，运动员可将手臂分别放在每名学生的肩部，学生可以抓住运动员的背部或裤子以提供支持。运动员不应向受伤部位施加任何压力。如果只有一人提供帮助，此人应站在运动员的患侧。运动员的手臂应绕过辅助者颈部至肩上，同时辅助者抓住运动员的髋部或裤子（见图 22.6）。

受伤不严重且能与他人配合的运动员还可能通过托椅式搬运法被转移至场下，具体方法如下。

两个人面对面站立，像图 22.7 那样抓住对方双手。运动员坐在辅助者互握的手上，背部靠在辅助者另一侧手臂上。运动员将两侧手臂置于辅助者肩膀上。转移方向为运动员面朝前的方向（见图22.8）。

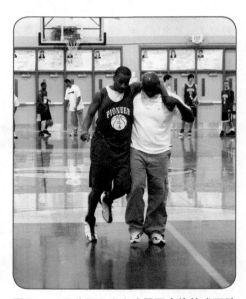

图22.6　运动员生病走路需要人搀扶或下肢受伤只能承受部分压力时，需要有人搀扶。患侧下肢必须挨着辅助者

担架

担架和背板有什么区别？背板质地坚硬且用于固定脊柱损伤的运动员，而担架由帆布制成且用于转移无脊柱损伤的运动员。

担架用来转移出现膝部受伤、哮喘发作、头晕、糖尿病危象等病症的运动

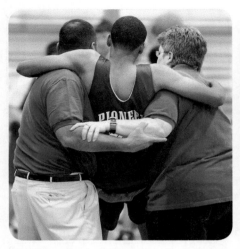

图22.7　　两名辅助者互相抓住对方的前臂将手臂固定。如果其中一名辅助者的手从对方前臂滑脱，另一名辅助者的手还抓在对方手臂上。而如果两名辅助者双手交握，一旦松开，运动员就可能跌落在地

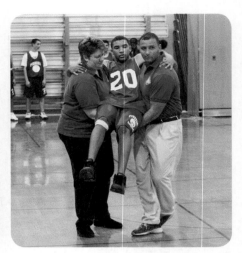

图22.8　　受伤运动员无法独自离开运动场地时应使用两个人搬运法，移动时不应向受伤部位施加任何压力。在移动运动员之前应进行夹板固定

真实案例

　　橄榄球比赛的一条基本规则是保持头部抬起。运动员头部抬起时，其视野范围更大，颈部处于不容易被外力损害的位置。

　　跑卫正在传球，他刚低下头就立即撞上了几名对方球员。比赛结束时，这名球员倒在地上站不起来了。AT评估其伤势并做了问诊。评估显示这名受伤运动员双臂和双腿有刺痛感。AT决定不移动运动员，并呼叫了EMS。急救人员在评估后确定这名运动员出现了危及生命的颈椎损伤。于是他们呼叫直升机来转移伤员。直升机降落在球场中央将受伤运动员送往医院时，现场气氛既凝重又悲伤。

　　谢天谢地，那名年轻人只是颈部两侧肌肉拉伤。留院观察一晚后就出院回家了。医生命令他在下一赛季参加橄榄球比赛之前戴一个护颈，并锻炼颈部肌肉力量以康复肌肉拉伤。

　　这名球员的受伤使球队里每个球员的行为都发生了改变。从那以后，他们都更加注意自己的身体姿势。

匿名

员。评估并处理所有损伤后，将运动员搬运到担架上并用三条带子分别固定住胸部、髋部和脚。运动员也可以平移到担架上，只要不施加压力于受伤部位即可。

　　与背板一样，至少需要4个人抬担架，即两人分别位于担架两头，另外两人在中间。移动运动员时应头朝前方或脚朝前方。

铲式担架

　　铲式担架由金属制成，可以分离成两部分。一部分是薄金属结构，可以从运动员身体下方插入，两部分通过头和脚两端的离合结构组合在一起（见图22.9）。运动员既不需要被滚动，也不需要被抬起，就可以很快地被置于担架上。运动员对于铲式担架只有一个地方不满意，那就是在寒冷的夜里，触碰金属材质太冷了。

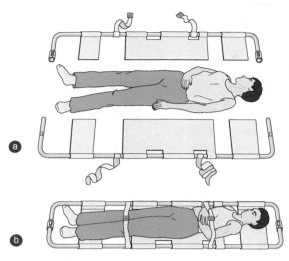

图22.9　铲式担架

短板

短板适用于主诉脊柱疼痛且处于坐位的运动员。只有训练有素的急救人员和 AT 才能使用短板。根据以下步骤将运动员置于短板上（见图 22.10），由负责人控制伤员的头部和颈部。

1. 从后面固定头部。
2. 呼叫 911。
3. 给受伤运动员戴上护颈。
4. 准备好短板：
   · 确认所有系带没有缺失；
   · 匹配系带、带扣和夹子（为了避免混淆，这些配件通常都有色标）。
5. 由负责人保持头部和颈部的张力，另一人将短板插入运动员和椅子之间。
6. 扣上胸带。
7. 从前面固定头部，用系带将头部固定到短板上。
8. 运动员髋部屈曲，用系带固定其

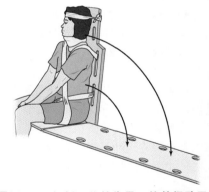

图22.10　短板。旋转伤员，使其仰卧于长背板上

大腿部位。
9. 沿垂直椅子的方向放置一个长背板。
10. 旋转运动员，使其仰卧于背板上，保持膝部向胸部靠拢的姿势。
11. 松开大腿上的系带，使运动员可以平躺在背板上。
12. 用一根系带固定胸部（但是系带不要在心脏上方）。

13. 用一根系带固定臀部。

14. 用一根系带固定双脚。

全长型真空夹板

最近人们开始使用一种全长型真空夹板固定脊柱受伤的运动员。这种夹板就是第 20 章中描述的那种真空夹板的加大版。运动员周身被尼龙夹板包裹，然后抽去尼龙夹板中的空气，在运动员身体周围制造一个坚硬的外包层。

背板

受伤运动员接受评估和治疗后，如有以下情况应将其置于背板上：

- 脊柱或背部受伤；
- 无法确定损伤的严重程度；
- 没有足够的时间用夹板固定明显的骨折且伤势较重。

将运动员置于背板上需要若干名受过训练的急救人员和 AT 通力合作。其中一人为负责人，负责指挥其他人。按照以下步骤将运动员置于背板上，负责人在此过程中始终控制运动员的头部。

1. 控制头部。

2. 呼叫 911。

3. 给受伤运动员戴上颈托，固定脊柱。

4. 准备好背板：
   - 确认所有带子均没有缺失；
   - 匹配带子、带扣和夹子（为了避免混淆，这些配件通常都有色标）；
   - 移开垫块（或沙袋、卷起的地毯），随时准备放置。

5. 在负责控制头部的人的指挥下，

将运动员旋转 90°，将背板平移至其背后；确定背板位置后，滚动运动员使其仰卧于背板上，这样运动员的头部在背板顶端，身体在背板中间。

6. 将两根胸前系带置于锁骨上方并拉紧。

7. 将头部垫块（或沙袋、卷起的毯子）放置到位。

8. 用系带将头部固定到背板上，一根系带置于前额，另一根系带置于下颌。（当地的 EMS 可能需要也可能不需要下颌带。）

9. 用一根系带固定髋部。

10. 用一根系带固定双脚。

如果……，你应该怎么做

成功地将一名摔跤运动员置于背板上后发现有两根系带彼此交叉，没有扣到对应的另一半带子上。将两根系带交换位置且正确扣紧后，AT 指挥你在将运动员置于在背板上时，确保带扣和夹子易于识别。

搬运背板至少需要 4 个人，两端各一人，中间两个人。

将运动员置于背板上的另一个替代方法为抬起－滑动法。这种方法需要至少 5 个人参与，适用于已经处于仰卧位的运动员。和传统的滚动方法一样，控制运动员头部的人负责指挥完成以下操作。

1. 护颈固定头部，指挥操作的人控制头部和颈部。

2. 背板的准备方法和前面讨论过

的传统脊柱板的准备方法一样。

3. 一名救护者跨立于伤员上方，面朝伤员头部，负责抬起运动员的骨盆。

4. 两名救护者位于伤员两侧，负责抬起身体躯干。

5. 第四名救护者跨立在伤员上方，负责抬起运动员的腿。在控制头部的人的指挥下，全体人员抬起运动员，第五名救护者直接将脊柱板滑到运动员下方。

6. 在指挥者的命令下，全体救护人员同时将运动员往下放到脊柱板上。

如果……，你应该怎么做

　　一名运动员倒在运动场上。AT 之前要求你如果今天遇到此类事件，和她一起跑到场地上去，但是不巧你今天穿的是木底鞋。

7. 同传统的滚动法一样，用系带将运动员固定在脊柱板上。

　　将颈椎受伤的运动员置于背板上后，用泡沫块固定其头部。

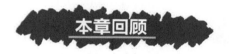

本章回顾

小结

　　当必须检查受伤的运动员或将其转移至场下时，关键是尽可能不要扰动受伤部位。身体部位的移动会引起疼痛并使伤情加剧，还可能引起进一步损伤。可走动的运动员可能仍需要辅助。在将运动员进行适当固定或置于背板上之前，AT 不应急于将其转移至场下。

关键术语

定义以下在本章中出现的专业术语：

可走动的	解救
置于背板上	护颈

复习题

1. 何时需要移除运动员的装备和队服？
2. 运动员在何时不需要帮助可自行离场？
3. 一名站着的运动员说自己颈部疼痛并有刺痛感。将他转移至场下的最佳方法是什么？
4. 列举当 AT 需要将运动员置于背板上时，实习生提供帮助的方式。
5. 如果运动员疑似出现严重膝部损伤，列举将其转移至场下的方式。
6. 当运动员躺在担架或背板上时，为什么要以脚朝前方的方式移动运动员？

强化活动

1. 列举用于将运动员转移至赛场外所需的夹板和其他设备类型。
2. 在 AT 的监督下，练习本章中讨论的各种转移运动员的方法。
3. 准备一个移动比赛器材所需的物品清单。在两场主场比赛前寻找这些器材。这些器材是否都位于应处的位置？
4. 邀请 EMS 人员到学校为大家演示在实际工作中如何对运动员进行固定和将运动员置于背板上。

延伸与拓展

1. 使用不同工具练习移除头盔。用图表记录使用每种工具时遇到的问题。确定哪种工具使用起来最容易。
2. 阅读以下任意一篇文章并撰写一篇单页报告。

Del Rossi, G., M. Horodyski, and M.E. Powers. 2003. A comparison of spin-board transfer techniques and the effect of training on performance. *Journal of Athletic Training* 38(3): 204-208.

Gale, S., L. Decoster, and E. Swartz. 2008. The combined tool approach for face mask removal during on-field conditions. *Journal of Athletic Training* 43(1): 14-20.

Greenstein, J.S., and D.M. Kleiner. 2000. Guidelines for the pre-hospital management of the spine-injured athlete. *Journal of Sports Chiropractic and Rehabilitation* 14(4): 105-110, 134-135.

Luscombe, M.D., and J.L. Williams. 2003. Comparison of a long spinal board and vacuum mattress for spinal immobilization. *Emergency Medicine Journal* 20(5): 476-478.

Swartz, E., S. Norkus, T. Cappaert, and L. Decoster. 2005. Football equipment design affects face mask removal efficiency. *American Journal of Sports Medicine* 33(8): 1210-1219.

Tierney, R.T., C.G. Mattacola, M.R. Sitler, and C. Maldjian. 2002. Head position and football equipment influence cervical spinal-cord space during immobilization. *Journal of Athletic Training* 37(2): 185-189.

3. 采访当地 EMS 人员。确定使用基本等级的救护车、高级救护车和直升机转移运动员的方案。
4. 比较将运动员置于背板上的滚动法和抬起 – 滑动法，并就该问题在班里做一个报告。

第八单元

预防运动损伤

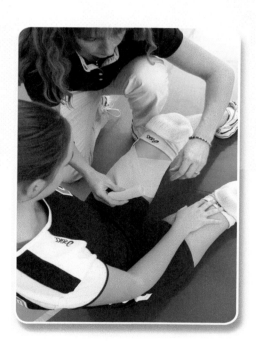

第 23 章

保护性贴扎

学习目标

学生完成本章的学习后可以：

- 了解机体为什么需要使用贴扎。
- 了解现有的贴布类型。
- 说明如何按照贴布处理、皮肤准备工作和贴扎技术原理对身体部位进行贴扎。
- 了解为什么和如何使用弹性绷带对身体部位的具体损伤进行包扎。

贴扎是 AT 执业的标志性工作。选择和使用保护性贴扎的技术是每名 AT 必须具备的技能。虽然我们是在预防损伤部分讨论这些技能，但这些技能同样也是运动损伤处理的一部分。这些技术是一门科学，更是一门艺术。

贴扎原理

保护性贴布用于预防损伤和防止现有损伤恶化，但是只有出现适应证时才能使用贴布。AT 必须了解使用贴布的适应证以及贴布的正确使用方法，包括贴布的选择和处理、皮肤的准备工作以及贴扎技术。

使用贴布的适应证

贴布适用于以下几种情况。

- **提供支持和稳定作用**。关节受伤后，韧带可能处于过度牵拉状态，会有一定松弛。贴扎关节能够改善关节稳定性，给运动员些许安全感。
- **提供紧急救护**。急救时进行贴扎通常是为了固定绷带。有些贴扎（如接下来要讨论的开放式编篮）可以在没有弹性绷带时提供轻微的压迫。此外，贴扎还可以减少身体某个部位的活动。
- **固定保护垫或支具**。处理损伤时，AT 经常会用贴布固定支具或保护垫。如果 AT 需要将泡沫垫固定在皮肤上以保护新鲜擦伤免受二次打击，AT 应用贴布完全覆盖泡沫垫。换句话说，AT 在贴扎完成后应该完全看不到泡沫垫，否则泡沫垫会脱落。如果运动员需要佩戴膝部支具，他可能简单地想要用贴布贴在系带上，这样摔倒时支具不会松动。

● **预防损伤**。具体某个关节上的贴布可以限制某些关节活动。例如，踝关节扭伤的最常见机制为踝关节内翻。因此，踝关节处的贴布可以限制关节内翻。

● **限制牵引角**。使用贴布后，两块骨骼无法沿某个方向产生过多的关节活动，因此限制了关节活动度。例如，由于肱二头肌损伤引起肘关节后伸疼痛，使用贴布可以限制肘关节后伸对肱二头肌的牵拉。当肌肉或肌腱拉伤时，限制牵引角能够帮助减少应力以及预防进一步的损伤。

● **提供心理援助**。贴扎并不仅仅是为了替代强健的韧带和肌肉，有时还用于为运动员提供心理援助。运动员在知道自己受到贴布的保护后有时会感觉更加自信。不过贴扎不应作为合理治疗的替代方法。很多AT都不为运动员进行贴扎，除非运动员先花时间接受治疗。

除了了解贴布的应用技术和步骤，还应了解贴布的选择、贴布的处理、皮肤的准备工作以及贴扎的技术。

贴布的选择

有4种贴布可供选择，分别是亚麻、弹性、混纺和斜纹贴布（图23.1展示前3种贴布）。AT必须了解各种贴布之间的区别，从而选择最适合实现预期目的的贴布。

1. 亚麻贴布是最常见的贴布类型，能够用手撕开。亚麻贴布的宽度在0.5~2英寸（1~5厘米）不等，但是最常用的尺寸为1.5英寸（4厘米）。很多生产厂家生产亚麻贴布，产品质量各有不同。质量较好的贴布每平方英寸的螺纹数更多，撕开的边缘更为平整。AT在决定购买哪种质量的贴布时需要考虑若干因素。例如，如果AT经常使用贴布并常依靠贴扎过程预防损伤，那么购买高质量的贴布比较有保证。但是，如果学校预算较少，购买很多昂贵的贴布可能会压缩购买其他物品的预算，那么AT可能会选择质量稍差的贴布。

2. 与弹性绷带相似，弹性贴布在被拉伸后能够恢复到原有长度。弹性贴布一面有黏合剂，通常需要用剪刀才能剪断。对材料强度要求较高或者需要将贴布两端向彼此靠拢时应使用弹性贴布。例如，如果运动员肘关节过度伸展，AT可能不希望其肘关节完全伸展，这时可以使用弹性贴布，一端贴在前臂前侧，另一端贴在上臂前侧。弹性贴布具有恢复原有长度的特性，会将肘关节牵拉至轻微屈曲的状态，从而预防肘关节过度伸展。

3. 混纺贴布是亚麻贴布和弹性贴布的结合。这种贴布以亚麻为基础材料，同时又具有一定的弹性。混纺贴布通常可以用手撕开。混纺贴布用于包裹在必须伸展、收缩或屈曲的肌肉和关节上。覆盖在亚麻贴布上能够帮助固定亚麻贴布。同样质量的混纺贴布，其价格稍高于亚麻贴布。

4. 斜纹贴布是一面有很多黏合剂的非常厚的贴布。斜纹贴布可以很好地

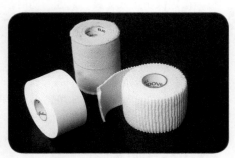

图23.1　亚麻、弹性和混纺3种类型的贴布

与皮肤黏合，并且非常强韧，因此常用于需要增加拉力时。与其他类型的贴布相比，斜纹贴布的价格较贵，但是在运动员准备重回赛场时非常有用。例如，运动员踝关节扭伤后需要非常大的支撑力，使用斜纹贴布可以避免再次损伤踝关节。

贴布的处理

使用贴布的平整度和有效性取决于 AT 处理贴布的熟练程度，包括适当地撕开、缠绕、重叠和弯折。

对于初学者而言，贴布处理最困难的部分可能在于撕开贴布。撕贴布时，一手紧握贴布卷，另一只手的拇指和食指捏住贴布条。撕贴布的动作必须快而准。贴布边缘不能有褶皱，螺纹也不能被拉开。遇到困难的任务时不要气馁，如果一次撕不成，就接着撕、不停地撕！

缠绕是指一条一条地贴敷而不是将连续长度的贴布贴在身体部位，后者会快速产生张力并很可能阻断血液循环。当在关节周围持续缠绕贴布时，AT 必须小心把握适宜的张力，避免阻断运动员的血液循环。某些运动员可能喜欢贴布缠绕得稍紧，但是除非 AT 能熟练地调节贴布产生的张力，否则最好还是分条缠绕。皮肤青紫表明血液循环不良。AT 应询问运动员是否有刺痛感或是否感觉脚或手失去知觉。AT 还应检查甲床毛细血管再充盈以判断血液循环情况。也就是说，AT 对运动员的腕部进行贴扎时，应捏住运动员的拇指指甲挤压拇指内的血液。如果血液循环充足，甲床颜色应在被松开后的数秒内从白色变为粉色。AT 进行足部或踝关节贴扎时，应该按照同样方法检查脚趾的毛细血管再充盈。

重叠是指前一条贴布被后一条贴布覆盖 1/2。如果 AT 不使用重叠法进行贴扎，贴布之间可能会留有缝隙，还可能会产生摩擦和刺激。

使用贴布时应顺应身体部位的自然形态。AT 会根据身体部位的形状调整贴扎的角度。AT 应能够在不影响身体部位的轮廓或贴扎目的的前提下稍稍改变贴扎角度，以获得需要的角度和支撑。如果 AT 突然改变贴扎方向，可能会导致局部压力过大或贴布出现褶皱，引起水泡、切口甚至挫伤，还会使运动员很恼火。

皮肤的准备工作

在贴扎前必须清洁和干燥皮肤，用有防护网的电推剪或一次性剃刀剃除相应部位的体毛。清洁皮肤和剃除体毛后，使用黏合剂。贴布黏合剂一般装在喷雾罐或喷雾瓶内。黏合剂能够增加皮肤表面的黏性，使贴布更加牢靠地贴敷在皮肤表面。

黏合剂变干后，在皮肤表面贴一层泡沫状材料的薄膜，这能够帮助避免产生皮肤刺激（如果运动员没有剃除体毛，这层薄膜可以预防贴布黏在运动员的体毛上）。例如，踝关节前侧和足跟后侧等身体部位非常敏感，因为这些部位会与鞋产生摩擦。AT 会在涂抹油性润滑剂后放置薄泡沫垫以保护这些部位。泡沫

如果……，你应该怎么做

有一名运动员因有踝关节扭伤史，每天都会进行踝关节贴扎，并且他最近踝关节受伤，正在康复中。他被要求在贴扎前完成一组康复训练，但他没有照做。

垫可以减少摩擦，提高舒适度。在训练或比赛后，运动员会用特殊的剪刀或贴布剪移除贴布。这些剪刀末端有保护装置，因此运动员不会剪到自己。最后，运动员应在洗澡时用肥皂和水清洁使用贴布的部位。

贴扎技术

如果你问10个AT如何贴扎某个身体部位，你可能会得到10种不同的答案。不同身体部位的贴扎方法有很多种。本节将图解说明一部分AT喜欢使用的基本贴扎步骤。

很多贴扎步骤都有一个共同基础：首先要贴好定位贴布，即贴在身体部位一端的单条贴布。定位贴布限定了贴扎范围。定位贴布固定后再贴其余贴布。支持贴布可能互相重叠形成扇形，可以从关节一侧被牵拉至另一侧，或者缠绕在关节周围，这取决于贴扎的目的。闭合贴布，即大多数贴扎的最后一步，覆盖在支持贴布上。闭合布对于保证贴布不脱落很重要。AT在贴闭合贴布时不能想着节约。当你看到图解时，你可能想知道某些步骤使用的闭合贴布数量。其实这些数字一点也不夸张。使用闭合贴

布时并不是该考虑节省贴布的时候，一定要保证当运动员在最需要贴扎时贴布不会掉链子。

草地趾

贴扎草地趾的目的在于限制踇趾的伸展活动。首先在脚掌和踇趾底部贴定位亚麻贴布（见图23.2a）。然后在脚趾足底侧的定位贴布与足弓足底侧的定位贴布之间至少贴3条1英寸（2.5厘米）宽的亚麻贴布（见图23.2b）。在这些贴布的末端贴上闭合贴布（见图23.2c）。闭合贴布可以是弹性贴布。弹性贴布用在足部周围特别有用，因为它可以使脚在行走过程中的承重阶段充分伸展，而不是把脚束缚住。

踇囊炎

鞋内侧受到的压力过大会导致踇囊炎，引起不适。为了缓解这种压力，可以对踇囊炎进行贴扎。首先在踇趾周围和足弓处贴上定位贴布，这个步骤与草地趾的贴扎相同。踇趾与第一跖骨呈一条直线，并将贴布沿足内侧贴在定位贴布之间，从而固定内侧贴布（见图23.3）。

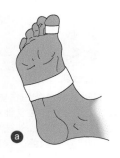 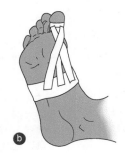 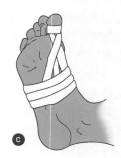

图23.2　草地趾。a.在脚掌和踇趾处贴定位贴布；b.在足底的定位贴布之间贴3条亚麻支持贴布；c.将闭合贴布覆盖在末端

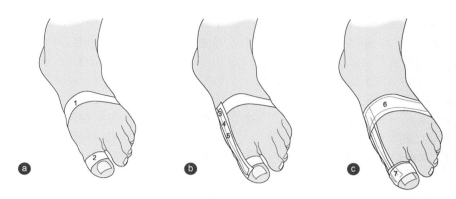

图23.3 蹞囊炎贴扎。a.在蹞趾和第二脚趾之间放一小块泡沫橡胶，然后将定位贴布（1和2）贴在足弓和蹞趾上；b.在蹞趾内侧贴3条贴布（3、4和5）；c.用闭合贴布（6和7）固定定位贴布

纵弓

　　纵弓贴扎的目的是防止足内侧变扁平。首先在跖骨球处贴3条定位贴布。随后先从定位贴布内侧开始贴一条1英寸（2.5厘米）宽的亚麻贴布，贴布绕过足跟贴至起点（见图23.4a）。再以定位贴布外侧为起点，将贴布绕过足跟再贴至起点（见图23.4b）。重叠贴布直至贴够4~6条贴布。用闭合贴布覆盖其他贴布两端（见图23.4c）。实际操作时，上述步骤会有很多变化。

闭合式编篮

　　闭合式编篮主要用于提供支撑并帮助预防踝关节内翻引起的扭伤。首先在小腿三头肌隆起部位下方和足中部各贴一条定位贴布。贴好定位贴布后，开始在踝关节处进行马镫和马蹄贴扎。第一条马镫贴布从小腿内侧的定位贴布处开始向下至足底，再向上止于小腿外侧的定位贴布处（见图23.5a）。完成马镫贴扎后，从小腿远端（踝关节周围）的外侧至内侧进行马蹄贴扎（见图23.5b）。交替进行马镫和马蹄贴扎，逐层重叠直

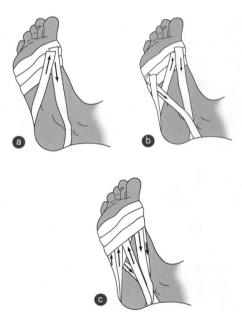

图23.4 纵弓。a.贴扎足弓时，先贴定位贴布。将第1条亚麻贴布从定位贴布的一侧向后绕过足跟贴至定位贴布的另一侧；b.重叠贴布直至贴够4~6条贴布；c.贴好定位贴布后，用闭合贴布固定其他贴布两端

到至少贴够3条马镫和马蹄贴布为止（见图23.5c）。

完成上述操作后，在踝关节周围进行8字贴扎。8字贴扎的起点为外踝骨（外踝），经踝关节顶部向下绕向足内侧。随后8字贴布向上绕回足外侧外踝前、内踝，继续绕过小腿后侧，止于外踝（见图23.5d）。完成8字贴扎后，进行2次足跟锁定贴扎（1次向前，1次向后）。第1次足跟锁定贴扎起于踝内侧（内踝）

上方，向下转向足外侧，随后贴布经过足底，向上转向止于踝外侧（外踝）（见图23.5e）。第2次足跟锁定起于外踝上方并向下转向足跟内侧，经过足底后向上转向至内踝（见图23.5f）。一旦熟练掌握了贴扎和改变贴布走向的技巧，就可以连续完成足跟锁定贴扎。最后用闭合贴布覆盖所有不牢固的贴布末端。

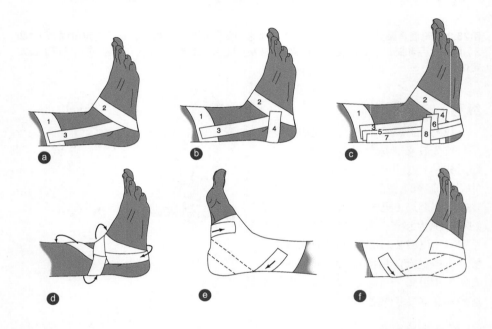

图23.5　闭合式编篮。a.贴好定位贴布（1和2）；b.进行马镫（3）和马蹄贴扎（4）；c.交替进行马镫和马蹄贴扎（5~8）；d.随后进行8字贴扎；e.~f.完成8字贴扎后，在踝关节上方进行足跟锁定贴扎，包裹足跟底部

开放式编篮

开放式编篮（见图23.6）适用于无弹性绷带情况下的急性踝关节扭伤，目的是帮助预防肿胀。除了有几个地方不同之外，开放式编篮的贴法和闭合式编篮一样。开放式编篮的开放是指在贴布前侧留有空隙，以防踝关节过度肿胀。

因此，贴扎时将定位贴布留有缝隙地置于腿部前侧和脚面，而不是完全缠绕在这些部位上，并且也没有8字贴扎步骤。开放式编篮也要进行足跟锁定贴扎，确保贴布不绕过留有空隙的踝关节前侧。空隙是为了给由过度肿胀引起的踝关节膨胀留下空间。当出现急性踝关节扭伤但没有弹性绷带时，踝关节可能会肿胀，上述贴扎方法特别有效。

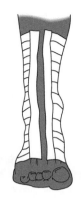

图23.6　开放式编篮用于为踝关节损伤提供支持。贴布前侧的空隙为踝关节肿胀提供空间

跟腱

跟腱贴扎可以限制踝关节的背屈角度。足背屈时，跟腱被拉伸。因此进行跟腱贴扎时，运动员呈俯卧位，患侧足部跖屈一定角度。将定位贴布贴在小腿肚即踝骨上 6 英寸（15 厘米）以及距骨球处。将 3 条弹性贴布呈扇形贴在上下定位贴布之间。这些贴布应该绕过足跟后部（见图 23.7a）。贴好弹性贴布后，在这些贴布末端几英寸处贴亚麻闭合贴布进行固定（见图 23.7b）。

外胫夹

外胫夹有时候是小腿疼痛的统称，因为外胫夹（正式名称为胫骨内侧压力症候群）会产生剧烈的痛感。贴扎有助于缓解疼痛。运动员出现外胫夹损伤时，应从踝骨上方 1 英寸（2.5 厘米）处至小腿三头肌底部将贴布重叠环绕小腿。贴布应从跟腱开始逐个重叠直至小腿内侧（见图 23.8）。贴布产生的轻微压力有时能够缓解运动员的不适感。有筋膜室综合症的运动员不应进行这种贴扎（见第 15 章），如果外胫夹症状恶化，应移除贴布。

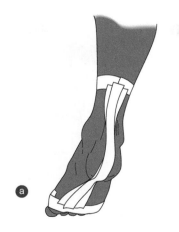
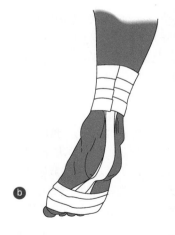

图23.7　跟腱贴扎步骤。a.将3条贴布呈扇形贴在上下定位贴布之间；b.用闭合贴布固定上述贴布

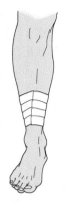

图23.8　外胫夹贴扎

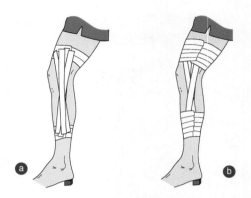

图23.9　膝盖侧贴术。a.首先在贴扎一侧腿的脚后跟下面放一块木块，穿过关节线贴定位胶布和呈扇形贴支持胶布；b.贴闭合胶布

膝关节侧副韧带扭伤

　　膝关节内外侧韧带损伤在相应一侧的贴扎方法相同。这里介绍一种旨在减少膝外翻程度的 MCL 贴扎方法。膝外翻能够打开膝内侧关节线，从而牵拉或撕裂 MCL（见第 14 章）。

　　开始进行 MCL 贴扎时，运动员为站立位，在贴扎一侧的足跟底部放置约 2 英寸（5 厘米）高的木块，使膝关节屈曲。环绕大腿中部和小腿分别贴 3~4 条和 2~3 条定位贴布。贴好定位贴布后，在膝关节内侧关节线呈扇形贴至少 3 条 2 英寸（5 厘米）宽的亚麻或弹性贴布（见图 23.9a）。将闭合贴布贴在上述贴布的两端进行固定（见图 23.9b）。

膝过伸

　　膝过伸会引起 ACL 损伤。预防膝过伸的贴扎也呈扇形。将一块木块放置在足跟底部（见图 23.9）以使膝关节屈曲，在膝后侧放一块润滑泡沫垫。在大腿中部和小腿处分别贴 3~4 条和 2~3 条定位贴布（见图 23.10a）。将至少 5 条贴布呈扇形贴在膝后侧的定位贴布之间（见图 23.10b）。最后用闭合贴布固定其他贴布两端（见图 23.10c）。

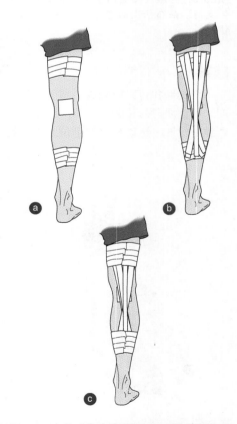

图23.10　膝过伸贴扎步骤。a.贴定位贴布并放置润滑垫；b.呈扇形贴5条贴布；c.贴足够的贴布确保贴布不会脱落

肘过伸

　　肘关节损伤的最常见机制是摔倒时手臂伸直撑地，使肘关节容易出现过伸损伤。肘过伸损伤贴扎的目的在于限制肘关节伸展。贴扎前，首先使肘关节处于轻度屈曲姿势。将定位贴布分别贴在上臂肱二头肌和前臂中部至下侧。在贴定位贴布之前，要确保运动员的肱二头肌处于紧张的状态。贴好定位贴布后，将3~5条贴布呈扇形贴在肘前侧的定位贴布之间（见图23.11a）。最好选用弹性贴布，但也可以使用亚麻贴布。用闭合贴布固定上臂和前臂处定位贴布的两端（见图23.11b）。

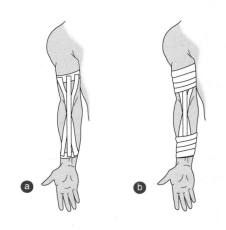

图23.11　肘过伸贴扎步骤。a.贴好肘过伸的定位贴布后，将贴布呈扇形覆盖在定位贴布上；b.最后贴闭合贴布

腕过伸和过屈

　　扭伤和拉伤是腕关节常见的损伤。腕过伸和过屈的机制引起的大多是腕关节扭伤，因此腕关节贴扎的目的通常为预防过度屈曲或伸展。因为大多数腕关节损伤由过伸引起，因此这里演示如何通过贴扎进行预防。

　　为了预防腕关节过度伸展，首先将定位贴布环绕前臂远端和手指关节上方。贴好定位贴布后，令腕关节轻微屈曲，将至少3条亚麻贴布呈扇形贴在腕部掌侧（见图23.12a）。再将闭合贴布覆盖在上述贴布两端进行固定（见图23.12b）。

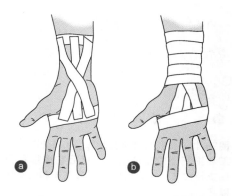

图23.12　腕过伸贴扎步骤。a.腕过伸定位贴布和扇形贴布；b.闭合贴布

拇指过伸

　　拇指过伸损伤的贴扎方法如下：首先用定位贴布分别环绕腕关节、掌和拇指。随后令拇指轻微屈曲，将1英寸（2.5厘米）宽的亚麻贴布呈扇形贴在拇指后侧的定位贴布之间（见图23.13a）。贴好后，将人字形贴布贴在关节周围。从腕掌侧开始，将1英寸（2.5厘米）宽的贴布朝拇指后侧缠绕，缠绕一圈后，止于腕背侧并撕断贴布（见图23.13b）。再贴一条人字形贴布，然后环绕腕和手

人字形绷带术

　　人字形绷带术是用于拇指、肩膀或髋关节的贴扎或扎绷带术，适用于环绕关节以提供支持的8字形胶布或绷带。

贴闭合贴布以覆盖所有贴布，末端。同时为了保持拇指稳定，可以用缰绳贴布（见图23.13c）连接食指和拇指。

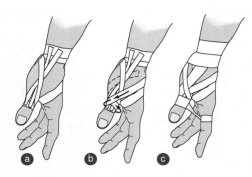

图23.13　拇指过伸贴扎步骤。a.首先在腕、掌和拇指上贴定位贴布，然后在拇指背侧贴支持贴布；b.最后贴人字形贴布和c.缰绳贴布

手指扭伤

手指扭伤通常用邦迪贴布治疗，将扭伤拇指靠近与它临近的未受伤手指，可以是第一、二、三或四根手指，将两只手指绑在一起。应绑在手指关节之间的位置，一般不绑在关节上（见图23.14）。

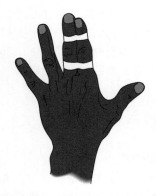

图23.14　用于手指扭伤的并指贴扎

弹性绷带包扎技术

运动员受伤时，用弹性绷带包扎通常有助于施加压力以及为受伤部位提供支持。不同的绷带，其宽度和长度各有不同，可用于处理很多肌肉、骨骼损伤，例如扭伤和拉伤。弹性绷带可清洗和反复使用，没有贴布那么贵。与贴布相似的是，弹性绷带也有不同尺寸。常见的宽度有2、3、4和6英寸（5、8、10和15厘米）。2和3英寸（5和8厘米）宽的弹性绷带通常用于腕部或手，4英寸（10厘米）宽的弹性绷带常用于足部或踝关节，6英寸（15厘米）宽的弹性绷带用于大腿、髋或肩部。

踝关节扭伤或拉伤

用弹性绷带包扎脚部时，要确保暴露脚趾，以便检查血液循环（见图23.15）。从靠近脚趾的足底开始包扎直至踝关节上方。每一圈都覆盖前一圈绷带的1/2宽度，使用至少4英寸（10厘米）宽的弹性绷带，这样绷带边缘不会卷边，也不会过度限制踝关节的活动。开始包扎时的压力应适中，随着绷带向踝关节和踝关节上方缠绕，应逐渐减小压力。完成包扎后一定记得检查运动员的血液循环。

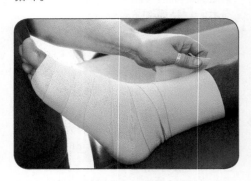

图23.15　用弹性绷带包扎关节，以预防肿胀

真实案例

　　我曾经为一名扭伤手指的运动员服务过，他喜欢用并指贴扎法贴扎自己的手指。另外，他还觉得比起亚麻贴布，弹性贴布更适合自己。一次训练时，他跑到场边让我贴扎他的手指。因为有晚课，所以他在训练前没来得及贴扎。我有一些 1 英寸（2.5 厘米）宽的弹性贴布，于是我开始用弹性贴布将他的手指固定在一起。他着急回去训练，一直不耐烦地挥手跺脚。他不停地向后转身看队友们训练，手指四处转动。虽然我提醒了他好几次，告诉他在我剪贴布时保持手指不动，可是他还是一刻也不停地乱动。果不其然，我剪贴布时，他的手碰到了剪刀，手指之间的皮被擦掉了。虽然这只是非常轻微的小伤，但我的感觉还是糟透了。这个故事告诉我们：要在贴扎前先剪断弹性贴布，除非是在运动防护室等可控环境中。

匿名

大腿受伤

　　当出现腘绳肌或股四头肌损伤需要包扎大腿时，应使用双倍长、6 英寸（15 厘米）宽的弹性绷带并从膝关节上方开始包扎。随着绷带向髋部缠绕，逐层覆盖弹性绷带。绷带以略向上（向下）的角度呈螺旋形缠绕腿部。包扎完成后，绷带正面上方呈"X"形交叉。用弹性贴布固定绷带（见图23.16）。

腹股沟（内收肌）拉伤

　　首先令运动员穿上紧身短裤、弹力短裤或其他短裤，以便包扎。对内收肌拉伤进行包扎时，应在足底放置一个小木块使髋关节轻微屈曲和内收，或令运动员向前迈一小步。绕大腿近端固定绷带，继续向上包扎至髂嵴上方的腰部，然后向下包扎至大腿上部，重复上述步骤。用弹性贴布固定绷带（见图23.17）。

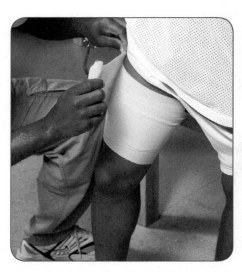

图23.16 大腿包扎。从膝关节上方开始朝髋部包扎

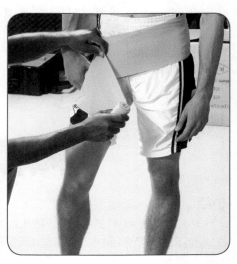

图23.17 内收肌拉伤包扎。注意髋关节轻微屈曲并内收

屈髋肌拉伤

首先令运动员穿上紧身短裤、弹力短裤或其他短裤，以便包扎。包扎屈髋肌时，在患侧足跟下方放置一个小方块或者向前迈一小步，使髋关节轻微屈曲和内收。绕大腿近端固定绷带，然后按逆时针方向包扎。继续向上包扎至髂嵴上方的腰部，然后向下包扎至大腿上部，重复上述步骤。用弹性贴布覆盖绷带进行固定（见图23.18）。

肩关节脱位

弹性绷带经常用于肩部以限制引起肩关节脱位的肩部活动（见图23.19）。开始时，令运动员将患侧手臂置于髋部，另一侧手臂向外伸出，像茶壶一样。将绷带固定在患侧上臂，按顺时针方向包扎。然后将绷带从肩部后侧穿过另一侧手臂下方拉至胸前，再拉回至肩后侧。按顺时针方向反复缠绕上臂。用弹性贴布覆盖在弹性绷带上进行固定。肩部的这种包扎方法称为人字形包扎。

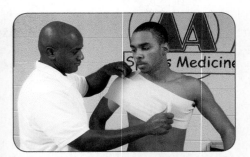

图23.19   肩部人字形绷带。运动员的手臂置于髋部，用弹性绷带进行人字形包扎。该姿势使上臂内旋

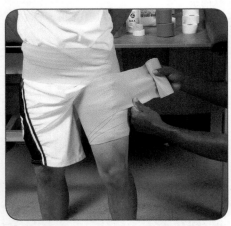

图23.18   屈髋肌拉伤包扎。注意看髋部和腿的屈曲姿势

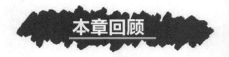
本章回顾

小结

贴扎已成为 AT 的必备技能。贴扎通常用于急性损伤处理，例如固定敷料、垫子或冰块，以及预防损伤。贴布的使用依赖于了解贴布的选择、处理、皮肤准备以及贴扎方法。亚麻、弹性和混纺贴布的适用范围各有不同，贴布的使用方法也多种多样。

关键术语

定义以下在本章中出现的专业术语:

缰绳	混纺贴布
弹性贴布	亚麻贴布
弹性绷带	斜纹贴布

复习题

1. 列举 AT 使用贴布和弹性绷带的原因。
2. 有哪几种可用的贴布，每种贴布的优点分别是什么?
3. 术语缠绕张力是什么意思? 这种张力有益还是有害?
4. 为什么贴扎时贴布要与之前的贴布重叠?

强化活动

1. 拿一卷贴布回家，练习手撕贴布。
2. 在一名 AT 的监督下，同搭档一起练习贴扎前的皮肤准备工作。练习本章介绍的各种贴扎方法。
3. 在 AT 的监督下，练习给搭档包扎弹性绷带。
4. 让一名 AT 展示其他贴扎方法，并与本章介绍的技巧进行比较。
5. 在年底举行比赛，选出踝关节贴扎贴得最快最好的人。
6. 访问相关网站，找到本章中介绍的身体各部位贴扎的替代方法。
7. 与搭档一起练习连续性足跟锁定贴扎。

延伸与拓展

1. 访问相关网站，了解一种相对较新的叫作肌内效贴扎的方法并进行简短汇报。
2. 从以下文章中任选一篇阅读并撰写一份简报。

Abián-Vicén,J., L. Alegre, J. Fernández-Rodríguez and X. Aguado. 2009. Prophylactic ankle taping: elastic versus inelastic taping. *Foot and Ankle International* 30(3): 218–225.

Bradley, T., C. Baldwick, D. Fischer, and G. Murrell, G. 2009. Effect of taping on the shoulders of Australian football players. *British Journal of Sports Medicine* 43(10): 735–738.

Delahunt, E., J. O'Driscoll, and K. Moran. 2009. Effects of taping and exercise on ankle joint movement in subjects with chronic ankle instability: a preliminary investigation. *Archives of Physical Medicine and Rehabilitation* 90(8): 1418–1422.

Gross, M.T., and H. Liu. 2003. The role of ankle bracing for prevention of ankle sprain injuries. *Journal of Orthopaedic and Sports Physical Therapy* 33(10);572–577.

Meana, M., L.M. Alegre, J.L. Elvira, and X. Aguado. 2008. Kinematics of ankle taping after a training session. *International Journal of Sports Medicine* 29(1): 70–76.3.

　　Wlkerson, G.B. 2002. Biomechanical and neuromuscular effects of ankle taping and bracing. *Journal of Athletic Training* 37(4): 436–444.

3.　阅读以下文章中的贴扎方法，并与本书介绍的方法进行比较和对比：

　　Macdonald, R. 2003. *Taping techniques: principles and practice*. 2nd ed. Los Angeles: Butterworth Heinemann.

第24章

运动防护装备

学习目标

学生完成本章的学习后可以:

- 解释防护原理。
- 描述防护装备的使用指南。
- 说明不同体育运动所需的防护装备。
- 描述防护装备的正确使用方法。

防护装备是专门用来预防运动损伤的装备。每位运动员都应该使用防护装备保护在专项运动中最容易受伤的身体部位。

每种体育运动都有其常见的损伤,因此需要专门的装备预防这些损伤。防护装备可以消散其所保护部位的作用力。防护装备必须耐用,但同时不能限制运动员在运动中做各种动作。运动员必须使用合格的防护装备。美国国家运动装备标准工作委员会(National Operating Committee on Standards for Athletic Equipment, NOCSAE)制定了橄榄球、棒球、垒球头盔的标准,加拿大标准协会(Canadian Standards Association, CSA)制定了护目镜和冰球头盔的标准。

头面部防护装备

头面部防护装备主要分为两大类:头盔和面罩。不幸的是,新的安全装备需要数年才会被运动员广泛接受。年轻运动员通常会效仿职业运动员,如果职业运动员用某种装备,他们就会使用。例如,如今出现了一种保护足球运动员头球(用头顶球射门)的头盔,但这种头盔并未被职业球员广泛使用,因此年轻球员对这种头盔的了解相对较少。

其他头面部防护装备

除了主要的两种装备,不同体育运动中还会使用其他一些辅助装备保护头面部。

- **护鼻**。近年来出现了一种透明面罩，用于保护运动员的鼻子免受损伤。护鼻的外形与面部相匹配，因此对鼻骨不会造成任何压力。如果运动员的鼻子被撞到，产生的作用力由护鼻下面的面部而不是鼻子承受，并且作用力会被消散。这种护鼻由白色或透明塑料制成。大多数运动员更喜欢透明的塑料材质，因为白色塑料会分散他们的注意力，佩戴白色护鼻后，运动员的眼角余光总是会不自主地注意到护鼻。

●**护口器**。佩戴护口器可以保护牙齿和头部免受损伤。护口器分为定制型和浸入型两种（见图24.1）。定制型护口器由运动员的牙医根据运动员的牙齿形状定制。浸入型护口器买来时是半成品，置于热水中30秒，然后放到运动员口中成形。护口器必须与白齿匹配，这样牙齿才可以得到保护。研究显示，护口器可以有效保护口腔和面部免受损伤（Woodmansey，1999），因此通常会建议运动员佩戴护口器（Collins and Comstock，2008）。

●**护目镜**。CSA制定了护目镜的标准。例如，未经CSA认证的太阳镜可能会破碎，如果碎片进入运动员眼睛，可能会导致失明。经过认证的太阳镜受到冲击时不会破碎。运动员不要以为任何眼镜或太阳镜都能保护眼睛免受损伤。太阳镜必须经过CSA认证。

●**护喉**。护喉用于垒球和棒球运动，长曲棍球和场地曲棍球的守门员也需要佩戴护喉。护喉通过绳子系在头盔的面罩上，这样可以在运动员运动时前后移动。只要不掉落，护喉就可以很好地保护运动员。

●**护颈**。冰球或橄榄球运动员需要使用护颈，即紧贴颈部周围的、保护头部过度移动的垫子。运动员通常会在出现颈部或肩部损伤（例如颈神经损伤）后佩戴护颈以限制头部运动，从而避免牵拉神经。护颈直接与护肩相连。

●**耳塞**。保护耳朵的装备只有两种：耳塞和头盔（或帽子）。耳塞用于预防耳部感染，由橡胶或蜡制成。蜡质耳塞能更好地与耳朵的曲度相吻合，从而更好地阻隔异物。

●**帽子**。摔跤和水球运动员佩戴一种保护耳朵的帽子，由铝及外覆的0.25英寸厚（0.5厘米）的垫子组成，垫子上带有听筒（见图24.2）。带听筒、垫子的铝片通过布条或系带连接在一起。必须系紧系带才能将头盔固定在适当的位置。

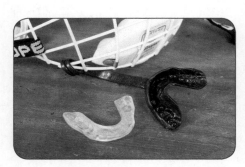

图24.1　从左到右依次为定制型护口器和浸入型护口器

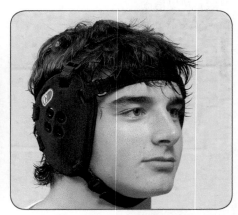

图24.2　摔跤帽用来保护运动员的耳朵

如果……，你应该怎么做

　　一名长曲棍球运动员鼻梁出现撕裂伤。你注意到在他头盔前面的内侧有血。你过去问那名运动员是怎么受伤的，他说有人撞到他使头盔下移碰到了鼻子。你跟他说让装备管理人员检查一下他的头盔。那名运动员说："这种事每年都会发生几次，只要缝几针就好了。"

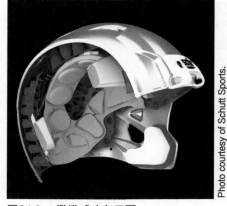

Photo courtesy of Schutt Sports.

图24.3　橄榄球头盔里面

头盔

　　头部和大脑损伤是引起运动时间损耗的主要原因。此外，这类损伤会导致运动和日常生活中出现各种障碍。因此有必要最大限度地保护头部和大脑。为了满足在运动中保护头部的需求，人们制造了不同的头盔。

橄榄球

　　1939 年，大学开始要求橄榄球运动员佩戴橄榄球头盔，在此之前，运动员的头部是暴露在外面的。在人们发明头盔之前，橄榄球运动员会蓄长发用于保护自己的头部。数年来，头盔发生了巨大的变化。首次面世的头盔是紧贴头部的皮革帽，而如今的头盔有一个坚硬的外壳，外壳内有气囊或充满液体的内衬层，内衬可以将局部受到的作用力分散至更大面积的区域或将作用力从颅骨处消散（见图 24.3）。图 24.4 为佩戴头盔的正确方法。禁止抛掷头盔或坐在头盔上面，否则可能会使头盔外壳破裂。生产头盔的厂家有好几个，其中包括 Schutt 和 Riddell。每个厂家生产的头盔都有其各自的特点。例如，Schutt 橄榄球头盔的外形尽可能呈圆形，以消散尽

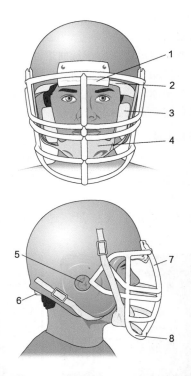

图24.4　1.头盔内部和眉毛之间的距离须为一指宽，2.前额处的衬垫必须紧贴前额，3.脸颊处的衬垫必须紧贴脸颊，4.下颌带必须服帖地包裹住下颌，5.耳孔必须与耳道对齐，6.颈部衬垫必须紧贴头部，7.面罩和鼻子之间的距离须为三指宽，8.面罩最下端必须低于下巴

可能多的能量，并且头盔表面没有突起。Riddell Revolution 头盔的外壳向面部两侧延伸，有一个特制的衬垫保护运动员的下颌并将冲击力缓冲至头部两侧。

冰球

冰球头盔由几个厂家生产，每一家生产的产品都要经过检测并必须符合 CSA 的标准，检测合格后不需要每年再次进行检测。头盔内部是一层紧贴外壳的泡沫。冰球头盔必须紧贴头部，太松的话就无法在受到比较大的外力冲击时保护头部。最后一位不佩戴头盔的职业冰球运动员于 1997 年退役。如今，美国国家冰球联盟的所有运动员都佩戴头盔。冰球头盔也可以用于长曲棍球和场地曲棍球运动中。很多运动项目的守门员都会佩戴冰球头盔，因为这种头盔既轻巧又有效（见图 24.5a）。

长曲棍球

与冰球头盔相似，长曲棍球头盔也有塑料保护外壳和泡沫内衬。头盔由一个四点下颌系带固定在头上。男性长曲棍球运动员需要佩戴这种头盔，并

且头盔必须符合 NOCSAE 标准（见图 24.5b）。在女子长曲棍球运动中，只有守门员需要佩戴头盔。

棒球和垒球

所有击球手的头盔都必须有经NOCSAE 检查合格的印章，但是不需要每年检测。从少年棒球联合会至大学的击球手头盔，其两侧应有耳罩（见图 24.5c）。职业棒球运动员必须佩戴头盔，但不要求佩戴有耳罩的头盔。绝大多数职业运动员在击球时会佩戴在最靠近击球手一侧有耳罩的头盔。头盔内部以硬质泡沫为内衬，受到冲击时内衬会发生轻微变形。有些棒球联盟要求头盔有下颌系带或面罩。少年棒球联合会的所有外野手都需要佩戴有面罩的击球手头盔。

面罩

很多体育项目，如球类运动，都会有大量的身体接触，因此运动员存在发生面部损伤的风险。一些体育项目要求运动员使用面罩保护面部，以避免发生面部挫伤和撕裂伤。

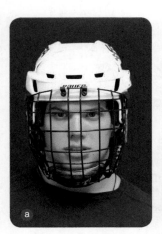
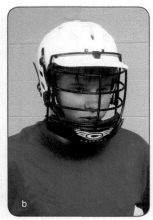
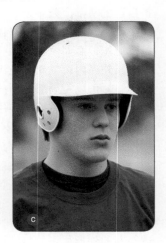

图24.5　a.冰球头盔；b.长曲棍球头盔；c.击球手头盔

橄榄球

橄榄球比赛中用的面罩由橡胶覆盖金属或塑料制成。根据运动员在场上位置的不同，面罩的组成略有不同。四分卫和接球员的面罩没有中间的横条，这样他们才可以看得更清楚。跑卫和后卫的面罩中间有横条。锋线队员、防守端锋和中后卫的面罩是延长型，中间有几根横条以防止手指触碰运动员面部或喉部。正确佩戴时，面罩和鼻子之间的距离须为三指宽。

冰球

冰球头盔的面罩有全金属丝、全塑料（见图 24.6）和半塑料三种。金属丝面罩上有很小（1 英寸，即 2.5 厘米）的方形开口，以防止冰球或球棍进入面罩。全塑料面罩是透明的，不过有时候会在运动过程中变得雾蒙蒙的。大学和更年轻的运动员需要佩戴全面罩，金属丝或塑料材质的面罩均可。裁判和职业冰球

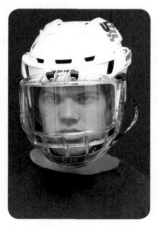

图24.6　带透明面部防护罩的冰球头盔

运动员佩戴半面罩。

长曲棍球

长曲棍球面罩与头盔相连，面罩全部由金属丝制成。金属丝面罩上有很小的开口，可以防止球或球棒进入。面罩下方有一个很大且厚的下颌垫，可以保护运动员的下颌。长曲棍球守门员需要在面罩上连接护喉。佩戴正确的话，长曲棍球运动员头部旋转时，头盔不会发生移位。

棒球和垒球

接球手佩戴的面罩与保护性头盔相连。面罩内部有一层衬垫，衬垫与面部贴合，由一根弹性系带固定面罩。接球手佩戴这种面罩后既可以看清楚，又可以保护自己的面部不会被飞来的球砸伤。

上半身防护装备

上半身防护装备必须在允许运动员运动的同时起到减震作用。要制造一种可以在不同部位吸收外来冲击力的装备，对设计师来说是一个不小的挑战。

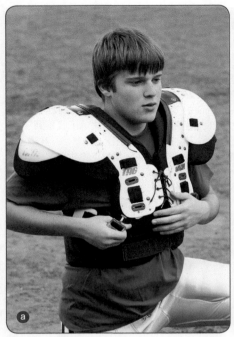 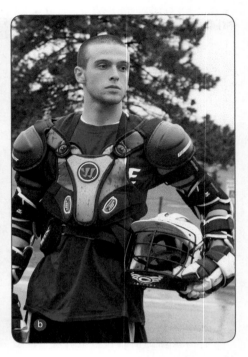

图24.7　a.橄榄球护肩；b.长曲棍球护肩

绝大多数防护装备都是由坚硬的塑料外壳和贴近身体的衬垫组成的。

肩膀和上臂

　　护肩是冰球、橄榄球和长曲棍球运动员的主要肩部保护装备。所有护肩的设计都大同小异，都是由塑料外壳和贴近皮肤的柔软衬垫组成的。

　　根据球员在场上位置的不同，橄榄球护肩也相应地有一些差异（见图24.7a）。常规的护肩覆盖胸部和肩部。四分卫的护肩较小，可允许更多的肩部活动；前锋的护肩较大、较长。护肩从前侧系带，后侧系带穿过腋下并在前侧固定。柔软的内部衬垫上覆盖着一层耐汗材料。

　　与橄榄球护肩相比，冰球和长曲棍球护肩的衬垫较薄（见图24.7b）。护肩前侧有系带以及黏扣带，因此脱去时非常方便。这些护肩可以放在常规洗衣机

中清洗。

　　提肩是穿戴在护肩下面的较薄（0.5英寸，即1厘米厚）的片状衬垫。提肩可以起到额外的填充作用，有时还可用于损伤后。提肩的带子从后侧穿过腋下在前侧系带。最容易产生碰撞的运动员通常会佩戴提肩，包括四分卫、跑卫和前锋（见图24.8）。

　　当运动员出现肩关节脱位或错位时，可在盂肱关节的位置佩戴限制性肩带。将肩带系紧可以阻止手臂上抬和外展，因为这正是肩部受伤的姿势。肩带由皮带和系带组成，可调节长度以限制肩部动作（见图24.9）。

肘部、腕部和手

　　护肘最常用于橄榄球和冰球运动员（见图24.10a）。橄榄球运动员一般佩戴穿套型护肘，其内层柔软、外层包裹

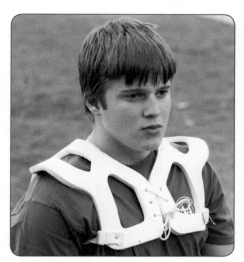

图24.8　提肩

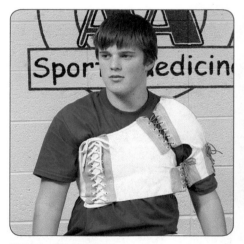

图24.9　限制性肩带

着塑料材质。冰球运动员佩戴的是塑料外壳、用黏扣带固定的护肘。

　　最新的冰球护肘由覆盖着耐汗材料的厚且柔软的衬垫组成。这种护肘的防护性能极佳。肘部袖套由松紧带或氯丁橡胶制成以保暖。这种袖套没有衬垫，因此不能保护肘部免受外力冲击，但是它可以提供支持作用并且预防擦伤。

　　足球、场地曲棍球的守门员以及冰

球、橄榄球和长曲棍球的运动员都会佩戴手套。不同运动项目的手套各有不同。足球守门员的手套，其手掌位置的材质是黏性的皮革。场地曲棍球守门员的手套是纯皮革，因为曲棍球守门员不可以握拳触球，所以其手套两面都有保护衬垫。冰球守门员左右手佩戴的手套不同。接球的手套由大块皮革制成，手套紧紧戴在手上并延伸至前臂中部；另一只手佩戴的手套与一块大的垫子（挡手）相连。手套手掌一面是皮革，手和手指顶端有一块大垫子。橄榄球前锋球员佩戴无指手套，手背处的垫子用来阻挡。前锋也可以佩戴穿套型手部护具作为替代（见图 24.10b）。外接手使用氯丁橡胶制成的手套。这种手套有黏性，利于接球，同时可以保护手免受严寒侵袭和擦伤。

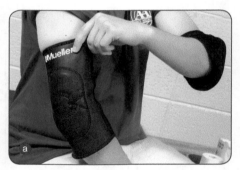

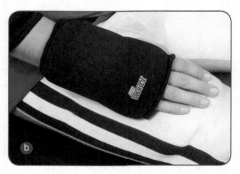

图24.10　a.两种护肘；b.穿套型手部护具

肋骨、胸骨和腹部

橄榄球护肩也可以保护胸部，但是只能保护最上面的几根肋骨和胸骨，通常需要专门的防护装备来保护肋骨（见图 24.11）。其他护肩都不能保护胸部。橄榄球装备生产商也设计生产了胸骨保护垫，虽然它不属于标准的护具，但如果运动员需要额外保护胸骨的话也可以佩戴。

为了在不同的运动项目中保护胸腹部，生产商专门设计了专门的防护装备。例如，护胸就是设计用来保护胸腹部的装备。

在场地曲棍球、棒球和女子长曲棍球运动中，运动员佩戴一种专为棒球和垒球设计的护胸。这种护胸内部为软垫，软垫外层为耐用的布面，弹性皮带将护胸与身体紧密贴合。少年棒球联合会的棒球运动员击球时佩戴的护胸与此相似。注意：目前还没有官方机构对护胸的安全性进行认定。这意味着任何厂家都可以自由设计制造护胸，并声称自己生产的护胸能起到保护作用。

接球手佩戴 0.75 英寸（2 厘米）厚的护胸以防止棒球击中身体。护胸由包裹在胸部和腹部的衬垫构成。这种护胸有点大且笨重，但是可以有效避免损伤和阻截棒球（见图 24.12）。

曾经受过伤或者有受伤风险以及受到撞击最多的运动员（如四分卫、跑卫和橄榄球的外接手）必须佩戴肋骨保护器。身体撞击性项目（如男子长曲棍球、橄榄球和冰球）的运动员可能也需要佩戴这种装备。

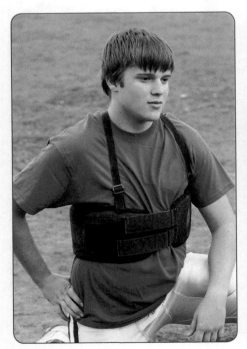

图24.11　肋骨保护器

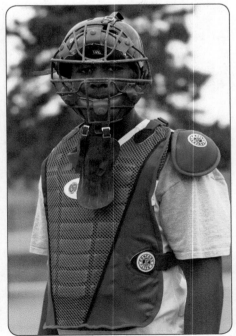

图24.12　棒球护胸

下腰部

护腰是用来保暖和限制活动的防护装备。大多数护腰由氯丁橡胶或弹性织物制成，通过黏扣带在身体前侧固定。护腰内含小的金属丝，从而提供更大的稳定性（见图 24.13）。

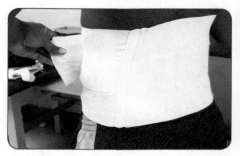

图24.13　护腰

下半身防护装备

对下半身的保护不应影响运动员活动。如果你看过职业橄榄球比赛，你会发现很多球员并不会佩戴所有的护具，或按照高中或大学的规定佩戴标准尺寸的护具。职业运动员通过参加比赛和快速奔跑获取报酬，他们认为下肢护具会减慢速度，可能会让他们失业。

大腿、髋部和尾骨

大腿保护垫用于橄榄球、场地曲棍球、女子长曲棍球和冰球这 4 项运动中。大腿保护垫必须足够大才能覆盖股四头肌肌群，必须分别与大腿和外裤贴合。

橄榄球和冰球球裤的设计目的是将大腿保护垫与其要保护的骨性部位紧密贴合（见图 24.14）。冰球护具能够塞进合身的短裤中。这种短裤能够固定大腿、髋部和下腹部的护具，并在身体前侧系紧。由于冰球护具的保护效果非常好，

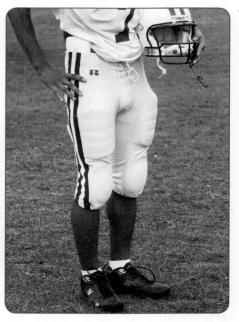

图24.14　橄榄球球裤被设计用于将不同的保护垫固定在相应位置，以保护大腿、髂嵴和膝部

场地曲棍球和女子长曲棍球的守门员都会佩戴冰球护具以提供保护。

足球守门员将髋部保护垫佩戴在短裤或长裤里面。这种保护垫很轻，从而允许最大范围的活动并提供有限的保护。最初设计紧身短裤是为了将橄榄球保护垫固定在肌肉上，但现在紧身短裤用于在没有保护垫的情况下提供支持和保暖。在棒球和垒球运动中，运动员还会将一层薄的纤维垫覆盖在髋部，以避免产生滑动擦伤。

膝部

膝盖反复擦伤会限制运动员的活动能力，因此人们设计了护膝用来保护膝关节前侧。护膝内层为泡沫材质，外层为弹性织物，缝制成松紧式套筒可以从脚套进来并向上拉至膝部。

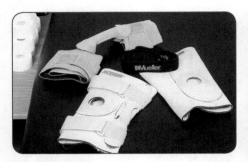

图24.15　护膝

　　不同的氯丁橡胶套筒都可以保暖和提供支持，包括髌骨和胫骨套筒、铰链式套筒和带拉链的套筒。髌骨护具有一个马鞍形状的垫子包裹在髌骨周围，以防止髌骨移位。

　　橄榄球运动员可以佩戴一种铰链式护膝，铰链由金属或塑料杆构成，在保护膝关节的同时允许膝关节屈曲和伸展（见图24.15）。有些球员，特别是前锋和四分卫认为护膝可以预防膝关节扭伤。护膝通常佩戴在膝关节外侧，因为大多数损伤都是侧面受到撞击并且牵拉内侧副韧带所导致的。运动员声称这些护膝会降低他们的运动速度，保护作用微乎其微。有膝内翻或膝外翻问题的运动员不应佩戴这种护膝，因为这种护膝会使膝关节伸直并引起酸痛。这类运动员应进行膝关节贴扎——虽然贴扎会耗费更长的时间。目前与佩戴护膝有效性相关的研究结果并不统一，因此运动员的父母应决定自己的孩子是否应该使用护膝。

小腿

　　在有些运动中，护胫和护膝被组合成一个保护垫，这种保护垫通常由硬质塑料外壳和内层衬垫组成。棒球或垒球的接球手以及冰球运动员会穿戴这种护具。护胫通过系带固定（见图24.16）。

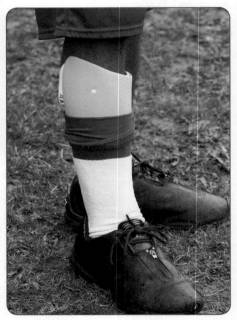

图24.16　护胫

　　接球手的护胫有一个外延部分，该部分可以覆盖踝关节。在冰球、场地曲棍球和足球运动中，踝关节暴露在外，容易受到外力撞击而受伤。在冰球运动中，只有运动员踝关节前侧出现挫伤后，才会在踝骨和踝关节前侧佩戴特殊护具。

　　场地曲棍球和冰球守门员佩戴能够覆盖脚、小腿、大腿和膝关节的守门员护腿。这种厚厚的护腿由泡沫、棉花和塑料以及外层的帆布或皮革制成，腿和脚两侧有翼状结构。这种护腿用来保护下

如果……，你应该怎么做

　　你们队中最好的棒球运动员滑进二垒并扭伤了踝关节。你注意到用于保护性贴扎的贴布不够。快速思考后，你想起一名替补队员有个护踝。

肢以及在发生撞击时阻挡球。为了确保佩戴合适，根据脚背和腹股沟（下裆缝）之间距离的不同，护腿也有各种不同的尺寸。护腿用皮带扣固定。门将护腿能够非常有效地预防损伤。

脚和踝部

在很多体育项目中，运动员的脚都容易被踩到以及出现损伤。脚背会出现严重肿胀以至于运动员无法穿鞋。AT 可能需要设计特殊的护具，以在损伤发生时保护脚背。

足跟垫用来预防足跟擦伤。足跟垫有橡胶材质和硬质塑料两种类型（见图 24.17）。垫高的橡胶足跟垫可以下压，从而使足跟与鞋内层不发生接触。这种足跟垫适用于受伤的运动员。塑料足跟垫与足跟紧密贴合，脂肪组织无法平贴，从而保护足跟。

足弓垫通常为泡沫、橡胶或皮革材

如果……，你应该怎么做

你正在贴扎运动员的踝关节。你的指甲滑到了她的小腿，引起少量出血。你注意到你的指甲约为 0.75 英寸（2 厘米）长。不久前你刚花大价钱去做了美甲。

质。每走一步，足弓就会变平，足弓垫能够防止足弓过于扁平。大多数运动鞋都有内置足弓垫。运动员买鞋时要确保鞋内的足弓垫合脚。

护踝分为松紧型、系带型和铰链型。松紧型护踝可以直接套穿佩戴，其提供的支持作用较小，佩戴这种护踝会让运动员时刻想起自己的脚踝，可能会避免损伤。系带型护踝的外观与缺少脚趾部分的鞋相似（见图 24.18）。

护踝通过带子系紧，尤其覆盖在踝

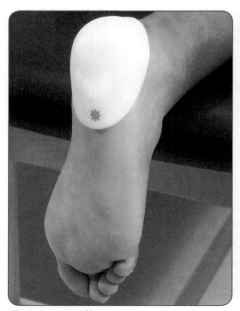

图24.17　足跟垫

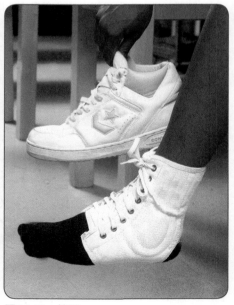

图24.18　护踝

关节上以限制关节活动。有些系带型护踝还设计了口袋，在口袋中插入塑料片可以预防踝关节内翻或外翻。其他系带型护踝用一根 8 字形的弹性皮带紧紧缠绕在踝关节周围，以避免踝关节内翻或外翻。AT 已经习惯了设计各种特殊的装备以满足运动员的需求。有时泡沫和塑料材质的护具可以为运动员提供所需的保护，其余时候贴扎才是最有效的防护手段。护具是保护运动员免受外力伤害的第一道防线。

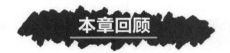

本章回顾

小结

防护装备用于保护运动员在参与运动时免受伤害。必须通过教育使运动员了解防护装备的目的和使用方法，这是因为虽然没有一种防护装备能完全避免损伤，但却能降低损伤的严重程度。使用合适的且符合标准的防护装备是十分必要的，应丢弃老旧或不合标准的防护装备。

关键术语

定义以下在本章中出现的专业术语：

加拿大标准协会（CSA）
美国国家运动装备标准工作委员会（NOCSAE）

复习题

1. 护具的使用原则是什么？
2. 运动队中不同位置的球员的防护装备有何不同？
3. NOCSAE 和 CSA 的目的是什么？
4. 预防头面部损伤的防护装备有哪些类型？
5. 足弓疼痛时推荐使用的护具是什么？

强化活动

1. 协助装备管理员装配橄榄球头盔和护肩。
2. 请你的 AT 将各种护具带到教室供大家观察学习。
3. 与运动队中的牙医共同制作定制的护口器。
4. 试一试你参与的运动项目以外的其他项目的全套护具。感觉如何？这些护具有哪些局限性？
5. 请 AT 列出常见损伤的清单，并设计能够预防其中一种损伤的新护具。

延伸与拓展

1. 如果你可以改变比赛规则，推断需要或淘汰哪些护具。例如橄榄球比赛不允许拦截对方球员，或自行车比赛仅限使用三轮车。

2. 仔细阅读 Schutt Sports 、Sports Depot 及 Riddell 网站的信息并比较这些公司生产的头盔。

3. 访问美国消费品安全委员会网站并学习使用自行车头盔的相关内容。

4. 仔细阅读以下文章中的任意一篇并做简短报告。

　　Caswell, S.V., and R.G. Deivert. 2002. Lacrosse helmet designs and the effects of impact forces. *Journal of Athletic Training* 37(2): 164–171.

　　Chew, K., H. Lew, E. Date, and M. Fredericson. 2007. Current evidence and clinical applications of the therapeutic knee braces. *American Journal of Physical Medicine and Rehabilitation* 86(8):678–686.

　　Knapk, J., S. Marshall, R. Lee, S. Darakjy, S. Jones, T. Meitchener, et al. 2007. Mouthguards in sport activities: history, physical properties and injury prevention effectiveness. *Sports Medicine* 37(2):117–144.

　　Miller, M., D. Berry, G. Gariepy, and J. Tittler. 2006. Attitudes of high school ice hockey players toward mouthguard usage. *Internet Journal of Allied Health Sciences and Practice* 4(4).

　　Nicholls, R.L., B.C. Elliott, and K. Miller. 2004. Impact injuries in baseball: prevalence, aetiology and the role of equipment performance. *Sports Medicine* 34(1): 17–25.

　　Rodriguez, J.O., A.M. Lavina, and A. Agarwal. 2003. Prevention and treatment of common eye injuries in sports. *American Family Physician* 67(7): 1433–1435, 1481–1488, 1494–1496.

　　Ubell, M.L., J.P. Boylan, J.A. Ashton–Miller, and E.M. Wojtys. 2003. The effect of ankle braces on the prevention of dynamic forced ankle inversion. *American Journal of Sports Medicine* 31(6): 935–940.

5. 仔细浏览 NOCSAE 网站并了解其最新动态。

6. 阅读以下书籍并就某种护具撰写一篇报告。

　　Street, S.A., and D. Runkle. 2000. Athletic protective equipment: care, selection, and fitting. Boston: McGraw–Hill.

第九单元

其他身体状况和问题

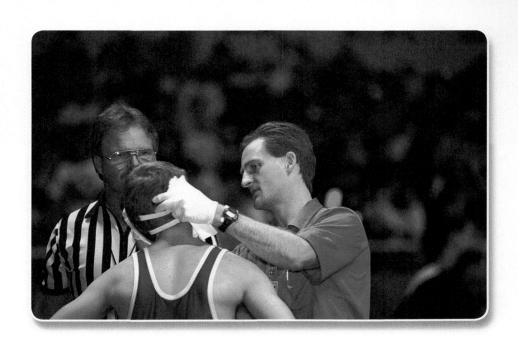

第 25 章

身体状况与疾病

学习目标

学生完成本章的学习后可以：

- 描述各种引发疾病的身体状况。
- 了解如何预防出现各种身体状况和疾病。
- 知道各种身体状况之间有很多相似的症状和体征。
- 描述各种会影响运动员运动能力的身体状况。

参加各种运动前，运动员的身体可能已经存在某种会影响其运动水平发挥的疾病。在运动员进行运动前，AT 和队医应该在检查其身体时尽量查明其存在的所有异常状况。在危急事件发生前了解运动员的身体状况并及时进行处理，可以使运动员全身心投入比赛，也可以令 AT 或队医等人少很多担忧。还有一些身体状况需要限制运动员参与体育运动。本章将讨论呼吸、循环和消化系统的病症以及糖尿病、癫痫、关节炎和女性运动员三联征。

呼吸道疾病

呼吸道出现问题通常会影响肺部。任何降低运动员呼吸能力的疾病都会使运动员胸口发紧，无法发挥最佳的运动水平。最常见的呼吸系统疾病是哮喘。

支气管哮喘是由某些致病因素导致患者气道（支气管）狭窄，从而阻碍呼吸的一种疾病。不同的人，其致病因素也不同，但是无外乎过敏、情绪抑郁、运动和体内化学反应。有些人的哮喘还与遗传基因有关。据患有支气管哮喘的运动员描述，哮喘发作时就像刚跑完100 米冲刺后通过一根吸管换气。哮喘发作时常见咳嗽而无痰。运动员呼气时有哮鸣音并出现明显的呼吸窘迫。哮喘运动员可以使用药物（通常是吸入器的形式）打开气道。AT 应允许运动员用药。

2005 年，NATA 制定了哮喘运动员管理立场声明（见下页边框内容）。依据该立场声明，很多体征和症状可以表明哮喘即将发作。哮喘主要的体征和症状如下：

- 胸口发紧
- 咳嗽或喘息，即使由运动引起
- 呼吸短促，难以深呼吸
- 由于呼吸困难而导致身体活动减少
- 家族哮喘史

哮喘发作对运动员和 AT 来说都是一件可怕的事。运动员哮喘发作时，AT 要保持镇定，因为刺激运动员只会使其哮喘更加失控。AT 应该使运动员放松，并让其用鼻子吸气、用嘴呼气。通过将注意力集中在调整呼吸模式上，运动员可以积极改善自己的呼吸问题。哮喘发作时，坐着会比躺下更加舒服。如果哮喘没有好转，AT 应呼叫救护车并立即进行医疗护理。如果运动员停止呼吸，AT 应尝试进行口对口人工呼吸，但通常效果不佳，因为气体无法通过闭合的支气管进入肺部。第一次哮喘发作的运动员需要由医生对其进行评估。

运动员哮喘

NATA 的立场声明对哮喘的严重程度分类如下。

第 1 步：轻度间歇——症状出现≤2 次 / 周（夜间出现≤2 次 / 月），运动员短暂发作，持续数小时至数天。

第 2 步：轻度持续——症状出现 >2 次 / 周，但 <1 次 / 天，同时哮喘发作可能会降低身体活动水平。夜间症状出现 <2 次 / 月。

第 3 步：中度持续——每天都会出现哮喘症状，需要每天用药，哮喘发作会降低身体活动水平。夜间症状出现 >2 次 / 周。

第 4 步：严重持续——症状持续，发作频繁，身体活动受限，夜间症状频繁出现。

通常要求已确诊为哮喘的运动员在训练前将自己的喷雾吸入器交给教练，这样需要的时候可以及时用上。训练或比赛期间，运动员应该把哮喘药交给 AT 或教练。不允许没有交出哮喘药的运动员参加当天的训练。作为备选办法，有些 AT 会替运动员保管第二个喷雾吸入器。运动员不应该使用其他运动员的哮喘药，因为不同患者的哮喘药是不同的。每个州和学区都有关于学校工作人员分发药物的相关规定，因此 AT 在处理某运动员的药物前应查阅相关规定。

NATA 立场声明建议检查已知患有哮喘的运动员的周围环境，消除过敏原，预防哮喘发作。可以通过查找网络资源检查具体地理区域的花粉水平。

血管疾病

血液、心脏或血管有问题的运动员可能会生病。AT 应该对高血压、低血压和贫血有所了解。

高血压

高血压是指血压高于正常水平（有关血压的更多信息见第 20 章）。在不同情况下测量血压发现，安静时收缩压大于 140 毫米汞柱（18665 帕）或舒张压大于 90 毫米汞柱（11999 帕），即为高血压。引发高血压的原因有多种，包括不良饮食、压力、过度运动以及血管严重损伤（如因疾病导致的血管收缩或狭窄）。高血压同样可以引起血管损伤。高血压运动员可能会反映自己经常头痛。应将他们转诊至医生处，以检查病情的严重程度并予以治疗。通常可使用药物控制高血压。

低血压

低血压是指血压异常偏低。有些药物会引起低血压，服用这类药物的运动员可能会由于血压下降而晕倒。长时间卧床的运动员在第一次坐起或第一次行走时可能会出现低血压甚至晕倒，这是由于其血管系统已经不习惯根据身体姿势变化做出反应。起床活动几天后，低血压症状就会消失。休克或失血的运动员同样可能会出现低血压。了解引起低血压的原因很重要，因为这样才能采取相应的治疗措施。为了使运动员的血压恢复正常，可能需要治疗休克、止血或更换药物。

贫血

贫血是指缺乏向身体组织输送氧气的红细胞。贫血由失血、铁摄入不足、细胞功能障碍、药物或细胞结构功能紊乱导致。手术引起的贫血可以通过输血予以纠正。月经引起的贫血可在数天后自行好转。

缺铁性贫血

红细胞必须有铁离子才能携带氧气。铁离子不足引起的贫血称为缺铁性贫血。运动员可能摄入富含铁的食物不足而无法满足人体对铁离子的平均需求，或者运动员对铁离子有异常高的需求。缺铁性贫血可以通过食用动物肝脏、牛肉、牡蛎和富含铁的谷物得到缓解。缺铁性贫血的运动员会出现皮肤苍白、疲劳、眩晕、毛细血管再灌注下降以及疲倦。缺铁性贫血的体征和症状与越野运动员冲刺时的特征相似。这种贫血的最佳诊断方法是血液检查。

镰状细胞性贫血

镰状细胞性贫血是一种慢性遗传性疾病。虽然人们通常认为这种疾病最早在非洲裔美国人中发现，但是其他人种也会罹患这种疾病。例如，有东欧血统的人是罹患镰状细胞性贫血的高危人群。

正常的红细胞呈圆形，其携带氧气的外表面较大。镰状细胞性贫血运动员的红细胞呈镰刀形或新月形（见图25.1）。这种形状使得红细胞挂在血管壁上，导致毛细血管内的红细胞发生堵塞。另外，镰状细胞运输的氧气量低于正常细胞，结果就是无法将充足的氧气运输至所有的身体部位。出现镰状细胞性贫血危象的运动员可能会出现皮肤青紫、感觉恶心和虚弱以及腹痛。大多数情况下可以通过高流量氧气瓶输氧予以治疗。因此，一些 AT 和队医会为运动员准备好氧气瓶。但是一旦出现明显的休克或呼吸窘迫体征，应将运动员转移至急诊室。镰状细胞性贫血的运动员不能耐受高海拔，在高海拔地区最好限制运动员的运动时间或者不允许运动员前往高海拔地区。预防出现镰状细胞性贫血的方法包括摄入液体、避免到高海拔地区（高于 4000 英尺，即 1220 米）、注意保暖以及避免进行短时间爆发性运动。

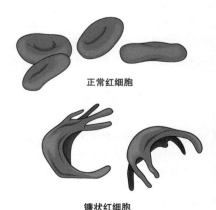

正常红细胞

镰状红细胞

图25.1　正常红细胞和镰状红细胞

血友病

血友病是一种凝血时间延长，从而导致即使轻微损伤后也难以控制出血的血液疾病。血友病是一种伴性遗传病，由女性携带，男性患病。患血友病的运动员受伤后可能无法回归运动场，其出血可能严重到需要输血的地步。可以将自行注射药物以改善凝血时间的方法传授给运动员。血友病无法治愈，但可以得到控制。患血友病的运动员应该参与非身体接触性运动项目，以避免出现不必要的出血事件。

消化道疾病

消化道包括所有参与消化食物的器官，例如胃、大肠和小肠。这里讨论一些涉及消化道的常见疾病。

消化不良

运动员进食身体难以消化的食物后可能会出现消化不良。胃内含有高浓度的胃酸以消化食物。胃酸过多时会向上反流至食道，引起灼烧感，称为胃灼热。运动员可能会打嗝、胀气，感觉恶心甚至呕吐。运动员的心脏周围可能会疼痛，这种疼痛感和心脏病发作的疼痛感相似。严重的消化不良会引起焦虑、出汗、皮肤苍白和恶心。出现上述情况的运动员应被转诊至医生处。运动员应避免暴饮暴食以及进食会引起消化不良的食物。医生可以建议患者服用非处方药控制胃酸分泌。但是如果服用过量，这类药物可能会掩盖更严重的问题。如果症状持续没有得到缓解，运动员应该去看医生，由医生排除其他更严重的疾病，例如胃溃疡。

食物中毒（肠胃炎）

食物中毒是引起腹泻和胃部不适的常见原因。发生过很多因食用感染了大肠杆菌的食物（包括水果、肉类、乳制品和蔬菜）而中毒的事件。预防食物中毒要求仔细处理和准备食物，即洗手和清洁餐具，生食要彻底煮熟，消毒工作台面、抹布和刀具。食物中毒的运动员会主诉腹痛、疲倦、呕吐、恶心、腹泻并可能发高烧。此时应该休息、摄入充足液体并被转诊至医生处。

阑尾炎

患阑尾炎的运动员会感觉右下腹疼痛。常见的体征和症状包括腹泻或便秘、恶心、呕吐和体温升高，均在数小时内出现。患者会发现将膝盖抬起靠近胸部是最舒服的姿势。通常需要通过手术切除阑尾，因此需要将运动员转诊至医生处。阑尾切除术后至少4周内，运动员不能参与训练或比赛。如果病情严重，阑尾可能会破裂并感染整个腹腔，这会导致患者死亡。

糖尿病

胰腺无法有效分泌胰岛素或者身体出现胰岛素抵抗时会出现糖尿病。胰岛素是负责使葡萄糖（糖的一种）进入细

如果……，你应该怎么做

你的好朋友迫不及待地想要告诉你一个关于他的秘密，你答应绝对不告诉其他人。这个秘密就是他正在试图加入橄榄球队，有一件事他只告诉你，那就是他是血友病患者。

胞并代谢葡萄糖的关键激素。未经治疗的糖尿病运动员可能会出现体重下降、异常口渴、尿频、比平常更容易感觉疲惫以及血糖水平高。糖尿病运动员进食后，血糖水平会升高，胰腺会分泌胰岛素以控制血糖水平。如果血糖水平过高，称为高血糖症；如果血糖水平过低，称为低血糖症。如果接受胰岛素注射的糖尿病运动员忘记进食，其血糖水平可能会低于正常值，导致晕倒（见图 25.2）。运动也会引起类似的情况出现。正在运动的运动员需要从血流（血糖）中获取能量。如果糖尿病运动员过度运动，会消耗更多的血糖以产生能量；如果他同时注射胰岛素，会导致血糖处于危险的低水平。很多运动员通过进食消化时间稍长的食物（如肉类和蔬菜）来控制自己的血糖水平。避免进食含糖食物和饮料也有助于预防糖尿病急症。

> **了解多样性**
>
> 海地人和墨西哥人更容易罹患糖尿病。

糖尿病分为 4 种类型，即 1 型糖尿病、2 型糖尿病、妊娠糖尿病和前驱糖尿病。1 型糖尿病是指机体无法合成胰岛素引起的糖尿病。2 型糖尿病是指机体能够分泌胰岛素，但细胞抵抗胰岛素，无法合理利用胰岛素，因此使葡萄糖进入细胞。大多数美国的糖尿病患者属于 2 型糖尿病。

> **了解多样性**
>
> 一部分美洲印第安人有用蓝莓治疗糖尿病的传统（Yehieli and Grey，2005）。

妊娠期妇女可能出现妊娠糖尿病。前驱糖尿病是指血糖水平偏高，但是还没有高到可以诊断为 2 型糖尿病的水平。

胰岛素休克

需要注射胰岛素维持生命的运动员为胰岛素依赖型糖尿病患者。胰岛素依赖型运动员通常需要每天注射数次胰岛素，尤其是在餐前和餐后。和正常人一样，

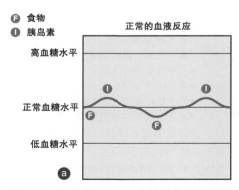
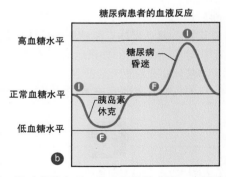

图25.2 胰岛素反应。 a.血糖反应正常的运动员：运动员进食后，体内释放胰岛素，血糖水平恢复正常；b.糖尿病患者的血糖水平很低时会出现胰岛素休克。运动员可能注射了胰岛素但是却没有摄入足够的食物。血糖水平很高时会出现糖尿病昏迷。运动员可能在餐前或餐后忘记注射胰岛素

表25.1　糖尿病昏迷和胰岛素休克的体征和症状比较

糖尿病昏迷	胰岛素休克	
有意识但是不清醒	无意识	
不会抽搐	可能会抽搐	
口气有果味	口气正常	
血压低	血压正常	
口渴	不口渴	
呼吸快速	呼吸正常	
皮肤摸起来很干	出汗	
可能会发烧	体温正常	
身体没有知觉	手足有麻刺感	
起病缓	发病急	
进食正常	进食量小	
头不痛	头痛	
对食物没有反应	对食物迅速反应	

胰岛素依赖型运动员不可能总是很有规律地进餐。如果注射了胰岛素却没有进食，他可能会出现胰岛素休克，这是由于他在血糖水平不高的情况下摄入药物以降低血糖。如果运动员进食了含糖量高的食物，这些食物在胰岛素恢复至正常水平之前被吸收，同样会引起胰岛素休克。

发生胰岛素休克时，运动员会感觉头晕眼花、虚弱无力、皮肤发白以及脉搏加快。很多情况下，运动员的症状表现看起来像中毒。AT应该让有意识的运动员喝果汁或吃糖果以暂时抵抗胰岛素，随后运动员应吃顿饭，使胰岛素水平恢复正常。胰岛素休克和糖尿病昏迷的体征和症状见表25.1。如果运动员无意识，可将液体葡萄糖置于其舌下。

AT千万不能在无意识的运动员口中放硬质糖果或食物，否则可能会阻塞气道。糖尿病运动员只要失去意识，AT就应该呼叫EMS并将其送至最近的医

如果……，你应该怎么做

一名糖尿病冰球运动员忘记带自己的果汁盒点心了。他告诉你这次不吃点心也没事。

糖尿病护理计划

NATA关于糖尿病运动员管理的立场声明（Jimenez et al., 2007）指出，应该为每一名运动员制订护理计划。护理计划应包括以下内容。

- 监测血糖水平并确定禁止运动员参与运动的血糖水平。
- 记录运动员使用的胰岛素类型和剂量，必要时应针对某些运动计划调整胰岛素剂量。如果发现血糖水平过高，及时调整胰岛素剂量。
- 记录其他用于控制血糖的药物。
- 关于诊断和治疗低血糖症的指导。
- 关于诊断和治疗高血糖症的指导。
- 记录运动员的紧急联系方式。
- 用医学警示牌说明运动员患有糖尿病。

源自：Jimenez, C.C. Corcoran, M.H., Crawley, J.T., Hornsby, W.G. Peer, K., Philbin, R.D. & Riddell, M.C. (2007). National Athletic Trainers' Association Position Statement: Management of the Athlete with Type I Diabetes Mellitus. *Journal of Athletic Training* 2007, 42(4): 536–545.

院。如果 AT 忘记如何处理糖尿病急症，应给运动员一些含糖食物，可以帮助运动员从胰岛素休克中恢复，也不会使糖尿病昏迷恶化。

2007 年，NATA 发布了 2 型糖尿病运动员管理的立场声明（见上一页高亮边框）。立场声明建议每名运动员应该针对所有训练和比赛制订护理计划。AT 应根据护理计划的内容准备好血糖监测包，以及处理运动员高血糖症或低血糖症所需的物品。

糖尿病昏迷

体内缺乏控制血糖水平的胰岛素时可能会出现糖尿病昏迷。糖尿病昏迷可能继发于改变胰岛素数量和可用性的疾病。糖尿病昏迷发作时逐渐出现呕吐和体温升高等体征。运动员的症状包括口渴、腹痛、恶心和精神错乱。糖尿病昏迷即将发作的运动员会出现呼吸困难、呼吸气味芳香和低血压。通过帮助运动员注射胰岛素可预防糖尿病昏迷。有些运动员随身携带的是事先准备好的胰岛素，如果意识清醒，他们可自行注射。如运动员失去意识，需要快速将其送至医院急救室。

癫痫

大脑无法正常运行时，整个机体都会出现功能障碍。癫痫是以中枢神经系统电性节律受到干扰为标志的多种机体病症的总称。

引起癫痫的原因可能是化学性、神经性因素（大脑缺陷）、感染或创伤。运动员患有癫痫的症状是癫痫大发作，即身体颤动、流口水、尿失禁或失去意识。即将出现癫痫大发作的运动员可能

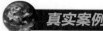
真实案例

一天下午，一名学生运动员冲进运动防护室，大喊着有一名学生在食堂里奔跑时严重受伤。我抓起自己的包，从学校的一头跑到另一头。我跑到那名受伤的学生身边时，发现她呈俯卧位趴在地上并已失去意识，眼镜有一半挂在脸上。她还有呼吸，心跳也正常，嘴角有口水流出，但无明显外伤。没有人能告诉我到底发生了什么，也没有人知道她是谁。此外，她身上没有可以证明身份的东西或医学警示标签。其他赶到现场的 AT 对她进行了从头到脚的检查，并在我固定其头部使其颈椎与身体呈一条直线的同时，试图在她身上找到医学警示标签。由于她没有意识，我们立即拨打了 911。最终她在无意识的状态下被放置在背板上送往医院。她是否因为在跑进食堂的时候没看清前方而意外倒地？她是否因为罹患某种疾病导致昏迷？我们无从知晓。最后经过诊断，发现她是经历了第一次癫痫发作，谜团才终于解开了。

洛林·A.卡特赖特（Lorin A.Cartwright），MS，ATC

会听到某一种声音或看到一个光环，这是在警示他在癫痫大发作开始前转移到安全的地方。如果通过药物使癫痫得到控制，继续运动不会引起更多的问题。没有理由以癫痫为借口不让运动员参加训练或比赛。癫痫大发作运动员的处理方法包括移开运动员身体周围的物品、解开衣服、垫高头部、等待癫痫发作结束。由于运动员的舌头可能会因回缩而阻塞气道，因此 AT 应监测运动员的呼吸音。如果运动员是首次出现癫痫大发作，AT 应呼叫 EMS 进行急救。

关节炎

关节炎是关节出现的炎症。运动员的关节损伤、反复创伤或手术可能引起关节炎。关节炎是指关节表面发生退行性变化，典型的体征和症状包括肿胀、关节畸形、疼痛、活动时有摩擦音以及僵硬。

痛风是一种遗传性关节炎，通常累及下肢的某个关节。尿酸在关节内堆积是引发痛风的原因。

某些高中运动员可能罹患风湿性关节炎。结缔组织在滑液关节内增生，多余的结缔组织附着在关节面上，引起关节表面退化。风湿性关节炎最常发于脚和手关节。

女性运动员三联征

有些运动员非常在意自己穿运动服是否好看，由于他们试图保持一定的体重或体型，最后可能会出现进食障碍。游泳、越野、径赛、体操和摔跤运动员常出现进食障碍。依据面容、形象或笑容打分的裁判将运动员引入错误的方向。运动协会和教练可通过更大程度地接受宽松的短裤、衬衫或裙子以改善上述情况，但是不要把希望寄托在这之上。

进食障碍是一个涵盖性术语，囊括了很多不良进食行为。进食行为异常包括神经性厌食症（运动员限制摄入食物）和神经性暴食症（以摄入高热量食物后自行催吐为特征）。两种疾病都非常复杂，不仅需要从营养学的角度，还需要从心理学、社会学和生理学的角度进行治疗。通常人们认为厌食症和暴食症好发于白种女性人群，但其在男性和有色人种运动员中也较为常见。神经性厌食症和暴食症的死亡率为 22%。AT 应就进食障碍运动员如何安全地参与运动，获取运动员负责医生的建议。2008 年，NATA

进食障碍的预防、检测和管理

Bonci 及其同事编写的 NATA 立场声明（2008）涵盖了有关进食障碍的很多建议、体征、症状和筛查材料，其中建议如下。

1. 应组织由多学科人才（包括医学、心理学、营养学人才和心理咨询人员）构成的护理团队对患有进食障碍的运动员进行干预和护理。该团队应制定职责明确的方案。团队应该和法律顾问一起确保护理标准都落实到位。
2. 该多学科团队应制订教育计划，将关于预防进食障碍的相关知识传授给运动员、教练、管理人员和其他相关人士。
3. 通过识别警示体征和症状尽早发现进食障碍。
4. 了解女性月经周期对限制热量摄入较为敏感。停经时必须采取措施使月经恢复正常，以免造成骨质流失。
5. 如果怀疑运动员有进食障碍，与该运动员关系密切的权威人士应与之接触并表示关心。这个人应关注运动员的具体行为并准备好及时将运动员转诊至医生处进行初次体检。
6. AT 必须认识到除了组建多学科团队外，还需要请医生进行治疗以及心理治疗干预。

源自：Bonci, C.M., Bonci, L.J., Granger, L.R., Johnson, C.L., Malina, R.M., Milne, L.W., Ryan, R.R., Vanderbunt, E.M. (2008). National Athletic Trainers' Association Position Statement: Preventing, Detecting, and Managing Disordered Eating in Athletes. Journal of Athletic Training,43(1):80-108.

发布了关于进食障碍预防、检测和管理的立场声明（见上页高亮边框）。

进食障碍、闭经和骨质疏松三者彼此具有相关性：如果运动员限制自己摄入高热量食物并高强度运动，她的月经周期可能会停止，骨骼健康水平也可能会下降。这三种身体状况统称为女性运动员三联征。这种三联征好发于被驱使或督促达到高运动水平的女性运动员。对于三联征的预防非常重要，运动员及其父母、教练和管理人员都应学习关于这三种疾病及其预防策略的知识。

闭经是指运动员月经周期停止或者年满 16 岁的运动员仍然没有出现月经初潮。引起闭经的一部分原因包括体重过轻、耐力运动（例如长跑、自行车或游泳）、压力大和进食障碍。痛经是指月经来潮时腹痛。除了上述原因以外，激素失调是引起闭经和痛经的共同原因。出现痛经和闭经时，应由医生进行全面评估以排除严重疾病。这两种疾病的关键问题在于骨骼健康状况会受到影响，导致骨折和骨质疏松。

骨质疏松是指由激素失调、营养不良以及缺乏运动引起的骨密度下降。基因在决定一个人是否具有骨质疏松风险方面也起着重要作用。骨密度下降导致骨骼变得脆弱，使骨折风险增加。正如你想象的那样，如果运动员有进食障碍，则具有罹患骨质疏松的风险。

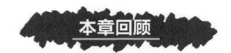
本章回顾

小结

有些身体状况会影响运动员的运动能力。AT 必须做好响应紧急事件的准备，因为如果运动员出现阑尾炎、哮喘或糖尿病等身体问题而 AT 没有做出正确评估，会导致严重后果。定期体检有助于尽早发现某些身体状况。例如，哮喘、糖尿病或癫痫等无法预防的疾病可通过药物和严密监测进行控制。AT 应了解运动员是否属于罹患某种疾病的高危人群，这样才可以帮助运动员采取一些预防措施，例如选择合适的运动项目、使用防护装备、确认随身携带药物以及掌握相应的急救知识。

关键术语

定义以下在本章中出现的专业术语：

闭经	进食障碍	低血糖症
贫血	痛经	低血压
神经性厌食症	癫痫	胰岛素休克
哮喘	女性运动员	骨质疏松
神经性暴食症	血友病	惊厥
糖尿病	高血糖症	
糖尿病昏迷	高血压	

复习题

1. 什么是糖尿病？如何治疗糖尿病？
2. 关于哮喘运动员的运动安全，AT 应该知道些什么？
3. 高血压的治疗措施是什么？
4. 缺铁性贫血和镰状细胞性贫血有哪些区别？
5. 血友病患者应参与哪些体育项目？
6. 癫痫大发作运动员的处理措施有哪些？
7. 闭经和骨质疏松症之间有着怎样的关联？
8. 运动员承受的哪些压力可能会使其出现进食障碍？

强化活动

1. 将本章中讨论的所有身体疾病及其对应的常见症状和体征列表。
2. 邀请哮喘、糖尿病或有其他身体问题的患者到课堂上与大家谈论其所患疾病。
3. 学习如何测量血压。

延伸与拓展

1. 任选一种本章讨论的身体状况并制作海报，包括原因、预防措施、治疗手段以及好发人群。在教室里展示你制作的海报。
2. 访问相关网站，学习更多关于本章讨论过的身体状况的知识。
3. 仔细阅读以下文章中的任意一篇并撰写一份单页报告。

McGavock, J.M., N.D. Eves, S. Mandic, and N.M. Glenn. 2004. The role of exercise in the treatment of cardiovascular disease associated with type 2 diabetes mellitus. *Sports Medicine* 34(1): 27–48.

Mickleborough, T.D., and R.W. Gotshall. 2003. Dietary components with demonstrated effectiveness in decreasing the severity of exercise–induced asthma. *Sports Medicine* 33(9):671–681.

Niedfeldt, M.W. 2001. Managing hypertension in athletes and physically active patients. *American Family Physician* 66(3): 445–452, 457–458.

Papanek, P.E. 2003. The female athlete triad: an emerging role for physical therapy. *Journal of Orthopaedic and Sports Physical Therapy* 33(10): 594–614.

Stopka, C. 2003. Disability and special needs. Athletic therapy for athletes with disabilities, part 2: special conditions. *Athletic Therapy Today* 8(3): 23–25.

Storms, W.W. 2003. Review of exercise–induced asthma. *Medicine and Science in Sports and Exercise* 35(9): 1464–1470.

Vinci, D.M. 2002. Nutrition notes: athletes and type 1 diabetes mellitus. *Athletic Therapy Today* 7(6): 48–49.

4. 访问 CDC 网站，了解更多关于本章介绍的身体状况和疾病的信息，并向同事进行 5 分钟的展示。

5. 访问美国过敏、哮喘和免疫学会网站，浏览关于过敏原、空中散布的花粉量和哮喘知识的手册。
6. 访问美国糖尿病协会网站，了解更多糖尿病的相关知识。
7. 访问美国国家身体活动和残疾中心网站，学习更多残疾和其他身体障碍的相关知识。
8. 访问美国国家骨质疏松基金会网站，仔细阅读不同关于骨骼健康的手册。
9. 如果你想获得一份免费目录列表和低价格的政府出版物，请写信给以下地址：Superintendent of Documents, U.S. Government Printing Office, 732 North Capitol Street, NW, Washington, DC 20401–0001，或者访问相关网站。

第 26 章

传染性疾病

学习目标

学生完成本章的学习后可以：

- 说明传染性疾病对体育竞赛有何影响。
- 描述如何控制和预防传染性疾病。
- 描述接触性传染病的常见体征和症状。

在我们的生存环境中存在能够引起感染性疾病的微生物。免疫系统帮助身体免受外来细胞和物质的侵袭，但是当免疫力低下或者侵入物过于强大时，机体就会生病。很多这类疾病都可以通过空气、身体接触、使用他人物品、不卫生的条件等传播。实习生和 AT 每天都会接触到各种疾病。为了预防传染性疾病的传播，AT（实习生）可以接种最新的疫苗，每天清洁防护室，避免接触运动员的体液和生病运动员的身体，使用保护屏障，运动，在体检过程中筛查运动员，摄入充足的营养和电解质以及保证充足的睡眠。本章将讨论各种传染性疾病。

抵抗微生物

微生物是指生活在环境中各个角落（包括每个人的机体内外）的微观、亚微观细菌和病毒。如果微生物是机体从未接触过的，可能会引起感染。

进入机体的传染性微生物会受到免疫系统中淋巴细胞的攻击。淋巴细胞是一种专门攻击入侵物的白细胞。

通过采血可以很容易地检查白细胞计数。白细胞计数升高意味着身体正在对抗感染。白细胞计数偏低则表明免疫功能低下，运动员容易受到传染性微生物的侵袭。

疫苗可以有效抵抗部分微生物，这是一种由少量微生物（部分具有活性，部分死亡）制成并注射到人体内的制剂。微生物被注射到体内后，机体开始抵抗并产生对该微生物的免疫力。很多疾病都可以通过接种疫苗进行预防，包括破伤风、麻疹、流感、乙肝、流行性腮腺炎和小儿麻痹症。除了破伤风是由细菌引起的传染性疾病外，其他几种疾病均由病毒引起。

医学科学在提高人们对传染性疾病的认识方面做出了杰出的贡献。与病人相处时，人们比以前更加小心。人们在咳嗽和打喷嚏的时候经常会捂住嘴和擦鼻涕。通过接种疫苗、勤洗手、多消毒、早期出现疾病的体征和症状时尽量减少外出，每个人都可以为预防传染病的传播尽一份力。应尽量避免共享食物、水或衣物。每天清洁衣物、运动员的专用餐桌和门把手，可以降低通过接触上述物品感染传染病的可能性。

AT 发现运动员有感冒和流感症状（打喷嚏、喉咙发痒、泪眼、低烧、流鼻涕、喉咙痛、头痛、疲惫）或皮疹体征时，应立即将运动员转诊至医生处进行诊治。很多危及生命的疾病，其早期的体征和症状看起来就像轻度传染性疾病。AT 和运动员都不可冒将疾病传染给队友或同学的风险。曾经有几次在 AT 和运动员不知情的情况下，感染麻疹的运动员参加了锦标赛，导致麻疹在运动员中大面积爆发。麻疹可以摧毁每一个参赛的运动队。医生应明确运动员能安全重返赛场的时间。

如果……，你应该怎么做

你注意到饮水机出水很慢时，口渴的运动员等不及排队。他们会直接把盖子揭开，把自己的杯子浸到里面取水喝，喝完后又把杯子浸入水中装一杯带走。

病毒性疾病

很多病毒性疾病都被认为是儿童疾病，因为它们曾给成千上万的儿童带来磨难甚至死亡。这些疾病在不发达国家仍然时有发生。在发达国家，由于儿童免疫计划的推行，这些疾病已经非常少见。但是美国某些儿童和成人偶尔还会罹患这类疾病，AT 及其助手应对这类疾病有所了解。在下列病毒性疾病中，无菌性脑膜炎和足底疣不属于儿童疾病。

足底疣（人乳头瘤病毒）

人乳头瘤病毒（Human Papilloma Virus, HPV）通过皮肤表面的微小破损处或伤口进入人体后，会引起足底疣。足底疣好发于足底压力区，例如跖骨球或足跟。足底疣的特点是轻微隆起的角质增生伴针眼大小的褐色或黑色圆点。足底疣患者可自觉疼痛，尤其是足底疣变大时。如果足底疣症状持续不见好转，运动员应去看皮肤科医生进行诊治。

水痘

水痘是病毒引起的一种疾病，其特征为出现圆点状皮疹、低烧、疲惫、发痒和头痛。水疱破裂后会留有小的弹坑样瘢痕。患水痘的运动员会通过鼻腔或口腔分泌物、破裂水疱中的液体将水痘传染给其他队员。这样的运动员需要被转诊至医生处进行治疗。运动员约在患水痘一周后出现结痂，此时可以回到学校上课以及参加比赛。目前已有预防水痘的疫苗。

流行性腮腺炎

流行性腮腺炎由病毒引起，运动员会感觉疲劳和头痛。流行性腮腺炎的显著特征是耳朵下侧和前侧的腺体肿胀，导致面部变大以及说话和吞咽困难。肿胀约在一周内消除。运动员应被转诊至医生处，由医生建议隔离、休息、摄入液体、口服阿司匹林、进食软质食物。

流行性腮腺炎的预防措施包括接种疫苗、避免与身体不适或已知患有流行性腮腺炎的人接触。

如果……，你应该怎么做

　　AT 在评估运动员时对皮疹的体征和症状有些犹豫不定。你发现这些体征和症状与你小时候得过的麻疹有些相似。

麻疹

　　麻疹分为两种：麻疹和风疹（德国麻疹），二者均由病毒引起。麻疹早期的症状与感冒相似，即咳嗽和发烧。随着疾病的发展，患者全身包括口腔内出现皮疹。患麻疹的运动员会感觉疲惫、头痛以及眼睛对强光敏感。AT 应将运动员转诊至医生处进行对症治疗。通过接种疫苗可预防麻疹。

风疹（德国麻疹）

　　患风疹后，皮疹首先在头部出现，随后在一天之内蔓延至全身。皮疹约在 3 天后消退，不过患风疹的运动员约在 5 天后才没有传染性。主要针对疼痛和发痒进行治疗。通过接种疫苗可预防风疹。

无菌性脑膜炎

　　无菌性脑膜炎以脑膜病毒性炎症为特征。病毒会使运动员出现类似于感冒的症状：头痛、颈部僵硬、发烧和视觉问题。如果身体健康的话，运动员可以战胜疾病，病程约在 2 周内结束。这种病毒的爆发曾导致数名运动员住院，有些运动员甚至因此而死亡。

　　有些 AT 一直容忍两种可引起无菌性脑膜炎的行为，即他们允许运动员将水杯浸入饮水机以及允许运动员的嘴唇接触饮水机出水口。避免上述行为的方法很简单，每名运动员都使用自己的水杯，不允许将水杯浸入饮水机，不允许用嘴唇触碰饮水机出水口。每次使用饮水机和水杯后，应用消毒液进行清洗。

传染性单核细胞增多症

　　传染性单核细胞增多症是一种可引起极度疲惫、发烧、身体疼痛和脾脏增大的病毒性感染。脾脏增大意味着如果运动员在这种情况下参与运动，将面临脾脏破裂的风险。在英文中，传染性单核细胞增多症简称为 mono，这种疾病由 Epstein-Barr 病毒引起，通过唾液传播。因此，这种疾病通常被称作接吻病。患 mono 的运动员必须休息，医生应持续监测其病情。只要运动员的脾脏恢复了正常大小、体征和症状均消除、肝功能正常，医生就可以允许运动员重新参加运动。

呼吸道疾病

　　呼吸道包括鼻腔、鼻窦、气管、支气管和肺，任何一个部位都可能受到细菌或病毒的侵袭。呼吸道疾病包括感冒、鼻窦炎、肺炎、流感、哮喘和支气管炎。

感冒（鼻炎）

　　感冒一般由病毒引起，其体征和症状包括喉咙痛、咳嗽、打喷嚏、流鼻涕、失声和疲惫。为预防感冒，运动员必须保持健康的饮食，勤洗手，避免接触感冒患者，避免到人多的地方去避免和他人共用水杯。对于病毒性疾病，只能采取对症治疗的方法，即治疗疾病的体征和症状。喉咙痛或咳嗽的运动员可含润喉糖，咳嗽和擤鼻涕时应用纸巾盖住口鼻。感觉疲劳的运动员应多休息。身体虚弱但感冒未经治疗的运动员更容易罹患其他疾病。

喉炎

喉咙发炎被称作喉炎。上呼吸道感染、说话时间过长或声音太大都可能引起喉炎。患喉炎的运动员会感觉喉咙疼痛和失声。感染还可能累及身体其他部位，运动员因此可能会发烧。喝水有助于湿润喉咙以及提高运动员的舒适感。运动员在感染消退前应尽量避免说话，可自行对症治疗。但是如果发烧，运动员应去看医生。

支气管炎

支气管的炎症称为支气管炎，由感染或过敏引起。患支气管炎的运动员会出现发烧、喉咙痛、疲惫、寒战、深咳甚至哮鸣音等症状。支气管炎的表现与感冒、流感和其他呼吸道疾病类似。如果运动员持续出现咳嗽和哮鸣音等症状，AT 最好将运动员转诊至医生处。

流感（流行性感冒）

患流感的运动员会主诉头痛、恶心、呕吐、眩晕、疲惫、肠胃不适、寒战，还可能会发烧。流感具有传染性，患流感的运动员应该和自己的队友保持适当的距离，接受对症治疗并充分休息。一旦运动员患流感，队医通常没有太多办法使运动员变得舒服些。一些非处方药物可以缓解恶心、头痛和身体疼痛。运动员可以通过接种流感疫苗和避免接触流感患者预防流感。

皮肤感染

皮肤是抵抗疾病的第一道保护层，它可以阻止微生物进入人体。将附着在皮肤上的微生物冲洗掉，对于预防疾病传播非常关键（见下页框线内文字）。即使如此，有些微生物还是可以直接感染皮肤，然后进入人体（见表 26.1）。高中摔跤规则要求任何有疮口的摔跤选手都不能参赛，作为预防皮肤感染传播的另一种方法。如果有医生出示的证明表明摔跤选手的皮疹不具有传染性，则可允许其参赛，但是摔跤比赛的官员对此有否决权。

有些皮疹是由病原体侵入整个机体导致的，例如麻疹。另外有些皮疹是由病原体侵入局部皮肤引起的。护具或运动装备可能会刺激某些皮肤部位从而引

表26.1　皮肤感染类型

类型	特征
结痂	干燥的脓汁堆积物，一般被认为是痂。通常与脓疱病和感冒疮有关
脓疱	感染产生的脓液积聚。通常与创伤、毛囊炎、疖和痤疮有关
溃疡	开放性流脓伤口。通常与烧伤或创伤有关
囊泡	皮下清澈流体积聚。可能出现单个或成串囊泡。病菌存在于液体中，因此刺破囊泡会导致疾病传播。有些囊泡不会引起其他后果，例如水疱。囊泡破裂后可能会继发感染

洗手

1. 如果要用纸巾擦干手，不要直接触碰纸巾，要先将纸筒中的纸巾展开。
2. 使用液体自动给皂器（如果没有，安装一个）。
3. 用前臂打开水龙头。
4. 在手和腕关节处涂抹肥皂，擦洗指甲下面和首饰。
5. 将 26 个英文字母念两遍，所用时间可以充分清洗。
6. 冲洗双手。
7. 把纸巾撕下来擦干双手。
8. 使用湿纸巾，另取一卷干净的纸巾。
9. 扔掉用过的湿纸巾。
10. 隔着纸巾关掉水龙头。
11. 用同一张纸巾打开洗手间的门。
12. 丢掉纸巾。

发感染。应在早期发现皮肤刺激以避免传染给其他运动员，这一点很重要。将运动员转诊可使皮肤感染得到控制。

痤疮

痤疮是一种在青少年群体中常见的皮肤问题，是毛囊部位的皮脂腺发生堵塞而引起的。堵塞是细菌进入皮肤毛孔并在毛孔内引发感染而导致的。痤疮的特征包括发红、肿大和形成白色脓包。预防措施通常为清洁皮肤以防止毛孔堵塞。有时可能需要转诊至皮肤科医生处接受治疗。

水疱

水疱是由于应力作用在皮肤上所引起的创伤，通常由于摩擦和压力作用在承重部位（例如足部跖骨球）的皮肤所导致。皮肤被反复挤压和摩擦时，皮肤层会被拉开，导致皮肤表层肿胀。预防

措施包括穿双层袜子和合脚的鞋子。有些运动员会在皮肤表面涂抹润滑剂以减小摩擦。水疱形成后，可以通过包纱布垫减小水疱部位的压力。如果水疱破裂，必须清洁伤口并涂上无菌敷料。有些 AT 会用无菌针将较大水疱中的液体抽出。液体抽干后，用消毒剂清洗该部位，然后涂上抗菌药膏和无菌敷料。

毛囊炎

毛囊炎是指毛囊出现的炎症。患毛囊炎的运动员需要用抗生素治疗由细菌引起的感染，但在正确覆盖毛囊后仍然可以参与运动。可以采用敷湿热包打开看起来像充满脓汁的溃疡一样的毛囊，帮助更快速地减少感染。佩戴护具（例如护肩）的运动员更容易罹患毛囊炎。这类运动员应该在护具内另外穿一层很轻的衣服，以帮助减小皮肤毛囊受到的压力。

疮（疖）

疖或疮是一种皮肤腺体的细菌感染。疖子呈亮红色，中间为较硬的结节，触之即痛。疖子外形看起来就像一个大疙瘩，运动员可能想去挤它。这种做法是不可取的，应该每天用温水热敷数次，以将感染引出。AT 必须小心谨慎以避免将细菌转移到热敷包上，可以给受感染的运动员一条毛巾，然后每天清洗毛巾。接触防护装备的所有身体部位都容易发生这种感染。生了疮的运动员应该由医生进行治疗。

足癣（脚癣）

脚癣通常被称为足癣，是由真菌引起的感染。足癣会使脚部发红、发干、表面呈鳞状和瘙痒。非处方抗真菌药通常可以有效缓解足癣症状。运动员可以

通过勤洗脚，洗脚后擦干来预防足癣。

皮癣（体癣）

体癣通常被称为皮癣，是由真菌引起的感染，皮肤会发红，表面呈鳞屑状以及出现环状畸形。皮癣通常通过接触被感染的衣物、护具或其他人的身体传播。

传染性软疣

传染性软疣是由病毒在接触部位引起的粉红色肿块。医生会通过手术将肿块摘除，然后敷上药物。创口愈合后通常不会留瘢痕。

脓疱病

脓疱病是由葡萄球菌或链球菌引起的感染。皮肤表面会呈现一簇簇密集分布的水疱，水疱会裂开，最后留下黄色痂皮。运动员需要使用抗生素阻止脓疱病的传播。清洁运动场地表面、不共享毛巾或衣物，有助于避免脓疱病的传播。

唇疱疹

唇疱疹是由单纯性疱疹病毒引起的出现在嘴唇周围或口腔内的一簇水疱。

疱疹

单纯性疱疹病毒可引起皮肤或黏膜感染。单纯性疱疹分为 1 型和 2 型。病毒一直存于体内，当免疫系统功能减退时，疱疹病毒就会引起唇疱疹。运动员需要保证充足的睡眠、健康的饮食以及进行运动。

疱疹的体征包括开放式流脓水疱，水疱底部是红色，外面是黄色的痂皮，腺体肿胀，还可能会发烧。单纯性疱疹

通过皮肤接触传播。在有大量接触性动作的体育活动（例如摔跤和英式橄榄球）中，单纯性疱疹的传播会相当快。这种皮肤疾病也被称为外伤性疱疹。预防措施包括训练后洗澡，包扎所有开放性伤口，不允许有开放性伤口的运动员参与运动，确保运动员没有共享毛巾、牙刷或衣物，用消毒剂和水溶液或商用消毒水在使用前后清洗垫子。疱疹的病程约为 2 周。以下 3 点有助于缓解唇疱疹：健康饮食（营养均衡）、充分休息，最重要的是释放压力。

血源性疾病

HIV 和乙肝属于传染性血源性疾病。这些疾病尤其通过接触感染者的血液传播。例如，AT 在处理运动员出血的伤口时，自己的伤口沾染了运动员的血液就可能会受到感染。血液中的微生物能够很容易地通过伤口进入人体。多名运动员共用针头或者剃刀也可能会造成血源性疾病在多人之间传播。最好的预防措施是将感染运动员和其他人隔离开。第 20 章讨论的通用预防措施也适用于上述疾病。

乙肝

乙肝病毒（Hepatitis B Virus, HBV）会引起肝脏感染。病毒长期存在于乙肝运动员的血液中，接触感染者的血液（包括干燥的血液）可以传播乙肝疾病。乙肝患者终身携带乙肝病毒并且更容易罹患肝硬化（肝脏疾病）。肝硬化患者会感觉疲惫、恶心、没有食欲。有些感染乙肝病毒的人可能为乙肝病毒携带者，自身并不罹患乙肝。乙肝的体征和症状与感冒或流感不同。乙肝运动员会有黄疸

体征，即皮肤和巩膜发黄。需要立即采取医疗措施以控制乙肝对身体造成的伤害。乙肝患者可能会继发慢性疾病，最终可能死于该疾病。值得庆幸的是，可以通过接种系列疫苗预防乙肝。由于 AT 和实习生每天都要接触血液，他们应该考虑接种乙肝疫苗。严格执行通用预防措施可以减少在易感染环境中暴露的机会（见第 20 章）。

HIV 和艾滋病

人类免疫缺陷病毒（Human Immunodeficiency Virus, HIV）会引起免疫系统紊乱，这是一种通过体液传播的病毒，血液、精液、阴道分泌物和乳汁都可以传播这种病毒。HIV 通过唾液和眼泪传播的可能性比较低，因为至少需要 1 加仑（4 升）的唾液或泪水才能传播足以感染的病毒。

由于感染 HIV 的运动员的免疫系统受到抑制，AT 可能会注意到运动员擦伤或溃疡的痊愈时间比正常人更长。感染 HIV 的运动员会出现体重下降、喉咙痛以及身体疲惫等体征。通过为期 6 个月

的血液检测可以确诊 HIV。医生可以开具改善运动员免疫功能和降低运动员易感性的药物。时至今日，在增强 HIV 患者的免疫功能方面，我们已经取得了巨大的进展。

如果……，你应该怎么做

你在运动员大出血后进行清洁时发现自己前臂最近擦伤的地方有一滴血。你认识这名运动员并且相信她没有任何传染病。

获得性免疫缺陷综合征（Acquired Immunodeficiency Syndrome, AIDS）是一种由感染 HIV 引起的疾病。AZT 药物可以抑制病毒的复制，用来减缓 AIDS 病程的进展。AIDS 患者会主诉疲惫、夜间盗汗、溃疡久治不愈、咳嗽和腹泻。这是一种致命性疾病，因此最好的办法是预防。对于 AT 来说，就是要执行第 20 章介绍的通用预防措施。

 真实案例

在作为 AT 实习生的第二年，我前往新西兰进行为期一年的学习。我找到了一份在一个男子半职业英式橄榄球队中做队医的工作（这个职位相当于美国的 AT）。第一场比赛的时候，我从装备管理员那里了解了一些比赛规则。中场休息时，我拿着自己的医药箱去和球队碰头。装备管理员提着一桶水，水里面浸泡着几块海绵。我负责在球队中检查所有球员的伤口。我看到有一名球员拿起一块海绵放在自己头上，把海绵里的水挤出来，让水往下流到自己身上。随后他将海绵扔回桶里。另一名球员拿起一块海绵擦拭自己腿上的血，擦完又把海绵扔回桶里。还有一名球员在桶里清洗自己的护口器。

作为一个像我这样直率的美国人，我直截了当地问装备管理员："你没有听过血源性病原体吗？"他答道："哦，我们这里没有。"

和运动医学团队的一些成员沟通之后，我发现在英式橄榄球队中推行卫生措施不是一朝一夕可以做到的事情。我作为队医的职责是加强英式橄榄球俱乐部的卫生和健康。教练、经理、装备管理员和我坐到一起讨论了一些为了控制疾病必须采取的改革措施。我在赛季结束后离开了这个球队，我了解到现在这个球队的患病和感染风险已经有所降低。

特雷西·格罗珀（Tracey Gropper），ATC

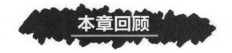

小结

微生物可能会在人体免疫功能低下时引发疾病。理想情况下，患者应待在家里以免将疾病传播给他人。保持健康的生活习惯可以使免疫功能保持在较高的水平，抵挡微生物的侵袭。避免接触其他人的体液以及采取通用的预防措施也可以避免某些疾病传播。体育竞赛将运动员近距离地聚拢在一起，增加了接触性传染病的传播风险。目前的比赛规则规定，为了保护其他参赛者，出血运动员必须退赛。很多传染病的体征和症状都比较相似。看医生是诊断微生物感染的唯一途径。由于运动员喜欢隐瞒病情，很多疾病的外在表现又彼此相似，因此运动防护团队的成员要接种最新的疫苗，这一点很关键。

关键术语

定义以下在本章中出现的专业术语：

痤疮	疱疹	传染性软疣
无菌性脑膜炎	人类免疫缺陷病毒（HIV）	流行性腮腺炎
水疱	免疫系统	足底疣
支气管炎	脓疱病	风疹
水痘	传染性单核细胞增多症	麻疹
感冒（鼻炎）	流感	体癣
毛囊炎	喉炎	脚癣
疖	微生物	接种疫苗
乙肝病毒（HBV）		

复习题

1. 实习生应该如何保护自己免受传染性疾病的感染？
2. 传染性疾病如何传播？
3. 传染性疾病的常用治疗手段有哪些？
4. 如何区分不同的传染性疾病？
5. 制定了哪些运动规则来预防传染性疾病的传播？
6. 为什么看起来很轻微的传染性疾病，AT 也会建议去看医生？

强化活动

1. 研究疫苗的作用机制。
2. 将本章中介绍的每种传染性疾病的体征和症状列表。
3. 将每种传染性疾病的预防方法列表。
4. 练习在公共场所正确的洗手方法。

5. 就洗手的重要性做一个陈述。在 AT 的指导下，向不同的团队阐述洗手的重要性（如小学班级或男孩女孩俱乐部）。
6. 到免预约诊所做志愿者。观察这个诊所中常见的传染性疾病是什么，研究传染病患病率是否与疾病类型、诊所位置或社区经济条件有关。
7. 制订每日清洁防护室的计划。清洁时应该用哪种清洗剂，应该穿什么样的防护服装？
8. 访问 CDC 网站，学习更多有关不同类型肝炎的知识。
9. 访问俄亥俄高中运动协会（Ohio High School Athletic Association，OHSAA）网站，学习更多预防传染病传播的相关政策和关于传染病预防的政策。
10. 访问网站，学习更多关于支气管炎的知识。
11. 访问 NFHS 运动医学咨询委员会网站，仔细阅读关于控制外伤性疱疹的立场声明。
12. 访问美国国家卫生研究院网站，学习更多关于各种皮肤病的知识。

延伸与拓展

阅读以下任意一篇文章，就这些文章的信息向你的同学们做一个小结。

Adams, B.B. 2002. Dermatologic disorders of the athlete. *Sports Medicine* 32(5): 309-321.

Bechtel, M., A. Bechtel, and M. Zirwas. 2009. Skin infections in wrestlers and other athletes. *Emergency Medicine* 41(1): 25-29.

Dougherty, T.M. 2003. Physician perspective. Sports dermatology: what certified athletic trainers and therapists need to know. *Athletic Therapy Today* 8(3): 46-48.

Luck, A., and P. d' Hemecourt. 2007. Prevention of infectious diseases in athletes. *Clinical in Sports Medicine* 26(3): 321-344.

Midgley, A.W., L.R. McNaughton, and M. Sleap. 2003. Infection and the elite athlete: a review. *Research in Sports Medicine* 11(4): 235-259.

Velasquez, B.J. 2002. When is a skin rash more than just a rash? Sexually transmitted diseases: a dermatological perspective. *Athletic Therapy Today* 7(3): 16-23, 38-39, 64.

Weber, T.S. 2003. Environmental and infectious conditions in sports. *Clinics in Sports Medicine* 22(1): 181-196.

Winokur, R., and W. Dexter. 2004. Fungal infections and parasitic infestations in sports: expedient identification and treatment. *Physician and Sportsmedicine* 32(10): 23.

第 27 章

体育运动常用药物

学习目标

学生完成本章的学习后可以：

- 理解治疗性药物和消遣性药物的区别。
- 了解适用于不同病情的药物。
- 基本了解药物的作用机制。
- 理解运动员使用药物提高运动表现的原因。
- 理解滥用药物的体征和症状。
- 基本了解体育运动中常用的提高成绩的辅助方法。
- 定义"成瘾"。

很久以来，人们一直认为药物能给运动员带来竞争优势。某些药物被确定会给运动员带来优势时，监管机构就会禁止运动员使用此类药物。本章将讨论能提高或被认为能提高运动表现的药物。

药物是一种不同于食物和水的物质，口服或局部用药后可改变人体的化学环境。运动员使用药物可能出于治疗、提高运动表现和消遣的目的。

治疗性药物

治疗性药物都有其医学作用，通常由队医开具处方或推荐。治疗性药物用于治疗疾病、感染或糖尿病等失调，也可用于缓解疼痛或肿胀等。

非甾体类抗炎药

非甾体类抗炎药（Nonsteroidal Anti-inflammatory Drugs, NSAID）可缓解损伤后的组织肿胀。这类药物包括阿司匹林和布洛芬，属于非处方药，即没有处方也可以合法购得。

受伤后，使用阿司匹林可以缓解疼痛。阿司匹林是一种血液稀释剂，用药初期会使肿胀更加严重。贫血的运动员可能需要避免使用阿司匹林，因为阿司匹林能够稀释血液，这会抵消其他药物治疗贫血的疗效。

布洛芬能缓解疼痛和肿胀，通常适用于拉伤和扭伤。大量用药经常会引起胃部不适，因此，应随餐服用布洛芬。定期大剂量服用会引起肝肾损伤。

局部类固醇

局部类固醇涂覆在皮肤表面或注射到关节内可缓解肿胀和疼痛，应注意区分局部类固醇和合成类固醇。局部类固醇主要用于过敏、皮肤病、关节疼痛。注射局部类固醇会使肌腱功能下降。队医为运动员开局部类固醇药物之后会监测其使用情况。

β－肾上腺素能药物

β－肾上腺素能药物能够在哮喘发作时通过控制化学物质的释放保持呼吸道通畅。这些药物属于处方药，可通过注射、吸入或口服给药。比较常见的是运动员通过喷雾吸入器吸入。但是，有时不允许运动员在比赛期间使用喷雾吸入器。当然，如果运动员只有使用吸入器才能保住性命，那么他也就顾不得那么多了。用药规定是在不断变化的。AT每年都应核实每种运动项目的用药法规以确定哪类药物是可以使用的。

抗生素

运动员出现细菌性感染时，医生会开具抗生素进行治疗。抗生素有很多种，其中最著名的是盘尼西林及其衍生物。抗生素进入血液，协助白细胞对抗细菌。抗生素使用不当会引起细菌发生变化以及产生耐药性，因此必须遵照医嘱用药

> **了解多样性**
>
> 许多文化中通过针灸来缓解疼痛。针灸起源于中国，是指用细针插入具体的人体部位以引发身体反应。

> **如果……，你应该怎么做**
>
> 按照惯例，曲棍球球员会在每次开赛前吸嗅盐。他们说这会让他们在比赛时更加机敏。

直至细菌消除，感染不会再次爆发。如细菌对抗生素产生耐药性，感染就会伺机而入。

消遣性药物

无治疗作用的药物被称为消遣性药物。法律允许某些年龄段的人可以使用酒精和烟草等消遣性药物，而禁止其他年龄段人群使用。还有一些消遣性药物是严禁任何人使用的，例如可卡因。使用非法药品至少会造成以下三个主要问题。

1. 产生不同程度的副作用，轻者失去活力，重者死亡。
2. 由于消遣性药物的生产和销售过程缺乏法律监管，药物中含有一些未知杂质，可能会有意外的副作用，包括死亡。
3. 犯罪分子的参与，会导致法律和个人的问题。

咖啡因

咖啡、茶、巧克力中含有咖啡因，某些品牌的阿司匹林、感冒药、减肥药和汽水中也含有咖啡因。咖啡因是一种兴奋剂，这意味着它会加快心率和呼吸频率。同时它也是一种利尿剂，可促使体内液体的排出。但最近发现急性摄入适量或少量咖啡因不会使身体脱水

（Armstrong et al., 2007）。参加马拉松等耐力性项目的运动员使用咖啡因是由于他们认为这可以增强他们的耐力。但是完成马拉松的过程中不允许上厕所，因此大多数运动员避免使用它。不同产品中咖啡因的含量不同。有些运动员摄入咖啡因后可能会出现睡眠困难。头痛的运动员可能会服用阿司匹林缓解头痛而不注意其中是否含有咖啡因，结果服用阿司匹林后无法入睡。咖啡因成瘾的运动员停止使用咖啡因后可能会出现头痛、恶心、疲劳。

烟草

烟草有吸用烟草和无烟烟草两种使用形式。吸用烟草包括香烟、雪茄和烟斗抽烟等。众所周知，吸烟非常容易上瘾。吸烟会降低人的活力，同时还有长期的不良副作用。吸烟会极大地增加肺癌、心脏病、肺气肿和其他呼吸系统疾病以及由黄斑变性引起失明的患病概率。有些人认为雪茄和用烟斗抽烟不像香烟那么有害，但这种看法是不正确的。

无烟烟草（鼻烟或嚼烟）被放置在牙龈处，尼古丁被吸收入血液。因为看到职业运动员尤其是棒球运动员使用这种形式的烟草，因此其他运动员也照做。尼古丁会使心率和呼吸频率加快。所有形式的无烟烟草均含有致癌物质。

如果……，你应该怎么做

一名棒球运动员翻开嘴唇，问自己脸颊内部和牙龈上的水疱是什么。他透露家人不在的时候自己偷偷使用过嚼烟。

肺气肿

肺气肿是一种无法治愈的肺部疾病，其特征是无法深呼吸。这是一种进行性疾病，最终会使人无法吸入足够的氧气而无法维持生命。

无烟烟草的使用受法律管控，向未成年人出售无烟烟草属于违法行为。高中和大学协会的规章规定禁用无烟烟草。目前暂时不限制职业运动员使用无烟烟草。

使用无烟烟草两年之内就会使脸颊、舌头、牙龈处产生癌前细胞，这种癌前细胞被称作黏膜白斑病。由于无烟烟草高频率地在脸颊处被使用，黏膜白斑病的发展速度较快，癌前细胞为白色，有些还会生成水疱。如果发生了癌变，可以通过手术切除下巴，还可能包括舌头。如果癌细胞已经扩散至全身，并且没有引起足够重视，运动员可能会死亡。此外，无烟烟草会导致严重的口腔并发症。使用无烟烟草的人群出现牙龈疾病、口臭和蛀牙的概率均高于其他人群。

无烟烟草的另一种形式包括香烟糖或薄荷香烟，已成为摄取尼古丁的流行方式。这种无烟烟草为可溶性条状或颗粒状，味道和包装很像糖果。遗憾的是，烟草做成这种形式很容易让儿童误食（Aleccia，2010）。

酒精

酒精是通过发酵设备在酵母分解谷物或水果的过程中产生的一种物质。人们通过啤酒、红酒和烈性酒等制品摄入酒精。

一罐啤酒、一杯葡萄酒和一杯烈性酒，都是喝一杯酒，其中的酒精含量也大致相当，不同的是其中的水分含量。啤酒的水分含量最高，白酒所含的水分最少。

酒精可使心率、呼吸频率减慢以及反应时延长，因此酒精可用作镇静剂。身体活动变缓不是运动员在比赛期间所需要的，想象一名赛跑运动员越跑越慢、失去平衡、无法集中精力并且忘记自己在做的事情。酒精还会降低反应速度，因此酒后驾车是很危险的。对于身体来说，酒精是一种毒物，摄入体内的酒精会被运送至肝脏进行解毒。饮一杯酒，肝脏需要花 1 小时 20 分钟才能将酒精分解。如果机体不能足够快速地排出酒精，人就会出现醉酒症状，有些人还会通过呕吐将部分酒精排出体外。如果这个人继续饮酒，则可能会失去意识、陷入昏迷或死亡。当血液中酒精含量达到 0.4%时，人会失去意识，之后没多久就会死亡。

持续过度饮酒的人易出现肝功能紊乱、营养问题、脑功能障碍、胃溃疡以及早逝。有研究表明，适量饮用红酒能有效预防心脏病。但是人们在基于上述研究结果决定开始饮酒之前，应该先全面考虑一下个人身体状况。如果有可能会损害自己或他人的身体健康，就不应该饮酒。

可卡因

可卡因是一种白色粉末，使用者吸入后会产生欣快感或幸福感。这种欣快感的持续时间较短。使用的可卡因越多，要达到欣快感所需的可卡因就越多。运动员使用可卡因后会表现得焦躁不安。

使用可卡因的副作用包括心脏病、免疫系统抑制、营养不良、花费大以及可卡因带来的痛苦——有虫子在皮肤下面爬的幻觉。使用可卡因没有一点儿好处。

如果……，你应该怎么做

高尔夫球队刚刚赢得了州冠军。你获邀参加在当地酒店举行的派对。来到酒店后，你发现整个球队的人都在喝酒和抽雪茄。有个人醉醺醺地朝你走过来，说该回家了。

摇头丸

ＭＤＭＡ 是二亚甲基双氧苯丙胺（Methylene Dioxymetham–phetamine）的缩写，它来源于俚语"摇头丸"。这种药物能增强感知觉和体能，强化精神刺激。有些人服用摇头丸会上瘾，出现肌肉痉挛、视力模糊、恶心、发冷等症状。

提高运动表现的药物

提高运动表现的药物是指运动员认为能够让自己在赛场上表现得更好的药物。运动员可能会选择在比赛前摄入酒精让自己镇定。有些运动员会选择使用可卡因使自己兴奋。还有些运动员会使用类固醇增加肌肉力量。无论使用哪种提高运动表现的药物都是违法的，并且大多数情况下药物并没有作用甚至可能会导致死亡。

二甲基亚砜

动物研究表明,二甲基亚砜(Dimethyl Sulfoxide, DMSO)可以缩短愈合时间,减少伤口肿胀。兽医开始使用 DMSO 作为抗炎剂。有些运动员受伤后想使用 DMSO 缩短重返赛场的时间。皮肤快速吸收 DMSO 后,口腔内会留有大蒜味。DMSO 从未获批用于人类,但是运动员已经有办法把 DMSO 弄到手。没有任何研究表明 DMSO 对人体确实有作用,目前其长期副作用未知。

麻黄

长时间以来,麻黄作为减肥药被使用。在需要保持苗条和控制体重的运动项目中,运动员有时会使用麻黄。麻黄会导致高血压、心脏病发作和休克等健康问题。美国食品药品监督管理局(Food and Drug Administration, FDA)于 2004 年禁止出售含有麻黄的补剂。

血液兴奋剂

给耐力性项目运动员输入额外的携氧血细胞能够提高其比赛成绩。运动员血液中的红细胞越多,其携氧能力越强。根据这一理论,运动员可以提前抽取自己的血液储存起来。经过一段时间,机体会自行补充失去的血细胞。随后再在赛前注射之前储存的血液,这样运动员的红细胞数量比平常有所增加。但是将额外的血液输入运动员的机体系统会导致休克。

合成类固醇

合成类固醇是产生和维持男性第二性征的雄性激素,例如睾酮。医生开具合成类固醇处方用于治疗哮喘、严重肌肉损伤和关节炎。类固醇可用于缓解癌症的副作用,但使用类固醇的同时可引起全身萎缩。运动员使用类固醇的目的是增加肌肉。

雄烯二酮是某些运动员用于获取比赛优势的一种类固醇激素。雄烯二酮可以增加男性在短时间内(通常是 8 小时)睾酮的生成量。

当运动员发现使用雄烯二酮可以增加肌肉重量时,他们开始服用类固醇以增加肌肉力量。为避免一次性摄入大剂量类固醇,运动员会使用一种叫作"叠加"的方法同时注射和服用类固醇,但是副作用却无法避免。男性使用合成类固醇会出现以下副作用:痤疮、睾丸缩小、心脏病、癌症、成瘾、乳腺组织变大、精神病、脱发、韧带功能下降、生长减慢、出现暴力倾向(类固醇癫狂)、血管问题和阳痿。女性使用合成类固醇的副作用包括声音变低沉、成瘾、停经、毛发增多和体脂减少,除了解剖结构没有改变,其他方面都像男性。

法律规定参加任何体育比赛的运动员都不能使用类固醇,包括职业比赛和奥运会。使用类固醇的运动员即使赢得了金牌,也会被取消资格。允许哮喘患者使用吸入剂,但是药物测试委员会控制吸入剂中类固醇的含量。

如果……,你应该怎么做

就在开始一整天的摔跤比赛之前,一名摔跤手给你看他在健康食品店买的最新品。不等你问那是什么东西,他已经把一瓶绿色泡沫一样的东西一口饮尽。

人体生长激素（Human Growth Hormone, HGH）是一种蛋白质类激素。某些运动员使用生长激素以促进肌肉生长。当儿童出现生长发育障碍时，医生有时会开具人体生长激素处方。体育组织禁止运动员服用人体生长激素。

羟基丁酸（Gamma Hydroxybutyrate, GHB）是一种中枢神经系统抑制剂，常被称为娱乐用药。与酒同服羟基丁酸会使受害者失去抵抗能力，无法对抗性侵。羟基丁酸也有促进合成的作用，可帮助合成蛋白质，从而促进增肌。使用 GHB 的副作用是出现惊厥或昏迷。

药物滥用

众所周知，人类寿命之所以越来越长，有部分原因是药物的使用。不幸的是，很多人形成了一种吃药可以解决一切问题的错误观念。医生开具越来越多的药物，消遣性药物也很容易买到。某些运动员选择使用药物，因为他们认为药物可以提高运动表现。有的学生强迫其他学生使用，这样他们就不再是特立独行的。很多学生和运动员看见教授或他们的父母使用药物就效仿其行为。使用药物的运动员可能会感觉很放松，这是因为药物能减少压抑感。然而不幸的是，青少年使用药物会造成长期的健康问题。记住，有更多的学生和运动员比那些使用药物的人有更好的理由选择不使用药物。

药物检测

高中很少进行药物检测，但是在职业、国际和大学体育赛事中，药物检测变得越来越普遍。大学体育比赛通常会检测一组药物，包括大麻、可卡因、阿片类药物、安非他命和五氯苯酚，还可能会筛查其他药物。例如，许多学校也会检查运动员是否使用了摇头丸、羟基丁酸或类固醇。

检测非法药物需采集尿样。比赛结束后，赢得比赛的运动员与其他随机挑选的运动员一起接受测试。为了确保样品来自运动员而不是其他人，运动员必须在药检主管的监控下以及在有安保的房间内取样。尿样由运动员密封并签字，随后送检以确定运动员是否使用了非法药物。如尿样中检出非法物质，结果将被送至药品检测管理委员会，由委员会裁定如何处罚非法使用药物的运动员。在某些情况下，管理委员会会做出禁赛一段时间的处罚，而在其他情况下会判罚运动员比赛成绩无效，取消奖牌。如有任何关于药物以及运动员可使用药品的问题，可以拨打美国奥委会免费热线电话进行咨询。

对于高中类体育运动，违禁药物可能有所不同，不过禁用药物往往是以下几类。

1. 兴奋剂：用于提高警觉性，缩短反应时。
2. 同化剂（合成类固醇）：用于生成肌肉。
3. 利尿剂：用于排出液体以减轻体重。
4. 肽类激素：用于增加肌肉和增强肌肉力量。

使用这几类药物可以给运动员带来竞争优势，对其他运动员不公平，或者会产生与健康相关的副作用，因此禁止运动员使用。

真实案例

我工作时曾经遇到一名令人印象深刻的运动员，他总是尝试各种流行的最新方法以提高健康水平。他说起自己一直拉肚子却找不到原因。我让他把自己吃的东西和补剂全部写下来。比较所有食物和补剂后，我发现他摄入了超量的维生素 C。停止摄入大量维生素 C 后，他的腹泻问题马上就解决了。我建议他去看营养师，让营养师帮助他制订合理的膳食计划，可惜他没有听从我的建议。他最后决定再换一种新的膳食方法。

匿名

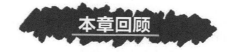 **本章回顾**

小结

运动员出于各种各样的原因使用治疗性或消遣性药物。治疗性药物用于帮助运动员从伤病或疾病中康复，或是预防在比赛过程中疾病发作。头痛和感冒等问题可以购买非处方药。消遣性药物没有实际使用价值，主要用于某些社交场合。使用这种药物的人只是想获得欣快或兴奋等感觉。

有些运动员认为药物能提高其运动表现，最后却发现所谓的提高只是传说。咖啡因、合成类固醇和氧气是常用的改善运动表现的物质。使用提高运动表现的药物的运动员也许会发现自己的运动表现有所提高，但其产生的副作用和长远问题远超过其益处。

必须考虑所有药物的副作用。应咨询队医以确定正确的药物使用方法和剂量。长期服药后身体会出现惯性或成瘾，不同的药物成瘾可通过不同的方案予以处理。优秀运动员经常需要接受药物检测。奥运会和国际体育赛事选手要定期接受违禁药物测试。

关键术语

定义以下在本章中出现的专业术语：

合成类固醇
雄烯二酮
β – 肾上腺素能药物
二甲基亚砜（DMSO）
药物
麻黄
羟基丁酸（GHB）

人体生长激素（HGH）
黏膜白斑病
局部类固醇
非甾体类抗炎药（NSAID）
消遣性药物
治疗性药物

复习题

1. 描述治疗性药物和消遣性药物的区别。

2. 为什么运动员要使用各种药物？
3. 使用消遣性药物的实际效果和传说中的效果有什么不同？
4. 为什么要进行药物测试？

强化活动

1. 列举体育运动中有用的药物以及常见用途。
2. 给奥林匹克训练中心写信索取一份违禁药品清单。
3. 访问药物滥用中心，判断滥用药物者初次尝试时最可能使用的消遣性药物是哪种。
4. 列举运动员选择不使用药物的积极理由。
5. 上网查看 NCAA 违禁药物清单。
6. 登录 NCAA 网站并研读其药物检测协议。

延伸与拓展

1. 参加药物滥用的公开会议并撰写一份描述各种用药体验的报告。讨论为什么有人选择不使用药物以及有人停止使用药物。
2. 就咀嚼烟草的长期影响采访当地牙医，并向你的伙伴们进行展示。
3. 从相关网站获取手册。就本章讨论的其中一种药品自行设计一本手册，建立一个网站或博客。
4. 从以下文章中任选一篇阅读，并撰写一份单页报告。

　　Beduschi, G. 2003. Current popular ergogenic aids used in sports: a critical review. *Nutrition and Dietetics* 60(2)：104–118.

　　Cooper, J., J.A. Ellison, and M.M. Walsh. 2003. Spit(smokeless)–tobacco used by baseball players entering the professional ranks. *Journal of Athletic Training* 38(2): 126–132.

　　Gaudard, A., E. Varlet–Marie, F. Bressolle, and M. Audran. 2003. Drugs for increasing oxygen transport and their potential use in doping: a review. *Sports Medicine* 33(3): 187–192.

5. 访问美国国家药物滥用研究所网站，了解更多关于校园药物检测的信息。
6. 访问美国国家药物滥用研究所网站，了解更多关于类固醇使用的信息。
7. 浏览伊利诺斯高中协会运动医学网站，查找有关州药物检测政策和违禁药物清单的信息。
8. 访问梅奥诊所网站，了解更多关于针灸对背痛的疗效的知识。

第 28 章

营养与体重控制

学习目标

学生完成本章的学习后可以：

- 了解新陈代谢。
- 了解基本的食物种类。
- 了解营养对于健康身体的意义。
- 制订一份运动员膳食计划。
- 了解在运动员中经常流传的有关食物的流言。

食物是人体的燃料，新陈代谢被认为是食物的能量系统。可供人体消化利用的食物主要含碳水化合物、蛋白质和脂肪，还包括维生素、矿物质和水分等其他营养素。食物的产热或产能值以卡路里（焦耳）计算。如果食物代谢产生的能量超过了人体生长发育、维持生命或热量所需，多余的能量就被储存在体内，使体重增加。如果摄入食物产生的能量不足以满足机体所需，运动员的体重就会下降。机体需要能量时，首先被代谢的是碳水化合物，其次是脂肪，最后是蛋白质或机体的肌肉组织。饥饿的人肌肉萎缩就是因为机体需要肌肉作为燃料。

新陈代谢属于躯体功能，是人体内发生的全部化学变化的总称。新陈代谢的变化取决于身体活动水平和性别。男性和青少年的新陈代谢水平通常高于其他人群，运动时新陈代谢也会加快。随着年龄增长，运动员的新陈代谢率会逐渐下降。

主要营养

营养素是指人体新陈代谢所需的物质，包括水、维生素、矿物质、碳水化合物、脂肪和蛋白质。

水

水是膳食中的主要成分，约占人体总重量的57%。水是人体正常运行的必需物质。水分有益于肾功能、分泌、人体所有化学反应、出汗、血流和关节润滑。我们可以从自来水、瓶装水或苏打水、运动饮料、果汁饮料、咖啡和茶等各类液体中摄取水分。AT 必须记住大多数运动员在比赛时摄入的水分都不足以弥补其出汗流失的水分。同时，不能根据运动员的口渴程度判断其由于出汗所需要补充的水分，因为这是非常不准确的。

如果运动员没有摄入足量的水分以补充因出汗和其他正常生理过程流失的液体，运动员就会脱水。脱水的体征和症状包括头痛、口干、眩晕、疲劳和口渴。尿液颜色是判断运动员脱水的另一个指征。正常尿液是清澈的，尿液呈亮黄色表明发生了脱水。运动员失水量达到体重的 2% 或以上时，会出现轻度脱水。即使是轻微程度的脱水，也会导致运动员的运动表现下降。

通常运动员每天应至少摄入 8 盎司（240 毫升）水分。NATA 指出，运动前正确的补水方法为在运动前 2 或 3 小时摄入 17~20 盎司（510~600 毫升）运动饮料或水分，在运动前 10~20 分钟再摄入 7~10 盎司（210~300 毫升）。与 NATA 的建议略有不同的是，ACSM 建议根据运动员的体重确定补水量（见本页边框）。补充液体的速率应为每 10~20 分钟补充 7~10 盎司（210~300 毫升）。运动后补液的正确方法是运动员的体重在运动中每下降 1 磅（0.45 千克），

补液

根据 ACSM 于 2007 年发布的《运动和补液立场声明》，运动前补液的正确方法包括以下步骤。

- 在运动前 4 小时或更早时候慢慢喝下饮料。ACSM 建议每千克体重摄入 5~7 毫升液体。例如，体重 150 磅（67.5 千克）的运动员在运动开始前至少 4 小时应摄入 341~477 毫升液体。
- 尿少或者尿液不清澈的运动员每千克体重还应多摄入 3~5 毫升液体。还以体重 150 磅（67.5 千克）的运动员为例，如果该名运动员存在尿少或尿液浑浊问题，他需要额外摄入 205~341 毫升液体。
- 吃零食和饮用含少量盐的饮料会让运动员感到口渴，可以促使他们摄入液体，这是帮助保持体内液体的一种方法。

源自：Micheal N., Sawka, M.N., Burke, L.M., Eichner, E.R., Maughan, R.J., Montain, S.J., & Stachenfeld, N.S. American College of Sports Medicine (2007). Exercise and Fluid Replacement. Medicine & Science in Sports & Exercise, 39(2): 377-390.

就应补充 20 盎司（600 毫升）的运动饮料。减肥的人会发现喝这么多水有助于体内废弃物的排出并且产生饱腹感。

摔跤运动员是众所周知的需要控制体重以参加某个重量级别的比赛。不幸的是，他们中的大多数人需要在短时间内降体重，减掉的体重均为水分，他们因此而处于脱水状态。水摄入量的限制和体内水分的缺失会引起摔跤运动员产生疲劳以及表现欠佳。摔跤运动员应在营养师的指导下减重，在此期间还应保持每天摄入 8 杯水的习惯。

如果……，你应该怎么做

你正在把一个 10 加仑（38 升）的冰水机搬运到橄榄球训练场上。主教练让你停下，他走过来打开冷水机盖子，把肌酸倒了进去。你一脸震惊。主教练说："要想赢得州冠军，我们需要一点额外的优势。"他要你答应每天把冷水机带到他那里。

表28.1　维生素一览表

维生素	种类	食物来源	缺乏
A	脂溶性	黄油、奶酪、胡萝卜、绿叶蔬菜	视力下降、眼睛发炎、失明
B_1	水溶性	全谷物、豆类、肉制品	虚弱、意识混乱、肌肉萎缩
B_2	水溶性	绿色蔬菜、奶、蛋、全谷物	皮肤干燥、皲裂，皮肤刺激
B_6	水溶性	肉、全谷物、豆类、绿叶蔬菜	皮肤干燥、皲裂，皮肤刺激，贫血
B_{12}	水溶性	肉、鱼、蛋、奶	贫血、神经系统病症
C	水溶性	水果、绿色蔬菜、土豆、番茄	免疫系统缺陷、牙龈出血、皮肤干燥
D	脂溶性	乳制品、鱼油、日光	骨质流失、佝偻
E	脂溶性	坚果、植物油、全谷物、黄油、绿叶蔬菜	神经系统病症（维生素E缺乏非常罕见）
K	脂溶性	绿叶蔬菜	出血

维生素

维生素是通过调节新陈代谢以帮助机体执行具体功能的物质。所有食物中都含有维生素，因此只要膳食均衡就可以获取人体所需的所有维生素。但是如果运动员的膳食不合理，则需要通过补剂获取维生素以满足机体正常功能的日常所需。

维生素分为水溶性和脂溶性两种（见表28.1）。脂溶性维生素包括维生素 A、维生素 D、维生素 E 和维生素 K。水溶性维生素包括 B 族维生素（维生素 B_1、B_2、B_6、B_{12}）和维生素 C。脂溶性维生素在被机体利用前溶于脂肪，水溶性维生素在被机体利用前溶于水。多余的脂溶性维生素储存在肝脏内，多余的水溶性维生素通过尿液排出体外。

矿物质

矿物质是形成骨骼和肌肉、传导神经冲动以及维持正常新陈代谢和心脏功能所需的无机化学元素。所有食物中都含有矿物质，除非膳食不均衡，否则运动员不需要通过补剂补充矿物质。科学家在日常摄入的食物中添加一些矿物质后发现某些疾病的发病率有所下降。例如，在饮用水中加入氟以预防龋齿，在橙汁中加入钙以帮助不喜欢乳制品的人摄入充足的钙营养。在食物中添加钙可提高青少年运动员骨骼的强度，还可以预防运动员在衰老过程中出现骨质疏松。常见矿物质及其食物来源见表 28.2。

碳水化合物

碳水化合物是人体主要的燃料来源。碳水化合物的消化始于口腔中食物与唾液腺分泌的唾液相混合。营养学家建议碳水化合物应占每日膳食总量的 40%~50%，运动员消耗的热量中应有 55%~60% 由碳水化合物提供。含碳水化合物食物的举例见下页边框。

纤维是富含碳水化合物的食物中含有的一种难以消化的食物成分。膳食纤维可以促进肠道蠕动，因此高纤维膳食可以减少便秘和结肠疾病的发生。高纤维碳水化合物清单见本页边框。

表28.2　矿物质概览

矿物质	食物来源	缺乏		
钙	乳制品、菠菜、杏仁	骨密度下降、牙齿形成异常		
铁	牛肉、蛋、花菜	贫血		
镁	坚果、豆类、种子	肌无力、疲惫、痉挛		
磷	乳制品、肉	贫血		
钾	葡萄干、香蕉、牛肉	肌肉痉挛、心脏疾病		
硒	坚果（巴西）、金枪鱼、牛肉、蛋	心脏疾病、甲状腺机能减退、免疫功能下降		
钠	盐	低钠血症（摄入大量水的同时进行4小时以上的耐力性运动）		
锌	牡蛎、强化全谷物早餐、杏仁	生长迟缓、食欲下降、免疫功能受损		

碳水化合物

简单	复杂
蜂蜜	面包
水果	土豆
碳酸饮料	面包圈
运动饮料	谷类
糖果和甜食	豆类
	蔬菜
	坚果和种子
	意大利面

高纤维碳水化合物

豆类	四季豆
蔬菜	玉米
坚果和种子	葵花子
水果	苹果
青豆	花菜
豌豆	香蕉
杏仁	椰子
西梅	

如果……，你应该怎么做

最近有一种极端减肥法主张只吃一种食物，那就是卷心菜。运动员说他们想吃多少卷心菜都可以，但是除此之外不能吃其他任何食物。他们兴奋地说着自己的体重下降了多少。你开始想："也许我也应该试试这种减肥方法。"

包括运动员在内的很多人为了减轻体重而限制碳水化合物的摄入。美国心脏协会指出，很多低碳水化合物膳食引起的体重下降是由于体液丢失。此外，

很多高碳水化合物食物具有极高的营养价值，大量减少这类食物的摄入可能会导致其他健康问题。

大多数人可通过平衡膳食摄入足量的蛋白质。据推测，减少碳水化合物的摄入的同时增加蛋白质和脂肪的摄入，可能会使体内胆固醇水平升高，增加罹患心脏疾病的风险。

脂肪

脂肪是健康膳食的必需组成成分。例如，女性生殖系统无法在缺乏脂肪的情况下保持正常功能，机体在缺乏脂肪的情况下也无法完成妊娠。除了作为能

量来源，脂肪还参与细胞功能、维持某些维生素的新陈代谢以及帮助保持正常体型。膳食脂肪可分为饱和脂肪、不饱和脂肪两种。

　　饱和脂肪主要存在于肉、鸡皮、猪油、奶、奶酪、奶油、黄油等动物产品和某些油类（如椰子油）以及巧克力中。不饱和脂肪通常存在于大豆、坚果和某些油（如橄榄油、菜籽油、花生油）等植物产品中。尽管脂肪可以让食物更加美味，但是摄入脂肪过多是一种不健康的饮食习惯，可能会引发疾病。心脏病、高血压、糖尿病、某些癌症和肥胖都与摄入过量脂肪尤其是饱和脂肪有关。运动员应检查膳食中脂肪的含量和种类，确定是否需要调整膳食习惯。

　　胆固醇是人体内合成的执行主要细胞功能的一种脂类物质。有些非人体必需的胆固醇储存在血管中。胆固醇长时间在血管壁上堆积会堵塞血管，引起心脏病发作。

　　摄入的饱和脂肪越多，体内胆固醇水平就越高。很多人为了降低血管的胆固醇水平拒绝摄入含胆固醇的食物，因此很多食品生产商会在食品包装上声明本品不含胆固醇。所有含动物脂肪的食品中均含有胆固醇，包括蛋黄、奶、奶油、奶酪、黄油和所有红肉。含脂肪的食物举例见本页边框。

　　胆固醇也分为两种：有益的和有害的。有害胆固醇（低密度）会阻塞动脉，引起心脏疾病；有益（高密度）胆固醇有利于人体。有害胆固醇水平高而有益胆固醇水平低时，人体具有较高的罹患心脏疾病的风险。

　　反式脂肪或反式脂肪酸是植物油氢化时产生的脂肪。很多食物都用反式脂肪油炸，这种烹饪方式对身体是有害无益的。反式脂肪会提高体内低密度胆固醇的水平，降低体内高密度胆固醇的水平。摄入反式脂肪同时会增加罹患 2 型糖尿病的风险。无论摄取多么微量的反式脂肪，都是不安全的。

含脂肪的食物

不饱和脂肪	饱和脂肪	高胆固醇含量
鱼	肉	脑
人造奶油	鸡皮	肾
菜油	猪油	肝
橄榄油	全脂奶	蛋黄
鱼油	奶酪	奶酪
花生油	某些油类（椰子油和棕榈油）	龙虾
坚果	巧克力	黑火鸡肉
	黄油	黄油
	加工干酪	猪肉
	冰淇淋	冰淇淋
	奶油奶酪	羔羊肉
	可可油	小牛肉
		奶油
		三文鱼
		虾

含蛋白质的食物	
蛋白质含量高	**蛋白质含量中等**
牛肉	酸奶
鸡肉	牛奶
鱼	豆类
火鸡	干豆
小牛肉	扁豆
	蛋

蛋白质

　　氨基酸是蛋白质的基本组成单位。机体利用氨基酸形成新的组织，修复受损组织。青少年正是长身体的时候，必须确保他们摄入足够的蛋白质以免生长发育迟缓。青少年对蛋白质的需求量比成人高。肉类、豆类、坚果、乳制品、鱼和蛋中都含有蛋白质。蛋白质是人体消耗的最后一种能量来源。运动员日常膳食中蛋白质含量应为 15%~20%。含蛋白质的食物清单见本页边框。

　　从膳食中摄入蛋白质不足的人可以购买蛋白质补剂。蛋白质补剂的生产商在推广产品时宣称自己的产品可以增强肌肉。但是运动员的膳食中蛋白质含量过高会导致其体脂含量增加（因为含蛋白质的食物通常含有大量脂肪）、骨骼中钙质流失和脱水。

健康膳食

　　营养均衡对身体健康至关重要。引起死亡的很多因素均与饮食相关。根据美国农业部（United States Department of Agriculture, USDA）的膳食指南，健康膳食应该具备以下几个特点。

- 主要包括水果、蔬菜、全谷物、无脂或低脂奶和奶制品；

- 包括瘦肉、家禽、鱼、豆类、蛋和坚果；
- 低饱和脂肪、反式脂肪、胆固醇、盐（钠）和添加糖分。

　　营养均衡的膳食应提供保持健康必需的全部营养素，其中包括的食物应来自各个食物群。USDA 将食物群分类为谷物、水果、蔬菜、肉、豆类和油（见本页边框）。各食物群的摄入份额见食物金字塔（见图28.1），建议多摄入谷物、水果和蔬菜。由于不同的文化侧重摄入的食物也不同，因此存在其他膳食指南

膳食指南

USDA 膳食指南的主要建议包括：

- 在能量需求范围内摄入足量水果和蔬菜。建议每天食用 2 杯水果和 2.5 杯蔬菜，其能量按参考值计算为 2000 卡，不同卡路里水平所需的能量也不同。
- 每天摄入多种水果和蔬菜。尤其是每周要多次从所有 5 个蔬菜子群（深绿色蔬菜、橙色蔬菜、豆科蔬菜、淀粉蔬菜及其他）中选择。
- 每天摄入 3 份以上 1 盎司（28 克）的全谷物食品，其余推荐谷物从富含谷物或全谷物食品中摄取。至少一半的谷物应为全谷物食品。
- 每天摄入 3 杯无脂或低脂奶，或等份额的奶制品。
- 儿童和青少年应经常摄入全谷物食品，至少一半谷物应为全谷物食品。此外，2~8 岁的儿童应每天摄入 2 杯无脂或低脂奶，或等份额的奶制品。9 岁及以上的儿童应每天摄入 3 杯无脂或低脂奶，或等份额的奶制品。

源自：U.S. Department of Health and Human Services & U.S. Department of Agriculture (2005). Dietary Guidelines for Americans, pg24.

食物金字塔结构

一套方案不能适合所有人

USDA的新食物金字塔用标志表示了个性化的健康饮食和身体活动指南。符号设计得很简单。设计该标志主要是为了提醒消费者选择健康的食物，每天要进行一定的身体活动。下面将分别介绍标志的各个部分。

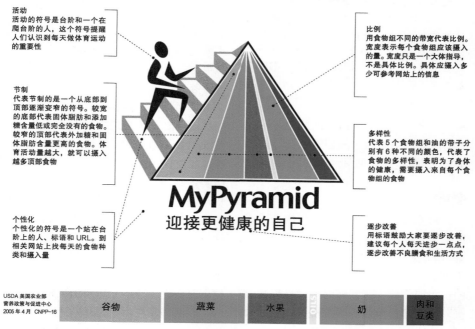

活动
活动的符号是台阶和一个在爬台阶的人，这个符号提醒人们认识到每天做体育运动的重要性

节制
代表节制的是一个从底部到顶部逐渐变窄的符号。较宽的底部代表固体脂肪和添加糖含量低或完全没有的食物。较窄的顶部代表额外加糖和固体脂肪含量更高的食物。体育活动量越大，就可以摄入越多顶部食物

个性化
个性化的符号是一个站在台阶上的人、标语和URL。到相关网站上找每天的食物种类和摄入量

比例
用食物组不同的带宽代表比例。宽度表示每个食物组应该摄入的量。宽度只是一个大体指导，不是具体比例。具体应摄入多少可以参考网站上的信息

多样性
代表5个食物组和油的带子分别有6种不同的颜色，代表了食物的多样性，表明为了身体的健康，需要摄入来自每个食物组的食物

逐步改善
用标语鼓励大家要逐步改善，建议每个人每天进步一点点，逐步改善不良膳食和生活方式

| USDA 美国农业部 营养政策与促进中心 2005 年 4 月　CNPP-16 | 谷物 | 蔬菜 | 水果 | 油 | 奶 | 肉和豆类 |

图28.1　食物金字塔

源自：U.S. Department of Health and Human Services.

表28.3　食物金字塔2000卡路里（8400焦耳）能量的每日食物份数

食物组	每日份数
水果组	4份或2杯
蔬菜组	5份或2.5杯
谷物组	6盎司（170 克）*
肉类和豆类组	5.5盎司（156 克）
奶类组	3杯
油	24 克或6茶匙
自由支配的卡路里	<267卡路里（1121焦耳）

*3 盎司（85 克）来自全谷物

（见表28.3）。CANFit 组织制定了美洲原住民食物金字塔，访问美国农业部网站或者用相关关键词搜索可以在网上找到这个食物金字塔。

热量平衡

为保持一定的体重，摄入的热量应与通过日常身体活动和运动消耗的能量相匹配。如果运动员希望增重或减重，则需要调整热量平衡。例如，希望减重的运动员需要增加热量消耗，减少热量摄入或采取 ACSM 的建议，即同时减少热量摄入和增加热量消耗。

减重

需要减轻体重的人应该遵循 ACSM关于减重的系列指南。该系列指南指出，每周进行 150~250 分钟中等至大强度运动可使体重适度下降。每周运动超过250 分钟与体重明显下降有关。需要减重的人同时应该将热量摄入限制在中等

如果……，你应该怎么做

在更衣室中，一名游泳运动员的手提袋意外地掉了出来，里面的东西都掉在地上。出于好心，你过去帮她把东西捡起来，这时你发现有几个开了口的瓶子里面装着泻药和减肥药丸。

水平。严格限制热量摄入的效果并不会比适度限制更有效。我们建议在开始实施减肥计划前应咨询医生。

增重

希望增加体重的人应该以增加肌肉重量为目标，而不是增加体内脂肪的重量。增重速率不应超过每周1~2磅（0.5~1千克）。为增加肌肉重量，应进行肌肉的抗阻和体能训练，同时略微增加热量摄入。随着抗阻训练强度提高，运动员需要稍稍增加膳食中蛋白质的摄入。

肥胖

肥胖是指通过身体质量指数（Body Mass Index, BMI）表示的体脂水平过高。BMI 的计算公式为：BMI=[体重（磅）÷ 身高（英寸）^{2}] ×703。成人 BMI ≥ 30 被认为肥胖。肥胖是导致很多身体问题的危险因素，与胆固醇水平偏高、高血压、肾脏疾病、关节问题、糖尿病、肺部疾病、癌症、心脏病和早逝相关。肥胖通常是多个因素共同作用的结果，包括遗传、饮食过量和身体活动不足。

由于遗传因素的作用，有些人可能一出生就表现出变胖的趋势。此外，父母双方都肥胖的儿童，由于遵从父母的饮食习惯也容易变得肥胖。饮食过量是指运动员摄入的能量超过了身体的需求，多余的能量以脂肪的形式储存在体内。

很多人在青少年和大学期间保持比较大的运动量，成家立业后，一般都很难维持原有的身体活动水平。身体活动水平下降加上保持不变的饮食习惯，结果就是体重增加。如果运动员退役后不想变胖，必须把运动当作日常生活的第一要务。

人出生时体内就有一定数量的脂肪细胞。随着人不断进食和储存脂肪，脂肪细胞会逐渐变大直至无法容纳更多脂肪，此时体内会产生更多的脂肪细胞。脂肪细胞一旦产生就不会消失。减重膳食可以让脂肪细胞萎缩，但无法使其消失。人们通过抽脂术将体内的脂肪细胞抽出，但饮食习惯不会因为抽脂术而发生改变。抽脂后的人回到家里像换了一个人似的，但如果还保持原来的饮食习惯，就会让他们变回以前的样子。

脂肪堆积在由基因预先确定的部位。换句话说，没有人可以控制多余能量的堆积部位或者运动时先消耗哪个部位堆积的脂肪。女性的脂肪可能会堆积在髋部、胸部、腹部和大腿处。男性的脂肪可能会堆积在腹部、胸部和大腿处。

肥胖对于某些体育项目来说并不是个问题。例如，橄榄球比赛中需要几名大块头的队员防守。摔跤运动中，无论多肥胖的运动员都可以对应到相应的重量级别。铅球、链球和相扑运动员的体形都比较庞大，有些还属于肥胖。

运动营养

经常有运动员问 AT 吃什么样的食物才能取得最佳的运动成绩。答案其实很简单，就是按照食物金字塔的建议，保持营养均衡的膳食。营养均衡的膳食可以提供维持生命和发挥上佳运动表现所需的所有营养素。制订膳食计划时，AT 和营养师首先要搞清楚运动员是想增加体重、减轻体重还是维持现有体重。

AT 和营养师可以根据运动员的营养和体检结果，制订满足其所有身体需求的膳食计划。想增加体重的运动员应该执行摄入热量超过消耗热量的膳食计划。减重运动员的膳食中提供的热量应低于身体活动所消耗的热量。平均体重下降速度不得超过 2 磅（1 千克）/ 周。万万不可为了减轻体重而升高室内温度、泡热水澡或蒸桑拿浴、穿橡胶衣或在高温中穿很多衣服锻炼。AT 和营养师制定的运动和减重方案是唯一可以遵循的减肥计划。

赛前餐

赛前餐应富含碳水化合物和液体。碳水化合物比蛋白质和脂肪更易消化，可以立即转化成能量被身体利用。运动员应该在赛前 3~4 小时吃赛前餐。水是可以饮用的最佳液体。运动员要确保赛前约 1 小时身体拥有充足的水分。

对于即将到来的赛事感到非常焦虑的运动员可以饮用添加了碳水化合物的运动饮料。运动饮料可以快速被消化，有助于焦虑的运动员避免出现恶心的感觉。

AT 和营养师制订赛前餐计划时，应考虑队员的多样性。有些运动员可能有一定的食物喜好。AT 需要做一些功课，分析多种多样的食物并判断哪些食物可以作为赛前餐食材。还有一个需要考虑的问题是宗教节日。运动员可能以禁食或不吃肉的方式庆祝节日。AT 和营养师应该提前一周查明是否有宗教节日，为相应运动员准备最合适的餐食。素食主义者需要食用特殊蛋白质，因此应与 AT 和营养师一起确保餐食可以满足其营养需求。

一些很好的赛前餐包括意大利面、水果、苏打饼、年糕、谷物、土豆、无肉烤面条、汤、米饭、果汁、面包、葡萄干、薄煎饼和华夫饼。赛前餐除了要满足碳水化合物含量高这一要求之外，还应该是运动员经常吃的食物。赛前餐不是尝试新食物的好时机。

素食主义者分类

- 半素食主义者：以素食为主，偶尔吃乳制品和肉类
- 奶蛋素食主义者：吃素食、乳制品和蛋类
- 奶素食主义者：吃素食和乳制品
- 严格素食主义者：只吃素食

赛后餐

比赛结束后，运动队很可能会举行一些庆祝活动，此时应该为运动员准备一些食物以补充能量。但是 AT 不应把食物当成某一种奖励（例如，如果队伍赢得比赛，就给队员比萨、碳酸饮料和冰淇淋）或者惩罚（例如，如果队伍输了比赛，就不给他们吃任何东西，让他们直接回家）。这种行为可能会让运动员将进餐和愉快或痛苦的经历联系起来，导致过度进食或厌食。

比赛结束后，运动员应该吃复合碳水化合物，但是吃一些蛋白质、脂肪和简单碳水化合物也是可以的。训练和赛后不久是补充体内能量储备的最佳时机。为弥补比赛时损失的汗液，还必须补液。喝几杯果汁、水或运动饮料是不错的选择。

全天赛事期间的餐食

很多运动赛事需要耗时一整天。运动员在一天内可能需要多次上场，想坐下来好好吃一顿饭是不现实的。那么运动员如何保持自己的能量水平不下降呢？答案是少食多餐。餐食应含有少量蛋白质和脂肪以及大量复合碳水化合物和液体（不是碳酸饮料）。复合碳水化合物的量可以是每次吃半个三明治，一天吃 6 次。运动员的进餐时间取决于上场时间，必须留有足够的时间让食物在上场前充分消化。适合全天比赛运动员吃的食物有百吉饼（不要抹奶油奶酪）、英式玛芬蛋糕、香蕉、烤土豆、汤、水果、意大利面、薄煎饼、运动饮料、酸奶、谷物和蔬菜。

糖原负荷法

耐力性项目（马拉松、自行车、铁人三项、长距离游泳）的运动员可以采用糖原负荷法保持体力。糖原负荷法的意思是停食碳水化合物 7 天，然后在赛前 3 天大量补充碳水化合物。其理论基础是在体育比赛时，体内储存的碳水化合物作为能量被身体利用。如果运动员的碳水化合物储存量高，其能量耗尽的可能性就低。停食碳水化合物可以让身体在恢复进食碳水化合物时储存比平时更多的碳水化合物。我们知道一旦储存的碳水化合物消耗殆尽，人体就会开始分解脂肪。分解脂肪需要消耗的能量远高于分解碳水化合物所需的能量，这会再次消耗运动员的能量。因此，体内储存的碳水化合物越多，运动员的体力就越好。

如果运动员参加耐力类项目，AT 和营养师应该为其制订一份糖原负荷法膳食计划，并在赛前 10 天开始执行。赛前 3 天，运动员的膳食中 70% 应为碳水化合物。在采用糖原负荷法期间（赛前 3 天），运动员不做任何运动。糖原负荷法同样要求减少脂肪和蛋白质的摄入。

流行的营养补充剂

有些人永远都在兜售自己的东西。公司聘请职业运动员大肆宣传自己的产品，画面通常是在海滩及美女的陪伴下，一个外貌俊朗的人在宣传自己代言的产品。这种广告的目的在于试图使潜在的消费者相信如果他们使用了这种产品，也可以在佳人陪伴下去往温暖的地方。有些公司声称某些营养物质有助于运动员提高自己的运动表现、跑得更快或保持更高的体力水平。当你听到这样的承诺但是并没有看到相关研究证据时，还是把钱放在自己口袋里吧。

植物性营养补剂

在过去的几年间，关于天然原料制成的植物性膳食补剂可以抑制食欲、提供能量和燃烧卡路里的报道越来越多。常见的植物性营养补剂包括麻黄和藤黄果。据说麻黄可以抑制食欲和促进新陈代谢。据报道，藤黄果也可以降低食欲。植物性补剂的官方监管部门是 FDA。FDA 于 2003 年发布了麻黄销售禁令，因为麻黄与使用者死亡相关，并且会引发高血压、癫痫、中风和心律不齐等严重副作用。Mayo 诊所建议存在以下情况时不应使用植物性营养补剂。

- 正在服药（处方药或非处方药）
- 已有较为成熟的医疗手段处理你的身体问题
- 正在做手术

- •处于妊娠期或哺乳期
- •未满 18 岁或超过 65 岁

肌酸

肌酸是一种很流行的营养补剂。运动后，人体内的肌酸水平非常高。鱼和肉中含有肌酸。运动员需要每天进食 15 磅（7 千克）猪肉，才能摄取与推荐补剂等量的肌酸。有生产商在广告上声称肌酸是一种能量来源，可以促进肌肉生长。进行力量训练的运动员服用肌酸后，其短时间、高强度的运动能力似乎得到了加强，但是肌酸的长期效果目前还不确定，因此应该尽量避免使用肌酸。

氨基酸

氨基酸是蛋白质的基本结构单元。因此，人们以前认为每天服用氨基酸补剂（丸剂或粉剂）可以让自己变得更快、更强，以及增加体内蛋白质的储备。这些看法的理论基础是氨基酸可以促使 HGH（见第 27 章）释放。HGH 确实可以增加肌肉质量，但是事实上，氨基酸不会引起 HGH 的释放。健身杂志上肌肉男和肌肉女拿着氨基酸补剂的容器为氨基酸补剂做广告。千万不要去买。氨基酸补剂的价格昂贵，而事实上运动员的日常膳食应该可以提供所有人体所需的氨基酸。

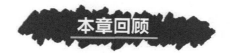

本章回顾

小结

运动员每天摄入的营养对于其是否能发挥最佳的运动水平起着至关重要的作用。大多数运动员能通过营养均衡的膳食满足自己的日常营养需求。有些运动员长期进食脂肪和胆固醇含量高而膳食纤维含量低的食物，这样将不利于其身体健康。随着运动员年龄渐长，其新陈代谢速率下降，必须减少能量摄入量，否则体重就会增加。摄入水分和补液对于参加运动非常关键。补液的计量规则是每消耗 1000 卡（4200 焦耳）能量，要补充 1 升液体。AT 和营养师应根据具体的赛事和运动员的需求准备赛前餐和赛后餐，准备餐食时还需要考虑运动员的宗教和文化背景。运动员始终在不断地寻求与对手相比的自身优势。流行节食法和营养补剂被推崇为改善运动表现的最佳方式。运动员和 AT 必须在使用补剂前做好相关调查研究工作。

关键术语

定义以下在本章中出现的专业术语。

氨基酸	新陈代谢
热量平衡	营养素
胆固醇	反式脂肪
纤维	

复习题

1. 基本营养素是指哪几种物质？
2. 主要食物群有哪几种？
3. 运动员需要在比赛期间摄入多少水分？
4. 运动员如何确定自己摄入了足量的液体？
5. 为了摄取 2000 卡（8400 焦耳）热量，每天需要从每个食物群摄入几份食物？
6. 赛前餐应包括哪几种类型的食物？
7. 如果运动员赛后想要进餐，应该吃哪些食物？
8. 食品补剂对运动表现有多大的帮助？

强化活动

1. 为一个虚拟的游泳和冰球运动队设计一份赛前餐。
2. 记录自己一周的膳食，判断是否有哪种食物群的摄入量过多或过少。与 AT 和学校营养师交谈后，给出一些膳食习惯的改善建议。
3. 查阅美国心脏协会网站，学习更多关于低碳水化合物、高蛋白质膳食的知识。
4. 访问梅奥诊所的网站，总结网站提供的关于植物性营养补剂的信息。
5. 访问美国心脏协会网站，学习更多关于反式脂肪的知识。
6. 访问 USDA 网站，了解更多关于食物和营养的信息。
7. 仔细查看 my Pyramid 网站上的素食秘诀。

延伸与拓展

1. 记录自己平常的饮食习惯。仔细阅读自己记录的信息并回答以下几个问题：你通常吃哪种食物？这些食物属于食物金字塔的哪个类别？你的膳食中缺乏哪种食物？
2. 阅读以下任意一篇文章并撰写一份报告。

   American College of Sports Medicine(ACSM). 2009. Nutrition and athletic performance. *Medicine and Science in Sports and Exercise* 41(3): 709-733.

   Beltrami, F., T. Hew-Butler, and T. Noakes. 2008. Drinking policies and exercise-associated hyponatraemia: Is anyone still promoting overdrinking? *British Journal of Sports Medicine* 42(10): 496-501.

   Borrione, P., L. Grasso, F. Quaranta, and A. Parisi. 2009. FIMS position statement 2009: vegetarian diet and athletes. *International SportMed Journal* 10(1): 53-60.

   Cialdella-Kam, L., and M. Manore. 2009. Macronutrient needs of active individuals: an update. *Nutrition Today* 44(3): 104-111.

3. 找到其他文化背景组织发布的食物指南，并与图 28.1 对比。二者之间最大的区别是什么？

第 29 章

残疾运动员

学习目标

学生完成本章的学习后可以：

- 了解残疾人参与体育运动的历史。
- 了解身有残疾或罹患疾病的运动员也有参与运动的能力，运动项目可能需要也可能不需要进行特殊调整。
- 了解针对每类残疾或疾病的需求，都有相应的损伤预防方案。

1990 年，美国残疾人法案将残疾定义为"极大地限制一项或多项主要生命活动的身体或精神损伤"。其中受限制的活动可能就包括体育运动。AT 需要了解每种残疾以及参加体育运动对残疾的影响。对残疾运动员而言，给予他们支持是使他们获得积极运动经历不可或缺的一环。

本章第一部分将讨论残疾人在运动中的成长，第二部分将探讨各种残疾以及运动对各种残疾的影响。

残疾人运动历史

第二次世界大战后，由于脊髓损伤需要坐轮椅的退伍军人获得了参加 1948 年斯托克·曼德维尔（Stoke Mandeville）轮椅运动会的机会（Ability v Ability, 2006）。该项运动赛事由路德维希·古特曼（Ludwig Guttmann）创立。路德维希·古特曼认为运动对于脊髓损伤运动员的康复十分有必要。该项比赛最终发展成为残奥会等残疾人运动会，参赛人员包括有残疾但不需要坐轮椅的运动员。

有很多组织为有某种残疾的运动员执行规划，包括美国侏儒运动协会（Dwarf Athletic Association of America, DAAA）、肺移植二次呼吸协会（Second Wind Lung Transplant Association）、特奥会和美国盲人运动员协会（United States Association of Blind Athletes, USABA）。这些组织可以帮助 AT 制定方案、目标，并帮助他们了解各种残疾。

许多学生身患残疾或罹患疾病，对于他们来说，参加体育运动是一件挑战性很大的事情。很少有高中专门为有身体缺陷的运动员举办比赛。为了参与体育比赛，高中的残疾运动员必须和健康运动员一争高下。AT 遇到此类运动员的概率比较大，有较多机会为他们提供支持和帮助。

骨和关节残疾

骨残疾是指骨骼、关节、肌肉、肌腱或韧带受损。本节将讨论影响运动员的更为常见的残疾。

四肢畸形

很多四肢畸形的运动员都是天生的。畸形是指肢体发育不全，或者脚趾或手指多于或少于正常数量，这也可能是由手指或脚趾之间受到额外的压力作用而造成的。

畸形可能是怀孕期间使用药物或罹患某种疾病导致的天生缺陷，也可能是分娩过程中肢体的血流受阻造成的（Children's Hospital of Wisconsin, 2009）。

四肢畸形的运动员也可以在体育赛事中崭露头角，这具体取决于畸形对其活动能力的限制程度。在某些情况下，不需要进行任何调整，运动员也可以轻松地参与比赛。在其他情况下，运动员可能需要通过手术来获得必要的关节活动度，或者可能需要学习如何使身体适应比赛。

对 AT 来说，比较重要的事情是了解运动员可能会受到的限制以及运动员如何适应比赛。如果运动员佩戴支具或假肢，AT 则需要学习如何帮助运动员固定肢体或支具以满足参赛需求。

职业棒球运动员吉姆·亚伯特（Jim Abbott）是最著名的四肢畸形运动员之一。吉姆在高中时打橄榄球和棒球，随后开始打职业棒球。他出生的时候就没有右手。打棒球时，他会把手套戴在右臂上投球，然后把手套戴在左手上接球。

截肢

被截肢者的肢体或手指、脚趾被完全或部分切除。以下情况需要进行下肢截肢：血管疾病（70%）、创伤（23%）和先天性畸形（3%）（Durstine and Moore, 2003）。截肢后保持平衡和活动可能会成问题，具体取决于截肢的类型。

众所周知，截肢的最终结果就是安装假肢。假肢容易磨损、潮湿，使接触假肢的部位起水疱。运动员和 AT 要留意假肢的退化。对于 AT 来说，处理假肢引起的水疱和处理其他部位的水疱没有区别。运动员需要护理自己的假肢，这是其日常生活的一部分。

幻痛是被截肢后肢体感觉到的疼痛。疼痛可能是轻微的，也可能是剧烈的。有些幻痛可能需要运动员用药物来控制（Durstine and Moore, 2003）。

做过截肢手术的运动员有能力与正常运动员比赛。例如，由于人们认为运动员奥斯卡·皮斯托瑞斯（Oscar Pistorius）的假肢会让他在比赛时跑得太快，因此他被取消了比赛资格（Topolsky, 2008）。某些情况下，被截肢者处于比赛的劣势。因此，他们可能希望与能力相同者比赛。可以根据截肢的数量以及肢体缺损的总数，将参加比赛的残疾运动员进行分级。

下肢截肢分为 4 类（idroscaloclub, 2009）：

- A1—双腿膝关节以上截肢

- A2—单腿膝关节或膝关节以上截肢
- A3—双腿膝关节以下截肢
- A4—单腿膝关节以下截肢

上肢截肢分为 5 类（idroscaloclub，2009）：

- A5—双臂肘关节或肘关节以上截肢
- A6—单臂肘关节或肘关节以上截肢
- A7—双臂肘关节以下截肢
- A8—单臂肘关节以下截肢
- A9—双上臂和下臂截肢

被截肢者在参加很多比赛时不需要假肢的帮助，但需要适应速降滑雪杆、轮椅赛车以及自行车赛车等。有些假肢专为运动员参加比赛而设计。碳纤维假肢能持续满足被截肢运动员的高强度运动。假肢是人造的身体部位。在某些情况下，持续的运动强度会使碳纤维假肢折断，因此可能需要准备不止一个假肢。

听觉和视觉障碍

具有感觉障碍的运动员能够通过他们的其他感官去适应环境。不管具有何种残疾，运动员始终都是运动员。AT 应该期待运动员具有竞争力并且有不顾残疾仍要参与比赛的欲望。AT 还应该抓住机会学习新技能，例如手语或者使用盲人可以阅读的电脑。

耳聋

很多原因可导致耳聋，例如创伤、感染和出生缺陷。如果前庭器官或半规管损伤，运动员可能会出现平衡问题（Sherry，2007）。

如果……，你应该怎么做

你正在协助 AT 为你们学校举行的田径比赛提供医疗保险服务。在所有参赛队中，有一个运动队来自聋人学校。这个运动队的其中一名运动员在跳远比赛中受伤了，AT 需要了解其受伤史。如果你是 AT，你会如何与这位运动员进行有效沟通？

有听力障碍的运动员能参加所有比赛。困难可能是如果比赛需要用到听力，运动员无法快速反应。在某些情况下，听不到球迷的辱骂或其他干扰是有好处的。

一些有听力障碍的运动员可以佩戴助听器，必须注意防止汗水、雨水或水进入助听器。最好是在比赛中有新的助听器电池备用。

失明

有视觉障碍的人属于全盲或半盲。Sherry（2007）认为运动员若想获得参与残疾人运动赛事的资格，其视力必须低于或等于 6/60。

有视觉障碍的运动员可以参加很多比赛，例如跑步、摔跤、棒球、垒球、保龄球和自行车比赛。对比赛项目进行改良后使有视觉障碍的运动员可以参加，例如用有哔哔声响的球，与领跑员一起跑步或在摔跤比赛开始时运动员进行身体接触。

AT 应意识到有视觉障碍的运动员很容易摔倒以及因撞击而受伤，摔倒可能会导致四肢骨折（Sherry，2007）。

很多情况下，人们和残疾运动员说话时会很大声。这听起来好像很合理，但是 AT 应该知道大声说话并不会改善运动员的视力。

心血管疾病

心血管系统由心脏和血管组成。要使心血管系统功能正常，每一个组成部分都必须正常运行。疾病可能会使心血管系统无法正常工作，从而使运动员与疾病做斗争甚至死亡。本节将讨论心脏纤维性颤动和心脏移植。

心脏纤维性颤动

心脏纤维性颤动是指心脏快速跳动。心脏的纤维性颤动可能发生在心脏的上腔室（心房）或下腔室（心室）。可以把颤动的心脏想象成一个装满了正在移动的虫子的袋子。心脏不能有效地向人体泵血，如果纤维性颤动持续很长时间，患者会死亡或因血栓而中风。

运动员出现心脏纤维性颤动的原因可能是摄入酒精、甲状腺功能亢进、肺部血栓、摄入咖啡因或肺炎，也有可能是由心脏瓣膜病、心脏肥大、心脏病、高血压或传导电信号的窦房结或房室结功能异常引起（emedicinehealth，2009）。

出现心脏纤维性颤动的运动员可能感觉心脏像要从胸腔里跳出来一样。他

如果……，你应该怎么做

一名大二学生运动员联系 AT 说她 4 年前做过心脏移植手术，想参加篮球比赛但是不确定是否会有出现心脏问题的风险。你认为 AT 会如何回应？

们会感到虚弱、焦虑，可能还会昏倒。最好是呼叫救护车，让医生进行处理。

对上述运动员的治疗手段包括饮食变化、药物治疗、治疗高血压等其他病症、电击使心脏恢复正常节律、安装起搏器或进行消融手术。患心脏纤维性颤动的运动员经医生允许后可以回归赛场。

心脏移植

做过心脏移植手术的运动员经医生允许后可以参加体育活动。AT 需要熟知运动员正在服用的药物名称和类型，同时需要一台自动除颤仪。这类运动员参与运动时可能需要做一些调整，例如使用高尔夫球车而不是背着高尔夫球袋及球杆。

心脏之所以需要移植，是因为运动员的心脏已经不能继续工作。进行心脏移植的运动员经历了漫长的过程，包括使用人工心脏泵、起搏器或与心脏连接的除颤器。找到心脏捐献者后，需要移除失效的心脏以及移植入捐赠者的心脏。全世界每年大约要进行 3500 例心脏移植手术（Durstine and Moore，2003）。

做过心脏移植手术的患者通常服用抗排斥药物，以避免新的心脏被当作异体而受到排斥。1996 至 1999 年间，成人心脏移植术后存活超过 3 年的概率为 80%（Durstine and Moore，2003）。心脏移植术后产生的一部分身体变化包括安静时心率为 90~110 次 / 分钟，心率峰值下降，因缺乏锻炼导致腿部力量下降以及腿部痉挛次数增加（Durstine and Moore，2003）。

神经肌肉疾病

神经肌肉疾病发病于中枢神经系统

（脑、脊髓）或周围神经系统（起于脊柱、支配肌肉并回到脊柱的神经）。神经系统向身体发出信号以引起肌肉工作。如果神经系统的某一部分受到疾病或损伤的影响，肌肉系统的功能同样会出现障碍。

具有神经肌肉病症的残奥会运动员被分级为其他类别。该类别包括多发性硬化、肌营养不良、脊髓灰质炎和脊柱裂（*It's the Real Deal*，2009）。

下面几节内容将阐述在不同的神经肌肉病症中神经系统如何影响肌肉系统，以及随这些病症发展运动员运动能力和耐受力的表现。

多发性硬化

中枢神经系统受多发性硬化的影响。中枢神经系统被髓鞘包围，髓鞘是一种确保电脉冲能通过神经系统传导至指定肌肉和器官的脂肪类物质。冲动的传导是快速且协同的（Durstine and Moore，2003）。发生多发性硬化时，中枢神经系统的一部分髓鞘分离，从而使冲动传导不稳定。

罹患多发性硬化的运动员可以与健康运动员一同参加比赛，但可能会出现肌肉痉挛、平衡问题、协调性下降、疲劳、热敏感和麻木等现象（Durstine and Moore，2003）。Carcione（2006）建议选择一项既有趣又能满足运动员需要的运动。例如，如果运动员有心脏相关的疾病，游泳是个不错的选择。

随着时间的推移，多发性硬化的病情会发展到需要辅助设备支撑肌肉。设备包括防止足下垂的踝关节假肢。

肌营养不良

肌营养不良是一种结缔组织取代肌肉细胞从而对肌肉产生影响的疾病（Durstine and Moore，2003）。伴随肌营养不良病情发展的是认知功能下降和失忆。如果运动员存在认知功能下降，一定要把重要的事情（时间、地点、日期）写下来。该疾病的进展也会导致肌肉功能、关节活动度和日常生活能力的下降。

肌营养不良属于遗传性疾病。肌营养不良有多种形式，但肌肉缺陷通常是其共同点。起病症状为肌肉萎缩、疲劳、肌肉痉挛、虚弱，最后发展为心脏疾病（Durstine and Moore，2003）。

肌营养不良导致的挛缩可以通过拉伸来治疗。心肺运动与力量训练是保持健康的有效方法。除此之外，帮助运动员保持健康体重是值得支持的，也是具有治疗价值的（Durstine and Moore，2003）。

Durstine 等（2003）指出保持骨骼强度是很重要的。为保持骨骼强度，运动员的膳食中可能需要添加钙和维生素D。另一方面，使用皮质类固醇会导致骨

 真实案例

我服务的运动员中有一名摔跤手是肌肉萎缩症患者。他到我们这里的第二年，我才得知他去摔跤场时需要他的队友将他搬下两级阶梯，回去时再把他搬上去。自始至终支持他的母亲认为儿子这种做法很不安全。所以我就四处活动，找人安装电梯好让他乘坐，这样他就可以在运动区内自由走动了。不久之后，我们建了一个坡道和另一个门道，这样他就可以和其他人一起做举重训练了。现在每一名学生都可以乘坐这部电梯，这是那名运动员和他的妈妈给我们的馈赠。

匿名

量稀疏，进而引起骨折。

肌营养不良通常导致肌肉极度紧张，尤其是踝关节和髋关节的肌肉。通过踝关节和髋内收肌处的外科手术缓解上述挛缩是最常见的方法，脊柱侧弯也可通过脊柱手术进行矫正（Durstine and Moore，2003）。控制体温和保持充足体液是必不可少的。

锻炼心肺功能的运动包括走路、骑自行车和游泳。如果选择走路为锻炼方式，应选择平坦的地面以防止跌倒 University of Illinois at Chicago，2007）。力量训练也有益于心肺功能，可以通过负重和借助运动治疗弹力带完成（University of Illinois at Chicago，2007）。

脑性瘫痪

脑性瘫痪（CP）是一种在出生前、出生时或出生后短期内影响大脑的疾病（Durstine and Moore，2003）。脑瘫通过阻止大脑正常发育影响大脑，而且这种影响是不可恢复的。脑瘫患者可能出现平衡问题、肌张力下降、视觉问题、听觉问题、智力低下、言语障碍、惊厥以及姿势控制不良（AAOS，1991；Durstine and Moore，2003）。

脑瘫程度取决于脑损伤的程度和部位。严重脑瘫患者需要坐轮椅或他人帮助才能移动，而轻度脑瘫患者只是在运动能力上有些问题，大多数情况下并不需要他人帮助。

保持体适能水平对于脑瘫患者来说很重要，需要注意的是疲劳和肌肉痉挛。Durstine 和 Moore（2003）指出，进行规律运动的脑瘫患者能减少抗痉挛药物的剂量。脑瘫运动员可能存在一系列的骨科问题，包括脊柱畸形、关节活动度过大以及频繁的关节半脱位。（AAOS，1991）

脑瘫运动员通常会出现癫痫。有些癫痫药物具有影响运动的副作用，例如抑制中枢神经系统、恶心、激动和体重下降（Durstine and Moore，2003）。

在运动中，脑瘫运动员可能需要AT 的关注。坐轮椅的运动员可能需要束缚带固定，因此 AT 需要检查运动员是否出现水疱或疼痛（Durstine and Moore，2003）。

闭合性头部损伤

闭合性头部损伤由头部受到撞击引起，撞击的力度不足以使颅骨骨折。撞击可能会引起最终导致脑损伤甚至死亡的颅内出血和肿胀。幸存的人，其大脑可能出现永久性损伤。这种损害可能很轻微，也可能很严重。

如果……，你应该怎么做

篮球比赛中，一位坐在轮椅上的运动员和你说他右手上有严重的水疱。他希望能继续比赛，但他用来保护伤口的带子已经挪位了。

创伤造成的损害会造成大脑部分受损。有些人可能出现记忆缺陷、认知障碍、情绪波动、一侧或两侧四肢不能移动以及丧失说话能力。

有闭合性头部损伤的运动员要参加比赛，应选择不可能摔倒或出现头部创伤的运动。某些情况下，无论比赛是否需要，都可以佩戴头盔。

美国残障运动协会是一个致力于帮助包括头部损伤患者在内的残疾人的组

织。该组织提供多种运动项目，但可能需要运动员使用辅助设备才能参加。

评估参与条件

AT 需要对每名运动员的能力或不足有大致了解。在残疾运动员进行体检时，AT 需要了解以下方面：

- 运动员的力量
- 每个关节的活动度
- 用药情况
- 平衡能力
- 设备磨损情况
- 视敏度
- 听敏度
- 对运动的身体反应
- 协调性
- 辨别方向的能力
- 反应时

FYI

Ramirez 及其同事在 2009 年进行的研究中发现，在一个为残疾运动员体育比赛成立的联盟中，出现损伤的概率较低。此外，他们发现该联盟中运动员出现损伤的严重程度低于健康运动员。

评估有助于 AT 和教练为比赛设定现实的目标以及对比赛结果有合理的预期。参加比赛应该是一种积极的体验，运动员可以在一生中追求活动的参与。

常见损伤

竞技残疾运动员也和其他健康的运动员一样会受伤。一部分残疾运动员出现的损伤和其他运动员完全一样，例如踝关节扭伤。但是，另外一部分损伤仅出现在残疾运动员中。AT 可根据不同残疾对损伤或疾病进行预估，具体如下（Sherry，2007）：

- 四肢畸形：扭伤、拉伤
- 截肢：水疱、溃疡、骨折
- 纤维性颤动：中风、心脏病发作
- 心脏移植手术：心脏病发作
- 多发性硬化：骨折
- 肌营养不良：骨折
- 脑瘫：癫痫
- 闭合性头部损伤：其他头部损伤
- 视觉障碍：骨折、扭伤、挫伤
- 听力障碍：骨折、扭伤
- 轮椅运动员：水疱、溃疡、扭伤、拉伤、撕裂伤、骨折、尿路感染、体温调节、高血压、心率减慢

残疾运动员受伤时，AT 应采取标准的处理方法。也就是说，扭伤或拉伤应该使用 PRICES 方法，骨折应该用夹板固定，必要时使用所有紧急处理手段。AT 与运动员的沟通方式或绷带的包扎方法可以进行改良（如对畸形肢体和非畸形肢体进行贴扎的方法不同）。

真实案例

　　我遇到的一名游泳运动员是自闭症患者。他的体重约为 280 磅（127 千克），他喜欢游泳，但是游泳教练担心他溺水，而且自己还救不了他，因为教练身材瘦小，体重仅 125 磅（57 千克）。显然这里存在潜在的责任和危险，但同时教练又有义务允许这个年轻人游泳。通过与家长沟通，我们找到了一个两全之策，我们聘请了一位救生员作为这个年轻人的私人救援。这个年轻人整个季节都享受着游泳的快乐，没有遇到任何问题。教练如释重负，年轻人也觉得太爽了。

匿名

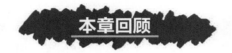

小结

　　残疾运动员应该获得参加比赛的机会。AT 需要尽可能多地了解运动员及其残疾，以便确保运动员安全参赛。每种残疾都会存在诸如水疱、溃疡或跌倒的可能性。AT 和教练应共同帮助运动员实现个人目标。在对比赛规则进行调整，对装备或者假肢进行改良后，残疾运动员可以参加多种运动。

关键术语

定义以下在本章中出现的专业术语：

脑瘫（CP）	纤维性颤动
残疾	多发性硬化
假肢	肌营养不良

复习题

1. 定义"残疾"。
2. 最初是哪件事情使残疾运动员得以参加体育比赛？
3. 为了让残疾运动员参加比赛，所进行的调整或改良有哪几种？
4. 与轮椅运动员、多发性硬化症、心脏移植、视力障碍和闭合性脑损伤运动员相关的常见损伤有哪些？

强化活动

1. 志愿参与残疾人学校进行的体检。
2. 在当地的残奥会赛事工作。
3. 与视力或听力有障碍的学生共事一周。
4. 参加轮椅篮球赛或有坐轮椅的选手参与的马拉松比赛，或者为这两项比赛工作。

5.　邀请假肢制造商到课堂上讲述如何为运动员设计假肢。

6.　观看残奥会，识别运动员为参与比赛佩戴的假肢。

延伸与拓展

1.　发明一项比赛或改变某一种比赛的规则，使残疾运动员从中受益。例如，在轮椅网球运动中，运动员只能在球场一侧击球。此外，在冰球比赛中，把赛场的宽边当作长边。

2.　通过在线研究对比各种残疾人体育赛事及各比赛规则的改变。

3.　比较残奥会和奥运会中残疾运动员和健康运动员的世界纪录。你认为在哪种比赛中残疾运动员具有优势？

4.　在体育协会中查出本章中未提及的残疾运动员，例如接受过肾脏移植术、罹患关节炎和艾滋病的运动员。

5.　访问美国残障运动协会网站，了解网站提供的更多相关信息。

附录 A

风险自担承诺表

我的孩子_____（运动员印刷体姓名）
和我_____（家长或监护人印刷体姓名）已被告知参加比赛可能会有的风险以
及运动过程中可能会发生的严重损伤甚至死亡，包括但不限于_____运动项目中
的摔伤、与其他运动员或设备的碰撞以及天气状况等。在下面签名的我们，了解参与
体育运动在本质上具有危险性，并且了解和自愿承担风险。

学生运动员：_____日期：_____

家长或监护人：_____日期：_____

附录 B

治疗许可表

我_____（家长或监护人姓名），同意我的孩子_____
_____（运动员姓名），在_____（　　　年）参加_____
_____（运动）。如果我的孩子受伤需要紧急治疗，我同意学校专业人员提供紧急医疗服务。如果需要进一步治疗，我了解你们会通过所有可能的方式联系我，如联系不上，我允许专业医务人员对他进行必要的治疗。

地址：_____

住宅电话：（　）_____工作电话：（　）_____

传呼机：（　）_____手机：（　）_____

其他紧急联系人联系方式

姓名：_____地址：_____

家庭电话：（　）_____工作电话：（　）_____

传呼机：（　）_____手机：（　）_____

学生运动员医疗信息

学生身份证号：_____

性别：男_____女_____

列出所有身体疾病（包括过敏）：

列出所有目前正在使用的药物：

保险公司名称：_____

保险公司地址：_____

投保人姓名（印刷体）：_____保单号码：_____

组号：_____类型：_____我保证以上医疗信息准确无误并且同意此治疗许可中所包含的内容。

家长或监护人签字：_____日期：_____

源自：*Fundamentals of Athletic Training, Third Edition*, by Lorin A. Cartwright and William A. Pitney, 2011, Champaign, IL: Human Kinetics. Data obtained from Rankin and Ingersol 1995; Roy and Irvin 1983; and Flegel 1992.

附录 C

运动损伤和事故报告

运动员姓名：＿＿＿＿＿＿＿＿＿＿＿＿今天日期：＿＿＿＿＿＿＿＿＿＿

受伤日期：＿＿＿＿受伤身体部位：□ 左　□ 右＿＿＿＿运动：＿＿＿＿＿

运动员是否因参赛受伤? □ 是　□ 否　　其他：＿＿＿＿＿＿＿＿＿＿＿

主观信息

损伤机制：＿＿＿＿＿＿＿＿＿＿＿＿＿＿＿＿＿＿＿＿＿＿＿＿＿＿＿＿

主诉：＿＿＿＿＿＿＿＿＿＿＿＿＿＿＿＿＿＿＿＿＿＿＿＿＿＿＿＿＿＿

疼痛类型：＿＿＿＿＿＿＿＿＿＿＿＿＿＿＿＿＿＿＿＿＿＿＿＿＿＿＿＿

其他：＿＿＿＿＿＿＿＿＿＿＿＿＿＿＿＿＿＿＿＿＿＿＿＿＿＿＿＿＿＿

客观信息

视诊（观察）：＿＿＿＿＿＿＿＿＿＿＿＿＿＿＿＿＿＿＿＿＿＿＿＿＿

触诊：＿＿＿＿＿＿＿＿＿＿＿＿＿＿＿＿＿＿＿＿＿＿＿＿＿＿＿＿＿＿

关节活动度和肌力测试：＿＿＿＿＿＿＿＿＿＿＿＿＿＿＿＿＿＿＿＿＿

神经功能检查结果：＿＿＿＿＿＿＿＿＿＿＿＿＿＿＿＿＿＿＿＿＿＿＿

特殊应力测试：＿＿＿＿＿＿＿＿＿＿＿＿＿＿＿＿＿＿＿＿＿＿＿＿＿

功能性测试：＿＿＿＿＿＿＿＿＿＿＿＿＿＿＿＿＿＿＿＿＿＿＿＿＿＿

评估信息

评估结果：＿＿＿＿＿＿＿＿＿＿＿＿＿＿＿＿＿＿＿＿＿＿＿＿＿＿＿

问题列表：＿＿＿＿＿＿＿＿＿＿＿＿＿＿＿＿＿＿＿＿＿＿＿＿＿＿＿＿

处理方案

初次治疗：＿＿＿＿＿＿＿＿＿＿＿＿＿＿＿＿＿＿＿＿＿＿＿＿＿＿＿

运动员将：□ 转诊给医生□ 转诊给学校护士□ 由有资质的运动训练师进行治疗

治疗将：每周＿＿＿＿天，持续＿＿＿＿周。

治疗将包含：＿＿＿＿＿＿＿＿＿＿＿＿＿＿＿＿＿＿＿＿＿＿＿＿＿＿

已与家长联系：□ 是□ 否

如果已与家长联系，联系日期：＿＿＿＿＿＿＿＿＿＿＿＿＿＿＿＿＿＿

如果没有与家长联系，原因：＿＿＿＿＿＿＿＿＿＿＿＿＿＿＿＿＿＿＿

注册运动训练师签名：＿＿＿＿＿＿＿＿＿＿＿＿＿＿＿附上所有记录。

源自：*Fundamentals of Athletic Training, Third Edition*, by Lorin A. Cartwright and William A. Pitney, 2011, Champaign, IL: Human Kinetics.

附录 D

日常治疗记录		日期	运动员姓名（印刷体）	运动 冰敷	涡流 式水 热疗 疗	超声 波	电刺 激 *	按摩 运动	伤口 处理	贴扎	评估	AC[a]

源自：*Fundamentals of Athletic Training, Third Edition*, by Lorin A. Cartwright and William A. Pitney, 2011, Champaign, IL: Human Kinetics.

*Indicate type (e.g., TENS),
Adapted, by permission, from Pioneer High School, Ann Arbor MI.

附录 E

治疗进度表

运动员姓名：_____受伤日期：_____

受伤部位：_____位置：□ 左　□ 右

受伤类型：□ 扭伤　□ 拉伤 □ 擦伤 □ 其他：_____

运动：_____

治疗日期：_____

接受治疗：_____

注释或备注：_____

状态：_____

注册运动训练师：_____

治疗日期：_____

接受治疗：_____

评价或笔记：_____

状态：_____

注册运动训练师：_____

治疗日期：_____

接受治疗：_____

注释或备注：_____

状态：_____

注册运动训练师：_____

治疗日期：_____

接受治疗：_____

注释或备注：_____

状态：_____注册运动训练师：_____

源自：*Fundamentals of Athletic Training, Third Edition*, by Lorin A. Cartwright and William A. Pitney, 2011, Champaign, IL: Human Kinetics.

附录 F

危机预案演练

危机预案目的： _____

地址： _____

制定人： _____

日期： _____演习日期： _____

1. 由谁负责评估损伤，并在救护人员抵达前实施急救措施？

（1） _____

（2） _____

（3） _____

（4） _____

2. 紧急联系电话号码可用吗？打电话的钱够吗？

☐ 赛前已确认过电话可以打通。

☐ 拨打急救电话的钱在急救包里。

☐ 手机电池有电并充了话费。

☐ 获取了运动员父母的家庭电话和工作电话。

3. 由谁呼叫救护车？ _____

拨打急救电话的步骤张贴在以下地点：

_____

_____

4. 谁来疏散人群？ _____

5. 需要什么物资？由谁运送物资和设备？

_____

_____

6. 谁负责转移运动员或帮助运动员离开赛场？

_____

7. 哪里是能最安全、便捷到达运动员受伤地点的急救通道？

区域名称： _____

急救通道： _____

8. 由谁指挥为受伤运动员提供急救服务？

_____

_____

9. 由谁通知父母他们的孩子受伤了？

_____

10. 如果不止一名运动员受伤，哪个区域将用于区分损伤的严重程度？受伤运动员如何到达救治地点？

区域名称：_____

位置：_____

11. 发生大规模伤亡事件时，有哪些可以投入救援的工作人员？

_____

_____

12. 由谁来填写事故报告并获取其他目击者的陈述？

_____

13. 解释医疗应急小组如何就已知的困难采取适当的应对措施。

_____

_____

_____

_____

14. 什么是疏散程序？

_____

_____

15. 如果有人忘了该怎么做，应该怎么办？

_____

_____

16. 由谁对话媒体？_____

17. 由谁为需要的人提供咨询服务？

_____

_____

_____

_____

源自：*Fundamentals of Athletic Training, Third Edition*, by Lorin A. Cartwright and William A. Pitney, 2011, Champaign, IL: Human Kinetics.

附录 G

急救电话拨打程序		
机构	信息	备注
救护车	1.告知你的姓名和头衔，留下可以找到你的电话号码 2.提供伤员的地址和准确位置 3.说明受伤情况和所需物品 4.告知已对伤者进行的处理以及实施救治的人员资质 5.留下你拨打电话时使用的电话号码 6.告知最近的十字路口 7.告知受伤运动员的人数 8.不要先挂电话 打完电话后，一定要有人在门口等着引导急救医生到达运动员身边。记录通话时间	
医院急诊室	1.告知你的姓名和头衔 2.告知打电话的原因（详细介绍受伤情况） 3.预估伤者到达时间	
家长	1.告知你的姓名和头衔 2.记录与你通话的家长姓名和通话时间 3.告知伤者姓名以及受伤经过 4.告知受伤部位以及治疗过程 5.告知伤者所在的具体位置及方向以便家长能找到伤者 6.告知家长你所认为需要的东西 7.问清楚需要联系哪个医生或医院 8.问清楚如何转移受伤运动员 9.告知他们运动防护室的电话号码，以防万一他们需要联系	

源自：Fundamentals of Athletic Training, Third Edition, by Lorin A. Cartwright and William A. Pitney, 2011, Champaign, IL: Human Kinetics.

Source: Karren, Hafen, Limmer & Mistovich (2004), Prentice (2011), and American Red Cross (2006b).

术语表

ABC——气道、呼吸和血液循环。这是在确定一个人没有反应后首先要检查的三项指标。

外展——远离身体中线的移动。

髋臼——形成髋关节窝的骨骼。

跟腱——脚上连接腓肠肌和跟骨的结构。

痤疮——由毛囊部位的皮脂腺堵塞引起的皮肤病。

主动辅助关节活动度（AAROM）——运动员在 AT 帮助下的肢体活动范围。

主动关节活动度（AROM）——不需要 AT 帮助，运动员自主运动时的肢体活动范围。

内收——向身体中线靠拢的移动。

过敏症专科医生——专门测定过敏原以及治疗过敏的医生。

过敏——对花粉、豚草属、狗、猫以及特定食物具有低耐受力的一种疾病。这些物品通常会引起过敏反应，典型特征为流鼻涕、充血、眼睛发痒以及打喷嚏。

交流电（AC）——在电极之间来回流动，不断改变方向的电流。

肺泡——氧气和二氧化碳进行气体交换的肺组织。

可走动的——能够独立或仅需很小的外力支撑即可行走。

闭经——三个月或超过三个月无月经周期。

红十字会——为进行急救和心脏复苏人员提供认证的国家组织。红十字会也会去世界各地任何发生灾难的地方提供医疗救助。

氨基酸——蛋白质的基本组成。

失忆——失去记忆，通常由头部损伤引起。

微动关节——在骨骼之间形成连接但几乎不引起骨骼之间活动的软骨关节，例如肋骨与胸骨相连的部位。

合成类固醇——一组合成的雄性激素。运动员使用合成类固醇促进肌肉生长，在训练后快速恢复，从而可以增加运动负荷。

解剖学姿势——手臂置于身体两侧、手掌朝前的站立姿势。

解剖——一门关于骨骼、关节、肌肉和器官形态结构和构造的科学。

雄烯二酮——一种能提高睾酮水平的类固醇。

贫血——一种循环系统中红细胞数量低于正常值的病症，可能是由出血引起的。

心绞痛——由心肌缺氧引起的心脏及胸腔周围的疼痛。

纤维环——椎间盘髓核周围的环状组织。

神经性厌食——对体重增加的病态恐惧导致的严重饮食失调和食欲不振。患厌食症的人体重很轻并且体脂含量低，可能过度运动以及拒绝进食。

前侧——位于身体前面。

前十字韧带（ACL）——防止胫骨相对股骨过度向前移动的膝关节韧带。

窒息——暂时停止呼吸。

附属骨——四肢骨骼（肩膀、手臂、手、腿、脚和骨盆）。

关节镜——仅通过较小的穿刺孔将仪器（包括照相机）放入关节内以观察并修复受伤结构的手术。

（用关节）连接——将两块骨骼连在一起形成关节。

无菌性脑膜炎——脑膜的病毒性炎症。

自担风险——运动员充分了解可能会在参与运动过程中受伤。

哮喘——呼吸道由于过敏而收缩的一种反应。这种收缩可能会使气道完全关闭。

ATC——满足运动防护教育要求，通过认证委员会国家考试后由委员会认证颁发证书。

运动防护师——见"注册运动防护师"。

运动防护——致力于保持和提高运动人群的身体健康以及帮助其预防运动相关的损伤和疾病的医学相关行业。

心房——心脏的两个上腔室之一，接收来自静脉的血液并将血液运送至心室。

缺血性坏死——由于缺血造成的组织坏死。

轴向载荷——骨骼或一系列椎骨两端相连形成的载荷。该术语用来形容当运动员的头顶与其他物体接触时的颈椎负荷。

中轴骨——构成脊柱、胸部和头部的骨骼。

置于背板上——将疑似脊柱损伤的运动员固定在背板上的过程。

球窝关节——圆球状骨骼嵌入窝状骨骼形成的关节（如髋关节和肩关节），又被称为多轴关节。

弹性拉伸——拉长或牵拉组织的弹跳运动。不建议使用弹性拉伸，因为它可能会引起损伤。

Battle 征——颅骨骨折引起的耳后变色。

β - 肾上腺素能药物——在哮喘发作时用于控制化学物质的释放以保持气道畅通的药物。

胆汁——由肝脏生成并储存在胆囊中帮助消化小肠中脂肪的物质。

生物力学——关于生物运动的研究。

水疱——由摩擦引起的充满液体的皮肤伤口。

爆裂——眼睛下方的较薄骨骼吸收因撞击作用突然增加的压力时发生的骨折。

认证委员会（BOC）——审查运动防护师并给他们颁发证书的国家机构。

体温——进行机体活动时的身体温度，正常值为 36~37℃。

纽扣畸形——近端指间关节出现的结构不规则。近端指间关节受到的撞击能够引起关节囊撕裂，使伸肌腱向一侧滑落。当肌腱位于关节侧面时，肌腱收缩使远端指间关节屈曲。

拳击手骨折——发生在掌骨区域的骨折，尤其是第 4 掌或第 5 掌骨由拳打造成的骨折。

呼吸频率——每分钟的呼吸次数。正常呼吸频率为 12~20 次 / 分钟。

支气管炎——由感染或过敏引起的支气管通道的炎症。

神经性暴食——以多次暴饮暴食和自我催吐为特征的疾病。

蹈囊炎——蹈趾过度偏斜或受到外翻应力，又被称为蹈外翻。

灼烧——因臂丛神经受到牵拉引起的一系列症状，包括灼痛、麻木、刺痛和沿手臂向下的疼痛感，又被称为神经刺痛。

滑囊——位于肌腱和骨骼之间的减轻肌肉运动摩擦的充满液体的囊状结构。

滑囊炎——通常以肿胀为特征的滑囊炎症。

跟骨——足跟骨骼。

骨痂——在骨折部位形成的大量结缔组织，在反复的应力作用下转变为骨骼或增厚的皮肤。

热量平衡——摄入热量与消耗热量之间的关系。

加拿大标准协会（CSA）——制定冰球头盔和护目镜标准的协会。

毛细血管再充盈——血液在短时间缺乏后重新回流到手指或脚趾尖。

股骨头骨骺——股骨头和股骨颈之间的生长板。它可能会骨折，尤其是年轻运动员。

心脏骤停——心脏停止跳动。

心脏压塞——液体充满心脏周围囊状结构的危重损伤。

心脏科医生——掌握心血管系统专业知识的医生。

心肺复苏（CPR）——在心脏停止跳动时使用。成人心肺复苏的 1 个循环是 30 次胸外按压和 2 次缓慢呼吸。

心肺耐力——长时间持续运动的能力。

颈动脉——从主动脉发出经过颈部的两条血管中的一条，为大脑提供氧合血。

腕管综合征——在腕关节前侧经由腕管的正中神经压迫引起的慢性病症。

尾部——低于另一个物体，与"下侧"同义。

菜花耳——耳郭（外耳的突出部分）受到撞击后内出血的病症，它会引起红肿和疼痛。修复组织随耳朵愈合而过度生长，使耳郭看起来像菜花。

头部——朝向头部，与"上侧"同义。

脑瘫（CP）——在出生前、出生时或出生后短时间内影响脑部并抑制脑部正常发育的疾病。

脑脊液——血液中维持大脑内压力的液体，它能使大脑正常运转并保护大脑免受撞击。

认证——组织或认证委员会对个人具有特定技能和能力的确认书。

注册运动防护师（AT）——从事爱好运动和运动员群体健康水平相关工作的人员。AT 的证书称作 ATC。

颈椎——脊柱最上部的 7 节椎骨。

缰绳——环绕拇指和食指以防止拇指被迫外展的贴布。

水痘——症状类似流感、有斑点样皮疹的儿科疾病。

脊骨神经医生——通过手法矫正骨骼尤其是脊柱，主要治疗肌肉骨骼病症并使其恢复正常功能的医务人员。

胆固醇——机体产生的执行基本细胞功能的脂肪类物质。

软骨软化——位于髌骨后侧的软骨软化或磨损。

循环训练——重复进行 8~20 组运动的力量训练方法。这是能够提高心率的全身锻炼。

环绕——肢体进行的环状运动。当球窝关节（肩关节或膝关节）沿顺时针或逆时针运动时即为"环绕"。

闭链——身体某个部位（例如脚或手）与地面接触或承重。

职业道德——阐明专业人员如何执业的系列行为和信念。

克雷氏骨折——桡骨和尺骨的骨折，骨折部位的骨骼呈伸展位。

感冒（鼻伤风）——多种常见病毒引起的疾病，其症状为流鼻涕、打喷嚏和咳嗽。

脑震荡——头部受到震动或旋转力作用而引起的脑功能暂时性受损。

传导——两个相互接触的物体之间的热量传递。

结膜——覆盖在眼睛内的一层黏膜。

结膜炎——影响结膜的感染和炎症反应。

收缩——使开口或血管收紧。

对冲伤——头部在移动时碰到坚硬物体或坚硬表面时的损伤。在撞击时，大脑被迫移动到与撞击方向相反的一侧。

对流——通过介质运动传递热量。水就是这样一种介质。

角膜擦伤——由于异物或长期配戴隐形眼镜而引起的眼睛擦伤或撕裂。

捻发音——运动员、AT 或双方听到的摩擦声。捻发音提示骨折、软骨磨损或严重的关节发炎。

应急预案——紧急情况下，人们应采取的有组织的行动，又被称为应急方案。

冷冻疗法——治疗或康复时在身体某个部位进行冷处理的方法。

深层——远离身体表面。

DeLorme 方法——由 3 组、每组 10 次的大强度运动组成的力量训练方案。

牙科医生——主要治疗牙齿和牙龈的医学专家。

下沉（解剖学）——骨骼朝下方移动。

抑郁症（心理学）——绝望的感觉。严重的抑郁症可能需要由医生观察和治疗，这种情况被称为"临床抑郁症"。

de Quervain 肌腱炎——影响通过腕关节的拇长展肌和拇短伸肌的炎症。

真皮——帮助固定皮肤下面骨骼和肌肉组织的一层皮肤。

视网膜脱落——视网膜从正常位置分离。视网膜脱落的运动员很难看清东西，需要医生进行治疗。

糖尿病——胰腺不能有效分泌胰岛素或身体对胰岛素产生抵抗的一种疾病。

糖尿病昏迷——胰岛素含量较低而无法控制血糖时出现的病症。

膈肌——胸部和腹部之间通过收缩和放松帮助呼吸的肌肉。

可动关节——自由移动的关节，如肩关节。这种关节包括关节囊、滑膜、软骨和韧带。

舒张压——心脏休息时的动脉压力。舒张压的正常值是 80 mmHg。

营养学家（注册）——专门从事饮食需求相关工作的专家。

舒张——使开口或血管扩大。

二甲基亚砜（DMSO）——用来促进组织愈合的兽类用药。动物研究发现，DMSO 能缩短愈合时间以及减轻伤口肿胀。虽然一些运动员使用它，但没有任何迹象表明它对人类有效。

直流电（DC）——在电路中朝一个方向移动的电流。

直接按压——将外部压力施加于开放性出血伤口。

残疾——长时间限制一种或多种生命活动的身体或精神障碍。

脱位——破坏关节骨骼排列的损伤，会导致明显畸形。

饮食失调——异常饮食状态，通常为贪食或厌食。

远端——远离肢体。

背侧——结构后侧。

背主动脉破裂——位于心脏后侧的主动脉破裂。

药物——服用或使用后能改变身体化学反应的食物或水以外的物质。

注意义务——具有照顾伤员的义务。

动态拉伸——沿关节活动度活动肢体或身体部位，例如腿前摆和后摆。

痛经——月经周期疼痛。

呼吸困难——呼吸困难或吃力。

水肿——高蛋白基液过多引起的组织肿胀。

轻抚法——用手掌以平稳、有节奏的方式轻抚身体组织的按摩。

弹性贴布——由弹性尼龙纤维制成的贴布。

弹性绷带——不同宽度的弹性布条，最常用于关节或受伤部位，以提供一定的压力。

上抬——骨骼向上移动。

急救医务人员（EMT）——有资质治疗和转移病人或伤员的人员。

耐力——承受疲劳和忍耐长时间活动的能力。

麻黄属——被FDA禁止用于减肥的药物。

表皮——皮肤的最表层。

癫痫——中枢神经系统电节律紊乱的一种疾病。

骨骺（生长板）——骨骼生长的地方。

鼻出血——鼻子流血。

装备管理员——负责为运动员配备适宜比赛装备的人。

人体工程学专家——测量、修改和调整工作环境以预防损伤的人。

食道——位于喉后部将食物从口腔运送至胃的结构。

蒸发——冷却身体的过程。

外翻——使脚掌向外、远离身体中线的运动。

伸展——使关节伸直以恢复至其解剖位置的运动。例如膝关节的解剖位置应为伸直状态。

解救——将伤员从危险境况中转移以进行进一步处理，而不是造成更大伤害。

破裂点——引起骨折的作用力大小。

筋膜炎——筋膜组织的炎症。

脂肪垫综合征——膝关节脂肪垫被嵌在髌骨与股骨之间，通常被称为"Hoffa综合征"。

女运动员三联征——由饮食失调、闭经、骨质疏松引起骨健康水平下降的一系列症状。

纤维——碳水化合物食物中的不消化物质。

纤维性颤动——心脏跳动极快且无法正常收缩。

成纤维细胞——开始在受伤部位生成纤维的结缔组织细胞。它们形成瘢痕，大约需要6周才能愈合。

纤维性关节——不动关节。

连枷胸——几根连续的肋骨在两个或多个地方骨折的损伤。

柔韧性——无限制地使关节全范围运动的能力。

屈曲——肢体在关节处的弯曲运动。

毛囊炎——小囊炎症，尤其指毛囊。

头前倾姿势——头向前伸出时，耳朵和肩膀不在一条垂直线上的现象。

骨折——骨头断裂。

摩擦按摩——用手指、拇指或肘部向组织施加较深层压力的按摩。

额状面——将身体分为前后两半的平面。

疖——皮肤腺感染形成的鲜红肿块，触碰时会疼，又被称为疖子。

羟基丁酸盐（GHB）——中枢神经系统抑制剂，又被称为消遣性药物。

猎人拇指——拇指内侧副韧带损伤。

腱鞘囊肿——腕关节腱鞘内的液体成袋状。

腓肠肌——小腿后侧的大块肌肉，使踝关节跖屈。

围度——某一身体部位的周径。

盂唇——环绕肩胛窝边缘的软骨盘，其作用是增加肱骨头嵌入的关节窝深度。

关节活动尺——测量关节运动度的仪器。

重大过失——比过失更严重的失职，即在需要时没有进行即使最低限度的照看。

妇科医生——专门诊断和治疗女性生殖系统疾病的医生。

蹈外翻——蹈趾过度外翻，又被称为蹈囊炎。

槌状趾——脚趾中间关节弯曲，跖趾关节和远端趾间关节过度伸展的畸形。

腘绳肌——包括半膜肌、半腱肌和股二头肌，其作用是屈膝和伸髋。

心脏病发作——当血管堵塞心脏时，血块会在一段时间内产生压力引起的心脏病，或心肌本身的损伤使血液供应不足。

心率——心脏在一分钟内跳动的次数，通常测量表面动脉的脉搏。青少年脉搏频率的正常值为 60~80 次 / 分钟。

热痉挛——轻微的热相关疾病，以肌肉突然收缩不放松为特征，发病原因是体内缺乏必要的矿物质和水。

热衰竭——在炎热潮湿的环境中运动引起的中度热相关疾病，表现为无力、恶心、头晕、多汗，因出汗而造成脱水及过量的钠丢失。

热指数——空气温度和湿度的组合测量。它表明参与活动的安全性和身体在某一天的散热能力。

中暑——长期暴露于高温、高湿环境中以下丘脑停止工作为特征的严重热相关疾病，引起体温上升至危险的度数。中暑的次要原因包括脱水、过度消瘦、肥胖、酗酒和糖尿病。

热晕厥——在热环境中暴露后昏倒。

跟骨骨刺——足跟底部的较小、较尖的骨质增生，通常由足底筋膜炎引起。

血肿——在解剖部位聚集的血液。

偏瘫——由大脑运动中枢损伤或疾病引起的身体一侧感觉和肌肉功能丧失。

血友病——血液凝固延迟的遗传性血液病。

血胸——胸腔出现积血。

乙型肝炎病毒（HBV）——一种容易在血液中存留并导致肝脏感染的病毒。

疝气——组织肿块，通常为肠腹壁薄弱处的隆起。

疱疹——由病毒引起的高度传染性的皮肤病。

铰链关节——主要活动为屈曲和伸展的一种关节，例如膝关节或肘关节。

髋关节滑囊炎——通常由肌肉摩擦引起的髋关节股骨大转子处滑囊发炎。

髋骨隆凸挫伤——髂嵴挫伤。

病史——评估过程的一部分，包括了解受伤运动员的主诉、确定受伤的具体经过、评估存在的功能性问题、留意体征和症状并确定预先存在的医学病症。

HIT——损伤评估的过程，按以下顺序进行：病史采集（History）、视诊（Inspection）及测试（Testing）。

Hoffa 综合征——膝关节脂肪垫被嵌在髌骨和股骨之间的病症，通常被称为脂肪垫综合征。

人体生长激素（HGH）——用于刺激肌肉生长的蛋白质类激素。

人类免疫缺陷病毒（HIV）——引起艾滋病的病毒，它影响人体抵抗感染和疾病的能力。

透明软骨——覆盖在骨骼末端与其他骨骼相连位置的薄层软骨。

混纺贴布——由亚麻和弹性材料制成的贴布。

高血糖症——血糖水平过高的一种病症。

高血压——血压异常升高，尤其指动脉血压。

体温过高——体内热量过度积聚，高烧除外。

换气过度——呼吸频率过高，呼吸过深（≥ 24 次 / 分钟）。

眼前房出血——引起血液进入眼前房的损伤。

低血糖症——血糖水平过低的一种病症。

低钠血症——血钠水平较低。

血压过低——血压异常偏低。

低体温症——长期暴露在湿冷环境中的异常体温。

免疫系统——机体内部防御机制。

脓疱病——以瘙痒和黄色结痂为特征的皮肤病。

撞击综合征——由位于肩峰下的肱二头肌或冈上肌肌腱受到挤压引起的一系列症状。

传染性单核细胞增多症——以头痛、极度疲劳、发烧、全身酸痛为特征的病毒性疾病。它可以导致脾脏肿大。

下侧——低于另一个点或结构。

流感——流行性感冒的医学名称。

知情同意——在告知家长参与体育活动可能存在的危险后，一旦孩子出现损伤，家长允许医务人员予以治疗。

嵌甲症——指甲长至周围软组织中引起的损伤。

胰岛素休克——胰岛素过多而导致低血糖的病症。

间歇性加压——一种套在身体部位上的仪器。定时向套筒内填充空气并向身体部位施加压力以减少肿胀。

椎间盘——椎骨之间的缓冲结构。

颅内血肿——头部受到撞击引起的脑内严重出血。

内翻——使脚掌向内朝向身体中线移动的动作。

等速收缩——肌肉对抗仪器以固定速度产生作用力的收缩形式。

等长收缩——肌肉在不改变长度的情况下抵抗阻力的运动。

等张收缩——在举起和放下一定重量的物体，肌纤维对抗阻力时缩短和拉长的运动。

球衣手——手指屈肌腱从指尖撕脱。

关节囊——覆盖关节的囊状或袖状结构。关节囊有一层滑膜，滑膜分泌滑液以润滑关节活动。

琼斯骨折——第 5 跖骨基底部骨折。

颈静脉——将缺氧的血液从头部运送至心脏的两条血管中的一条。

Kehr 征——腹部和左肩疼痛，最常见于脾脏损伤。

运动机能学——有关人体运动的研究。

驼背——胸椎过度圆润。

关节唇——在髋关节和肩关节处加深关节窝的软骨组织。

喉炎——喉部炎症。

喉——气管顶部由软骨和肌肉构成的扩大的管状结构。声音是由空气通过喉部的声带而产生的。

侧面——远离身体中线。

外踝——位于踝关节外侧的腓骨最凸起处。

Legg-Calvé-Perthes 病——股骨头血流中断导致股骨头组织坏死的儿童病症。

白细胞——对抗受伤部位感染的白细胞。

黏膜白斑病——通常位于使用无烟烟草人群脸颊、舌头和牙龈上的癌前细胞。

执照——规定可以进行运动防护执业的人群及其职责的州立法案。

韧带——连接骨与骨的组织。

亚麻贴布——由棉纤维制成的贴布。

棒球肘——好发于年轻投掷运动员肘内侧的损伤，通常是使用过度造成的。

局部类固醇——用于皮肤或关节注射以减轻肿胀和疼痛的药物，不应该将它与合成类固醇混淆。

脊柱前凸——腰椎过度弯曲。

腰椎——构成下腰部的 5 块椎骨，位于骶骨正上方。

槌状指——因撞击引起手指伸肌腱从骨骼上撕脱的手指尖损伤。手指尖屈曲是该损伤的显著特征。

按摩——AT 或按摩治疗师出于治疗目的

对肌肉和其他软组织的揉捏和轻抚。

按摩治疗师——以治疗为目的的按摩人员。

内侧——朝向身体中线。

内踝——胫骨内侧末端。

半月板切除术——通过手术移除膝关节半月板。

半月板——关节内的软骨片，特指位于胫骨和股骨之间的内侧和外侧半月板。

新陈代谢——身体的能量系统。

跖骨——足的5块长骨。

微生物——微观或亚微观微生物，如病毒或细菌。

斜纹贴布——不能用手撕断的较厚且软的黏性贴布。

传染性软疣——由病毒引起的以形成粉红色肿块为特征的皮肤病。

MRSA——耐甲氧西林金黄色葡萄球菌细菌感染。

多轴关节——具有较大活动度的关节，可在不同平面上移动。

多发性硬化——髓鞘与部分中枢神经系统分离，导致电脉冲传导不稳定的病症。

腮腺炎——以下颌周围肿胀为特征的病毒性疾病。

肌营养不良——结缔组织取代肌肉细胞从而影响肌肉的疾病。

肌肉耐力——肌肉长时间进行重复动作的能力。通过大量重复和少量力量训练发展肌肉耐力。

肌肉爆发力——肌肉快速产生作用力的能力。

肌肉力量——抗阻产生作用力的能力。通过大重量、少重复的方法可以发展肌肉力量。

骨化性肌炎——损伤后肌肉中生成骨组织。

肌炎——肌肉组织的慢性炎症。

美国国家运动防护师协会（NATA）——将AT作为其主要成员并确立职业行为守则的专业协会。

美国国家运动器材标准操作委员会（NOCSAE）——为橄榄球、棒球和垒球头盔制定标准的委员会。

美国国家安全委员会——认证急救人员及CPR程序的组织。

护颈——确保头部在安全的关节活动度内活动的保护垫。

过失——一种法律错误，其特点是未能以合理谨慎的人员在类似情况下采取相应行动。

神经认知测试——用来检查大脑功能的系统、客观程序。这些测试通常是基于计算机以及用于创建基线数据，然后与脑震荡后的表现进行对比以确定运动员是否能重返赛场。

神经科医生——专门诊断和治疗神经系统疾病的医生。

中立位脊柱——运动员感到舒适的姿势，即颈椎、胸椎和腰椎弯曲度正常，既不是过度弯曲，也不是过度伸展。

No HARM——缩写词，表示在损伤后不通过热敷（Heat）、酒精（Alcohol）、跑步（Running）或按摩（Massage）进行治疗。

非甾体类抗炎药（NSAID）——用来减轻受伤后组织肿胀的药物。

不愈合——骨折不愈合，原来的1块骨骼变为2块。

髓核——椎间盘中间的软组织。

营养素——食物中机体用于新陈代谢的物质。

营养——用食物来满足机体新陈代谢需要的过程。

最大肌力（1RM）——运动员仅能举起1次的重量。

开链——身体部位（如脚或手）在空间中自由移动（不与地面接触）且不负重。

对指——拇指与小手指触碰。

组织和管理——运动防护中强调管理的一个方面。

骨科医生——主要处理肌肉骨骼系统病症和损伤的医生。

Osgood-Schlatter 病——位于髌骨前上方的髌腱附着处发炎或松动的病症，通常见于大量跑动和跳跃的年轻运动员。

骨质疏松——骨质退化。

超负荷原则——基于如果想要增加肌肉力量，应该举起比自己过去能举起的更大重量的想法和体能训练原则。

触诊——通过触摸检查受伤部位以确定损伤类型，例如骨折、肿胀、肌肉断裂和肌腱炎。触诊也能提示运动员的疼痛程度。

石蜡浴——用来加热身体部位（如手或脚）的加热蜡。

瘫痪——不能移动。

截瘫——脊髓损伤引起的下肢感觉和肌肉功能丧失。

气道部分阻塞——部分气道被喉部物体阻塞。

被动关节活动度（PROM）——受伤的身体部位在不引起疼痛或运动员不用力的情况下由 AT 进行关节活动的范围。

髌腱炎——髌腱炎症，常称为跳跃者膝。

儿科医生——治疗儿童疾病的专家。

叩击按摩——用轻叩动作按摩组织。

揉捏法——按摩过程中挤压皮肤、肌肉和手之间的筋膜，通常被描述为揉捏组织。

吞噬细胞——清除受伤部位死亡细胞的特殊白细胞。

指（趾）骨——构成手指和脚趾的小骨头。

药理学——药物及其对机体影响的科学。

痰——呼吸道因过敏或感染而分泌的厚黏液。机体通过咳嗽排痰。

物理治疗师——从事骨科和非骨科病症康复的医疗专业人员。

助理医师——直接在医生的监督下进行检查、预约诊断性测试、开具处方、诊断和治疗损伤及病症的医疗专业人员。

物理学——研究能量和物质的科学。

生理学——生物学中研究细胞和器官系统及其功能的分支学科。

足底筋膜炎——足跖筋膜发炎。

跖面——脚底部。

跖疣——一种由 HPV 引起的皮肤病，通常影响足部承重结构。

血小板——携带凝血物质的血细胞。

气胸——胸腔内蓄积空气，通常称为肺萎陷。

足病医生——足部疾病专家。

后侧——身体后部。

后交叉韧带（PCL）——防止胫骨相对股骨过度向后移动的膝关节韧带。

创伤后反应——因创伤引起的情绪紊乱。

PREMIER 模型——思考成为专业人士的框架，包括提升职业形象、记住个人愿景、参与学习、优势最大化、创新和创造、谋求他人帮助、反思。

压迫点——用手按压动脉（如肱动脉和股动脉）以减缓身体部位的血流。

PRICES——对受伤部位进行保护（Protection）、休息（Rest）、冰敷（Ice）、加压包扎（Compression）、抬高患肢（Elevation）和支撑（Support）的首字母缩写，这是处理韧带扭伤或肌肉拉伤等肌肉骨骼损伤的初始步骤。

一级评估——用于确定运动员的气道是否通畅、是否有呼吸和脉搏的评估。

主治医生——运动员的主治医生。运动员受伤后必须通知该医生。

进展——从简单到复杂，从慢到快，运动强度从小到大的运动进阶。

渐进式抗阻运动（PRE）——在一段时间内运动从简单至复杂，从一组动作到另一组动作的逐步发展。

旋内——使手掌向下的运动，就像倒一碗汤。

本体感觉——身体向大脑提供关于身体位置、运动以及身体受到的作用力等信息的能力。

假肢——人造的身体部位。

前伸——肩胛骨分离，与回缩方向相反。

近端——朝向肢体与躯干的连接。

直接原因——注册 AT 的行为与运动员受伤之间的关系。

心理学——关于人类行为和人格等心理过程的科学。

脉搏点——动脉靠近皮肤的地方。

脉压差——舒张压和收缩压之间的差值。

脉率——心脏每分钟跳动的次数，在腕部或颈部测量的正常值为 60~80 次 / 分钟。

金字塔方法——设计多组动作的力量训练方法，第 1 组是低强度，第 2 组是中等强度，第 3 组是大强度，第 4 组恢复至中等强度，第 5 组为低强度。

四肢瘫痪——不能移动胳膊和腿。

恢复——使运动员恢复竞技状态。

消遣性药物——无医疗用途的药物。

注册——在成为 AT 前联系州立权威机构的步骤。这是美国一些州的法律要求。

康复——在运动员受伤或生病后恢复正常功能的过程或方法。

复位——将拇指和小手指恢复至起始位置。

抗阻训练——锻炼肌肉的有组织的方法，通常为举重。

回缩——两侧肩胛骨相互靠拢。

旋转——骨骼沿轴转动。

肩袖——肩关节周围的一组肌肉，包括冈上肌、冈下肌、小圆肌和肩胛下肌。

风疹——麻疹的一种，经常被称作德国麻疹。症状为皮疹和瘙痒。

麻疹——以高烧、寒战、皮疹（甚至是口腔内）和咳嗽为特征的麻疹。

鼓膜破裂——鼓膜撕裂。

骶骨——脊柱最下端的骨骼，由几块骨骼融合而成。

矢状面——把身体分成左右两半的平面。

学校护士——为学校或学区提供服务的有执照的护士。

脊柱侧弯——脊柱曲线过度向一侧弯曲。

二次撞击综合征——在短时间内由 1 次以上脑震荡或头部受到撞击引起的一系列症状。

惊厥——脑部化学失衡或头部损伤引起的无法控制的颤抖。

外胫夹——小腿疼痛的专业术语，通常沿胫骨疼痛，也被称作胫骨内侧应力综合征。

肩锁关节分离——肩锁关节扭伤。

镰状细胞性贫血——红细胞形状像两侧呈尖端的镰刀的遗传性疾病，该病使细胞钩住血管两侧，引起某一区域细胞堵塞。其结果是无法将氧气输送至身体各部位。

体征——救援者能测量或感知的客观信息，例如出汗、呼吸气味、体温、血压、呼吸频率、心率等。

SITS——肩袖肌肉的首字母缩写词，即冈上肌（Supraspinatus）、冈下肌

（Infraspinatus）、小圆肌（Teres minor）和肩胛下肌（Subscapularis）。

SOAP 格式——由主观（Subjective）、客观（Objective）、评估（Assessment）和处理计划（Plan-of-action）组成的损伤评估结果记录框架。

比目鱼肌——使踝关节跖屈的小腿后群肌肉。

专项运动——一个人从事某种运动项目的训练越多，其取得的运动成绩越好的理论。

脊椎前移——脊椎滑脱未能治愈，使椎体分离并导致脊柱不稳定。这种不稳定性使椎体相对其下方椎体向前移动。

脊椎滑脱——脊椎应力性骨折或退行性变化。

运动心理学家——为可能需要帮助设定目标及应对焦虑、沮丧、低自尊、家庭等问题的运动员服务的专业人员。

运动心理学——研究压力、情绪和动机等变量对运动成绩和运动损伤的影响的学科。

运动医学——对出现运动损伤或疾病的运动员或爱好运动的人群进行治疗的广义术语。

运动医学团队——在运动员参与运动时与其一起工作和予以照顾的所有人。

专项运动功能——与运动员重返赛场从事项目类似的专项运动和活动。

扭伤——韧带损伤。

专业实践标准——AT 在工作时应有的行为。

静态拉伸——在短时间内将受到牵拉的肌肉保持在同一位置。

神经刺痛——因臂丛神经受到牵拉引起的一系列症状（包括灼痛、麻木、刺痛和沿手臂向下的疼痛感），又被称为灼烧。

拉伤——肌肉或肌腱损伤。

体能教练——和运动员一起工作并确保所有运动员都符合竞技比赛要求的人员。

实习生——志愿去观察（适时给予帮助）注册 AT 以便能学到更多专业知识的人。

结膜下出血——运动员可能由于反复咳嗽，引起眼睛的小血管破裂，使结膜变红。运动员被戳到结膜或被球打中，也会导致相同的结果。

胸部吸吮伤口——胸壁发生穿刺伤使空气嘶嘶响着被吸入胸腔。

表层——靠近身体表面。

上端——高于其他点或结构。

外旋——使手掌向上，就像捧着一碗汤。

游泳耳——水进入耳朵导致的感染。

症状——运动员只能感觉到却不能看到、闻到或者听到的疾病表现，例如疼痛、恶心或焦虑。

不动关节——由致密结缔组织将骨骼连接在一起构成的关节，它使关节无法产生运动。

晕厥——脑供血不足而引起的昏厥，例如快速站起时。

韧带联合——把胫骨和腓骨的末端连接在一起的软组织。

滑膜——完全覆盖在可动关节周围和分泌滑液的组织。

滑膜炎——可动关节滑膜出现的炎症。

收缩压——心脏跳动时的动脉压。正常值为 120mmHg。

距骨——跟骨上方的踝骨。

队医——运动医学团队的医学权威，其作用是与 AT 共同监督整个运动医学团队的工作。

颞颌关节（TMJ）功能紊乱——关节周围肌肉痉挛的病症。

肌腱炎——肌腱的慢性炎症。

肌腱——身体中连接肌肉和骨骼的组织。

网球肘——肘关节外上髁炎症，通常由过度使用腕伸肌引起。

治疗性药物——有医疗用途的药物。

胸——身体的胸部区域。

体癣——皮肤上出现的红色、鳞片状、环状的异常。这是一种真菌性皮肤病，通常被称为癣。

足癣——足部真菌感染，通常被称为运动员脚。

耳鸣——耳中像有铃声在响。

气道完全阻塞——气道完全被物体堵塞，使运动员无法说话、咳嗽或无法呼吸。

气管——使气体从喉部进入肺部气管的软骨管。

牵引——用来分离被压迫或僵硬关节的牵拉作用力。

经皮电神经刺激（TENS）——在皮肤表面应用电流来刺激某个部位。

反式脂肪酸——把氢加入蔬菜油中使其固化形成的脂肪酸。

横截面——将身体分为上下两部分的平面。

分诊——确定运送伤员至医院的顺序，先运送受伤最严重的人员。

三角纤维软骨复合体（TFCC）——位于腕关节内侧的支撑腕骨的解剖结构。

超声波——能够产生深层热效应、分离组织或在屏幕上形成软组织图像的热疗方法。

窒息的通用手势——用双手抓住喉咙表明发生了窒息。所有窒息的人都会本能地这样做。

全面防护措施——预防血源性疾病传播的一套程序。

泌尿科医生——治疗尿痛等尿路问题的医生。

接种疫苗——将少量病毒（有时是灭活病毒，有时是活性病毒）注入体内以产生对具体病毒的免疫力。

外翻——身体部位向外偏移。

腹侧——身体结构的前侧。

心室——从相应心房接收血液的心脏腔室，血液通过心室被挤压入动脉。

振动按摩——引起组织剧烈抖动的按摩。

生命体征——二级评估中观察和测量体征，包括体温、皮肤颜色、心率、疼痛反应、瞳孔反应、活动能力及毛细血管再充盈，以确定损伤程度。

涡流式水疗——空气喷射热水或冷水的管道。

X射线——用于形成图像以帮助诊断骨骼和关节损伤的电磁波。

参考文献

Ability v Ability. 2006. The Stoke Mandeville Games— 1948.

Academy for eating disorders. 2010. About eating disorders.

Adams, B.B. 2002. Dermatologic disorders of the athlete.*Sports Medicine* 32(5): 309–321.

Adams, N. 2004. Knee injuries. *Emergency Nurse* 11(10): 19–27.

Abián-Vicén, J., L. Alegre, J. Fernández-Rodríguez, and X. Aguado. 2009. Prophylactic ankle taping: elastic versus inelastic taping. *Foot and Ankle International* 30(3): 218–225.

Aleccia, J. 2010. Smokeless products 2nd most common source of accidents: Tobacco 'mints' tied to kids' poisoning.

Altizer, L. 2003a. Hand and wrist fractures, part I. *Orthopaedic Nursing* 22(2): 131–138.

Altizer, L. 2003b. Hand and wrist fractures, part II. *Orthopaedic Nursing* 22(3): 232–239.

Amato, H.K., and M.J. Warner. 1996. Athletic trainers: leaders in sports. *Athletic Therapy Today* 1(1): 30–32.

American Academy of Orthopaedic Surgeons. 1999. Emer*gency care and transportation of the sick and injured.* 7th ed. Boston: Jones and Bartlett.

American Academy of Orthopaedic Surgeons. 1991. Ath*letic training and sports medicine.* 2nd ed. Park Ridge, IL: Author.

American Academy of Pediatrics. 2004. Protective eyewear for young athletes.

American College of Sports Medicine. 2007. Exercise and fluid replacement position stand.

American College of Sports Medicine (ACSM). 2009. Nutrition and athletic performance. *Medicine and Science in Sports and Exercise* 41(3): 709–733.

American Heart Association. 2010. AHA guidelines for CPR & ECC. *Circulation* 122(318).

American Medical Association. 2001. Principles of medical ethics.

American Red Cross. 2006a. CPR/AED *for the professional rescuer.* Yardley, PA: Staywell.

American Red Cross. 2006b. First aid/CPR/AED *for schools and the community.* Yardley, PA: Staywell.

Americans with Disabilities Act of 1990 (ADA). 2005. A guide to disability rights laws.

Andersen, J.C., R.W. Courson, D.M. Kleiner, and T.A. McLoda. 2002. National Athletic Trainers' Association position statement: emergency planning in athletics. *Journal of Athletic Training* 37: 99–104.

Anderson, B., and E. Swann. 2009. Insurance and reimbursement: addressing the bottom line. In *Administrative topics in athletic training: concepts to practice*, ed. G.L. Harrelson, G. Gardner, and A.P. Winterstein. Thorofare, NJ: Slack.

Anderson, M.K., S.J. Hall, and M. Martin. 2000. *Sports injury management.* 2nd ed. Philadelphia: Lippincott Williams & Wilkins.

Andrews, J.R., and J.A. Whiteside. 1993. Common elbow problems in the athlete. *Journal of Orthopaedic and Sports Physical*

Therapy 17(6): 289–295.

Anthony, C.P., and G.A. *Thibodeau. 1983. Textbook of anatomy and physiology*. St. Louis: Mosby.

Armstrong, L.E., Casa, D.J, Maresh, C. M, and Ganio, M.S. 2007. Caffeine, fluid–electrolyte balance, temperature, and exercise–heat tolerance. *Exercise Sport Science Review* 35(3): 135–140.

Bahr, R., and S. Maehlum, eds. 2004. *Clinical guide to sports injuries*. Champaign, IL: Human Kinetics.

Bailes, J.E., and V. Hudson. 2001. Classification of sport– related head trauma: a spectrum of mild to severe injury. *Journal of Athletic Training* 36(3): 236–243.

Barh, R., and S. Maehlum, eds. 2004. *Clinical guide to sports injuries: an illustrated guide to the management of injuries in physical activity*. Champaign, IL: Human Kinetics.

Barleson, J.B. 2010. Back pain.

Bauer, A., E. Bluman, M. Wilson, and C. Chiodo. 2009. Injuries of the distal lower extremity syndesmosis.*Current Orthopaedic Practice* 20(2): 111–116.

Beattie, P. 2008. Current understanding of lumbar intervertebral disc degeneration: a review with emphasis upon etiology, pathophysiology, and lumbar magnetic resonance imaging findings. *Journal of Orthopaedic and Sports Physical Therapy* 38(6): 329–340.

Bechtel, M., A. Bechtel, and M. Zirwas. 2009. Skin infections in wrestlers and other athletes. *Emergency Medicine* 41(1): 25–29.

Beduschi, G. 2003. Current popular ergogenic aids used in sports: a critical review. Nutrition and Dietetics 60(2): 104–118.

Behnke, R. 2001. Kinetic anatomy. Champaign, IL: Human Kinetics.

Behrens, D. 2006. Treatment of epistaxis in the emergency department. Emergency *Medicine Journal* 23(3): 241.

Beltrami, F., T. Hew–Butler, and T. Noakes. 2008. Drinking policies and exercise–associated hyponatraemia: Is anyone still promoting overdrinking? British Journal of *Sports Medicine* 42(10): 496–501.

Binkley, H.M., J. Beckett, D.J. Casa, D.K. Kleiner, and P.E. Plummer. 2002. National Athletic Trainers' Association position statement: exertional heat illnesses. *Journal of Athletic Training* 37(3): 329–343.

Binningsley, D. 2003. Tear of the acetabular labrum in an elite athlete. *British Journal of Sports Medicine* 37(1): 84–88.

Bittencourt, N., L. Mendonca, A. Silva, and S. Fonseca.2008. Correlation between patellar anatomical alignment and patellar tendinosis. *British Journal of Sports Medicine* 42(6): 509–10.

Blauvelt, C.T., and F. Nelson. 1994. *A manual of orthopaedic terminology*. 5th ed. St. Louis: Mosby.

Boden, B., and C. Jarvis. 2009. Spinal injuries in sports.*Physical Medicine and Rehabilitation Clinics of North America* 20(1): 55–68.

Bonci, C.M., L.J. Bonci, L.R. Granger, C.L. Johnson, R.M. Malina, L.W. Milne, R.R. Ryan, and E.M. Vanderbunt. 2008. National Athletic Trainers' Association position statement: preventing, detecting, and managing disordered eating in athletes. *Journal of Athletic Training* 43(1): 80–108.

Bonza, J., S. Fields, E. Yard, and R. Comstock. 2009. Shoulder injuries among United States high school athletes during the 2005–2006 and 2006–2007 school years. *Journal of Athletic Training* 44(1): 76–83.

Borelli, A. 2009. Engineering a strong pitching elbow: an off–season training plan. *Journal of Strength and Conditioning* 31(2): 64–73

Borrione, P., L. Grasso, F. Quaranta, and A. Parisi. 2009.FIMS position statement 2009: vegetarian diet and athletes. *International SportMed Journal* 10(1): 53–60.

Boyd, J. 1997. *Research update: the PCL–deficient knee*. Paper presented at the Great Lakes Athletic Trainers Association Annual Meeting and Symposium, Minneapolis, March 13, 1997.

Bradley, T., C. Baldwick, D. Fischer, and G. Murrell, G. (2009). Effect of taping on the shoulders of Australian football players. *British Journal of Sports Medicine* 43(10): 735–738.

Brockenbrough, G. 2009. Prescribe less play to prevent elbow injuries in pediatric/adolescent athletes. *Orthopedics Today* 29(6): 28.

Broglio, S., and T. Puetz. 2008. The effect of sport concussion on neurocognitive function, self–report symptoms and postural control: a meta–analysis. *Sports Medicine* 38(1): 53–67.

Bunton, E.E., W.A. Pitney, A.W. Kane, and T.A. Cappaert.1993. The role of limb torque, muscle action, and proprioception during closed kinetic chain rehabilitation of the lower extremity. *Journal of Athletic Training* 28(1): 10–20.

Bureau of Labor Statistics. 2010. Occupational outlook handbook, 2010–11 edition: athletic trainers.

Burnett, R., G. Rocca, H. Prather, M. Curry, W. Maloney, and J. Clohisy. 2006.

Clinical presentation of patients with tears of the acetabular labrum. *Journal of Bone and Joint Surgery*, American Volume 88A(7): 1448–1457.

Cantu, R.C. 2001. Posttraumatic retrograde and anterograde amnesia: Pathophysiology and implications in grading and safe return to play. *Journal of Athletic Training* 36(3): 244–248.

Carcione, J. 2006. Multiple sclerosis exercise.

Carlisle, J.C., C.A. Goldfarb, N. Mall, J.W. Powell, and M.J. Matava. 2008. Upper extremity injuries in the National Football League, part II: elbow, forearm, and wrist injuries. *American Journal of Sports Medicine* 36(10): 1945–1952.

Cassidy, R., W. Shaffer, and D. Johnson. 2005. Sports medicine update: spondylolysis and spondylolisthesis in the athlete. *Orthopedics* 28(11): 1331–1333.

Casterline, M., S. Osowski, and G. Ulrich. 1996. Femoral stress fractures. *Journal of Athletic Training* 31(1): 53– 56.

Caswell, S.V., and R.G. Deivert. 2002. Lacrosse helmet designs and the effects of impact forces. *Journal of Athletic Training* 37(2): 164–171.

Chew, K., H. Lew, E. Date, and M. Fredericson. 2007. Current evidence and clinical applications of therapeutic knee braces. *American Journal of Physical Medicine and Rehabilitation* 86(8): 678–686.

Children's Hospital of Wisconsin. 2009. Congenital limb defects.

Chisholm, M.M. 1993. Anxiety. In Mental health: psychiatric nursing, ed. R.P. Rawlins, S.R. Williams, and C.K. Beck (3rd ed.). St. Louis: Mosby.

Cialdella-Kam, L., and M. Manore. 2009. Macronutrient needs of active individuals: an update. *Nutrition Today* 44(3): 104–111.

Coleman, E. 1984. Nutrition principles for the child athlete. Sports *Medicine Digest* 6(12): 6.

Collins, C., and R. Comstock. 2008. Epidemiological features of high school baseball injuries in the United States, 2005–2007. *Pediatrics* 121(6): 1181–1187.

Colston, M.A. 2004. Professionalism and ethics. Informed consent: review and implementation. *Athletic Therapy* Today 9(1): 29–31.

Connor, C. 2003. Injury management update: use of an ultrasonic bone-growth stimulator to promote healing of a Jones fracture. *Athletic Therapy Today* 8(1): 37–39.

Cooper, J., J.A. Ellison, and M.M. Walsh. 2003. Spit (smokeless)-tobacco use by baseball players entering the professional ranks. *Journal of Athletic Training* 38(2): 126–132.

Courson, R., and V.N. Mosesso. 2008. Emergency planning for sudden cardiac arrest in athletic programs. *Coaching Women' s Basketball* (July): 12–14.

Covassin, T., C.B. Swanik, and M. Sachs. 2003. Sex differences and the incidence of concussions among collegiate athletes. *Journal of Athletic Training* 38(3): 238–244.

Crenshaw, D.A. 1990. Bereavement. New York: Continuum.

Croisier, J. 2004. Factors associated with recurrent ham- string injuries. *Sports Medicine* 34(10): 681–695.

Croisier, J., S. Ganteaume, J. Binet, M. Genty, and J. Ferret. 2008. Strength imbalances and prevention of hamstring injury in professional soccer players: a prospective study. *American Journal of Sports Medicine* 36(8): 1469–1475.

Dartmouth University. 1997. A *guide to suicide prevention*.

Delahunt, E., J. O' Driscoll, and K. Moran. 2009. Effects of taping and exercise on ankle joint movement in subjects with chronic ankle instability: a preliminary investigation. *Archives of Physical Medicine and Rehabilitation* 90(8): 1418–1422.

Delavier, F. 2001. *Strength training anatomy*. Champaign, IL: Human Kinetics.

Del Rossi, G., M. Horodyski, and M.E. Powers. 2003. A comparison of spine-board transfer techniques and the effect of training on performance. *Journal of Athletic Training* 38(3): 204–208.

Denegar, C.R. 2000. *Therapeutic modalities for athletic injuries*. Champaign, IL: Human Kinetics.

Denegar, C.R., E. Saliba, and S. Saliba. 2006. *Therapeutic modalities for musculoskeletal injuries*. 2nd ed. Champaign, IL: Human Kinetics.

Diaz, J.A., D.A. Fischer, A.C. Rettig, T.J. Davis, and K.D. Shelbourne. 2003. Severe quadriceps muscle contusions in athletes: A report of three cases. *American Journal of Sports Medicine* 31(2): 289–293.

Dick, T. 2004. Professional etiquette: how you show your respect for people. *Emergency Medical Services* 33(4): 91–96.

Donnelly, J., Blair, S., Jakicic, J., Manore, M.,

Rankin, J., & Smith, B. 2009. American College of Sports Medicine position stand: appropriate physical activity intervention strategies for weight loss and prevention of weight regain for adults. *Medicine and Science in Sports and Exercise* 41(2): 459–471.

Dougherty, T.M. 2003. Physician perspective. Sports dermatology: what certified athletic trainers and therapists need to know. *Athletic Therapy Today* 8(3): 46–48.

Downes, N.J. (1997). Ethnic *Americans for the health professional* (2nd ed.). Dubuque, IA: Kendall/Hunt

Drezner, J.A., R.W. Courson, W.O. Roberts, V.N. Mosesso, M.S. Link, and B.J. Maron. 2007. Inter-Association Task Force recommendations on emergency preparedness and management of sudden cardiac arrest in high school and college athletic programs: a consensus statement. *Journal of Athletic Training* 42(1): 143–158.

Drowatzky, J.N., and C.W. Armstrong. 1984. *Physical education: career perspectives and professional foundations*. Englewood Cliffs, NJ: Prentice Hall.

Drummond, J., K. Hostetter, P. Laguna, A. Gillentine, and G. Del Rossi. 2007. Self-reported comfort of collegiate athletes with injury and condition care by same-sex and opposite-sex athletic trainers. *Journal of Athletic Training* 42(1): 106–112.

Durstine, L., and G. Moore. 2003. *Exercise management for persons with chronic diseases and disabilities*. Champaign, IL: Human Kinetics.

Easterbrook, M. 1981. Eye protection for squash and racquetball. *Physician and Sportsmedicine* 9(2): 79–82.

Eichelberger, M.R. 1981. Torso injuries in athletics. *Physician and Sportsmedicine* 9(3): 87–92.

Eichner, E. 1989. Sickle cell trait and exercise-related death. *Sports Medicine Digest* 11(2): 4.

Ellenbecker, T.S., and A.J. Mattalino. 1997. *The elbow in sport*. Champaign, IL: Human Kinetics. emedicinehealt h. 2009. Atr ial fibr illation.

Erickson D' Avanzo, C., & Geissler, E. (2003). Pocket guide to *cultural health assessment* (3rd ed.). St. Louis, MO: Mosby.

Erne, H., I. Zouzias, and M. Rosenwasser. 2009. Medial collateral ligament reconstruction in the baseball pitcher' s elbow. *Hand Clinics* 25(3): 339–346

Field, L.D., and D.W. Altchek. 1995. Elbow injuries. *Clinical Sports Medicine* 14(1): 59–78.

Field, R.W., and S.O. Roberts. 1999. *Weight training*. Boston: McGraw-Hill.

Flegel, M.J. 1992. *Sport first aid*. Champaign, IL: Human Kinetics.

Food and Drug Administration (FDA). 2009. Fortify your knowledge about vitamins.

Fox, E.L., R.W. Bowers, and M.L. Foss. 1993. *The physiological basis for exercise and sport*. 5th ed. Madison, WI: Brown and Benchmark.

Gale, S., L. Decoster, and E. Swartz. 2008. The combined tool approach for face mask removal during on-field conditions. *Journal of Athletic Training* 43(1): 14–20.

Gaudard, A., E. Varlet-Marie, F. Bressolle, and M. Audran. 2003. Drugs for increasing oxygen transport and their potential use in doping: a review. *Sports Medicine* 33(3): 187–192.

Gebhard, J.S., D.H. Donaldson, and C.W. Brown. 1994. Soft-tissue injuries of the cervical spine. *Orthopedic Review* (May Suppl.): 9–17.

Gerberich, S.S., J.D. Priest, J. Boen, C.P. Straub, and R.E. Maxwell. 1983. Concussion incidence and severity in secondary school varsity football players. *American Journal of Public Health* 73: 1370–1375.

Giza, C.C., and D.A. Hovda. 2001. The neurometabolic cascade of concussion. *Journal of Athletic Training* 36(3): 228–235.

Glass, A.L. 1994. Weight training. Dubuque, IA: Kendall/ Hunt.

Glover, D.W., B.J. Maron, and G.O. Matheson. 1999. The preparticipation physical examination: steps toward consensus and uniformity. *Physician and Sportsmedicine* 27(8).

Goitz, R.J., and M.M. Tomaino. 2002. Traumatic hand injuries evaluation and management: Understanding of the complex anatomy is the key to diagnosis. *Journal of Musculoskeletal Medicine* 19(5): 204–206, 208–210.

Goldstein, T.S. 1995. *Functional rehabilitation in orthopaedics*. Gaithersburg, MD: Aspen.

Graham, L.S. 1985. Ten ways to dodge the malpractice bullet. *Journal of the National Athletic Trainers' Association* 20(2): 117–119.

Gray, R.S. 1997. The role of the clinical athletic trainer. In *Clinical athletic training*, ed. J.J. Konin. Thorofare, NJ: Slack.

Greenstein, J.S., and D.M. Kleiner. 2000. Guidelines for the pre-hospital management of the spine-injured athlete. *Journal of Sports Chiropractic and Rehabilitation* 14(4): 105–110, 134–135.

Griggs, P. 2008. Hyphema.

Gross, M.T., and H. Liu. 2003. The role of ankle bracing for prevention of ankle sprain injuries. Journal of *Orthopaedic and Sports Physical Therapy* 33(10): 572–577.

Guskiewicz, K.M., S.L. Bruce, R.C. Cantu, M.S. Ferrara, J.P. Kelly, M. McCrea, M. Putukian, M., and T.C. Valovich McLeod. 2004. National Athletic Trainers' Association position statement: management of sport-related concussion. *Journal of Athletic Training* 39(3): 280–297.

Guskiewicz, K., D. Perrin, and B. Gansneder. 1996. Effects of mild head injury on postural stability in athletes. *Journal of Athletic Training* 31(4): 300–306.

Hadzic, V., T. Sattler, E. Topole, Z. Jarnovic, H. Burger, and E. Dervisevic. 2009. Risk factors for ankle sprain in volleyball players: a preliminary analysis. *Isokinetics and Exercise Science* 17(3): 155–160.

Hass, C., M. Feigenbaum, and B. Franklin. 2001. Prescription of resistance training for healthy populations. *Sports Medicine* 31: 953–964.

Heck, J.F., M.P. Weis, J.M. Garland, and C.R. Weis. 1994. Minimizing liability risks of head and neck injuries in football. *Journal of Athletic Training* 29(2): 128–139.

Heck, J.F., Clarke, K.S.,Peterson, T.R., Torg,J.S., and M.P.. Weis. 2004. NATA Position Statement: head Down Contact in Football. *Journal of Athletic Training* 39(1): 101–111

Hegarty, V. 1988. *Decisions in nutrition*. St. Louis: Times Mirror/Mosby.

Heinzman, S.E. 1991. Quality physicals that generate funds for the training room. Journal of the National Athletic Trainers' Association

26(1): 66–69.

Henderson, J., and W. Carroll. 1993. The athletic trainer's role in preventing sport injury and rehabilitating injured athletes: a psychological perspective. In *Psychological bases of sport injuries*, ed. D. Pargman. Morgantown, WV: Fitness Information Technology.

Hertling, D., and R.M. Kessler. 1996. *Management of common musculoskeletal disorders*. 3rd ed. Philadelphia: Lippincott Williams & Wilkins.

Honsik, K. 2004. Emergency treatment of dentoalveolar trauma: Essential tips for treating active patients. *Physician and Sportsmedicine* 32(9): 23.

Houglum, P.A. 2010. *Therapeutic exercise for musculoskeletal injuries*. 3rd ed. Champaign, IL: Human Kinetics.

Houglum, P.A. 1992. Soft tissue healing and its impact on rehabilitation. *Journal of Sport Rehabilitation* 1: 19–23.

Housner, J.A., and J.E. Kuhn. 2003. Clavicle fractures: individualizing treatment for fracture type. *Physician and Sportsmedicine* 31(12): 30–36.

Hunt, V.K. 1997. Fitness centers: untapped job market for ATCs? NATA News (October 4–5): 20.

Idroscalo Club. 2009. Physical disability categories.

Itagaki, M., and N. Knight. 2004. Kidney trauma in martial arts: A case report of kidney contusion in jujitsu. *American Journal of Sports Medicine* 32(2): 522–524.

It's the Real Deal Petro–Canada Paraylmpic Schools Program. 2009.

Jim Abbott Official Web Site. 2010. Biography.

Jimenez, C.C., M.H. Corcoran, J.T. Crawley, W.G. Hornsby, K. Peer, R.D. Philbin, and M.C. Riddell. 2007. National Athletic Trainers' Association position statement: management of the athlete with type 1 diabetes mellitus. *Journal of Athletic Training* 42(4): 536–545

Johnson, J.D., and W.W. Briner, Jr. 2005. Primary care of the sports hernia. *Physician and Sportsmedicine* 33(2): 35.

Johnson, B.C., and L.A. Klabunde. 1995. The elusive slipped capital femoral epiphysis. *Journal of Athletic Training* 30(2): 124–127.

Kaeding, C.C, A.D. Pedroza, and B.C. Powers. 2007. Surgical treatment of chronic patellar tendinosis: a systematic review. *Clinical Orthopedic Related Research* 455: 102–106.

Karren, K.J., B.Q. Hafen, D. Limmer, and J.J. Mistovich. 2004. *First aid for colleges and universities*. 8th ed. San Francisco: Pearson Benjamin Cummings.

Katch, F.I., and W.D. McArdle. 1993. Nutrition, *weight control, and exercise*. Philadelphia: Lea & Febiger.

Kaut, K.P., R. DePompei, J. Kerr, and J. Congeni. 2003. Reports of head injury and symptom knowledge among college athletes: Implications for assessment and educational intervention. *Clinical Journal of Sport Medicine* 13(4): 213–221.

Kelly, J.P. 2001. Loss of consciousness: Pathophysiology and implications in grading and safe return to play. *Journal of Athletic Training* 36(3): 249–252.

Kendall, P.F., E.K. McCreary, and P.G. Provance. 1993. *Muscles, testing and function*. 4th ed. Baltimore: Williams & Wilkins.

Kenna, K. 1983. The diabetic athlete. *Athletic Training* 18(2): 131–134.

Kennedy, R. 1995. *Taping guide.* St. Louis: Mosby.

Kennett, F. (1976). *Folk medicine fact and fiction.* New York:Marshall Cavendish.

Khoo, D., W. Carmichaels, and R.J. Spinner. 1996. Ulnar nerve entrapment. *Orthopedic Clinics of North America* 27(2): 317–338.

Kibler, W.B. 2003. Rehabilitation of rotator cuff tendinopathy. *Clinics in Sports Medicine* 22(4): 837–847.

Kibler, W., and A. Sciascia. 2008. Rehabilitation of the athlete's shoulder. *Clinics in Sports Medicine* 27(4): 821–831.

Kisner, C., and L.A. Colby. 1996. *Therapeutic exercise.* 3rd ed. Philadelphia: Davis.

Kloth, L.C., and J.M. McCulloch, eds. 2002. *Wound healing: alternatives in management.* 3rd ed. Philadelphia: Davis.

Knapik, J., S. Marshall, R. Lee, S. Darakjy, S. Jones, T. Mitchener, et al. 2007. Mouthguards in sport activities: history, physical properties and injury prevention effectiveness. *Sports Medicine* 37(2): 117–144.

Knight, K.L. 1996. Interview by the author. Orlando, FL, June.

Knight, K.L. 1995. *Cryotherapy in sport injury management.* Champaign, IL: Human Kinetics.

Knight, K.L., and D.O. Draper. 2008. *Therapeutic modalities: the art and science.* Philadelphia: Lippincott Williams & Wilkins.

Kocher, M., R. Solomon, B. Lee, L. Micheli, J. Solomon, and A. Stubbs. 2006. Arthroscopic debridement of hip labral tears in dancers. *Journal of Dance Medicine and Science* 10(3–4): 99–105.

Koester, M.C. 1995. Refocusing the adolescent preparticipation physical evaluation toward preventive health care. *Journal of Athletic Training* 30(4): 352–360.

Konin, J.J. 1997a. Communication skills in clinical athletic training. In *Clinical athletic training,* ed. J.J. Konin. Thorofare, NJ: Slack.

Konin, J.J. 1997b. The roles of allied health care providers. In *Clinical athletic training,* ed. J.J. Konin. Thorofare, NJ: Slack.

Kozanek, M., E. Fu, S.K. Van de Velde, T. Gill, and G. Li. 2009. Posterolateral structures of the knee in posterior cruciate ligament deficiency. *American Journal of Sports Medicine* 37(3): 534–541.

Kraemer, W.J. 2003. Strength training basics: designing workouts to meet patients' goals. *Physician and Sportsmedicine* 31(8): 39–45.

Kratina, K. 2005. Tips for coaches: preventing eating disorders in athletes. Westbury, NYNational Eating Disorders Association.

Kubler-Ross, E. 1969. *On death and dying.* New York: Macmillan.

Labella, C.R., B.W. Smith, and A. Sigurdsson. 2002. Effect of mouthguards on dental injuries and concussions in college basketball. *Medicine and Science in Sports and Exercise* 34(1): 41–44.

Lahti, H., J. Sane, and P. Ylipaavalniemi. 2002. Dental injuries in ice hockey games and training. *Medicine and Science in Sports and Exercise* 34(3): 400–402.

Larson, J.P. 1993. Massage as a modality in trauma and sports medicine. *Trauma* 35(4): 81–94.

Larson, C.M., L.C. Almekinders, S.G. Karas, and W.E. Garrett. 2002. Evaluating and managing muscle contusions and myositis ossificans. *Physician and Sportsmedicine* 30(2): 41–44, 49–50.

Lavallee, L., and F. Flint. 1996. The relationship of stress, competitive anxiety, mood state, and social support to athletic injury. *Journal of Athletic Training* 31(4): 296–299.

Leong, S.C., R.J. Roe, and A. Karkanevatos. 2005. No–frills management of epistaxis. *Emergency Medicine Journal* 22: 470–472.

Lephart, S.M., D.M. Pincivero, J.L. Giraldo, and F.H. Fu. 1997. The role of proprioception in the management and rehabilitation of athletic injuries. *American Journal of Sports Medicine* 25(1): 130–137.

Leverenz, L.J., and L.B. Helms. 1990. Suing athletic trainers: part II. *Journal of the National Athletic Trainers' Association* 25(3): 219–226.

Luke, A., and P. d'Hemecourt. 2007. Prevention of infectious diseases in athletes. *Clinical in Sports Medicine* 26(3): 321–344.

Luscombe, M.D., and J.L. Williams. 2003. Comparison of a long spinal board and vacuum mattress for spinal immobilization. *Emergency Medicine Journal* 20(5): 476–478.

Lyman, S., G.S. Fleisig, J.R. Andrews, and E.D. Osinski. 2002. Effect of pitch type, pitch count, and pitching mechanics on risk of elbow and shoulder pain in youth baseball pitchers. *American Journal of Sports Medicine* 30(4).

Magee, D.J. 1997. *Orthopedic physical assessment*. 3rd ed. Philadelphia: Saunders.

Maitland, M.E. 2003. Best of the literature: Neuromuscular training helps prevent ACL injuries. *Physician and Sportsmedicine* 31(12): 8–9.

Marchessault, J., M. Conti, and M. Baratz. 2009. Carpal fractures in athletes excluding the scaphoid. *Hand Clin–ics* 25(3): 371–388.

Martin, T.J. 2001. Technical report: knee brace use in the young athlete. *Pediatrics* 108: 503–507.

Massie, J., D. Donnelly, and K. Ricker. 2009. Liver laceration sustained by a college football player. *Athletic Therapy Today* 14(2): 23–26.

McCrea, M. 2001. Standardized mental status testing on the sideline after sport–related concussion. *Journal of Athletic Training* 36(3): 274–279.

McCulloch, J.M., L.C. Kloth, and J.A. Feedar. 1995. *Wound healing: alternatives in management*. 2nd ed. Philadelphia: Davis.

McGavock, J.M., N.D. Eves, S. Mandic, and N.M. Glenn. 2004. The role of exercise in the treatment of cardiovascular disease associated with type 2 diabetes mellitus. *Sports Medicine* 34(1): 27–48.

McGuine, T. 1996. Recognizing abdominal injuries in high school athletes. *Sports Plus*. Winter/Spring: 2–3.

McLeod, T., R. Bay, J. Parsons, E. Sauers, and A. Snyder. 2009. Recent injury and health–related quality of life in adolescent athletes. *Journal of Athletic Training* 44(6): 603–610.

Meana, M., L.M. Alegre, J.L. Elvira, and X. Aguado. 2008. Kinematics of ankle taping after a training session. *International Journal of Sports Medicine* 29(1): 70–76.3.

Meyers, W., E. Yoo, O. Devon, N. Jain, M. Horner, C. Lauencin, et al. 2007.

Understanding "sports hernia" (athletic pubalgia): the anatomic and pathophysiologic basis for abdominal and groin pain in athletes. *Operative Techniques in Sports Medicine* 15(4): 165–177.

Michigan High School Athletic Association. (MHSAA). 2010. Fall sport coaches preseason alerts sports medicine, heat illness, concussions.

Mickleborough, T.D., and R.W. Gotshall. 2003. Dietary components with demonstrated effectiveness in decreasing the severity of exercise–induced asthma. *Sports Medicine* 33(9): 671–681.

Midgley, A.W., L.R. McNaughton, and M. Sleap. 2003. Infection and the elite athlete: a review. *Research in Sports Medicine* 11(4): 235–259.

Miller, A.E. 1996. Creatine supplements in athletics. *Sports Medicine Update* 11(3): 12–16.

Miller, M., D. Berry, G. Gariepy, and J. Tittler. 2006. Attitudes of high school ice hockey players toward mouthguard usage. *Internet Journal of Allied Health Sciences and Practice* 4(4).

Moeller, J.L., and S.F. Rifat. 2003. Identifying and treating uncomplicated corneal abrasions. *Physician and Sportsmedicine* 31(8): 15.

Moeller, J.L., and S.F. Rifat. 2001. Spondylolysis in active adolescents: Expediting return to play. Physician and Sportsmedicine 29(12): 27–32.

Mottram, D.R. 1988. *Drugs in sport*. Champaign, IL: Human Kinetics. Moylan, F. 2003. Swimmer's ear mystery. *Physician and Sportsmedicine* 31(9): 48.

Mueller, F.O., R.C. Cantu, and S.P. Van Camp.

1996. *Catastrophic injuries in high school and college sports*. Vol. 8. Sport Science Monograph Series. Champaign, IL: Human Kinetics.

Mullen, J.E., and M.J. O' Malley. 2004. Sprains: residual instability of subtalar, Lisfranc joints, and turf toe. *Clinics in Sports Medicine* 23(1): 97–121.

Myer, G.D., K.R. Ford, and T.E. Hewett. 2004. Rationale and clinical techniques for anterior cruciate ligament injury prevention among female athletes. *Journal of Athletic Training* 39(4): 352–364.

National Athletic Trainers' Association (NATA). 2009. The facts about athletic trainers.

National Athletic Trainers' Association (NATA). 1998. 1998 *membership directory*: NATA *code of ethics*. Dallas: Author.

National Registry of Emergency Medical Technicians. 2008. General information: overview.

National Safety Council. 2001. First aid and CPR. 4th ed. Boston: Jones and Bartlett.

National Safety Council. 1997. *First responder*. Boston: Jones and Bartlett.

Nicholls, R.L., B.C. Elliott, and K. Miller. 2004. Impact injuries in baseball: prevalence, aetiology and the role of equipment performance. *Sports Medicine* 34(1): 17–25.

Niedfeldt, M.W. 2001. Managing hypertension in athletes and physically active patients. *American Family Physician* 66(3): 445–452, 457–458.

Oakley, J.C. 2003. An update on the treatment of chronic low back pain. *Critical Reviews in Physical and Rehabilitation Medicine* 15(2): 113–140.

Ollivierre, C.O., R.P. Nirschl, and F.A. Peltrone. 1995. Resection and repair for medial tennis elbow. *American Journal of Sports Medicine* 23(2): 214–221.

Olsen, S.J., G.S. Fleisig, S. Dun, J. Loftice, and J.R. Andrews. 2006. Risk factors for shoulder and elbow injuries in adolescent baseball pitchers. *American Journal of Sports Medicine* 34: 905–912.

Osborne, B. 2001. Principles of liability for athletic trainers: managing sport-related concussion. *Journal of Athletic Training* 36(3): 316–321.

Palmer, D. 2007. Assessment and management of patients with Achilles tendon rupture. *Advanced Emergency Nursing Journal* 29(3): 249–259.

Papanek, P.E. 2003. The female athlete triad: an emerging role for physical therapy. *Journal of Orthopaedic and Sports Physical Therapy* 33(10): 594–614.

Pargman, D. 1993. Sport injuries: an overview of psychological perspectives. In *Psychological bases of sport injuries*, ed. D. Pargman. Morgantown, WV: Fitness Information Technology.

Park, M.C., T.A. Blaine, and W.N. Levine. 2002. Shoulder dislocation in young athletes: Current concepts in management. *Physician and Sportsmedicine* 30(12): 41–48, 55–56.

Paris, S.V. 1990. The spine and swimming. In *The spine in sports*, ed. S.H. Hochschuler. Philadelphia: Hanley and Belfus.

Pauls, J.A., and K.L. Reed. 1996. *Quick reference to physical therapy*. Gaithersburg, MD: Aspen.

Pease, J., M. Miller, and R. Gumoc. 2009. An easily overlooked injury: Lisfranc fracture. Military Medicine 174(6): 645–646.

Peterson, M., and K. Peterson. 1988. *Eat to compete: a guide to sports nutrition*. Chicago: Year Book Medical.

Pfeiffer, R.P., and B.C. Mangus. 2002. *Concepts of athletic training*. 3rd ed. Boston: Jones and Bartlett.

Pohl, M., J. Hamill, and I. Davis, I. 2009. Biomechanical and anatomic factors associated with a history of plantar fasciitis in female runners. *Clinical Journal of Sport Medicine* 19(5): 372–376.

Porterfield, J.A., and C. DeRosa. 1991. *Mechanical low back pain*. Philadelphia: Saunders.

Prentice, W.E. 2011. *Rehabilitation techniques for sports medicine and athletic training*. 5th ed. Boston: McGraw- Hill.

Prentice, W.E. 2009. *Arnheim' s principles of athletic training: a competency-based approach*. 13th ed. Boston: McGraw-Hill.

Prentice, W.E. 2009. *Therapeutic modalities for sports medicine and athletic training*. 6th ed. Boston: McGraw-Hill.

Purnell, L.D., & Paulanka, B.J. (2003). *Transcultural health care: A culturally competent approach* (2nd ed.). Philadel-phia: Davis.

Purnell, L.D., & Paulanka, B.J. (2005). *Guide to culturally competent health care*. Philadelphia: Davis.

Putukian, M., and R. Echemendia. 1996. Managing successive minor head injuries. *Physician and Sportsmedicine* 24(11): 25–38.

Quillen, W.S., and F.B. Underwood. 1995.

Laboratory manual to accompany therapeutic modalities in sports medicine. 3rd ed. St. Louis: Mosby.

Ramirez, M., J. Yang, L. Bourque, J. Javien, S. Kashani, M. Limbos, and C. Peek–Asa. 2009. Sports injuries to high school athletes with disabilities. *Pediatrics* 123: 690–696.

Rankin, J.M., and C. Ingersoll. 1995. *Athletic training management*. St. Louis: Mosby.

Rawlins, R.P. 1993. Hope–hopelessness. In *Mental health: psychiatric nursing*, ed. R.P. Rawlins, S.R. Williams, and C.K. Beck (3rd ed.). St. Louis: Mosby.

Ray, R. 1994. *Management strategies in athletic training*. Champaign, IL: Human Kinetics.

Ray, R., and D.M. Wiese–Bjornstal, eds. 1999. *Counseling in sports medicine*. Champaign, IL: Human Kinetics.

Refshauge, K., J. Raymond, S. Kilbreath, L. Pengel, and I.Heijnen. 2009. The effect of ankle taping on detection of inversion-eversion movements in participants with recurrent ankle sprain. *American Journal of Sports Medicine* 37(2): 371–375.

Rettig, A.C. 2003. Athletic injuries of the wrist and hand, part I: Traumatic injuries of the wrist. *American Journal of Sports Medicine* 31(6): 1038–1048.

Rodriguez, J.O., A.M. Lavina, and A. Agarwal. 2003. Prevention and treatment of common eye injuries in sports. *American Family Physician* 67(7): 1433–1435,1481–1488, 1494–1496.

Rosenthal, M.D., and D.J. McMillan. 2004. Injury management update. Hamstring–strain rehabilitation: a functional stepwise approach for return to sports, part II.*Athletic Therapy Today* 9(1): 44–45.

Rosenthal, M.D., and D.J. McMillan. 2003. Injury management update. Hamstring–strain rehabilitation: a functional stepwise approach for return to sports, part I. *Athletic Therapy Today* 8(6): 34–35.

Roy, S., and R. Irvin. 1983. *Sports medicine: prevention, evaluation, management, and rehabilitation*. Englewood Cliffs, NJ: Prentice Hall.

Ruchelsman, D.E., and S.K. Lee. 2009. Neurovascular injuries of the hand in athletes. *Current Orthopaedic Practice* 20(4): 409–415.

Sandrey, M.A. 2003. Acute and chronic tendon injuries: Factors affecting the healing response and treatment. *Journal of Sport Rehabilitation* 12(1): 70–91.

Saunders, H.D., and R. Saunders. 1993. *Evaluation, treatment and prevention of musculoskeletal disorders*. 3rd ed., vol. 1. Bloomington, MN: Educational Opportunities.

Schrefer, S. (Ed.). (1994). *Quick reference to cultural assessment*. St. Louis, MO. Mosby.

Seaward, B.L. 1997. *Managing stress*. 2nd ed. Boston: Jones and Bartlett.

Seeley, R.R., T.D. Stephens, and P. Tate. 1992. *Anatomy and physiology*. 2nd ed. St. Louis: Mosby.

Shea, K.G., P.J. Apel, and R.P. Pfeiffer. 2003. Anterior cruciate ligament injury in paediatric and adolescent patients: a review of basic science and clinical research. *Sports Medicine* 33(6): 455–471.

Sherry, E., ed. 2007. World ortho textbook, sports medicine section, chapter 84: the disabled athlete.

Shiel, W.C. 2008. Osteoarthritis.

Sluijs, E.A. 1991. Checklist to assess patient education in physical therapy practice: development and reliability. *Physical Therapy* 71(4): 561–569.

Solari, A. 1997. Interview by the author. Ann Arbor, MI, February 10.

Solari, A. 1998. Interview by the author. Ann Arbor, MI, January 14.

Spector, R.E. 2004. *Cultural diversity in health and illness.* 6th ed. Upper Saddle River, NJ: Prentice Hall.

Standaert, C.J. 2002. Practice management: spondylolysis in the adolescent athlete. *Clinical Journal of Sport Medicine* 12(2): 119–122.

Starkey, C. 1999. *Therapeutic modalities.* Philadelphia: Davis.

Starkey, C. 2004. *Therapeutic modalities.* 3rd ed. Philadelphia: FA Davis.

Starkey, C., and J. Ryan. 1996. *Evaluation of orthopedic and athletic injuries.* Philadelphia: Davis.

Steele, M.K. 1996. *Sideline help.* Champaign, IL: Human Kinetics.

Stiller–Ostrowski, J., D. Gould, and T. Covassin. 2009. An evaluation of an educational intervention in psychology of injury for athletic training students. *Journal of Athletic Training* 44(5): 482–489.

Stith, W.J. 1990. Exercise and the intervertebral disk. In *The spine in sports*, ed. S.H. Hochschuler. Philadelphia: Hanley and Belfus.

Stone, J.A., N.B. Partin, J.S. Lueken, K.E. Timm, and E.J. Ryan. 1994. Upper extremity proprioceptive training. *Journal of Athletic Training* 29(1): 15–18.

Stopka, C. 2003. Disability and special needs. Athletic therapy for athletes with disabilities, part 2: special conditions. *Athletic Therapy Today* 8(3): 23–25.

Storms, W.W. 2003. Review of exercise–induced asthma. *Medicine and Science in Sports and Exercise* 35(9): 1464–1470.

Straub, S.J. 1993. Working with adolescents in a high school setting. *Journal of Athletic Training* 28(1): 75– 80.

Street, S.A., and D. Runkle. 2000. *Athletic protective equipment: care, selection, and fitting.* Boston: McGraw–Hill.

Susco, T.M. 2003. Injury management update. Establishing concussion–assessment guidelines: on–field, sideline, and off–field. *Athletic Therapy Today* 8(4): 48–50.

Swart, J., R. Tucker, R.P. Lamberts, Y. Albertus–Kajee, and M.I. Lambert. 2008. Potential causes of chronic knee pain in a former winner of the Tour de France. *International SportMed Journal* 9(4): 162–171.

Swartz, E., S. Norkus, T. Cappaert, and L. Decoster. 2005. Football equipment design affects face mask removal efficiency. *American Journal of Sports Medicine* 33(8): 1210–1219.

Templin, J.M. 1992. *Anatomy and physiology laboratory manual.* 2nd ed. St. Louis: Mosby.

Thomas, C.L., ed. 1985. *Taber' s cyclopedic medical dictionary.* 13th ed. Philadelphia: Davis.

Thorogood, L. 2003. Proprioception exercises following ankle sprain. *Emergency Nurse* 11(8): 33–36.

Tierney, R.T., C.G. Mattacola, M.R. Sitler, and

C. Maldjian. 2002. Head position and football equipment influence cervical spinecord space during immobilization. *Journal of Athletic Training* 37(2): 185–189.

Tolbert, R.S. 2004. Emergency planning for high school athletics. *Coach and Athletic Director* 74(3): 58–59.

Tomberlin, J.P., and H.D. Saunders. 1994. *Evaluation, treatment and prevention of musculoskeletal disorders*. 3rd ed., vol. 2. Chaska, MN: Saunders Group.

Tommasone, B., and T. Valovich McLeod. (2006). Contact sport concussion incidence. Journal of *Athletic Training* 41(4): 470–472.

Topolsky, J. 2008. Prosthetic runner disqualified from Olympics.

Torg, J., ed. 1991. *Athletic injuries to the head, neck, and face*. 2nd ed. St. Louis: Mosby.

Tortora, G.J. 1999. *Principles of human anatomy*. 8th ed. Menlow Park, CA: Addison Wesley Longman.

Ubell, M.L., J.P. Boylan, J.A. Ashton–Miller, and E.M. Wojtys. 2003. The effect of ankle braces on the prevention of dynamic forced ankle inversion. *American Journal of Sports Medicine* 31(6): 935–940.

University of Illinois at Chicago, Department of Disability and Human Development. 2007. Disability/condition: muscular dystrophy.

Unverzagt, C., T. Schuemann, and J. Mathisen. 2008. Differential diagnosis of a sports hernia in a high–school athlete. *Journal of Orthopaedic and Sports Physical Therapy* 38(2): 63–70.

U.S. Department of Health and Human Services. 1992 *Important information about hepatitis b, hepatitis b vaccine, and hepatitis b immune globulin*. Washington, DC: GPO.

U.S. Department of Labor Occupational Safety and Health Administration. 2009. Bloodborne pathogens and needlestick prevention.

Vaccaro, P. 1987. Thoracic and vascular injuries in athletes. *Athletic Training* 22(4): 290–294.

Valance, M. 2007. Quick clinic, swimmer's ear: Submerge yourself in the facts. *CMA Today* 40(3): 16–17.

Tamara C. Valovich McLeod, R. Curtis Bay, John T. Parsons, Eric L. Sauers, Alison R. Snyder. 2009. Recent Injury and Health–Related Quality of Life in Adolescent Athletes. *Journal of Athletic Training*: Vol. 44, No. 6, 603–610.

Vela, L., T.W. Tourville, and J. Hertel. 2003. Physical examination of acutely injured ankles: an evidencebased approach. *Athletic Therapy Today* 8(5): 13–19, 36–37.

Velasquez, B.J. 2002. When is a skin rash more than just a rash? Sexually transmitted diseases: a dermatological perspective. *Athletic Therapy Today* 7(3): 16–23, 38–39,64.

Vinci, D.M. 2002. Nutrition notes: athletes and type 1 diabetes mellitus. Athletic *Therapy Today* 7(6): 48–49.

Vinger, P.F. 2000. A practical guide for sports eye protection. *Physician and Sportsmedicine* 28(b).

Vorvick, L. 2008. Conjunctivitis.

Walker, N., J. Thatcher, and D. Lavallee. 2007. Psychological responses to injury in competitive sport: a critical review. *Journal of the Royal Society for the Promotion of Health* 127(4): 174–180.

Walsh, K.M., B. Bennett, M.A. Cooper, R.L.

Holle, R. Kithil, and R.E. Lopez. 2000. National Athletic Trainers' Association position statement: lightning safety for athletics and recreation. *Journal of Athletic Training* 35(4): 471–477.

Waman, D., and M. Khelifa. 1996. Psychological issues in sport injury rehabilitation: current knowledge and practice. *Journal of Athletic Training* 31(3): 257–261.

Wann, D.L. 1997. *Sport psychology*. Upper Saddle River, NJ: Prentice Hall.

Watkins, R.C. 2002. Lumbar disc injury in the athlete. *Clinics in Sports Medicine* 21(1): 147–165.

Watkins, J. 1999. *Structure and function of the musculoskeletal system*. Champaign, IL: Human Kinetics.

Weaver, T.D., M.V. Ton, and T.V. Pham. 2004. Ingrowing toenails: management practices and research outcomes. *International Journal of Lower Extremity* Wounds 3(1): 22–34.

Weber, T.S. 2003. Environmental and infectious conditions in sports. *Clinics in Sports Medicine* 22(1): 181–196.

Weidner, T., and T. Sevier. 1996. Sport, exercise, and the common cold. *Journal of Athletic Training* 31(2): 154–159.

Whittle, R., and B. Crow. 2009. Prevention of ACL injuries in female athletes through early intervention. *Sport Journal* 12(3).

Wilkerson, G.B. 2002. Biomechanical and neuromuscular effects of ankle taping and bracing. *Journal of Athletic Training* 37(4): 436–444.

Williams, M.H. 1992. Alcohol and sport performance. *Gatorade Sports Science Exchange* 4(40).

Williams, M. 1989. Beyond training: *how athletes enhance performance legally and illegally*. Champaign, IL: Human Kinetics.

Wilmore, J.H. 2003. Aerobic exercise and endurance: improving fitness for health benefits. *Physician and Sportsmedicine* 31(5): 45–51.

Winokur, R., and W. Dexter. 2004. Fungal infections and parasitic infestations in sports: expedient identification and treatment. *Physician and Sportsmedicine* 32(10): 23.

Woodmansey, K. 1999. Athletic mouth guards prevent orofacial injuries: a review. *General Dentistry* 47(1): 64–71. Wright, K.E., and W.R. Whitehill. 1991. *The comprehensive manual of taping and wrapping techniques*. Gardner, KS: Cramer Products.

Yehieli, M., & Grey, M. (2005). *Health matters. Yarmouth*, ME: Intercultural Press.

作者简介

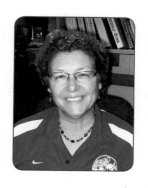

洛林·A. 卡特赖特（Lorin A. Cartwright），MS，ATC，美国密歇根州安娜堡市 Pioneer 高中的副校长和体育指导员。作为一名从业时间超过 15 年的教师和学校运动防护师领导，她对于指导学生运动防护的各个方面都有着丰富的经验。她曾有 3 年在密歇根大学任运动防护专业兼职教授的经历。卡特赖特于大峡谷州立大学获得体育教育学士学位，于密歇根大学获得教育学硕士学位。

卡特赖特出版了 3 本书，其中包括非常受欢迎的 *Preparing for the Athletic Trainers' Certification Exam*，同时她还是第一位加入五大湖运动防护师协会（Great Lakes Athletic Trainers' Association）的女性和高中运动防护师。1998 年至 2004 年间，她出任美国国家运动防护师协会（NATA）道德委员会的调查主席。此外，1988 年至 1992 年间，她还积极参与 NATA 国家会员资格审查委员会和国家不当行为审查委员会的活动。出于对她在这个行业所做工作的高度认可，卡特赖特获得了 2010 年度五大湖运动防护师协会最突出教育工作者奖、2002 年度五大湖运动防护师协会运动防护师奖、1999 年度密歇根运动防护师学会杰出运动防护师奖以及 1998 年度国家运动防护师协会杰出服务奖。

卡特赖特的足迹遍布美国、意大利、瑞典、芬兰等国家。她曾担任业余运动员和半职业夏季篮球联赛以及密歇根男子篮球全明星赛的运动防护师，同时她还曾为奥运会摔跤选拔赛服务。

卡特赖特定居密歇根安娜堡市，业余时间喜欢做木工、制作彩色玻璃和园艺。

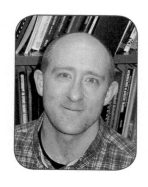

威廉·A. 皮特尼（William A. Pitney），EdD，ATC，FNATA，美国北伊利诺伊大学人体运动学和体育教育系副教授。皮特尼是公认的运动防护领域定性研究的领军人物，也是美国国家运动防护师协会会员。他发表了超过 25 篇同行评议文章，出版了 2 本教科书，同时还是《运动防护杂志》（*Journal of Athletic Training*）的栏目编辑。他在该期刊上发表了自己的第一篇定性研究文章。他还是《运动防护教育杂志》（*Athletic Training Education Journal*）的主编以及《身体活动和健康领域定性研究》（*Qualitative Research in Physical Activity and the Health Professions*）的作者，曾经在五大湖运动防护师协会研究协助委员会工作。

皮特尼于 1988 年在印第安纳州立大学获得体育教育运动防护专业学士学位，1992 年在东密歇根大学获得体育教育硕士学位，2000 年在北伊利诺伊大学获得成人继续教育博士学位。他的业余爱好是登山、骑自行车和跑步。

译者简介

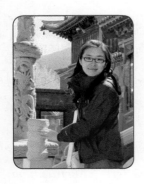

　　郑尉，北京体育大学运动康复与健康专业学士，清华大学运动人体科学专业博士，博士期间获美国生命大学全额奖学金资助进修脊骨神经医学专业。现就职于天津体育学院社会体育与健康科学学院，主要承担运动伤害与防护、体育保健、老年康复等课程。研究方向包括运动员机能评定、运动损伤的预防与脊柱手法治疗干预研究等，主持／参与中美高校合作科研项目及科技部、国家体育总局、北京市教委等多项省部级课题，发表学术论文10余篇，参编著作4部。